U0206859

中医非物质文化遗产临床经典名著

保婴撮要

薛铠　著

薛己　增补

邸若虹　校注

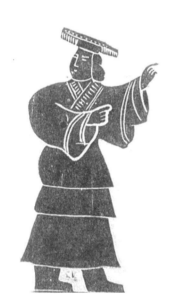

中国医药科技出版社

图书在版编目（CIP）数据

保婴撮要/（明）薛铠著；（明）薛己增补 . —北京：中国医药科技出版社，2014.1
（中医非物质文化遗产临床经典名著/吴少祯主编）
ISBN 978 - 7 - 5067 - 6325 - 7

Ⅰ . ①保… Ⅱ . ①薛… ②薛… Ⅲ . ①方书 - 中国 - 明代 Ⅳ . ①R289. 348

中国版本图书馆 CIP 数据核字（2013）第 198724 号

版式设计 郭小平

出版 中国医药科技出版社
地址 北京市海淀区文慧园北路甲 22 号
邮编 100082
电话 发行：010 - 62227427 邮购：010 - 62236938
网址 www. cmstp. com
规格 787 × 1092mm ¹⁄₁₆
印张 20
字数 354 千字
版次 2014 年 1 月第 1 版
印次 2023 年 8 月第 2 次印刷
印刷 三河市万龙印装有限公司
经销 全国各地新华书店
书号 ISBN 978 - 7 - 5067 - 6325 - 7
定价 75. 00 元
本社图书如存在印装质量问题请与本社联系调换

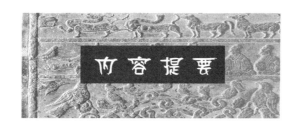

内容提要

薛铠，字良义，业儒，兼精医理，明弘治年间（1488～1505）以名医被征为太医院医士，治疾有奇验，擅长外、儿科，后因其子薛己之功，追赠为太医院院使。薛己，字新甫，号立斋，明代著名医家。初攻外科，后于内、外、妇、儿、口齿等各科无所不及。正德三年（1508）补为太医院院士，正德十四年（1519）授南京太医院判。一生著作颇丰，如《内科摘要》、《外科发挥》、《女科撮要》等。

《保婴撮要》全书20卷，薛铠撰，薛己增补，约成书于明嘉靖三十四年（1555）。该书是薛氏父子儿科方面的代表作。共记载了儿科病证221种，每种病证均首列病因、病机、治则，次载验案及各种治法、方药。除小儿内科外，还论及小儿外科、眼科、耳鼻喉科、口齿科、肛肠科、皮肤科、骨伤科等病证70余种，脏腑、经络、辨证用药，内治、外治、手术等兼备。书中不乏创新，如提倡用烧灼断脐法预防脐风；指出"病从乳授、药从乳传"，为解决儿科服药方法和提高临床疗效提供了新途径；有关小儿外科疾病的论治独具特点，开创了小儿外科学之先河。

本书以明·嘉靖三十五年（1556）刻本为底本，以明·万历十一年（1583）赵氏福建刻本为主校本，以清·聚锦堂《薛氏医按·保婴撮要》为次校本。

《中医非物质文化遗产临床经典名著》
编 委 会

学术顾问 （按姓氏笔画排序）

马继兴	王永炎	王新陆	邓铁涛	史常永
朱良春	李今庸	何 任	余瀛鳌	张伯礼
张灿玾	周仲瑛	郭子光	路志正	

名誉主编 王文章

总 主 编 吴少祯

副总主编 王应泉 许 军 赵燕宜

编 委 （按姓氏笔画排序）

丁 侃	于华芸	于燕莉	马梅青	王宏利
王 朔	王淑民	王雅丽	王 静	支文敏
尹桂平	孔长征	田思胜	白 极	成建军
吕文红	刘 娟	刘国伟	刘立萍	刘 洋
刘建青	孙 力	李玉清	李海波	李 尊
李 然	李 燕	邱若虹	步瑞兰	吴智春
何 永	余新华	宋小晖	宋白杨	张秀琴
张永鹏	张永臣	张 弘	张年顺	张 弛
张丽君	张 林	张琳叶	张 晶	张 蕾
陈晋利	陈雪梅	武文筠	武燕洁	范志霞
季旭明	周 琦	金秀梅	金芬芳	柳长华
柳 璇	胡 菲	胡 玲	赵 坚	赵 艳
赵益梅	赵 琳	袁久林	贾红玲	郭君双
曹金虎	曹 瑛	黄 娟	崔利锐	韩文霞
焦振廉	谢晓丽	熊 俊	翟文敏	薛远亮

秘 书 赵燕宜（兼）

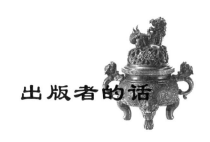

出版者的话

中华医学源远流长，博大精深。早在两汉时期，中医就具备了系统的理论与实践，这种系统性主要体现在中医学自身的完整性及其赖以存续环境的不可分割性。在《史记·扁鹊仓公列传》中就明确记载了理论指导实践的重要作用。在中医学的发展过程中，累积起来的每一类知识如医经、经方、本草、针灸、养生等都是自成系统的。其延续与发展也必须依赖特定的社会人文、生态环境等，特殊的人文文化与生态环境正是构成中医学地域性特征的内在因素，这点突出体现在运用"天人合一"、"阴阳五行"解释生命与疾病现象。

但是，随着经济全球化趋势的加强和现代化进程的加快，我国的文化生态发生了巨大变化，中国的传统医学同许多传统文化一样，正在受到严重冲击。许多传统疗法濒临消亡，大量有历史、文化价值的珍贵医药文物与文献资料由于维护、保管不善，遭到损毁或流失。同时，对传统医药知识随意滥用、过度开发、不当占有的现象时有发生，形势日益严峻。我国政府充分意识到了这种全球化对本民族文化造成的冲击，积极推动非物质文化遗产保护。2005 年《国务院办公厅关于加强我国非物质文化遗产保护工作的意见》指出："我国非物质文化遗产所蕴含的中华民族特有的精神价值、思维方式、想象力和文化意识，是维护我国文化身份和文化主权的基本依据。"

中医药是中华民族优秀传统文化的代表，是国家非物质文化遗产保护的重要内容。中医古籍是中医非物质文化遗产最主要的载体。杨牧之先生在《新中国古籍整理出版工作的回顾与展望》一文中说："古代典籍是一个民族历史文化的重要载体，传世古籍历经劫难而卓然不灭，必定是文献典籍所蕴含精神足以自传。……我们不能将古籍整理出版事业仅仅局限于一个文化产业的位置，要将它放到继承祖国优秀文化传统、弘扬中华民族精神、建设有中国特色的社会主义的高度来认识，从中华民族的文化传统和社会主义精神文明建设的矛盾统一关系中去理解。"《保护非物质文化遗产公约》指出要"采取措施，确保非物质文化遗产的生命力，包括这种遗产各个方面的确认、立档、研究、保存、保护、宣传、承传和振兴"。因此，立足于非物质文化遗产的保护，确立和展示中医非物质文化遗产博大精深的内容，使之得到更好的保护、传承和利用，对中医古籍进行整理出版是十分必要的。

而且，中医要发展创新，增强其生命力，提高临床疗效是关键。而提高临床疗效的捷径，就是继承前人宝贵的医学理论和丰富的临床经验。在中医学中，经典之所以不朽是因其经过了千百年临床实践的证明。经典所阐述的医学原理和诊疗原则，已成为后世医学的常规和典范，也是学习和研究医学的必由门径，通过熟读经典可以启迪和拓宽治疗疾病的思路，提高临床治疗的效果。纵观古今，大凡著名的临床家，无不是在熟读古籍，继承前人理论和经验的基础上成为一代宗师的。因此，"读经典做临床"具有重要的现实意义。

意识到此种危机与责任，我社于2008年始，组织全国中医权威专家与中医文献研究的权威机构推荐论证，按照"中医非物质文化遗产"分类原则组织整理了本套丛书。本套丛书包括《中医非物质文化遗产临床经典读本》与《中医非物质文化遗产临床经典名著》两个系列，本套丛书所选精当，涵盖了大量为历代医家推崇、尊为必读的经典著作，也包括近年来越来越受关注的，对临床具有很好指导价值的近代经典之作。

本次整理突出了以下特点：①力求准确：每种医籍均由专家遴选精善底本，加以严谨校勘，为读者提供准确的原文。②服务于临床：在书目选择上重点选取了历代对临床具有重要指导价值的作品。③紧密围绕中医非物质文化遗产这一主题，选取和挖掘了很多记载中医独特疗法的作品，尽量保持原文风貌，使读者能够读到原汁原味的中医经典医籍。

期望本套丛书的出版，能够真正起到构筑基础、指导临床的作用，并为中国乃至世界，留下广泛认同，可供交流，便于查阅利用的中医经典文化。

本套丛书在整理过程中，得到了作为本书学术顾问的各位专家学者的指导和帮助，在此表示衷心的感谢。本次整理历经数年，几经修改，然疏漏之处在所难免，敬请指正。

中国医药科技出版社
2013年10月

校注说明

薛铠，字良义，吴县（今江苏省苏州市）人，业儒，兼精医理，少为府学诸生，明弘治年间（1488～1505）以名医被征为太医院医士，治疾有奇验，擅长外、儿科，后因其子薛己之功，追赠为太医院院使。主要著作有《保婴撮要》、《钱氏小儿药证直诀校注》等。

薛己，字新甫，号立斋，明代著名医家。初攻外科，后于内、外、妇、儿、口齿等各科无所不及。正德三年（1508）补为太医院院士，正德十四年（1519）授南京太医院判。薛己一生穷读博览，治学极为刻苦，重视临床实践，善于总结经验，成为名重一时的医家，形成了以其为先导的明清温补学派，对明清医学发展起了很大的推动作用。薛己一生著作颇丰，如《内科摘要》、《外科发挥》、《外科心法》、《女科撮要》、《正体类要》、《口齿类要》、《本草约言》等。经他注释的有王纶的《明医杂著》，陈自明的《外科精要》和《妇人良方大全》，陈文中的《小儿痘疹方论》，钱乙的《小儿药证直诀》和《保婴金镜录》等。

《保婴撮要》全书20卷，薛铠撰，薛己增补，成书于明嘉靖三十五年（1556）。该书是薛氏父子儿科方面的代表作。共记载了儿科病证221种，每种病证均首列病因、病机、治则，次载验案及各种治法、方药。除小儿内科外，还论及小儿外科、眼科、耳鼻喉科、口齿科、肛肠科、皮肤科、骨伤科等病证70余种，脏腑、经络、辨证用药，内治、外治、手术等兼备。书中不乏创新之处；提倡用烧灼断脐法预防脐风，是明代产科引人注目的成就；对初生儿除毒的多种方法有效而可行，为后世所延用；进一步发展了小儿指纹诊法，将小儿指纹概括为13种，均绘图加以说明；指出"病从乳授、药从乳传"，为解决儿科服药方法和提高临床疗效提供了新途径；有关小儿外科疾病的论治独具特点，开创了小儿外科学之先河；继承发扬小儿痘疹证治经验；临证注重温补脾肾，善用六味地黄丸、八味地黄丸、补中益气汤等。故《四库全书总目提要》认为："己治病，务求本原，用八味丸、六味丸直补真阴真阳，以助化源，实自己发之。其治病多用古方，而出入加减，具有至理，多在一两味间见神明变化之妙。"

关于本书的成书，从林序中可以发现一些线索。林序中记述了林懋举去拜访薛己时，发现几案中"皆残篇断简，皮壳剥落，及取一卷阅之，其点窜注释，较之经生下帷者倍之矣。"薛己对此解释为："医之道不明，世之惠夭扎者，将何所控诉为也？而婴儿为甚，夫婴儿不能言也。……"由此可知，案头上的"残篇断简"即是《保婴撮要》的初稿。林懋举还对薛己说："愿先生纂而约之，余将刻以传焉。"据此，我们

1

推断本书的初稿可能由薛铠完成，薛己在此基础之上进行删繁补阙、加工整理，使之得以付梓，广传于世。清·《四库全书总目提要》也认为本书"疑铠但草创此书，其编纂成帙，则实出于己手"。

林序中明确指出本书完成于嘉靖丙辰年（1556）正月。陕西巡抚赵可怀刻印时曾改名为《保婴全书》，后辑入《薛氏医案》。《四库全书总目提要》著录《保婴撮要》8卷，系浙江巡抚采进本。

本书现存主要版本有：明·嘉靖三十五年丙辰（1556）薛己自刻本；明·嘉靖三十五年丙辰（1556）林懋举刻本；明·嘉靖三十八年己未（1559）刻本；明·万历十一年癸未（1583）赵氏福建刻本；明·万历三十年壬寅（1602）刻本；清东溪堂刻本；1921年上海大成书局石印本以及各种《薛氏医案》本。

校勘体例和原则如下。

（1）本书以明·嘉靖三十五年（1556）刻本为底本，以明·万历十一年（1583）赵氏福建刻本为主校本，以清·聚锦堂《薛氏医按·保婴撮要》为次校本。

（2）凡底本文字不误，一律不改动原文；校本虽有异文但无碍文义者，不出校记。

（3）原书系繁体字本，今一律改为规范的简化字；通假字、异体字、古今字、俗写字均径改为简化字，不出校记。

（4）凡底本明显的误字或不规范字，如"己已巳"不分，"胁"、"肋"混用等，予以径改，不出校记。

（5）凡底本中有不规范字的药名，一律径改为规范字，如"耆"改作"芪"、"荷"作"苛"、"栝楼"作"瓜蒌"、"杏人"作"杏仁"等，不出校记。

（6）作者避本朝名讳或家讳而改字或缺笔。缺笔者，予以径改；改字者，凡不影响文义理解者，如"玄"作"元"、"丸"作"圆"等，一律不改，不出校记。

（7）原书系竖排本，现易为横排本。原文方剂中"右"改为"上"，如将"右为末"改为"上为末"。

（8）凡据校本或文义改动底本上的文字，包括误字、脱文、衍文、倒文等，一律出校记说明。

（9）凡底本文字不误，但校本异文有重要价值、义可兼取者，虽不改动原文，亦出校记说明。

（10）底本目录与正文章节标题不一致处均按正文修改。

校注者
2012 年

序

　　余一日过薛立斋先生，见先生蓬头执卷，绅绎寻思，恍然如经生下帷之状。先生以余至，乃入户理衣冠。余缔观几案中，皆残编断简，皮壳脱落，及取一卷阅之，其点审注释，较之经生下帷者倍之矣。余曰：先生苦心哉！先生曰：医之道不明，世之患夭扎者，将何所控诉为也？而婴儿为甚，夫婴儿不能言也。传曰：如保赤子，心诚求之。虽不中不远矣。夫中其欲非难也，尤须心诚求之，而况于疾痛痒痾，变幻百出者邪！今之医者，率执数方以求试，及其不效，则曰命也。夫按方以求病，非因病以处方，此与刻舟、胶柱者何异焉？顾卒委之命，悲夫！先生又曰：真精合而人生焉。是人之一身固五行之躯壳也，五行之中，土能生物，是以人身亦藉脾土以生，兹盖主本之论云。今婴儿虽未能言，然声音之所悲号，形气之所宣扬，意欲之所指向，机未尝不可见也。虚之、实之、扶之、抑之，古人之成法俱在，或晦而难辨，或杂而不分，宜乎学医者之望洋矣。余曰：愿先生纂而约之，余将刻以传焉。先生唯唯。余又曰：频年以来，倭夷弗靖，圩墟村落之民，耕织之所依者，十亡二三也。先生幸用心校之，倘是书的然可传，则今日之所生全者，即不必皆俊秀，固亦云汉之遗黎，桑榆之耕织也。先生有余仁矣。书成于丙辰年正月。余不佞，为之识其篇端。立斋先生名己，官太医院院使，盖三吴世家云。

嘉靖丙辰岁春正月吉日
赐进士第中宪大夫知苏州府事前工科给事中闽林懋举书

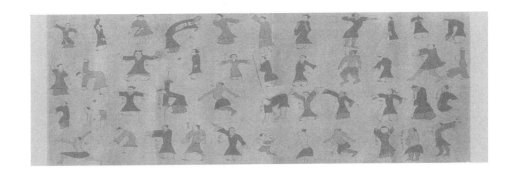

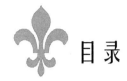

目录

目录

卷 一

初诞法

小儿在胎，禀阴阳五行之气，以生脏腑百骸，借胎液以滋养，受气既足，自然生育。分娩之时，口含血块，啼声一出，随即咽下，而毒伏于命门，遇天行时气久热，或饮食停滞，或外感风寒，惊风发热等因发为疮疹。须急于未啼时，用软帛裹指，挖去其血，用黄连、豆豉、朱、蜜、甘草解之，后虽出痘亦轻矣。有咽入即时腹胀、呕吐、短气、不乳者，用茯苓丸治之。但黄连性寒，若禀母气膏粱积热者，宜服；若滋味淡薄，胎气元弱者，又不宜用。其朱砂固能解毒，恐金石镇坠，不若只以牛黄分许，蜜调与吮为佳。世多用犀角解毒丸，其胎气虚寒虚弱者，反伤脾胃生气，甚致不育。又有婴儿因其难产，或冒风寒而垂危者，切不可便断脐带，急烘绵絮包抱怀中，急以胎衣置火中煨烧，更用大纸捻于脐带上，往来燎之，使煖气入腹，须臾气复自苏。尤戒沐浴，恐腠理不密，元气发泄，而外邪乘之也。

黄连法 临月用黄连细切为末，绵裹百沸，汤拭口。

甘草法 预以甘草细切少许，临产时，以绵裹沸汤泡盏内覆温，收生之际，

以软棉裹指，蘸甘草汁拭其口。次用黄连法、朱蜜法。

朱蜜法 用黄连细切，沸汤泡良久，滤净拭儿口中，吐去恶汁；更与朱砂一大豆许，细研以蜜一蚬壳抹于儿口。服之非独镇心定魄、安神解毒，更能益肝胆、除烦热、辟邪气也。

又牛黄法与朱蜜同，少加牛黄，能益肝胆，除热定精神，止惊邪，辟邪气，除小儿百病。

茯苓丸

赤茯苓　黄连胎冷用芍药　枳壳炒，各等份

上为末，炼蜜丸，如桐子大。每服一丸，乳汁化下。

护养法

巢氏云：小儿初生，肌肤未实，宜用旧絮护其背，不可太煖。更宜数见风日，则血气刚强，肌肉致密。若藏于重帏密室，或厚衣过煖，则筋骨软脆，不任风寒，多易致病。衣服当随寒热加减，但令背煖为佳。亦勿令出汗，恐表虚风邪易伤；乳哺亦不宜过饱，若宿滞不化，用消乳丸治之。陈氏所谓：忍三分寒，吃七分饱，频揉肚，少洗澡，要肚暖头凉心胸凉。皆至论也。须令乳母预慎七

情六淫，厚味炙煿，则乳汁清宁，儿不致疾。否则阴阳偏胜，血气沸腾，乳汁败坏，必生诸症。若屡用药饵，则脏腑阴损，多致败症，可不慎欤！大抵保婴之法，未病则调治乳母，既病则审治婴儿，亦必兼治其母为善。

消乳丸

缩砂仁　陈皮　京三棱煨　蓬术煨　神曲　麦芽各半两　香附子炒，一两

以上为末，面糊丸麻子大。每服二三丸，白汤下。

噤风撮口脐风

小儿初生噤风者，因胎中受热，毒流心脾，生下复为风邪所搏，致眼闭口噤，啼声不出，舌上如粟，口吐白沫。在百日内见撮口者，因胎热兼风，自脐入于心脾，致面目黄赤，气息喘急，啼声不出，舌强唇青，聚口撮面，腹胀青筋，吊肠牵痛，吐白沫者不救，法当疏利。脐风者，因断脐之后，为水湿风邪入于心脾，致腹胀脐肿，四肢柔直，啼不吮乳，甚者发搐，先用龙胆汤、天麻丸之类，以去痰涎；后用益脾散之类，补脾胃。若脐边青黑，手拳口噤，是为内搐，不治。受病之源，皆因乳母，七情气郁厚味积热所致。若爪甲黑，伸引努力脐突者，用大连翘饮子之类。又断脐不盈尺多患此者，以旧绵烧灰掺之，齿龈有泡如粟，以帛裹指蘸温水擦破，口即开。不用药，七日内患者，百无一生。古人治法，大率如此。又田氏治噤风，用天南星末一钱，片脑少许，以指蘸姜汁擦龈立开。丹溪用赤足蜈蚣去足炙为末，以猪乳调五分，徐徐灌之；或用牛黄以竹沥调服一字，随以猪乳滴于口中。《圣惠方》用郁金、藜芦、瓜蒂为末，水调搐鼻中。钱氏云：撮口因浴后拭脐，风邪所入而作，用益黄散补之。无择云：视其齿龈有泡，擦破口即开，用真白僵蚕为末，蜜调涂口内。《保婴集》云：小儿百日脐风马牙，当作胎毒，泻足阳明火，用针挑破，以桑树白汁涂之。又云：初生小儿，时时宜敷桑汁，不然，多有舌硬撮口之症。窃谓：脐风果因浴拭外伤皮肤者，用绵灰或枯矾抹擦之即愈。若因乳母肝脾郁怒，致儿为患，当治其母。若因剪脐短少，或因束缚不紧，或因牵动，风入脐中，或因铁器断脐，冷气传于脾络，以致前症者，口内有水泡急掐破，去其毒水，以艾炙脐中亦有生者。

千金龙胆汤　治月内脐风撮口，四肢惊掣发热吐乳，及变蒸客忤鬼气惊痫，加人参、当归。

龙胆草炒黑　钩藤钩　柴胡　黄芩炒　桔梗　芍药炒　茯苓　甘草各二钱五分　蜣蜋二枚，去翅足　大黄煨，二钱五分

上为末，每服一二钱水煎，量儿加减。

天麻丸　治钩肠锁肚撮口。

天南星炮二钱　白附子　牙硝　天麻　五灵脂　全蝎焙，各一钱　轻粉五分　巴豆霜一字

上为末，每服一字，薄荷汤调下。

定命丹　治天钓撮口，通利痰热。

全蝎七枚　天麻　南星炮　白附子各二钱五分　朱砂　青黛各一钱五分

轻粉　麝香各五分　片脑一字

上为末，米糊丸，绿豆大。每服一丸，荆芥薄荷汤下，先研半丸，吹入鼻中。

硃银丸　治胎风壮热，痰盛翻眼口噤，或胎中蕴毒。

水银和枣肉研　全蝎　南星　朱砂各一钱　白附子一钱五分　芦荟　牛黄各三分　铅霜五分和水银研　片脑一字　麝香五分　真僵蚕炒，七个

上为末，米糊丸，芥子大。每服三丸，薄荷汤下。

紫霜丸　治变蒸发热不解或食痫，先寒后热，或乳哺失节，宿滞不化，腹痞呕吐，或大便酸臭。

代赭石煅用醋淬七次　赤石脂各二两　杏仁五十个，面炒巴豆仁三十枚，去膜油心

上先将杏仁、巴豆研成膏，入代赭、石脂末研匀，汤浸蒸饼丸，粟米大。每服三五丸，米饮送下。

消食丸　方见黄疸。

控痰散　治风噤，先用此药吐风涎，次与益胃散和胃；又与辰砂膏。利惊握拳噤口者，不治。

蝎尾　铜青各五分　朱砂一钱　腻粉一字　麝香少许

上为末，每服一字，茶清调下，轻者勿用，或以甘草汤吐之。

甘草汤　治撮口。

甘草生，一钱

上水煎，以绵球蘸咂令出痰涎，却以猪乳点入口中即瘥。

益胃散

白茯苓　人参　甘草　木香湿纸裹煨　草果煨　陈皮　厚朴姜制　紫苏子炒，各等份

上为末，每服一钱，姜枣水煎。

辰砂膏　治眼闭口噤，啼声不出，吮乳不得，口吐白沫。

辰砂三钱　硼砂　马牙硝各一钱五分　玄明粉　全蝎　真珠各一钱　麝香一分

上为末，每服一豆许，诸惊薄荷汤下；潮热甘草汤下；月内用乳汁调涂乳头令吮之。

葱号散　治初生小儿，七日不小便。

葱白三寸　人乳

共同捣如泥敷儿口内，即与吮乳。

蚕号散　治初生儿，七日不乳，名撮口。

僵蚕四个，去嘴略炒　茯苓少许

共为末，蜜调敷儿口内。

僵蚕膏　治撮口。用真僵蚕三枚，去嘴略炒为末，蜜调搽口中。

撮风散　治撮口。

钩藤钩　朱砂　赤脚蜈蚣半条　真僵蚕焙　蝎梢各一钱　麝香一字

上为末，每服一字，竹沥调下。

瓜蒂散　治脐风撮口。

瓜蒂七个　赤小豆　秫米各七粒

上为末，用一豆许，吹两鼻内令出黄水，更调服吐黄水即瘥。

大连翘汤　治胎热脐风，小便不通，及诸般疮毒。

连翘　瞿麦　荆芥　木通　赤芍药　当归　防风　柴胡　滑石　蝉壳　甘草炒，各一钱　山栀子　黄芩各五分

上为末，每服二钱，加紫草水煎，热甚加大黄，更详症加减。

3

安脐散

羚羊角一钱，略炒　乱发一团烧令存性　蜈蚣一条，赤足者炙

上为末，断脐后即敷之，以绢帕紧束，恐犯风也。

脉　法

钱仲阳云：小儿之脉，气不和则弦急，伤食则沉缓，虚惊则促，急风则浮，冷则沉细，脉乱者不治。《水镜诀》云：阴阳运合，男女成形，已分九窍四肢，乃生五脏六腑，部分既别，逆顺难明。若凭寸口之浮沉，必乃横亡于孩子，须明虎口辨别三关消详，用药始无差误。未至三岁，看虎口食指，第一节名风关脉，初见易治；第二节名气关脉，见病深难治；第三节名命关脉，见死不治。三关青是四足惊，赤是水惊，黑是人惊，紫色泻利，黄色雷惊，三关通度是极惊之症，必死。或青或红，有纹如线一直者，是乳食伤脾，必发惊热。左右一样者，是惊与积齐发。有三条，或散，是肺生风痰，或似驹蚰声。有赤是伤寒及嗽。如红火是泻，红黑相兼主下痢，青多白痢，红多赤痢。紫色相兼加渴，虎口脉纹乱，主胃气不和。青是惊与积，青黑发慢惊，脉入掌乃内钩。指纹曲里风盛，弯外食积，此论三岁以上之法。若三岁以下，更用一指按高骨，乃分三关，定其息数呼吸，八至为平脉，九至不安，十至危困。浮主风。沉迟主虚冷。实主有热。紧主癫痫。洪主热盛。沉缓主虚泻。微迟有积有虫。迟涩主胃脘不和。沉主乳食难化。沉细主乳食停滞。

紧弦主腹中热痛。牢实主大便秘。沉而数者骨中有热。弦长是肝膈有风。紧数乃惊风为患，四肢搐颤。浮洪乃胃口有热。沉紧主腹痛有寒。虚濡者有气，又主慢惊。芤主大便利血。四岁以下，用一指根据转寻三部以关为准。七八岁移指少许。九岁次第根据三关部位寻取。十一、十二岁亦同。十四、十五岁根据大方脉部位诊视。凡看脉先定浮沉迟数、阴阳冷热，沉迟为阴，浮数为阳。更兼看部位，青主惊风，白主虚泻，赤主痰热，黑色病甚，黄主脾疳。以此相按，察病治疗，庶无误矣。又《全幼心鉴》云：小儿半岁之际，有病当于额前眉端发际之间，以名、中、食三指曲按之。儿头在左举右手，在右举左手，食指为上，中指为中，名指为下。三指俱热，主感风邪，鼻塞气粗，发热咳嗽；若三指俱冷，主外感风寒，内伤饮食，发热吐泻；若食、中二指热，主上热下冷；名、中二指热，主夹惊之疾；食指热，主胸满食滞，又当参辨脉形主之。

流珠形：主饮食所伤，内热欲吐，或肠鸣自利，烦躁啼哭，用助胃膏消饮食分阴阳。若食消而病仍作，用香砂助胃膏以补脾胃。

环珠形：主脾虚停食，胸膈胀满，烦渴发热，用五味异功散加山楂、枳实，健脾消食，后用六君子汤调养中气。

长珠形：主脾伤饮食积滞，肚腹作痛，寒热不食，先用大安丸消其积滞，次以异功散健其脾气。

来蛇形：主脾胃湿热，中脘不利，干呕不食，此疳邪内作，先用四味肥儿丸治疳，后用四君子汤补脾。

去蛇形：主脾虚食积，吐泻烦渴，气短喘急，不食困睡，先用六君子汤加枳实，健脾消积，次以七味白术散调补胃气。

弓反里形：主感冒寒邪，哽气出气，惊悸倦怠，四肢稍冷，小便赤色，咳嗽吐涎，先用惺惺散助胃气祛外邪，后以五味异功散加茯神、当归，养心血，助胃气。若外邪既解，而惊悸指冷，脾气受伤也，宜用七味白术散补之。若闷乱气粗，喘促哽气者，难治，脾虚甚故也。

弓反外形：主痰热，心神恍惚，夹惊夹食，风痫痰盛，先以天麻防风丸祛外邪，又用五味异功散调中气。

枪形：主风热生痰发搐，先用抱龙丸，如未应，用牛黄清心丸。若传于脾肺，或过用风痰之药，而见一切诸症者，专调补脾胃。

鱼骨形：主惊痰发热，先用抱龙丸治之，如未应，属肝火实热，少用抑青丸以清肝，随用六味丸以补肝。或发热少食，或痰盛发搐，乃肝木克脾土，用六君子汤加柴胡补脾土以制肝木。

水字形：主惊风，食积胸膈，烦躁顿闷，少食，或夜啼痰盛，口噤搐搦，此脾胃虚弱，饮食积滞，而木克土也。先用大安丸消导饮食，次以六君、钩藤钩补中清肝。若已服消食化痰等剂，而病不愈者，用四君、升麻、柴胡、钩藤钩，升补脾气，平制肝木。

针形：主心肝热极生风，惊悸顿闷，困倦不食，痰盛搐搦。先用抱龙丸祛风化痰，次用六君子加钩藤钩平肝实脾。

透关射指形：主惊风，痰热聚于胸膈，乃脾肺亏损，痰邪乘聚，先用牛黄清心丸清脾肺、化痰涎，次用六君子汤加桔梗、山药，补脾土，益肺金。

透关射甲形：主惊风，肝木克制脾土之败症，急用六君、木香、钩藤钩、官桂，温补脾土。未应，即加附子以回阳气，多得生者。

尝闻古人云：小儿为芽儿，如草之芽、水之沤。盖因脏腑脆嫩，口不能言，最难投剂。当首察面色，而知其所属；次验虎口，以辨其所因。实为治法之简要也。

流珠只一点红色，环珠差大，长珠圆长，以上非谓圈子，总皆经脉贯气之如此。来蛇即是长珠散，一头大一头尖，去蛇亦如此分上下朝，故曰来去。角弓反张，向里为顺，向外为逆，枪形直上，鱼骨分开，水字即三脉并行。针形即过关一二粒米许，射甲命脉向外透指命脉曲里。虽然余常治之，亦有不专执其形脉而投剂者，盖但有是症即服是药，而亦多验。（见图1~4）

治验

一小儿发热吐泻，腹胀不乳，其纹如流珠。此脾胃气伤，先用香砂助胃膏，后用六君子汤痊愈。

一小儿寒热作呕，饮食不入，按其腹乃哭，脉纹如长珠，此饮食停滞也，用大安丸吐泻宿滞遂安；但唇目抽动，大便稀黄，此病邪去而虚热所迫也，用六君子汤加钩藤钩而愈。

一小儿胸腹膨胀，发热顿闷，脉纹如环珠，以手按腹即哭，此属脾胃虚而饮食停滞也，先用保和丸一服，前症如失，更加烦渴，按其腹而不哭，此宿食去而脾胃复伤也，用五味异功散加柴胡治之顿瘥。

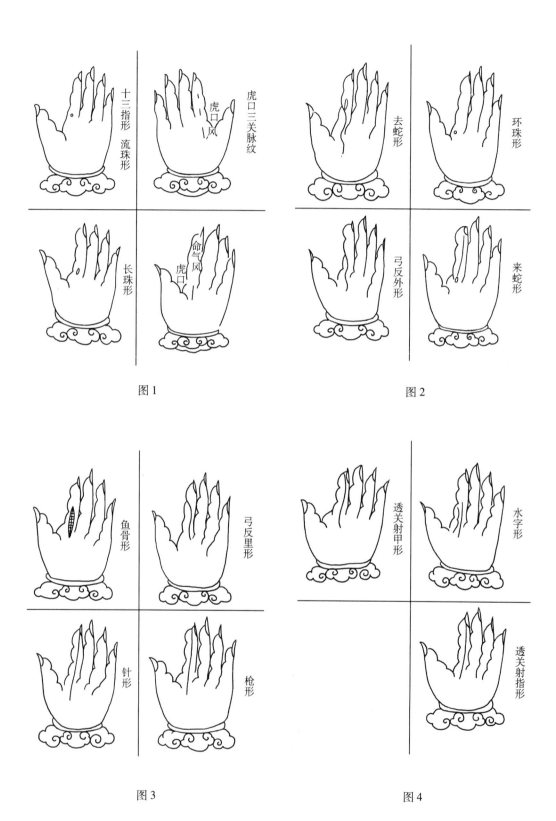

图1

图2

图3

图4

一小儿不时干呕，乳食不进，肚腹膨胀，脉形如来蛇，此脾胃虚而成疳也。用四味肥儿丸治疳，佐以四君加芜荑健中而痊。后伤饮食吐泻完谷，形气甚困，四肢微搐，视其纹如去蛇，余曰：且勿用药。次日吐止，但搐而泻青黄，此脾土虚而肝木胜也，用六君子加钩藤钩而瘥。

一小儿未及周岁，气短喘急，乳食少进，时或吐乳，视其形如去蛇，乃脾伤而食积。先用六君子加山楂、枳实，渐愈；后乳食复伤，吐泻作渴，先与胃苓膏，继与白术散而愈。

一小儿睡卧惊悸，发热痰盛，脉形如弓之向外，此因惊木旺伤脾，而食不消也。先以天麻防风丸，祛风定惊；后用五味异功散，壮脾止搐全瘥。

一小儿沉默昏倦，肢冷惊悸，其纹如弓之向里，此属胃气虚而外感寒邪也。先用惺惺散，以解外邪调胃气，诸症顿愈。但手足逆冷，又用六君子汤，调补元气而安。

一小儿患咳嗽，服牛黄清心丸，加喘促腹胀。余视其右脸色赤，纹指如枪，属脾气复伤，用六君子汤顿安。

一小儿沉困发热，惊搐不乳，视其脉纹如乱鱼骨，此风热急惊之症也。先用抱龙丸少许祛风化痰，后用六君子汤加柴胡，壮脾平肝而愈。

一小儿咳嗽发热，右脸赤色，作渴烦闷，倦怠少食，肚腹作胀，脉纹如针，此风邪伤肺而饮食伤脾也。先用六君子汤加桔梗、杏仁、柴胡一剂，诸症少愈；后去杏仁、柴胡，再剂而安。

一小儿发热夜啼，乳食不进，昏迷抽搐，痰盛口噤，脉纹如水字，此脾肺气虚，风木所乘，痰食积于胸腹也。先用大安丸，后用六君子加钩藤钩而愈。

一小儿发热，右脸赤，咳嗽痰盛，其脉纹透关射指，余以为风邪蕴结于肺而痰作也。用二陈加桑皮、杏仁、桔梗治之。自用发散降火之剂，风痰不退，发热益甚。余曰：此脾肺气虚，治失其宜。遂用五味异功散加炒桔梗渐愈，又用六君子汤而痊。

一小儿停食发热，服芩、连、三棱、厚朴等剂，饮食日少，胸腹膨胀，其纹透至指甲。用补中益气汤加木香、钩藤钩，温补脾气，平制肝木，数剂渐效；又用六君子汤加炮姜治之而安。其间，间泛用金石脑麝祛逐之剂，变惊而殁者，不胜枚举。惜哉！

香砂助胃膏　方见热吐

五味异功散

六君子汤　二方见内钓

大安丸　方见虚羸

四味肥儿丸　方见呕吐

四君子汤　方见内钓

七味白术散　方见腹痛

惺惺散

天麻防风丸　二方见咳嗽

抱龙丸　方见伤寒

牛黄清心丸　方见急惊

抑青丸　方见惊啼

六味丸　方见肾脏

保和丸　方见虚羸

胃苓汤　方见霍乱吐泻

二陈汤　方见寒冷呕吐

变　蒸

巢氏云：小儿变蒸者，以长气血也，变者上气，蒸者体热。仲阳云：变者易也。又云：变蒸者，自内而长，自下而上，又身热。故每变毕，即觉性情有异于前，何者？长生脏腑意智故也。何谓三十二日长骨添精神。人有三百六十五骨以象天数，以应期岁，以分十二经络。自初生至三十二日一变，生癸属足少阴经，肾藏精与志。六十四日二变一蒸，生壬属足太阳经膀胱腑，其发耳与骶冷，肾与膀胱合，俱主于水，天一生水，地六成之。至九十六日三变，生丁属手少阴经，心藏神其性为喜。至一百二十八日四变二蒸，生丙属手太阳经小肠腑，其发汗出而微惊，心与小肠合为火，地二生火，天七成之。至一百六十日五变，生乙属足厥阴经，肝藏魂喜哭。至一百九十二日六变三蒸，生甲属足少阳经胆腑，其发目不闭一作开而赤，肝与胆合主木，天三生木，地八成之。至二百二十四日七变，生辛属手太阴经，肺藏魄主声。至二百五十六日八变四蒸，生庚属手阳明经大肠腑，其发肤热而汗或不汗，肺与大肠合主金，地四生金，天九成之。至二百八十八日九变，生己属足太阴经，脾藏意与智。至三百二十日十变五蒸，生戊属足阳明经胃腑，其发不食腹痛而吐乳，脾与胃主土，天五生土，地十成之。又手厥阴经心包络为脏，手少阳经三焦为腑。此一脏一腑俱无状，故不变而不蒸也。前十变五蒸，乃天地之数以生成。此后如生齿能言知喜怒，故云始全也。太仓云：气入四肢，长碎骨于十变后六十四日为一大蒸，计三百八十四日，长其经脉，手受血故能持物；足受血故能行立。经云：变且蒸谓蒸毕而足一岁之日有余也。师曰：不汗而热者发其汗，大吐者微止不可别治。又六十四日为二大蒸，计四百四十八日。又六十四日为三大蒸，计五百一十二日，至五百七十六日，变蒸既毕，儿乃成人也。变者生五脏也，蒸者养六腑也，变者上气，蒸者发热，每经一变一蒸，情态即异，轻则发热微汗，其状似惊，重则壮热脉乱而数，或汗或吐，或烦啼躁渴，轻者五日解，重者七八日解，其候与伤寒相似。亦有变蒸之余，续感寒邪者，但变蒸则耳冷骶冷，上唇发泡如浊珠，若寒邪搏之，则寒热交争，腹中作痛，而啼叫之声，日夜不绝。变者易也，蒸于肝则目眩微赤；蒸于肺则嚏咳毛耸。凡五脏六腑筋脉骨，循环各有证应，其治法平和者解表之，实热者微利之，可服紫霜丸、黑散子、柴胡汤。有寒无热并吐泻不乳多啼者，当归散、调气散主之。变蒸之外，小儿体貌情态，自然平和。大抵人得中和之道，以为纯粹，阴阳得所，刚柔兼济，气血和而百脉顺。所以心智益通，精神俱备，脏腑充实，形体固壮，齿细发黑，声洪睡稳，此乃受气充足，禀性得中，而无疾尔。前症盖小儿所不免者，虽勿药亦可也。前药峻烈，非惟脏腑之不胜，抑且反伤气血。余常见一小儿，至一变发热有痰，投抱龙丸一粒，卒至不救，观此可验，慎之慎之！其有不热不惊，略无症候而暗变者，盖受胎气壮实故也。

紫霜丸 方见撮口。

紫阳黑散 治变蒸解利热气。

麻黄二两不去节　大黄半两　杏仁去皮，二分半，研

上以前三味和一处杵碎，略烧存性，后入杏仁膏和之，蜜盛贮，每用一豆许，乳汁和咽之。

柴胡汤 治变蒸骨热心烦，啼叫不已。

人参二钱　甘草微炙，二钱　麦门冬去心，二钱　龙胆草酒炒黑　防风各一钱　柴胡五分

上每服一钱，水煎。

当归散 治变蒸有寒无热。

当归二钱　木香　官桂辣者　甘草炙　人参各一钱

上每服一钱，姜枣水煎。

调气散 治变蒸吐泻，不乳多啼，欲发慢惊。

木香　香附子　人参　橘皮　藿香　甘草炙。各一钱

上为末，每服一钱，姜枣水煎服。

肝 脏

钱仲阳云：肝主风，实则目直大叫，项急烦闷，虚则咬牙呵欠，气热则外生风，气温则内生风，大青膏散之。若能食饮水不止，用大黄丸微下之，肝热则目直不搐，手寻衣领及乱捻物，泻青丸主之。壮热饮水喘闷，泻白散主之。肝病秋见，肺怯不能胜肝也，当用益黄散补脾，泻青丸治肝。肝有风则目连眨，得心热则搐，用泻青丸治肝，导赤散治心。甚则身反张，目直不搐，心不受热

也，当用地黄丸补肾，泻青丸治肝，唇白者不治。又张洁古云：肝主风，自病则风搐拘急，若心乘肝为实邪，肺乘肝为贼邪，肾乘肝为虚邪。凡肝得病必先察其肺肾，肾者肝之母，肺者肝之贼，今肝之得病，若非肾水不能相生，必是肺金鬼邪来克，故其来在肺，先治其肺，攻其鬼也。其来在肾，先补其肾，滋其源也。然后审其本脏之虚实而寒温之。窃谓前症，若肝经实热而外生风者，宜用大青膏散之。若既服而前症仍作或益甚者，此邪气已去而脾气亏损也，宜用异功散加芎、归补之。若肝经虚热，或因克伐而内生风者，宜用异功散、地黄丸补之。若风邪入脏，能食饮冷，大便秘结者，此邪气内实也，宜用大黄丸下之。若既下而食少饮汤，或腹作胀者，此脾气内虚也，宜用白术散补之。气血素弱，或因病后，或服攻伐之剂，而手寻衣领，咬牙呵欠，目淡青者乃肝经虚甚也，急用地黄丸以补肾肝。噫气、短气、长出气，乃肺经虚甚也，急用异功散以补脾肺。若申、酉时叫哭直视，呵欠顿闷，项急惊悸，手足摇动，发热饮水者，此风火相搏而胜肺金也，用柴胡栀子散以治肝火生肝血；用异功散补脾土生肺金，若唇白者为脾绝，不治。夫婴童之症，多因妊娠浓味七情，或儿乳哺失宜，或乳母饮食郁怒所致。病气既见，形气已虚，当推其所因用药，加漏芦以治其母，儿饮一二匙。后仿此。

大青膏 治伤风痰热发搐。

天麻　青黛各一钱　白附子　乌蛇酒浸取肉焙　蝎尾各五分　天竺黄煨　麝香各一字

上为末，生蜜丸豆大。每用半粒，薄荷汤化下。

大黄丸　治风热里实，口中气热，二便秘赤，饮水不止。

黑牵牛一半生，一半炒　川芎各半两　甘草一钱　大黄一两，酒洗饭上蒸

上为末，糊丸麻子大。每服数丸，温蜜水乳后服，以溏利为度，大小用。

愚按前症，既属里实二便秘，法当疏下，若初服虽未通利，而病势已退，不可再服。如二便未利，病势未退，当减数丸研化服之，恐过剂则元气伤而变病也。

泻青丸　治急惊发搐，眼赤睛疼。

当归　龙胆草炒　川芎　防风　大黄炒　羌活　栀仁各等份

上为末，炼蜜丸芡实大。每服一丸，砂糖汤化下。

愚按：前方足厥阴经解散肌表，疏通内热之药也。若大便秘结，烦渴饮冷，饮食如常者，属形病俱实，宜用此以泻之。若大便调和，烦渴饮冷，目淡青色，属病气实而形气虚，宜用抑肝散平之。若大便不实，作渴饮汤，饮食少思，肢体倦怠者，属形病俱虚，宜用地黄丸补之。大抵前症，若因肝经血虚风热，先用四物汤加钩藤钩以生肝血；次用四君子汤以补脾土。若因肝经血燥痰盛，用地黄丸滋肾水生肝木，四君加芍药实脾土以平肝木。若因攻伐而致脾土虚寒者，急用六君子汤加丁香、木香温补脾土，否则必变慢脾风也。

抑肝散　治肝经虚热发搐，或痰热咬牙，或惊悸寒热，或木乘土而呕吐痰涎，腹胀少食，睡卧不安。

软柴胡　甘草各五分　川芎八分　当归　白术炒　茯苓　钩藤钩各一钱

上水煎，子母同服。如蜜丸，名抑青丸。

小柴胡汤　加山栀、牡丹皮，名加味小柴胡。治肝胆经风热瘰疬，寒热往来，口晡发热，潮热身热，不欲饮食，或怒火口苦，耳聋咳嗽，或胁痛胸满，小便不利，或泄泻吐酸苦水，或肢体搐动，唇目抽札，并宜用之。方见变蒸

异功散　方见天钓

地黄丸　方见脏腑

白术散　方见积滞

柴胡栀子散　方见诸热

导赤散　方见心脏

四物汤　方见急惊

四君子汤

六君子汤　二方见内钓

加味清胃散　方见天钓

补中益气汤　方见虚羸

心　脏

钱仲阳云：心主惊，实则叫哭发热饮水而搐，虚则困卧惊悸不安。又云：热则睡中口气温及上窜咬牙，而合面卧有就冷之意，皆心热也，导赤散主之。若仰面卧者，乃心气实，气不得上下流通也，泻心散主之。心病冬见，火胜水也，当补肾治心，轻者病自愈，下窜不语者，肾虚怯也。又张洁古云：心主热，若肺乘心为微邪，肝乘心为虚邪，脾乘心为实邪，肾乘心为贼邪。凡心脏得病，必先调其肝肾，肝气通则心气和，肝气滞则心气乏，此心病先求其肝，清其源

也。五脏受病必传其所胜，肾之邪必传于心，故先治其肾逐其邪也。若肝肾脉俱和，然后察其心家虚实治之。窃谓仰面卧者，因其心胸实热，故喜仰面而向虚也。合面卧者，因心胸虚热，故喜合卧而就实也。实则调治心肝，虚则调补脾肺，二者别之，尽其状矣。其咬牙等症，多有雷同，不必拘泥。如用泻心、导赤等剂，邪气虽去而病仍作，当调补元气，或反甚，急温补元气。其心气冬见，或亥子时病益甚，或下窜不语者，乃肾水虚而心火甚也，用地黄丸。其乳下婴儿，须母服之。

钱氏泻心散 治心经实热。

黄连 上为末，每服五分，临卧温水化下。

愚按：前症若叫哭发热，作渴饮水，抽搐有力，仰面而睡者，属心经实热，宜用泻心散或导赤散。若发热饮汤，抽搐乏力，惊窜咬牙，合面而睡者，属心经虚热，用补心散。若喘嗽面赤，壮热饮水，肺乘心也，用泻白散。若摇头目札，身热抽搐，肝乘心也，用柴胡清肝散。若合目昏睡，泄泻身热，脾乘心也，用泻黄散。若窜视惊悸，咬牙足热，肾乘心也，用安神丸。若因乳母致症，亦用前药，以治其母。

导赤散 治小肠实热，小便秘赤。

生地黄 木通 甘草等份

上为末，每服一钱，入淡竹叶水煎。

愚按：泻心散、导赤散，泻心、小肠实火之剂。盖心为脾母，脾为心子，然心既病则脾土益虚矣。用者审之！

钱氏生犀散 治心经虚热。

地骨皮 赤芍药 柴胡 干葛各一两 甘草五钱 犀角二钱，镑

上为末，每服一二钱，水煎。

愚按：前方云，治心经虚热，其所用药多属泻心、泻肝经之剂，虚热二字，恐鲁鱼也。如心经自病而血虚热者，用秘旨安神丸。脾虚夺心之气而热者，用秘旨补脾汤，肝木不能生心火，而虚热者用地黄丸。

秘旨安神丸 治心血虚而睡中惊悸，或受惊吓而作。

人参 半夏汤泡 酸枣仁炒各一钱 当归酒洗 橘红 赤苓炒各七分 五味子五粒，杵 甘草炙三分

上为末，姜汁糊丸芡实大。每服一丸，生姜汤下。

地黄丸 方见肾症

补心散 方见惊啼

泻白散 方见肺脏

柴胡清肝散 方见热症

泻黄散 方见脾脏

秘旨补脾汤 方见惊啼

脾脏

钱仲阳云：脾主困，实则困睡，身热饮水，或不饮水，虚则吐泻生风，脾胃虚寒，则面㿠白，目无精光，口鼻气冷，肌体瘦弱，吐水腹痛，不思乳食，用益黄散；下利用调中丸。伤风手足冷者，脾脏怯也，先用益黄散补脾；后用大青膏发散脾病，见四季皆仿此。顺者易治，逆者难治。脾怯当面赤黄，若兼五脏相胜，随症治之。又张洁古云：脾主湿，自病则泄泻多睡，体重昏倦。若肝乘脾为贼邪，心乘脾为虚邪，肺乘脾

11

为实邪，肾乘脾为微邪。凡脾之得病，必先察其肝心二脏。盖肝是脾之鬼，心是脾之母，肝气盛则鬼邪有余，心气亏则生气不足，当用平肝气益心气。若诊其脉，肝心俱和，则脾家自病，察其虚实而治之。窃谓：前症实者病气实而形气虚也，若面色㿠白，吐泻腹痛，口鼻气冷，属寒水侮土，宜用益黄散。若面青唇黯吐泻，手足并冷，此脾土虚寒，用干姜理中汤。若面色萎黄，手足不冷，此脾土虚弱，用人参理中汤。若伤风手足并冷，吐痰咳嗽，吐泻腹胀，此脾肺气虚，用五味异功散实脾气，加防风、升麻散外邪。若发于寅卯之时，用六君、柴胡、升麻，补脾土平肝木。然面黄者脾之本色也，面赤者火生土为顺，面青者木克土为逆，当平其所胜，以补元气为善。

大青膏　方见肝脏

调中丸　方见脾胃虚寒

人参安胃散　治脾胃虚弱，伤热乳食，呕吐泻痢。

人参一钱　黄芪二钱　生甘草　炙甘草各五分　白芍药酒炒，七分　白茯苓四分　陈皮三分　黄连炒，二分

上为末，每服二钱，水煎。

愚按：东垣云：益黄散内有丁香、青皮之辛热，盖为寒水侮土而设也。若因热药巴豆之类，损其脾胃，或因暑热伤乳食而成吐泻，口鼻气热而致慢惊者，宜用前散。

益黄散　治脾虚吐泻不食，米谷不化，困倦力少，滑肠夜起，并疳虚盗汗，涎流口角。

陈皮一两　丁香二钱　诃子炮，去皮　青皮去白　甘草炙，各半两

上为末，每服一钱，水煎服。

愚按：前症若脾土虚寒，或寒水侮土而呕吐泄泻，手足并冷，或痰涎上壅，睡而露睛，不思乳食，宜用此方。若因脾土虚弱吐泻者，用六君子汤加柴胡。如不应，或手足俱冷，属虚寒也，更加木香、炮姜。若因乳母脾虚肝侮，必治以前药。若乳母郁怒，致儿患前症，母服加味归脾汤。

钱氏泻黄散　一名泻脾散　治脾热吐舌。

藿香叶　甘草各七钱五分　山栀仁一两　石膏五钱　防风二两

上用蜜酒微炒为末，每服一二钱，水煎。

愚按：前症若作渴饮冷，卧不露睛，手足热甚，或遍身发黄，属胃经实热，宜用泻黄散。若作渴饮汤，卧而露睛，手足并冷，属胃经虚热，宜用异功散。若面青搐搦，乳食少思，肝乘脾也，用秘旨补脾汤。若面赤惊悸，身热昏睡，心乘脾也，用秘旨安神丸。若面白喘嗽，肢体倦怠，肺乘脾也，用补中益气汤。若唇黑泄泻，手足指冷，肾乘脾也，用益黄散。病后津液不足，口干作渴，宜用七味白术散。若乳母膏粱浓味，七情郁火所致，当审其因而治其母。

人参理中汤　方见伤寒表里

五味异功散

六君子汤　二方见天钓、内钓

肺　脏

钱仲阳云：肺主喘，实则闷乱喘促

或饮水，虚则哽气、出气、短气。若肺盛复感风寒，则胸满气急喘嗽，用泻白散。肺热则手捐眉目鼻面，用甘桔汤。肺虚热则唇色深红，少用泻白散。肺怯则唇色白，用阿胶散。若闷乱气粗喘促哽气者，难治。肺病久唇白者，此脾肺子母皆虚也，若白如猪脂者吉，白如枯骨者死。如肺病春见，肺胜肝也，用地黄丸补肝肾，泻白散以治肺。目淡青必发惊，更有赤者当搐，为肝怯也。又张洁古云：肺主燥，自病则喘嗽，燥则润之。若心乘肺为贼邪，肝乘肺为微邪，肾乘肺为实邪，脾乘肺为虚邪。凡肺之得邪必先观心脾二脏之虚实。若心火铄金，当抑心滋肺。若脾气虚冷不能相生，而肺气不足，则风邪易感，宜补脾肺。若脾实中痞热气上蒸于肺，宜泻脾气。若心脾平和而肺自病，当察虚实治之。窃谓：肺经郁热，用泻白散；肺气自虚，用四君子汤；外邪所乘，用参苏饮；心火炎烁，用人参平肺散；中焦实痞，用大承气；脾不能生肺，用异功散。夫肺气盛者，肺中之邪气盛也，其脉右寸必浮而有力，宜用泻白散以泻之。若肺虚而有热者，执肺热伤肺之说，而不用人参误矣，仍参某症治之。

泻白散　化痰止咳，宽气进食。

地骨皮　桑白皮炒，各一两　甘草炙，一钱

上为末，每服一二钱，入粳米百粒，水煎。

愚按：活人方云：喘者，肺气盛而有余，然气盛当认作气衰，有余当认作不足。盖肺气盛者，肺中之火盛也，有余者，肺中之邪有余也，其脉右寸必浮

而有力，右颊色赤，用前药以泻之。前症若乳母感冒风寒，肺经蕴热，致儿为患，用参苏饮。若乳母膏粱醇酒积热，致儿是病，用清胃散。

甘桔汤　治风热上攻，咽喉疼痛，及喉痹妨闷。

苦梗一两　甘草炒，二两
上每服二钱，水煎。

阿胶散　治肺虚咳嗽喘急，或咳而哽气，喉中有声。

阿胶一两，蛤粉炒　鼠粘子二钱五分，炒香　甘草一钱，炙　马兜铃半两，炒　杏仁七个去皮尖　糯米一两

上每服一二钱，水煎。

愚按：前方乃直治肺金之剂。经云：虚则补其母。若前药未应，当用五味异功散以补脾。

地黄丸　方见肾脏

四君子汤　方见内钓

参苏饮　方见诸热

人参平肺散　方见咳嗽

大承气汤　方见伤寒表里

异功散

清胃散　二方见天钓、内钓

肾　脏

钱仲阳云：肾主虚，无实症。惟痘疮实则黑陷，更当分别症之虚实。假如肺病又见肝症，咬牙呵欠者易治，肝虚不能胜肺也；若目直视大叫哭，项急烦闷者难治，盖肺病虚冷肝强实而胜肺也。视病新久虚实，虚则补其母，实则泻其子。夫肾虚者，由胎气不盛，则神短囟开，目多白睛，面色白，此皆难养，纵

长不过八八之数。若恣色欲，不及四旬而亡，或有因病而致肾虚者。又云：肾气不足则下窜。盖肾虚骨重，惟欲坠下而缩身也。肾水阴也，肾虚则目无精光畏明，皆用地黄丸。肾病见夏，水胜火也，轻者病自退，重者当惊发搐。又张洁古云：肾主寒，自病则足胫寒而逆。肾无实，疮疹黑陷乃实，是水制火也。若心乘肾为微邪，肺乘肾为虚邪，肝乘肾为实邪，脾乘肾为贼邪，本脏虚弱，正令不行，鬼贼克害，当补本脏之正气。假令肺病喘嗽，见于初春，当补肾；见于夏，救肺；见于秋，救脾；见于冬，补心泻本脏，乃名寒嗽。大抵五脏，各至本位，即气盛不可更补，到所克部位，不可更泻。然五行之中，惟肾水一脏，母盛而反受邪，何则？肺属金射于皮毛，所主者气。肾属水主于骨髓，所藏者精，气之轻浮能上而不能下，精之沉重能下而不能上，此物性之自能。今肺气得热而上蒸则不能下，生于肾而受邪矣，急服凉药解之。此肾病必先求肺。或脾经之湿刑克于肾，宜去脾湿，若脾肺平和而肾自病，则察其本脏而治之。窃谓：

下窜等症，足不喜覆者，盖腰以下皆肾所主，乃心气下行于肾部也，法用地黄丸壮肾水以制心火。若因脾肺虚而不能生肾水者，用补中益气汤、六味地黄丸以滋化源。其疮疹黑陷，乃肾虚而邪气实也，尤当用地黄丸。

地黄丸

熟地黄八钱，杵膏 山茱萸肉 干山药各四钱 泽泻 牡丹皮 白茯苓各三钱

上为末，入地黄膏量加米糊丸，桐子大。每服数丸，温水空心化下。行迟鹤膝加鹿茸、牛膝、五加皮。

愚按：前丸治肾肝血虚，燥热作渴，小便淋秘，痰气上壅；或风客淫气，患瘰疬结核；或四肢发搐，眼目瞤动；或咳嗽吐血，头目眩晕；或咽喉燥痛，口舌疮裂；或自汗盗汗，便血诸血；或禀赋不足，肢体瘦弱，解颅失音；或畏明下窜，五迟五软，肾疳肝疳；或早近女色，精血亏耗，五脏齐损；或属肾肝诸症不足之症，宜用此以滋化源。其功不可尽述。

补中益气汤　方见虚羸

卷 二

面上症

钱仲阳云：左腮为肝，右腮为肺，额为心，鼻为脾，颏为肾。色青主惊积不散，欲发风候。红主痰积惊悸。黄者食积症伤，欲作疳癖。白主泄泻水谷，更欲作呕。黑主脏腑欲绝。

印堂：青主初患惊泻，红主大惊夜啼，黑主客忤。

山根：青主二次惊，泻后发躁，黑黄甚者死。

年寿：平陷主天，青主发热生惊，黑主利死，红主躁死，微黄曰平，黄甚曰霍乱。

承浆：青主食时被惊，黄主吐逆亦主血利，黑主惊风。

面眼：黑睛黄主有热，白睛黄主食积疳，白睛青主惊风，黑睛黄主伤寒。

眉上：青吉，忽红主烦躁夜啼，黄主霍乱，久病红者死。

风气二池：青主风候，紫主吐逆，或发热，黄主吐逆，赤主烦躁夜啼。

两颧：赤主肺有客热。

两太阳：青主二次受惊，青自太阳入耳者死，红主血淋。

两脸：青主客忤，黄主痰溢，赤主风热。

两颊：赤主伤寒，两颐青主吐虫。

两金匮：青主第三次惊风，黑绕口三日死，青连目入耳七日死。

两风门：红主风热，黑主疝，青主水惊，黑从眉入耳即日死，唇黑不食者死。

面青眼青肝病，面赤心病，面白肺病，面黄脾病，面黑肾病。

额间：赤色主心经有热，烦躁惊悸，若饮水或叫哭，属本经实热，用泻心散以清心火；微赤困卧惊悸，热渴饮汤，属虚热，用秘旨安神丸以生心血；青黑主惊风，腹痛或瘈疭啼叫，用五味异功散加木香、柴胡、钩藤钩补脾肝；青黑主心腹作痛，此寒水乘心，用益黄散；微黄主惊疳，用安神丸。

左脸青或兼赤，主肝经风热，项强顿闷，目札瘈疭，用柴胡清肝散。色微赤倏热咬牙属虚热，用地黄丸。青黑主肝克脾而惊搐腹痛，用六君子加姜、桂。微赤主潮热血虚心躁，先用秘旨安神丸，次用地黄丸。

右脸赤主风邪，气龘咳嗽，发热饮水，为实热，用泻白散。若哽气出气、唇白气短，属虚热，用五味异功散。若脾热所传，用清胃散。心火所刑，用人参平肺散。淡赤主潮热心躁，或大便坚秘，用宣明柴胡饮子以疏导。如潮热未止，更用钩藤饮以清肝。色青白主咳嗽恶心，先用惺惺散，解表邪健脾土，更

15

以六君子汤调补中气。色青黑主惊风腹痛，盘肠内钩，用六君、钩藤钩平肝补脾。

鼻微黄为平，赤主脾胃实热，身热饮水，乳食如常，用泻黄散清热理脾。微赤主脾经虚热，身凉饮汤，乳食少思，用五味异功散补中健脾。色深黄主小便不通，鼻中干燥，气龧衄血，乃脾热传于肺肾，先用济生犀角地黄汤，后用地黄丸。色淡白乃脾虚泄泻，乳食不化，用六君子汤调补中气。青色主脾土虚寒，肝木所胜，用五味异功散加木香、炮姜温中平肝。黑为死候。

颏间色赤主肾与膀胱气滞热结，而小便不通，用五苓散以分利。鼻准微黄兼右腮微赤，乃脾肺燥热不能生化肾水，用黄芩清肺饮。膀胱阴虚，阳无所主，用滋肾丸。若颏间微赤，乃膀胱阳虚，阴无所化，用六味地黄丸。若小腹胀满，或阴囊肿胀，属阴虚湿热壅滞，用六味丸加车前、牛膝。脾肺气虚不能通调水道者，亦用前药。其小便赤色，久而尿血，亦属肝肾气虚有热，用六味地黄丸，如不应，则用补中益气汤益脾肺生肝肾。若小便后出白津，或茎中作痛，属肝经湿热，先用龙胆泻肝汤，后用六味地黄丸。

印堂：青黑主腹痛夜啼，此脾气虚寒也，脾为至阴，故夜间腹痛而啼，用钩藤饮。色淡白主泄泻，乳食不化，属脾气虚弱，用五味异功散加木香。

人中：黄主伤乳胃逆，青主下利，乳食不化，嗳气酸腐，此脾虚停滞，先用大安丸消食，后用异功散健脾。黑主蛔虫咬痛。

唇：色白主吐涎呕逆，或吐血便血，乃脾气虚弱不能摄涎统血归源，急用六君子汤。色赤干燥而皱者，主脾经热渴，大便不通，烦热不寐，先以清胃散治其热，次以四君、黄连、山栀调其脾。黄主食积泄泻，乳食不化，以六君子汤健脾。色赤兼白主衄血，乃脾肺虚热，不能摄血归源，用圣济犀角地黄汤清热补血，用四君子汤以补脾气，如久不应，用麦门冬散，或人参安胃散。

口畔：色黄主脾经积热，用清胃散；久病用四味肥儿丸以治疳热。唇口抽动主惊热不安，用异功散加山栀、钩藤钩，补脾平肝。若口流涎唇色紫，乃脾气虚寒，用异功散加炮姜、木香。若腹中痛，口吐涎，乃虫作痛，先用芜荑散，后用调中丸。不吐涎是积痛也，用异功散。手足厥冷，用理中汤加乌梅温补中气而痛自止。或吐后，或大便去后而痛止者，先用下积丸，后用异功散。

白主失血死，青主惊风死，黑色绕口者不治。耳后微赤，此少阳经风热，用柴胡饮子清肝生血。微黄主睡中惊悸咬牙，用四君子加芎、归、升麻以调理脾气。

耳：干燥主骨疳蒸热，作渴盗汗，用地黄丸。若小便后出白津，或玉茎痒痛，属肝经湿热，先用龙胆泻肝汤，后用地黄丸。若禀赋肾气不足，或早近女色，致小便湿滞，或作痛如淋者，急用地黄丸、补中益气汤滋其化源。或大小便去后，谷道牵痛者，其虚尤甚，用前丸加牛膝、车前、肉桂。如手足逆冷，或畏寒少食，阳气虚寒也，急加附子多可得生。大抵多因禀赋脏气不平，或乳食寒暑失节，或妊娠乳母饮食起居六淫七情所致。若初病元气无亏，乳食如常，发热壮热，二便秘结，作渴饮水，睡不露睛者，悉属形病俱实，当治邪气。若病久元气已亏，食少发热，口干饮汤，呕吐泄泻，肢体畏寒而露睛者，悉属形病俱虚，当补正气，更宜审胎气之虚实，脏腑之相胜而治之，庶无误矣。

泻心散 方见心脏

秘旨安神丸 方见心脏

五味异功散 方见内钓

朱砂安神丸 方见发搐

柴胡清肝散 方见诸热

地黄丸 方见肾脏症

六君子汤 方见内钓

泻白散 方见肺脏

清胃散 方见内钓

补中益气汤 方见虚羸

人参安胃散 方见脾脏

宣明柴胡饮子 方见发热

钩藤饮 方见慢惊

惺惺散 方见咳嗽

泻黄散 方见脾脏

五淋散 方见五淋

济生犀角地黄汤 方见便血

发　搐

钱仲阳云：惊痫发搐，男左视无声，右视有声；女右视无声，左视有声，此相胜也。盖左为肝部，右为肺部，金木相胜故耳。若寅卯辰时身热，目上视，手足动，口流涎，项强急，此肝旺也。巳午未时身热发搐，心神惊悸，目上视，牙紧流涎，手足搐动，此心旺也。申酉戌时身热微搐而喘，目微斜，睡露睛，手足冷，大便淡黄水，此肺旺也。亥子丑时微搐，卧而不安，身微热，目紧斜，喉中有痰，大便色白，困睡流涎，此肾虚也。若握拳拇指在内女为顺，拇指在外男为顺。顺则易治，逆则难愈。若涎入心肝，则不能言，用凉心镇惊。下痰逆搐者不治，吐泻后变症者亦不治。如手足冷汗，搐眉搐肚，日夜不止，名真搐，当用人参汤、川乌、全蝎等药，平其胃气。伤风发搐，口中气热，呵欠，手足动者，名假搐，用大青膏发散风邪。伤食后发搐，身热困睡，呕吐不思乳食者，当先定搐，后用白丸子下之。百日内发搐，真者内生风，二三次必死，假者外生风，虽频发不死。外伤风者用大青膏涂囟门，及浴体法。

寅卯辰时搐而发热作渴，饮冷便结，属肝胆经虚热，用柴芍参苓散；作渴引饮，自汗盗汗属肝胆经血虚，用地黄丸；口吻流涎，属肝木克脾土，用六君子汤。

巳午未时发搐，若兼作渴饮水，属风火相搏，以地黄丸补肝，导赤散、凉惊丸治心；若作渴饮汤，体倦不乳，土虚而木旺也，用地黄丸以补肾，六君子汤以补脾。

申酉戌时微搐而喘，目微斜，身似熟睡而露睛，大便淡黄，属脾肺虚热，用异功散；手足逆冷，或喘泻不食，属脾肺虚寒，用六君、炮姜、木香；久病而元气虚者，用六君子、六味丸二药主之。

亥子丑时，微搐身热，目睛紧斜，吐泻不乳，厥冷多睡，属寒水侮土，用益黄散，未应，用六君、姜、桂。伤风

17

发搐，口气不热，肢体倦怠，用异功散补脾土；钩藤饮清肝木。若因风邪内郁发热而变诸症者，当理肺金，清风邪。若外邪既解，而内症未除，当理肺补脾。若脾经亏损而致惊搐等症者，当补脾肺以平肝心，则惊搐自止矣。若停食发搐，呕吐乳食者，宜用消食丸。若食既消而前症仍作，或变他症者，脾土伤而肝木乘之也，用六君子加钩藤钩以健脾平肝。若百日内搐者，因胎气所禀，亦有乳母七情浓味所致者，当兼治其母，而以固胃为先，不可迳治其儿也。

治验

一小儿寅卯时发热痰搐，服抱龙丸而愈。后复患，因自用前药，更加咳嗽气喘，不时发搐，面赤或青黄，或浮肿，或流涎。余谓：咳嗽气喘乃脾肺气虚，不时发搐，乃木乘土位，面青而黄赤，乃肝助心脾，浮肿流涎乃脾气虚弱，用益智丸以补心神；补中益气汤以补脾肺，顿愈。

少参王阳湖孙跌伤股骨，正体科已续。余视其面色青黄，口角微动，此肝木侮脾之症，且气血筋骨皆资脾土以生，但壮脾气则所伤自愈，遂用六君、钩藤、当归三十余剂，诸症悉痊。

一小儿两目连札，手足发搐，服天麻防风丸之类，每发饥时益甚，得饮食稍定，此肝木制脾土也。用六君、升麻、柴胡、钩藤钩二剂而病痊；又用补中益气汤而全效。

一小儿巳午时，搐热惊悸，发时形气倦怠，面黄懒食，流涎饮汤，此心火虚而不能生脾土也。不信，自服凉心之药，更加吐泻，睡而露睛，几成慢脾风，用六君、姜、桂，佐以地黄丸而愈。

一小儿七岁，惊搐发热不已，巳午未时益甚，形气殊倦，热定饮汤，此心脾气虚。朝用补中益气汤加益智仁，夕用六君、当归、钩藤钩寻愈。后饮食过多，复作呕泻，或治以保和丸，反加寒热发搐，此脾土复伤，而肝木所侮也。用六君、柴胡，寒热止而饮食进，但午未时，仍泄，用补中益气汤加茯苓、半夏、钩藤钩而愈。

一小儿百日内患搐，痰涎自流。用惊风药益甚，视其面色黄中隐白，乃脾虚不能摄涎也，用六君子、补中益气二汤而愈。后复患兼气喘，自欲表散行痰。余谓：此肺虚不能纳气归源耳，用五味异功散加钩藤钩、柴胡，调补脾肺清理肝火而安。

一小儿患前症，面青黑或痿黄，审其母素有郁怒，用加味逍遥散、加味归脾汤，治其母而子亦愈矣。

一小儿月内发搐鼻塞，乃风邪所伤，以六君子汤加桔梗、细辛，子母俱服，更以葱头七茎、生姜二片，细擂摊纸上，合置掌中令热，急贴囟门，少顷鼻利搐止。

一小儿未盈月发搐呕乳，腹胀作泻，此乳伤脾胃，用五味异功散加漏芦，令母服之，子亦服匙许遂愈。

一小儿惊悸痰盛，泻乳不消，此感风邪夹惊，肝侮脾而气虚，先以天麻防风丸祛风定惊，后用五味异功散壮脾止搐而愈。

一小儿发搐啼叫，手足指冷，左腮青黑，此脾土虚弱肾水反所侮也。用六君、姜、桂一剂顿安，又以四君、芎、归及补肝散而愈。

一小儿发热拘急，四肢瘈疭左腮赤，此心肝二经风热。先用柴胡清肝散，次用六味地黄丸而愈。

一小儿发热作渴，用泻黄散，大便重坠，口角流涎，仍欲泻火。余曰：鼻准青白多而黄色少，属脾胃虚寒，肝木所侮，盖口角流涎，脾气虚而不能摄也，大便重坠，脾气陷而不能升也。不信，另用凉惊之剂，果眉唇微动，四肢微搐。余曰：此虚极而变慢风也。始用六君、当归、木香、炮姜、钩藤钩二剂，未效，意欲更药。余曰：此药力未至也。仍加附子一片，服之即安，后去附子，又二剂而愈。

一小儿目内色青发搐，目直上视，叫哭不已，或用牛黄清心丸，更加咬牙顿闷，小便自遗。余谓：此肝脾虚甚。用补中益气汤、六味地黄丸而愈。

一小儿发搐目札，属肝胆经风热，先用柴胡清肝散以清肝，后用六味地黄丸以补肾而愈。

凉惊丸 治惊疳热搐，心神惊悸，白睛赤色，牙关紧急，潮热流涎，手足动搐。

黄连五钱 龙脑一钱研 龙胆草酒拌炒黑 防风 青黛三钱研 钩藤钩子二钱 牛黄 麝香各一字

上各另为末，面糊丸粟米大，每服三五丸至一二十丸，煎金银汤下。

愚按：前方治心肝二经风热。若心肝虚而见惊搐潮热，用秘旨安神丸。肝木乘脾者，用异功散加柴胡、钩藤钩。心脾虚弱而潮热流涎者，用异功散，若虚寒更加木香。不应，更加炮姜。详见

滞颐

擦牙通关散 治风搐搦，关窍不通，痰塞中脘，留滞百节。

南星二钱 麝香一字 牙皂二梃，烧存性 赤脚蜈蚣一条 僵蚕一钱

上为末，姜汁蘸药少许擦牙，或调服二三点涎自出。

至圣保命丹 治胎惊内钓，腹肚紧硬，啼叫不安，及急慢惊风，眼目上视，手足抽掣，不省人事。

全蝎十四个，去毒 防风二钱 白附子 炮南星 蝉壳 僵蚕去丝嘴，炒 天麻 朱砂各一钱 麝香五分 金箔❶

上为末，米糊和每两作四十丸，每服一丸，白汤化下，有热者以胆星易炮星。

白饼子 治伤食呕吐，肚疼嗳气，先用此药一服，推下食积，却用惺惺散加减参苏饮，不可服冷药。

滑石 半夏 胆南星各一钱 轻粉❷ 巴豆二十四粒去皮膜，用水一升煮干研烂

上以三味为末，入巴豆、轻粉研匀，饭丸绿豆大，每服三五丸，紫苏汤下，忌热物，量儿加减。

十味安神丸 治惊

人参 茯神 麦门冬 山药各二钱 片脑二分 龙齿一钱 朱砂 甘草 寒水石各五分 金箔二片

上为末，蜜丸鸡头大，灯心汤调下，一方有马牙硝。

浴体丸

---

❶ 药物剂量原脱。

❷ 药物剂量原脱。

天麻二钱　蝎尾去毒　朱砂各五分
乌蛇以酒浸焙　白矾各二钱　麝香一字
青黛二钱

上为末，每服三钱，水三碗，桃枝一握，煎至数沸，温浴之，勿浴背。

涂囟法　治发搐

麝香一字　蝎尾去毒　薄荷叶三分
蜈蚣　青黛末　牛黄各一字

上同研，用熟枣肉剂为膏，新绵上涂匀贴囟上，四方可出一指许，火上炙手频熨，百日里外小儿可用此。

泻青丸　方见肝脏

导赤散　方见心脏

地黄丸　方见肾脏

益黄散　方见脾脏

苏青膏　方见慢惊

大青膏　方见肝脏

目睛眴动

目者肝之窍也，肝胆属风木二经，兼为相火。肝藏血，血不足则风火内生，故目睛为之眴动。经曰：曲直动摇风之象也。宜用四物益其血，柴胡、山栀清其肝，阴血内荣，则虚风自息矣。若因肝经血燥而目病者，用六味丸以滋其源。因肺金克肝木者，用泻白散以平金邪。若眼眶眴动者，肝木乘脾土也，用抱龙丸。若愈后惊悸不寐，或寐中发搐咬牙，目睛眴动者，血虚不能荣筋脉也，用补中益气汤或归脾汤加茯苓、五味。盖有余者，邪气实也，不足者，真气虚也。凡病气有余当认为不足，况此症兼属肝脾，多为慢惊之渐，尤当审之。

治验

一小儿三岁，因惊抽搐发热，久服抱龙丸等药，面色或赤或青。余曰：始因肝有实邪，故宜用前药，今面色青赤，乃肝经虚热传心矣。遂用六味丸以养肝肾，佐以六君、升麻、柴胡，以补脾胃，诸症顿瘳。

大尹周应昌子，患瘰疬，恪服化痰之剂，虚宜用六君子汤。

泻青丸　方见肝脏

六味丸　方见肾脏

四君子汤　方见天钓

泻白散　方见肺脏

唇口蠕动

唇为脾之华，口乃肺之窍，又阳明之脉，环唇口而交人中阳明胃也。是以脾胃虚者，多有此症，不独病后而已。夫脾主涎，脾虚则不能收摄，多兼流涎，或误认为痰，而用祛逐之药，则津液益枯，不能滋养筋脉，遂致四肢抽搐，病势愈甚。原其治法与慢脾风相同，当用大补脾胃之药，加升麻❶、柴胡，切勿用青皮、龙胆草之类。兼察其色，黄者脾弱也，青者肝胜也，青黄不泽，木来克土也，青赤相兼，木火风热也。黑为寒水反来侮土；白为气虚亡阳，凡此宜用六君子汤加小柴胡汤。若四肢微搐，或潮热往来，或泄泻呕吐，面色痿黄，皆脾胃有伤也，宜用白术、黄、川芎、当归、人参、陈皮、肉豆蔻、神曲、甘葛、白芍药、黄连、炙甘草、白茯苓，以补胃气。若脾胃虚弱者，用五味异功散，

---

❶ "升"字原脱，据文义补入。

虚寒加木香、炮姜。若脾气下陷者，用补中益气汤以升其阳。作渴者，用七味白术散以生津液。若肝木侮脾者，用补中益气汤加茯苓、半夏、芍药，以治肝补脾。

治验

一小儿伤食发热唇动，或用养胃汤、枳实、黄连、山楂之类，更加腹胀，午后发热，按其腹不痛。余以为服前药，饮食虽化而脾胃复伤也，用六君子汤数剂而痊。

一小儿伤食发热，呕吐唇动，服消导清热之剂，饮食已消，热亦如故。余曰：此胃经虚热耳。用四君子、升麻、柴胡，四剂而愈。

一小儿素面白，忽然目唇微动，时面色黄青，良久其唇口、手足亦微动，此脾虚而肝侮之也，用五味异功散加钩藤钩、白附子一剂，而面青少退；再二剂，唇口动亦止；又用异功散加升麻、柴胡四剂而痊。

一小儿暑月吐泻，目唇微动，面色青白，手足并冷，仍用玉露散。余谓：已变慢脾风也，当温补脾肾。不信，后果殁。

五味异功散　方见天钓、内钓

补中益气汤　方见虚羸

七味白术散　方见积痛

六君子汤　方见天钓

小柴胡汤　方见痉症

四君子汤　方见天钓

惊搐目直

小儿忽然惊搐目直者，皆肝之风热也。若肝虚生风则目连札而不搐，及多欠、咬牙。若肝经风实，则目直大叫，呵欠项急顿闷。若肝经有热，则目直视不搐，得心热则搐，气热则外生，气温则内生，其症手寻衣领及乱捻物。宜用泻青丸。壮热饮水喘闷，宜用泻白散。凡病之新久，皆能引肝风，风内动则上入于目，故目为之连札。若热入于目牵其筋脉，两眦俱紧，不能转视，故目直也。亦有饮食停滞中焦，致清阳不升，浊阴不降，肝木生发之气不得升致生虚风者，须详审之。若胸满腹痛，呕吐恶食，轻则消导化痰，重则探吐滞积，更须审其所伤寒物热物。亦有因感冒吐泻，致使土败木侮而生虚风者，不可遽服惊药，宜用六君子加芍药、木香、柴胡，制肝补脾。若因脾土虚而自病者，用五味异功散。凡饮食停滞，痰涎壅满而见惊症者，实因脾土虚弱，不能生金，金虚不能平木，故木邪妄动也，宜健脾消食，其症自愈。若辄用惊风之药，反成其风而益其病也。况脏腑脆嫩，不可投以峻厉之剂，治者慎之。

治验

姚仪部子每停食则身发赤晕，此饮食内停不消，郁热发外，用清中解郁汤而愈。后患摇头咬牙，痰盛发搐，吐出酸味，伺其吐尽，翌日少以七味白术散，调理脾胃，遂不复患。

一小儿停食，服通利之剂作呕腹胀，此脾胃复伤也。用补中益气汤而愈。

一小儿两目动札，手足发搐，数服天麻防风丸之类，前症不愈，其痰益甚，得饮食稍愈。视其准头及左颊色青黄。余曰：脾主涎，此肝木克脾土，不能统摄其涎，非痰盛也。遂用六君、升麻、柴胡、钩藤二剂，饮食渐进，诸症渐愈；又用补中益气汤而安。

九味养脾汤 治小儿大病后，面黄肌瘦，目动咬牙发少，未能强步。因误服解表泻利伤克诸药而致者，宜长缓调理，全复胃气。

白术一钱二分　白芍药酒炒　白茯苓各八分　人参　陈皮　川芎各六分　甘草炙　黄芪蜜炙　当归酒洗，各四分　半夏　山楂　麦门冬各六分

上用姜、枣水煎服。

六君子汤

五味异功散 二方见天钓

清中解郁汤 方见丹毒

七味白术散 方见积痛

补中益气汤

参苓白术散 二方见虚羸

天麻防风丸 方见伤风咳嗽

睡中惊动

小儿睡中惊动，由心肾不足所致。盖心主血与神，肝藏血与魂，肺主气与魄，肾主精与恐。小儿脏腑脆弱，易为惊恐，恐则气下，惊则心无所根据，神无所归。且夫人之神气，寤则行于目，寐则栖于肾。今心肾既虚，则不能宁摄精神，故睡中惊动也。治宜清心安神，用茯苓补心汤加酸枣仁、茯神、五味。亦有惊吓而作者，因击动其肝，故魂不安也。治宜镇惊定魂，用安神镇惊丸。若饮食间因惊而停滞者，用六君子加神曲、厚朴，食既消而惊未定，用茯苓补心汤。若木火太过而心神不宁者，用导

赤散。风热相搏者，用柴胡栀子散。食郁生痰惊动不安者，用四君以健脾；神曲、半夏以化痰；山栀、芍药以清热。

治验

一小儿夜睡忽然惊动如搐，大便酸臭而色青，此饮食伤脾而肝旺也。先用异功散加柴胡、升麻、山栀，又用四味肥儿丸而愈。

一小儿不时睡中惊动发搐，作渴饮冷，左腮青额间赤，先用柴胡清肝散，加钩藤钩四剂以治肝火，后用五味异功散以健脾，又用地黄丸补肾肝而安。

导赤散 方见心脏

柴胡栀子散 方见诸热症，即栀子清肝散

六味丸 方见肾脏

四君子汤

六君子汤

五味异功散 三方见天钓

茯苓补心汤 方见喑

安神镇惊丸 方见急惊

目动咬牙

小儿惊后目微动咬牙者，皆病后亡津液，不能荣其筋脉也。亦有肝惊虚热而生风者，当审其气血有余不足而治之。其日中发热饮冷而动者，气有余也，用泻青丸。夜间盗汗及睡不宁而动者，血不足也，用地黄丸。或因肝经风邪传于脾肾者亦令咬牙，先用柴胡清肝散，次用五味异功散，六味地黄丸。若因脾胃虚热，用补中益气汤加芍药、山栀，实热用泻黄散。盖牙床属手足阳明故也。若肝肾热用六味地黄丸。

治验

奚氏女六岁，忽然发惊目动咬牙，或睡中惊搐痰涎壅盛，或用化痰祛风等药，益甚。余曰：面青而见前症，乃属肝木克脾土，不能摄涎而上涌也。当滋肾水生肝血，则风自熄而痰自消矣。遂用六味丸而愈。

一小儿患前症，痰涎自流，用惊风之药，其症益甚，脾胃益虚，视其面色痿黄，口中吐痰，用六君子补中益气汤而愈。

导赤散 方见心脏

地黄丸 方见肾脏

泻青丸 方见肝脏

补中益气汤 方见虚羸

六味地黄丸 方见肾脏

六君子汤 方见天钓

摇头便血

经曰：诸风掉眩，皆属肝木。木得风则摇动，乃肝经火盛而生虚风也。汤氏治郑都承子摇头便血七年，用祛风药、止血药，百试无效。此肝经风热所乘，土受木克，不能摄血而溃入大肠，故便血不止，遂制清肝益胃汤，以平肝益脾祛风热，兼服胃风汤，旬余诸症悉愈。便血者风木摇动，则土受凌虐，而不能统血也。或食酸味过多，以益其肝致令阴结。经曰：结阴者便血一升，再结二升，三结三升。又邪在五脏，则阴脉不和，阴脉不和，则血留之，结阴之病，阴气内结不得外行，渗入肠间，故便血也。血亦有乳母恚怒，风热炽盛，或肝木伤脾，使清气不升。或风邪侵入大肠

者。治法：若因风热，用柴胡清肝散。若因怒火，用加味小柴胡汤。若清气不升，脾气下陷者，用补中益气汤。若风邪侵于大肠者，用清肝益胃丸。肝经血热妄行者，用六味地黄丸。脾土不能培肝木者，用六君、柴胡、钩藤钩。肝木胜脾土者，用四君、芍药、钩藤钩。结阴者，用平胃地榆汤。

治验

一小儿伤风咳嗽痰涌。余谓：脾虚肺弱，腠理不密，风邪外乘。用六君子汤加桔梗、桑皮、杏仁而愈；后饮食停滞，作泻腹胀，仍用六君子加山楂、厚朴而安。又停食作泻，服消导之药，更加咳嗽。余谓：当调补脾土。不信。自用发表克滞，前症益甚，更加摇头。余以天麻散倍加钩藤钩及异功散而愈。

一小儿项间结核，面色痿黄，肌体消瘦，咬牙抽搐，头摇目札，此肝木克脾土也。用六君子汤及九味芦荟丸顿愈。

一小儿病后，遇惊即痰甚，咬牙抽搐，摇头作泻，恪服脑、麝、朱砂等药，以致慢惊而卒。

清肝益胃丸

犀角屑 甘草 全蛇蜕炙黄 钩藤钩子 麻黄去节，一钱 黄芪蜜炙 羌活 防风 白芍药 天花粉各半两

上为末，枣肉杵丸桐子大。每服五十丸，食后薄荷汤下。

《海藏食疗》云：蛇蜕主去风邪明目。治小儿一百二十种惊痫寒热等症，蛊毒安胎，炒用又治风痫、弄舌摇头。故前方用之。

平胃地榆汤 治结阴便血。

白术 陈皮 茯苓 厚朴 葛根各

23

五分　地榆七分　干姜五分　炙甘草
当归　炒神曲　白芍药　人参　益智各
三分　升麻　附子炮，各一钱

上每服一钱，水煎服。

胃风汤　方见偏风口噤

柴胡清肝散　方见诸热症

加味小柴胡汤　方见肝脏

补中益气汤　方见虚羸

六味地黄丸　方见肾脏

泻白散　方见肺脏

六君子汤

四君子汤　二方见天钓

天麻散　方见内嗽

异功散　方见天钓

九味芦荟丸　方见疳症

偏风口噤

小儿偏风者，属少阳厥阴肝胆二经
症也。噤者筋急，由风木太甚而乘于脾
以胜水湿，则筋太燥。然燥金主于收敛
劲切故也。又曰：风之为病，善行而数
变，或左或右，其因一也。治须审而药
之。若足阳明胃经气虚，风邪所乘，其
筋脉偏急者属外因。若足厥阴肝经风热
乘脾，筋脉偏急者属内因。若脾肺虚弱，
腠理不密，外邪所乘，或服金石之剂耗
损肝血，或吐泻后内亡津液不能养肝，
致口眼歪斜，或半身不遂，诸症皆属肝
血不足，肝火生风，宜滋肾水养肝血壮
脾土。治法：脾胃虚而动风者，异功散
加柴胡、钩藤钩。脾肺虚而外邪所乘者，
用钩藤饮。肝火血燥者，用六味地黄丸。
津液不足者，用白术散。若兼目紧上视，
寒热往来，小便淋沥，面色青洁，两胁

胀痛之类，皆肝经之本病也。或唇口歪
斜，腹痛少食，目胞浮肿，面色青黄，
肢体倦怠之类，皆肝木乘脾之症也，当
审五脏相胜而主之。设执其见症概投风
药，反成坏症者有矣。

治验

一小儿口眼歪斜，面色或青或赤，
此肝心风火乘脾也。朝用柴胡清肝散，
夕用异功散加钩藤钩而愈。其时有患前
症，服祛风导痰之药者，皆不能起。

一小儿痢后患前症发搐。面色痿黄，
肢体倦怠，此元气虚克伐多矣。余用补
中益气汤加钩藤钩子服而渐愈。后因乳
母七情饮食失宜，或儿乳食过多，前症
仍作。服补中益气汤、五味异功散而应。

钱氏全蝎散　治惊风口眼歪斜，言
语不正，手足偏废不举。

全蝎去毒，炒　僵蚕直者，炒　川
芎　黄芩　甘草　桂枝　赤芍　麻黄去
节，各二钱　天麻六钱　天南星去脐，
二钱

上为末，每服二三钱，姜五片，水
煎服。

胃风汤　治风冷乘虚入客肠胃，水
谷不化，泄泻注下，及肠胃湿毒，下如
豆汁或瘀血，日夜无度。

人参　白茯苓　川芎　桂　当归
白芍　白术各等份

上散每服二钱，入粟米数粒同煎，
食前服。

异功散　方见天钓

六味丸　方见肾脏

白术散　方见积痛

柴胡清肝散　方见诸热

补中益气汤　方见虚羸

角弓反张

钱仲阳曰：角弓反张者，由风邪客于太阳经也。经曰：风从上受。足太阳主周身之气，其脉起于目内眦而行于背。肝属木主风，所以风邪易侵也。夫小儿肌肤未密，外邪易伤，肝为相火，其怒易发。若身反张强直发热不搐者，风伤太阳也，宜用人参羌活散、小续命汤。若因暴怒而击动其肝火者，宜用泻青丸。若饮前剂，其症益甚者，此邪气已去而脾气亏也，宜用异功散加芎、归补之。若因肝经虚热，或因克伐真气，虚热生风者，宜用异功散、地黄丸补之。若因下而脾气困备，腹肚膨胀者，此中气损也，宜用白术散补之。若气血素弱，或服攻伐之剂，而手寻衣领，咬牙呵欠者，肝经虚甚也，急用地黄丸以补之，仍与肝脏参览。

治验

一小儿忽腰背反张，目上视，面青赤，曰青属肝主风，赤属心主火，此风火相搏，用柴胡栀子散，倍加钩藤钩顿安，而痰如旧，又用抱龙丸而愈。

一小儿忽腰背反张，服治惊之药后，不时举发，面色黄白，肢体甚倦。余用五味异功散，十余剂而愈。后因惊兼饮食不节，不时举发，随用前药即愈。遂日以参术末，每服五七分，炮姜、大枣煎汤调下，服至二两而不发，以上二症，元气虚而病气实也。若用攻邪之药皆误矣。

一小儿素患前症，痰盛面色素白而兼青。余谓：肺气不能平肝，肝气乘脾，脾气虚而生痰耳。先用抱龙丸二服以平肝；随用六君子汤，以补脾肺，月余而痊。半载之后复发，谓非逐痰不能痊愈。遂用下剂，痰涎甚多，而咽喉如锯声。余曰：乃脾不能摄涎也，咽间鸣乃肺气虚甚也。遂用人参五钱、炮姜三分，水煎服而醒。至第四剂后，加枣二枚，人参服数两而愈。后每发非独参汤不应。若执常方，鲜不有误者。

人参羌活散　方见惊风

小续命汤　方见五硬

卷 三

急 惊

钱仲阳云：急惊者因闻大声，或惊而发搐，搐止如故，此热生于心，身热面赤引饮，口中气热，二便黄赤，甚则发搐。盖热甚生风，阳盛而阴虚也。宜以利惊丸除其痰热，不可用巴豆之药。盖急惊者阳症也，俱府受病而属实，乃少阳相火旺。经曰：热则生风，风生痰。痰热客于心膈间，则风火相搏，故抽搐发动。经所谓：木太过曰发生，其动掉眩癫疾是也。当用利惊丸、导赤散、泻青丸等药，搐止与安神镇惊丸。娄全善亦曰：急惊属木火土实。木实则搐而有力，及目上视动札频睫；土实则身热面赤，而不吐泻，偃睡合睛。治法宜凉宜泻，而用凉惊、利惊等丸。亦有因惊而发者，牙关紧急，壮热涎潮窜视，反张搐搦颤动，唇口眉眼眨引，口中热气，颊赤唇红，二便秘结，脉浮洪数紧，此内有实热，外挟风邪，当截风定搐。若痰热尚作仍微下之，痰热既泄，急宜调养胃气，搐定而痰热少退，即宜调补脾气。东垣云：若因外物惊者，宜黄连安神丸。因气动所惊者，宜安神镇惊丸之类，大忌防风丸。如因惊而泻青色，宜朱砂丸，大忌凉惊丸。盖急惊者，风木旺也，风木属肝，盛则必传克于脾，欲治其肝，当先实脾，后泻风木，若用益黄散则误矣。经曰：邪气盛则实，正气夺则虚。前所云实者，乃病气有余而形气不足也。当先泻而后补，虚甚急当补脾为先，少以攻邪之药佐之。其所云虚者，乃病气、形气俱不足也，当纯补真气为要。若肝经风火相搏，抽搐目眴，筋急痰盛者，当用四物汤以生肝血，加钩藤钩、山栀以清肝火，更用四君子以补脾，六味丸以滋肾。若肺金克木而兼呵欠者，用泻白散以泄肺邪，地黄丸以益肝血。若邪入肝，则用柴胡清肝散，加龙胆草亦可。邪入心，用栀子清肝散，加炒黄连亦通。邪入肾，用六味地黄丸。邪入肺，用地骨皮散。邪入脾，用六君子加柴胡、山栀。大抵此症属肝胆经血虚，风火相搏，而善行数变者为多，若不养肝血，不补脾气，纯用祛风化痰之药，则脾益虚，血益损，邪气延绵，必传慢惊矣。

治验

一小儿九岁，因惊发热，抽搐顿闷，咬牙作渴，饮冷便秘，面色青赤，而印堂左腮尤赤，此心脾二经风热相搏，乃形病俱实之症也，先用泻青丸料炒黄连一剂，大便随利，热搐顿减；继用抑青丸一服，诸症悉退。但面色痿黄，肢体倦怠，饮食少思，此病气去而脾气未复也，用补中益气汤及地黄丸而痊愈。

一小儿发热抽搐，口噤痰涌，此胆经实火为惊风也。先用泻青丸一服，六味丸二服，诸症即退；又用小柴胡汤加芎、归、山栀、钩藤钩，次以补中益气汤而痊。

一小儿忽然发热，目动咬牙，惊搐痰盛，或与祛风化痰药益甚，面色青黄，乃肝木克脾，脾之液为涎，虚则涎不能摄，上涌而似痰也。法当生肝补脾，则风自熄痰自愈矣。遂用六味丸及六君子汤而愈。

一女子十二岁，善怒，睡中抽搐，遍身作痒，饮食少思。此肝经风热脾土受克也，用参术柴苓汤，以清肝健脾而愈。

一小儿三岁患急惊，面赤发热，作渴饮冷，用泻青丸一服，热衰大半。因见得效，翌早又自制一服，反加吐泻发搐，面色青白，手足指冷，此热既去而妄自伤脾也。用六君子、姜、桂、升麻、柴胡一剂得安。是以前哲谓小儿易为虚实，攻伐之药衰其大半乃止，不可过之，罗谦甫约方约囊之论恪矣。

一小儿三岁，因惊抽搐，发热痰盛，久服抱龙丸等药，面色或赤或青，此心肝二经血虚风热生痰也。用六味丸滋肾生血；用六君、柴胡、升麻调补脾胃而安。

一小儿潮热发热，左腮青赤，此心肝二经血虚之症也。用秘旨安神丸及四物汤加防风、酸枣仁治之而愈。

一小儿潮热发搐，痰涎上涌，手足指冷，申酉时左腮青色隐白。用补中益气汤调补脾肺，六味丸滋养肝肾而痊。

嘉兴王一山女七岁，因跌伤腿膝，两臁肿溃，面色青洁，左关无脉。余谓：惊则气散，而风热郁滞于肝，故其脉隐伏。用四君、升麻、柴胡、钩藤钩一剂，脉至随愈。

一小儿印堂青黑，至夜啼搐。余谓：脾土虚寒也，用钩藤饮而安；后因惊发搐夜啼，仍用前药一剂，诸症复愈，又用异功散而痊。

一小儿七岁，患急惊将愈，而发热惊悸，误服祛风化痰之剂，更加惊搐，吐痰喘嗽，腹胀少食恶寒。再用抱龙丸，大便似痢，寒热往来，殊类风症。先君治之以为脾气亏损，诸经无所滋养而然，用四君子汤为主，少加升麻、柴胡，以升补阳气而愈。

一小儿惊风后痰嗽不止，睡卧不宁，诸药无效，余用牛黄清心丸少许顿止。后复伤风邪，痰盛喘急，饮食不下。仍用牛黄丸少许而安；再用异功散加桔梗而愈。

利惊丸 治急惊痰盛发热潮搐。

青黛　轻粉各二钱　牵牛末半两

上为末，面糊丸寒豆大。每服十丸，薄荷汤化下。

安神镇惊丸 惊退后调理，安心神养，气血和平预防之剂也。

天竺黄另研　人参　茯神　南星姜制。各五钱　酸枣仁炒　麦门冬　当归酒炒　生地黄酒洗　赤芍药炒，各三钱　薄荷　木通　黄连姜汁炒　山栀炒　辰砂另研　牛黄另研　龙骨煅，各二钱青黛一钱，另研

上为末，蜜丸绿豆大。每服三五丸，量儿大小加减，淡姜汤送下。

四物汤 治血虚发热烦躁，或晡热

作渴，头目不清，若因脾虚不能生血者，用四君子汤。

当归 熟地黄各二钱 芍药 川芎各一钱

上水煎服。

参术柴苓汤

人参 白术 茯苓 陈皮各一钱 柴胡 升麻各七分 山栀炒，八分 钩藤钩一钱 甘草炒五分

每服一二钱，姜枣水煎。

黄连安神丸 治心经血虚头晕，神魂惊悸。

黄连酒洗，六钱 甘草炙五分 生地黄 当归各一钱五分 朱砂飞过，五钱

上为末，饭糊丸梧桐子大。每服十五丸，空心白滚汤下。如二三服不应，当服归脾汤补之。

牛黄清心丸 治诸风瘫痪，语言謇涩，健忘恍惚，头目眩晕，胸中烦郁，痰塞喘嗽，精神昏愦等症。或小儿风热上壅，抽搐发热，或急惊痰盛发搐，目反口噤。或大人伤寒，汗下之后，烦躁发热不解，并宜服之。

牛黄一钱二分半 麝香 龙脑 羚羊角各一钱 当归 防风 黄芩 白术 麦门冬 白芍药各一钱半 柴胡 桔梗 白茯苓 杏仁去皮尖 川芎 肉桂 大豆黄卷 阿胶各一钱二分半 蒲黄 人参 神曲各三钱半 雄黄八分 甘草五分 白蔹七分半 犀角二钱 干山药七钱 干姜三钱 金箔一百三十片 大枣十个，蒸熟烂研

上为末，炼蜜丸每两作十丸，金箔为衣。每服一丸，温水化下。

朱砂丸 方见发搐

泻青丸 方见肝脏

导赤散 方见心脏

抑青丸 方见肝脏

补中益气汤 方见虚羸

地黄丸 方见肾脏

小柴胡汤 方见发痉

六君子汤 方见天钓

秘旨安神丸 方见心脏

异功散 方见天钓

慢 惊

钱仲阳云：慢惊因病后或吐泻或药饵伤损脾胃，肢体逆冷，口鼻气微，手足瘈疭，昏睡露睛，此脾虚生风，无阳之症也，温白丸主之。盖慢惊者阴症也，俱脏受病而属虚，因吐泻脾肺俱虚，肝木所乘，而致瘈疭微搐。娄全善所谓：木虚则搐而无力。经所谓：木不及曰委和，其病摇头是也谓手足搐动，泄泻心悸。火虚则身寒，口中气冷。土虚则吐泻，睡面露睛。治宜温补脾胃，用六君子汤、五味异功散之类。徐用诚云：乙木属阴，乃肝脏病，故慢而难治。况有夹热、夹食、夹痰与外感症相似者，当宗钱氏方主之。《保婴集》云：急惊屡发而屡用直泻之药，则脾阴愈消，而变为慢惊多矣，大率吐泻痰鸣气喘，眼开神缓，昏睡露睛，惊跳搐搦，乍发乍静，或身热身冷，面淡青白，或眉唇青赤，其脉迟沉数缓是也，当温补脾气为主，而佐以安心制肝。东垣亦云：慢惊风由脾胃虚而生。脾虚者因火邪乘其土位，火旺能实其木，木旺故来克土。当于心

经中以甘温补土之源，更于脾土中泻火，以甘寒补金以酸凉，致脾土中金旺火衰，风木自虚矣。禀赋不足，或久病脾虚，及常服克伐之药者，多致此症。若因土虚不能生金，金不能平木，木来侮土，而致前症者，以五味异功散加当归、酸枣仁，佐以钩藤饮子补土平木。若脾土虚寒者，用六君子加炮姜、木香，不应，急加附子以回阳气。盖阴血生于脾土，宜四君子、当归、酸枣仁。凡元气亏损而至昏愦者，急灸百会穴，若待下痰不愈而后灸之，则元气脱散而不救矣。此乃脏腑传变已极总归虚处，惟脾受之无风可逐，无惊可疗，因脾虚不能摄涎，故津液妄泛，而似痰者，当根据前法自效。若不审其因，泛用祛风化痰之剂，则脾气益伤，阴血益损，病邪益盛而危矣。

治验

举人余时正子伤食发丹，服发表之剂，手足抽搐，服抱龙丸目睸痰盛。余谓：脾胃亏损，而变慢惊也，无风可祛，无痰可逐，只宜温补胃气。遂用六君加附子一剂而愈。

一小儿抽搐，痰涎自流。或用惊风之药益甚。视其面色黄白，余用六君、补中益气二汤，补脾肺而愈。

一小儿伤风咳嗽痰涌。用六君、桔梗、桑皮、杏仁治之而愈。后饮食停滞作泻腹胀，用六君加山楂、厚朴而安。又复停食作呕，或用药下之，更加咳嗽。余谓：脾肺俱虚，宜用调补。彼以为缓，自服发表克滞，前症益甚，头项颤动。余用天南星散，倍加钩藤钩及异功散而愈。

一小儿遇惊即痰盛咬牙发搐，摇头

作泻。恪服脑麝朱砂等药，以致慢惊而卒。

术附汤 治风湿相搏，身体烦疼，不能转侧，不呕不渴，大便坚硬，小便自利，及风症头目眩重等症。

白术四两　甘草炒，二两　附子炮去皮脐，一两

上为末，入附子每服三钱，姜五片，枣一枚，水煎服。

愚按：附子温中回阳，为慢脾之圣药也。如元气未脱，用之无有不应，须用每只重一两三四钱，端正不尖底平，周遭如莲花瓣者佳。否则，误用川乌也。制法：切去皮尖，以童便浸之，秋冬七日，春夏五日，每日一换，浸毕切作四块，以湿草纸包数层，微火煨半日，取出切开，无白星为度，如急用炮至裂纹，即投童便中良久浸透切片，如色白，再微炙之。气脱甚者，急生用亦效。

太乙保生丹 治慢惊尚有阳症者。

全蝎青者十四个　白附子生用　真僵蚕　牛胆南星　蝉壳　琥珀　防风　朱砂各一钱　麝香五分

上为末，米糊丸桐子大，金箔为衣。每服一二丸，薄荷汤下。

聚宝丹 治慢惊。

人参　茯苓　琥珀　天麻　真僵蚕　全蝎炙　防风　牛胆南星　白附子生用　乌蛇肉酒洗焙，一钱　朱砂半钱　麝香少许

上为末，炼蜜丸桐子大。每服二丸，以菖蒲汤送下。

金箔镇心丸 治风壅痰热，心神不宁，惊悸烦渴，唇焦颊赤，夜卧不安，谵语狂妄。

朱砂一两　白茯苓　人参　甘草各半两　山药一两半　片脑　牙硝一钱半　麝香五分　金箔十二贴为衣　草紫河车二钱半，黑豆煎煮

上为末，炼蜜丸，每用五钱作五十丸，以金箔为衣。每服一丸，薄荷汤化下，含化亦得。

温白丸　治驱风豁痰定惊。

人参　防风　白附子生用　真僵蚕　全蝎各一钱，焙　南星汤洗七次，焙　天麻各二钱

上为末，水糊丸桐子大。每服三五丸，姜汤下。

乌蝎四君子汤　即四君子加川乌、全蝎各少许为末，每服半钱，姜枣水煎服，次服去川乌。

南星重八九钱者一个，掘地坑深尺许，先用炭五斤烧通红，以好米醋一碗洒坑中即投南星以火炭密盖，又用盆覆，时许取出。

上为末，入琥珀、全蝎各一钱，每服二字，煎生姜、防风汤下。

乌沉汤　治慢惊驱风助胃。

天麻二钱　人参　真川乌生用　全蝎焙　南星焙　木香　沉香各一钱　甘草炒半钱

上右末，每服三五分，姜水煎服。

沉香散　治助胃气止吐泻。

茯苓二钱　沉香　丁香　木香　藿香　厚朴制　甘草炙，各一钱

上为末，每服一字，米饮汤调下。

苏青丸

苏合香丸一分　青州白丸子二分
上和匀每服五分，姜汤调下。

银白散　治胃虚吐泻。

糯米炒，二两五钱　扁豆蒸，二两　藿香二钱　白术炒，一两　丁香二钱　甘草炙，三钱

上为末，紫苏米饮调下，直指方加炮白附子、全蝎、木香、石莲、姜水煎。

钩藤散　治吐利脾胃气虚生风。

钩藤钩二钱　蝉壳　天麻　防风　蝎尾去毒　人参各半两　麻黄　僵蚕炒　甘草炙　川芎各二钱五分　麝香五分

上为末，水煎服，虚寒加附子一钱。

黑附子汤　治慢脾风四肢厥冷。

附子炒，去皮三钱　木香　人参各一钱五分　白附子一钱　甘草炙五分

上为散，每服三钱，姜五片水煎，若手足既温，即止后服。

生附四君子汤　治吐泻不思乳食，凡虚冷病，先与数服，以正胃气。

人参　白术　附子　木香　茯苓　橘红　甘草各等份

上为末，每服五七分，姜、枣水煎服。

辰砂膏　治慢脾冷痰壅滞，手足冷而微搐者。

黑附子一枚重一两以上者去皮脐，顶上挖一孔入辰砂末一钱，仍用附子塞之，炭火烧存性　牛胆南星半两　白附子炮　五灵脂　蝎梢各二钱半

上为末，炼蜜丸桐子大。每服二三钱，生姜汁泡汤下。

七宝辰砂丹　治风痰奇效，慢惊慢脾，以辰砂为主，木香佐之，用开元钱一个，背后上下有两月片者，放铁匙上炭火内烧，少顷成珠子，取入盏中，作一服，用木香煎汤送下，人参汤亦可。

天麻防风丸　方见脐风

参苓白术散　方见虚羸

异功散　即五味异功散方见虚羸

四君子汤　方见天钓

益黄散　方见脾脏

六君子汤　方见天钓

补中益气汤　方见虚羸

惊痫

钱仲阳云：小儿发痫，因血气未充，神气未实，或为风邪所伤，或为惊悸所触，亦有因妊娠七情惊怖所致者。若眼直目牵，口噤涎流，肚膨搐，背项反张，腰脊强劲，形如死状，终日不醒，则为痉矣。如面赤目瞪，吐舌啮唇，心烦气短，其声如羊者，曰心痫。面青唇青两眼上窜，手足挛掣，反折其声如犬者，曰肝痫。面黑目振，吐涎沫，形体如尸，其声如猪者，曰肾痫。面如枯骨，目白反视，惊跳反折，摇头吐沫，其声如鸡者，曰肺痫。面色痿黄，目直腹满自利，四肢不收，其声如牛者，曰脾痫。五痫通用五色丸为主，仍参以各经之药。心痫属血虚者，用养心汤；发热饮冷为实热，用虎睛丸；发热饮汤为虚热，用妙香散。肝痫者，虚症用地黄丸；抽搐有力为实邪，用柴胡清肝散；大便不通，用泻青丸。肾痫者用地黄丸、紫河车丸之类；肺痫者属气虚，用补肺散；面色痿黄者，土不能生也，用五味异功散；面色赤者，阴火上冲于肺也，用地黄丸。脾痫者用五味异功散；若面青泻利，饮食少思，用六君子加木香、柴胡；若发热搐掣仰卧，面色光泽脉浮，病在腑为阳易治；身冷不搐覆卧，面色黯黑脉沉，病在脏为阴难治；凡有此症，先宜看耳后高骨间，先有青脉纹，抓破出血，可免其患，此皆元气不足之症也，须以紫河车即小儿胞也丸为主，而以补药佐之。设若泛行克伐，复伤元气，则必不时举发，久而变危，多至不救。又有惊风食痫三种，详见后方，仍参惊风胎风治之。

治验

一老人生子方周岁，秋初暴冷，忽发搐似惊痫，过则气息奄奄，此元气虚弱所致，与补中益气汤而愈。

一小儿十岁，一小儿七岁各有痫症，岁发二次，后因出痘及饮食停滞，举发频数。用六君子、补中益气二汤而愈。

一小儿患前症，每发吐痰困倦半晌而苏，诸药不应。年至十三而频发，用紫河车生研烂入人参、当归末，丸桐子大。每服三五十丸，日进三五服，乳化下，一月渐愈，又佐八珍汤痊愈。

一小儿七岁发惊痫，每作，先君令其恣饮人乳，后发渐疏而轻。至十四岁复发，仍用人乳，不应。余令用肥浓紫河车研烂人乳调如泥，日服二三次，至数具而愈。后常用加减八味丸而安；至二十三岁发，而手足厥冷，仍用前法，佐以八味丸、十全大补汤而痊。

五痫丸　治诸痫。

雄黄　真珠各一两，研细　朱砂水飞，半两　水银二钱半，用铅二两熔化入水银炒结候冷

上为末，炼蜜丸麻子大。每服二三丸，金银煎汤下。

钱氏蛇黄丸　治惊痫因震骇恐怖，叫号恍惚是也。

蛇黄真者三个，火煅　醋淬　郁金

七分，一处为末　麝香另入一匙

上为末，饭丸桐子大。每服一二丸，煎金银磨刀水化下。

牛黄丸　治风痫因汗出解脱风邪乘虚，迷闷搐搦涎潮，屈指如计数是也。

牛胆南星　全蝎焙　蝉蜕各二钱半　防风　白附子生用　天麻　真僵蚕炒，各一钱半　麝香半字

上为末，枣肉和丸，水银半钱，研细入药丸绿豆大。每服一二丸，荆芥生姜汤下

妙圣丹　治食痫因惊而停食吐乳寒热，大便酸臭是也。

赭石　醋淬，二钱半　巴豆三个去心油，三钱　雄黄　蝎梢　朱砂各一钱　轻粉　麝香各一匙　杏仁微炒，二钱

上为末，枣肉丸梧子大。每服一二丸，木贼草煎汤送下

星苏散　治诸风口噤不语。

天南星略炮锉

上每服五七分，姜四片紫苏五叶水煎，入雄猪胆少许温服。

断痫丹　治痫瘥后复作，症候多端，连绵不除者。

黄芪蜜炙　钩藤钩　细辛　甘草炙。各半两　蛇蜕二寸，酒炙　蝉蜕四个　牛黄一钱，另研

上为末，煮枣肉丸麻子大，煎人参汤下，每服数丸，量儿加减。

消风丸　治风痫，先宜此药。

牛胆南星二钱　羌活　独活　防风　天麻　人参　荆芥　川芎　细辛各一钱

上为末，蜜丸桐子大。每服二丸，薄荷紫苏汤调化下。

祛风保安丸　诸风久远治之并验。

川乌去皮尖，二钱半，生用　五灵脂半两

上为末，猪心血丸桐子大。每服一二丸，姜汤化下。

雌黄丸　治癫痫搐搦恶声嚼舌。

雌黄　黄丹微炒，各五钱　麝香五分

上为末，用牛乳汁三合熬膏杵丸，麻子大。每服二三丸，以温熟水送下。

比金丸　治惊痫先用此药。

人参　琥珀　白茯苓　远志姜制取肉炒　朱砂　天麻　石菖蒲细蜜者　川芎　南星　青黛各一钱　麝香一匙

上为末，蜜丸桐子大。每服一二丸，金银薄荷汤送下。

虎睛丸　治惊痫邪气入心。

虎睛细研　远志姜汁浸　犀角锉屑　大黄湿纸包煨　石菖蒲　麦门冬各等份　蛸螂去足翅炒，三枚

上为末，米糊丸桐子大。每服一二丸，竹叶煎汤，或金银薄荷煎汤送下。

清神汤　治惊痫。

犀角锉屑　远志姜汁焙　白鲜皮　石菖蒲　人参　甘草炒，各一钱半

上为末，每服五七分，麦门冬煎汤调下。

密陀僧散　治心痫不语，及诸惊失音，用密陀僧为末，每服一匙，米醋汤调下，大人服一钱，热酒下。

蝎虎散　治惊痫。

褐色生蝎虎一个，连血细研。

上入朱砂、麝香末少许同研，用薄荷汤调作一服，数年者亦效。盖痫疾皆心血虚滞，生蝎虎管守其血。继服二陈汤，若无生蝎，以带性雄猪心血代用，

入代赭石散大妙。

代赭石散 治阴阳痫。

代赭石煅醋淬，研为末水飞过晒干

上为末，每服半钱，以金银煎汤和金箔银箔调，连进二服。脚胫上有赤斑乃邪气发出可治，无赤斑则难治。

化风丹 凉风化痰，退热定搐。

牛胆南星 羌活 独活 防风 天麻 人参 川芎 荆芥 粉草各一钱 全蝎一个

上为末，炼蜜丸皂角子大。每服一钱，薄荷汤化下。

茯神汤 治胆气虚寒，头痛目眩，心神恐惧，不能独处，或者惊痫。

茯神 酸枣仁炒 黄芪炒 柏子仁炒 白芍药炒 五味子炒，各一两 桂心 熟地黄自制 人参 甘草炒，五分

上每服二三钱，水煎。

酸枣仁丸 治胆气实热惊痫，或睡卧不安，惊悸怔忡。

茯神 酸枣仁炒 远志 柏子仁炒 防风 枳壳麸炒，各半两 生地黄杵膏，半两 香竹茹二钱五分

上各另为末，蜜丸粟米大。每服七八十丸，白滚汤送下。

定志丸 治心神虚怯，所患同前，或语言鬼神，喜笑惊悸。

人参 茯苓各一两五钱 菖蒲 远志各一两

上各另为末，蜜丸，如前服。

养心汤 治心血虚怯惊痫，或惊悸怔忡，盗汗无寐，发热烦躁。

黄芪 白茯苓 茯神 半夏曲 当归 川芎 辣桂 柏子仁 酸枣仁 五味子 人参各三钱 甘草炒，四钱

上每服一二钱，姜枣水煎。

妙香散 治心气不足，惊痫或精神恍惚，虚烦少寐，盗汗等症。

辰砂三钱 麝香一钱 木香煨二钱五分 茯苓 山药 茯神 远志 黄芪炒，各一两 桔梗 甘草炒 人参各五钱

上各另为末，每服一钱，温酒或白汤调服。

八味地黄丸 即六味地黄丸加附子、肉桂各一两 治禀赋命门火衰，不能生土，以致脾土虚寒，或饮食少食，或食而不化，脐腹疼痛，夜多溲溺等症。经云：益火之源，以消阴翳。盖谓此也。或乳母命门火衰，儿饮其乳致前症者，子母并宜服之。方见惊痫

加减八味丸 治禀赋肾阴不足，或吐泻久病，津液亏损，口干作渴，或口舌生疮，两足发热，或痰气上涌，或手足厥冷等症。即地黄丸加肉桂一两，五味子四两

地黄丸 治小儿肝经虚热血燥，或风客淫气而患瘰疬结核。或四肢发搐，眼目抽动，痰涎上涌，又治肾肝脑热，肢体消瘦，手足如冰，寒热往来，滑泄肚胀，口臭干渴，齿龈溃烂，爪黑面黧。或遍身两耳生疮，或耳内出水，或发热自汗盗汗，便血诸血失音等症。其功不能尽述。即六味地黄丸，方见肾脏。

八珍汤 治气血俱虚，阴火内热。或因克伐之剂，脾胃亏损，肌肤消瘦等症。即四君、四物二汤，方见惊痫。

十全大补汤 治气血虚弱，或禀赋不足，寒热自汗，食减体瘦，发热作渴，头痛眩晕。最宜用之。方见热症。

补中益气汤 方见虚羸

六君子汤　方见内钓
紫霜丸
天麻丸　二方见脐风

惊　风

惊风者，虚惕怔忡，气怯神散，痰涎来去，泄泻色青。若惊入心则面赤夜啼，用栀子清肝散加黄连。入肝则面青眼窜，用柴胡清肝散。入脾则面黄呕吐虚汗嗜卧，用六君加柴胡、山栀。入肺则面白喘急，用异功散加柴胡、桔梗。入肾则面黑喘奶咬牙，用六味地黄丸。若因乳母恚怒肝火，或膏粱积热，遗儿为患，或儿吐泻伤脾，清气不升，风木陷入太阴传变等因，皆能致此，当随主治。否则必成慢脾也，须预慎防为善。

治验

一小儿十五岁御女后，复劳役，考试失意，患痫症三年矣。遇劳则发，用十全大补汤、加味归脾汤之类，更以紫河车生研如膏，入蒸糯米为末，丸如桐子大。每服百丸，日三五服而痊。后患遗精盗汗发热，仍用前药及地黄丸而愈。此症治不拘男妇老幼皆效。

一小儿周岁后，从桌上仆地，良久复苏。发搐吐痰沫，服定惊化痰等药，遇惊即复作。毕姻后，不时发而难愈，形气俱虚，面色萎黄，服十全大补、补中益气二汤而愈。

至宝丹　治诸惊痫心热，及卒中客忤烦躁，风涎搐搦，或伤寒狂语，伏热呕吐。

生犀角镑屑　生玳瑁　琥珀　朱砂水飞　雄黄水飞　各一两　金箔五十片

半为衣　银箔五十片　片脑一匙　麝香一钱　牛黄半两　安息香一两半，为末酒掬去砂取一两酒煎成膏

上各另为末和匀，入安息香膏，如干入熟蜜少许，桐子大。每服一二丸，人参汤化下，量儿加减。

神妙夺命丹　七月内取青蒿节内虫，入朱砂、麝香为丸，麻子大。每服三五丸姜汤下。

人参羌活散　治伤风惊热。

羌活　独活　前胡　柴胡　川芎白茯苓　桔梗　枳壳　人参　地骨皮天麻各等份　甘草减半

上生姜、薄荷水煎，治惊热加蝉蜕。

防风导赤散　治初惊。

生地黄　木通去节　防风　甘草各等份

上每服三钱，竹叶少许，水煎。有热加黄芩、赤芍药、羌活。

蝉蜕钩藤饮　治肚疼惊啼。

钩藤钩　天麻　茯苓　川芎　白芍药各二钱　甘草　蝉蜕各一两

上入灯心水煎。

七宝洗心散　治烦热生疮，兼治惊风。

生地黄　荆芥穗　防风　甘草　黄芩　羌活　赤芍药各等份

上为末，每服一钱，灯心、薄荷汤调下。

神芎丸　治风热壅滞，头目昏眩，口舌生疮，牙齿疳蚀，或遍身疮疥，咬牙，惊惕怔忡，烦躁作渴，或大便涩滞，或积热腹满，惊风潮搐等症。

大黄生　黄芩各二两　生牵牛末二两滑石四两　黄连　薄荷叶　川芎各半两

上为末，水糊丸桐子大。每服三四丸，温水下。

清心丸 治惊热烦躁。

人参 茯神 防风 朱砂 柴胡各三钱 金箔三十片

上为末，炼蜜丸桐子大。每服一二丸，竹沥调下。

化风丹 方见惊痫

安神丸 方见心脏

辰砂膏 方见急惊

柴胡清肝散 方见热症

六味地黄丸 方见肾症

栀子清肝散 方见诸热

十全大补汤 即八珍汤加黄芪、肉桂

异功散 方见天钓

补中益气汤 方见虚羸

六君子汤 方见天钓

天钓内钓

天钓者，发时头目仰视，惊悸壮热，两目反张，泪出不流，手足搐搦，不时悲笑，如鬼祟所附，甚者爪甲皆青。盖因乳母浓味积毒在胃，致儿心肺生热痰郁滞，或外挟风邪为患。法当解利其邪，用钩藤饮。上气喘粗者，用乌蝎四君子汤。内钓者，腹痛多喘，唇黑囊肿，伛偻反张眼尾赤，此胎中受风及外惊所致。若五内抽搦，作痛狂叫，或泄泻缩脚，内症一作，外症亦然，极难调理。内症服聚宝丹，外症服钩藤饮，进乳食者可治。若腹痛唇黑囊肿之类，用聚宝丹。若外惊五内抽搐之类，用钩藤饮。若因乳母醇酒浓味积毒在胃，用加味清胃散。

若因乳母郁怒积热，在肝用加味逍遥散，加味归脾汤，俱加漏芦，子母俱服。凡母食膏粱厚味，饲儿之时，先挤去宿乳，然后吮之。

治验

一小儿因乳母受惊发搐，时目赤壮热，腹痛哭而曲腰。用四物加柴胡、防风，又用加味逍遥散加熟地黄以清肝热，生肝血；再用地黄丸滋肾水以生肝木，母子俱安。

一小儿曲腰而啼，面青唇黑，此寒气所乘内钓腹痛也。用五味异功散加木香、干姜一剂，与母服之顿愈。后因母感寒腹痛而啼，用人参理中汤一剂，与母服其子亦安。

一小儿曲腰干啼，手足并冷，用六君子加干姜、木香服之，未应，又加肉桂，母子俱服而安。

一小儿忽干啼作泻，睡中搐，手足冷，此脾土虚寒，肝木侮之，而作发搐，乃内钓也。用益黄散一剂而安，用四君子加柴胡、升麻，乳食渐进而安。

一小儿干啼，面青或赤，手足并热。或用清热之剂，久不愈。诊其乳母，有肝火气滞，用加味逍遥散、越鞠丸以治其母，时灌子数滴，不旬日，子母并愈。

一小儿患前症，服魏香散而愈，后复作，服祛风镇惊之药，上气喘粗，此元气虚寒也。余先用乌蝎四君子汤，稍愈；但倦怠殊甚，用补中益气汤，及五味异功散而痊。

一小儿因母每感寒腹痛，饮烧酒，发热痰盛，面赤，手足并热，属胃经实热之天钓也。用清胃散，子母服之并愈。后因伤乳吐泻，面色或青或白，手足并

冷，属脾气虚寒，用六君子、木香、干姜而愈。三岁后伤食腹痛，唇黑作泻，数去后而无粪，或粪少而青，此元气虚寒下陷，用补中益气汤渐愈。

一小儿啼哭，阴囊肿大，眼目上翻，赤脉流泪，此肝热内钓，用柴胡清肝散加钩藤钩治之，诸症渐愈，又用钩藤饮而瘥。后复发，或用祛病根之药，致乳食日少，肚中胀痛，手足浮肿。余先用六君子、升麻、柴胡数剂，诸症稍愈，又伤乳食吐泻，用平胃散一服即愈。

一小儿因乳母怀抱郁结，腹痛发搐，久而不愈，用加味归脾汤加漏芦，母子并服渐愈。又母大怒发厥而苏，儿遂食乳，腹痛作泻，面青作呕，先用小柴胡汤二剂，母子并服少愈；其母又咽酸腹胀，用越鞠丸、加味归脾汤，佐以加味逍遥散而瘥。

钩藤膏 治腹痛干啼作呕，名盘肠内钓。

乳香 没药 木香 姜黄各一钱 木鳖子三个去油

上为末，蜜丸皂角子大，钩藤钩汤磨半丸入蜜服，未止再服魏香散。

魏香散

阿魏二钱，先用温酒溶化 蓬术五钱

上将蓬术浸阿魏酒中一伏时，焙干为末，每服二三分，紫苏米饮调下。

钩藤饮 治小儿脏寒夜啼，阴极发躁，此方主之。

钩藤 茯神 茯苓 川芎 当归木香 甘草 芍药各一钱

上为末，每服一钱，姜枣水煎。若心经热，脸红舌白，小便赤涩，用钩藤

饮去木香，加朱砂末一钱，木通汤下。

乳香丸 治惊风内钓，腹痛惊啼。

乳香半钱 没药 沉香各一钱 蝎稍十四个 鸡心槟榔一钱半

上为末，蜜丸桐子大。每服二三钱，菖蒲钩藤钩煎汤送下。

木香丸 治病同前。

木香 全蝎各五分 没药 茴香钩藤钩各一钱

上各别为末，以大蒜捣烂和丸桐子大，晒干，每服二丸，钩藤煎汤下。

清胃散 治胃火牙痛，或连头面。

升麻五分 生地黄 牡丹皮 黄连当归各三分

上水煎服。加柴胡、山栀，即加味清胃散。

愚按：前方治脾胃实火作渴，口舌生疮，或唇口肿痛，齿龈溃烂，焮连头面，或恶寒发热，或重舌马牙，吐舌流涎等症，子母并宜服之。若因脾胃气虚，寒凉克伐，或虚热上行，口舌生疮，弄舌发热，饮食少思，或呕吐困睡，大便不实，流涎龈烂者，用五味异功散。

四君子汤 治脾气虚损，吐泻少食。

人参 白术 茯苓 甘草各等份

上每服二钱，姜枣水煎。添加

愚按：前方若胃气虚弱，克伐伤脾，饮食少思，或食而难化，若作呕作泄，尤宜用之。如兼痰嗽气逆，肢体倦怠，面目浮肿者，宜六君子汤。

六君子汤 即四君子加陈皮、半夏。治脾胃气虚，吐泻不食，肌肉消瘦，或肺虚痰嗽，喘促恶寒，或肝虚惊搐，目眩自汗，诸症并宜服之，以滋化源。方见内钓

钱氏异功散 治吐泻不食，脾胃虚

冷者，先与数服，以益中州之气。

人参　茯苓　白术　甘草炒　陈皮各等份

上为末，每服二三钱，姜枣水煎。

愚按：前方治脾胃虚弱，吐泻不食，或惊搐痰盛，或睡而露睛，手足指冷，或脾肺虚弱，咳嗽吐痰，或虚热上攻，口舌生疮，弄舌流涎。若母有症致儿患此者，子母并服之。

加味归脾汤　去丹皮、山栀，即归脾汤治脾虚弱损，健忘惊悸等症。

人参　黄　茯神去木。各一钱　甘草　白术炒，各一钱　木香五分　远志去心　酸枣仁　龙眼肉　当归　牡丹皮　山栀炒，各一钱

上水煎服。

愚按：前方若乳母忧思伤脾，血虚发热，食少体倦；或脾虚不能统摄，以致阴血妄行；或健忘怔忡，惊悸少寐；或心脾作痛，自汗盗汗；或肢体肿痛，大便不调；或妇人经候不调，晡热内热；或茧唇流注等症，致儿为患者，令子母俱服之。

加味逍遥散　去牡丹皮、山栀，即逍遥散。治肝脾血虚等症。

当归　甘草炙　芍药酒炒　茯苓　白术炒　柴胡各一钱　牡丹皮　山栀炒，各七分

上水煎服。

愚按：前方若乳母肝脾血虚，内热寒热，遍身瘙痒，肢体作痛，头目昏重，怔忡颊赤，口燥咽干。或发热盗汗，食少不寐，或口舌生疮，耳内作痛，胸乳腹胀，小便不利，致儿为患，尤宜用之。又治妇人阴虚发热，儿饮其乳，以致患疮者。

越鞠丸　治六郁饮食少思，或胸满吐酸，齿痛疮疥等症。

苍术　抚芎　香附　神曲炒　山栀炒　麦芽炒　山楂各等份

上各为末，水煮神曲、麦芽末糊丸，粟米大。每服百丸，白汤送下。

镇心丸　治急惊化痰镇心。

朱砂　龙齿　牛黄各一钱　铁粉　琥珀　人参　茯苓　防风各二钱　全蝎七个，焙

上为末，蜜丸，桐子大。每服一二丸，薄荷汤送下。

聚宝丹

乌蝎四君子汤　二方见慢惊

平胃散　方见胃气虚寒

益黄散　方见噤风

人参理中汤　方见伤寒

补中益气汤　方见虚羸

六君子汤　方见内钓

钩藤散　方见慢惊

地黄丸　方见肾脏

柴胡清肝散　方见热症

四物汤　方见急惊

小柴胡汤　方见痉证

盘肠气痛

小儿盘肠气者，痛则曲腰干啼，额上有汗，皆由肝经风邪所搏也。肝肾居下，故痛则曲腰。干啼者，风燥其液，故无泪。额上有汗者，风木助心火也。口闭足冷者，脾气不营也。下利青粪者，肝木乘脾也，皆由产下澡洗受风冷所致，当服钩藤膏之类。若乳母及儿受寒邪者，用沉香汤之类。若儿额间有汗，口闭脚冷，乃虚寒也，用当归散或沉香降气汤

之类。若面赤唇焦，小便不通，小腹胀痛者，乃小肠热也，用人参汤送下三黄丸。若痛不止，煎葱汤淋揉其腹，就以热葱熨脐腹间，良久尿出痛止；或以乳香、没药、木香各少许，水煎灌匙许。若因乳母饮食停滞者，用保和丸；怀抱气郁者，加味归脾汤；怒动肝火者，加味逍遥散；子母俱服之，并佳。

治验

一小儿曲腰啼叫，右腮青黑，此脐腹内痛，因脾土虚寒，肝木乘之也。用六君子加木香、钩藤钩即愈。

一小儿因乳母大怒，亦患前症，面赤而啼，小便不利，用加味逍遥散加木通、车前子，母子服之并愈。

一小儿啼叫面赤，手足不冷，用钩藤饮随愈。后因其母饮酒浓味，仍作啼，手足发热，又用前药加生地黄而愈；后又面青，手足冷，啼叫吐泻，其粪腥秽，用助胃膏一服而安。

一小儿患前症，曲腰而啼，额间出汗，足冷唇青粪青，先用钩藤膏治愈。后复患，仍用钩藤膏而痛减半，又煎葱汤熨洗其腹，腹痛遂安。

一小儿唇青足冷，啼声不绝，用助胃膏一服稍安。又食生冷之物，前症仍作，更泄泻不止，先用六君子加木香、干姜一剂，乃去木香、干姜又二剂，其泻顿止，又用四君子少加升麻四剂，饮食加进。

一小儿十四岁，腹痛吐泻，手足常冷，肌体瘦弱。余谓：所禀命门火虚也。用六君子汤、八味丸渐愈。毕姻后，因房劳勤读，感冒发汗，继以饮食劳倦，朝凉暮热，饮食不思，用六君子、十全大补二汤寻愈。后不慎饮食起居，午前脐下热起，则遍身如炙；午后自足寒至腰如冰，热时脉洪大，按之如无，二尺微甚，寒时则六脉微细如绝，汤粥稍离火，食之即腹中觉冷，此亦禀命门火衰之症也，用补中益气汤、八味丸，各百余服渐愈。后大吐血，别误服犀角地黄丸一剂，病益甚，饮食顿减，面色㿠白，手足厥冷，或时发热，寒时脉微细而短者，阳气虚微也。热时脉洪大而虚者，阴火虚旺也，余用十全大补及八珍汤、六君子之类，但能扶持而血不止，复因劳役吐血甚多，脉洪大鼓指，按之如无，而两寸脉短，此阳气大虚也。用人参一两、附子一钱，佐以补中益气汤数剂，诸症渐退。乃减附子五分，又各数剂，脉症悉退。乃每服人参五钱、炮姜五分，月余始愈。

当归散 治脏寒腹痛 面青手冷，夜啼不乳。

当归 白芍药 人参 甘草炙，二分 桔梗 橘皮去白，各一钱

上为末，水煎半盏，时时少与服。

沉香降气汤 治气不升降，胸膈痞塞，心腹胀满，喘促短气，干哕烦满，咳嗽痰涎，口中无味，嗜卧不食。

香附子二两半 沉香 砂仁各一钱 甘草七钱半

上为末，每服一钱，入盐少许，沸汤点，平旦空心服。

愚按：前方若乳母中气郁滞，不能升降，患此症致儿作痛者，亦用之。

三黄丸 方见疝气

加味归脾汤

加味逍遥散

钩藤膏 三方见内钓

助胃膏 方见热吐

魏香散

六君子汤　二方见内钓

四神丸　方见脱肛

八味丸

地黄丸　并见肾脏

补中益气汤　方见虚羸

胎　惊

小儿胎惊风者，因妊妇饮酒忿怒惊跌，或外挟风邪，内伤于胎，儿生下即病也。若月内壮热，翻眼握拳，噤口出涎，腰强搐搦，惊怖啼叫，腮缩囟开，颊赤面青眼合者，当散风利惊，化痰调气，及贴囟法；甚则以朱银丸下之。若面青拳搐，用保命丹、钩藤散之类，切不可误作脾风，妄用温药。若眉间色赤，或虎口指纹曲里者可治，用钩藤散、全蝎散。若眉间色黑，或指纹反出外者不治。大抵小儿脏腑脆弱，不可辄用银粉镇坠之剂，反伤真气，多致不救者。且妊娠每月各有经脉滋养，一月属肝，二月属胆，三月属心，四月属小肠，五月属脾，六月属胃，七月属肺，八月属大肠，九月属肾，十月属膀胱，多因妊娠时受患而作也。须察于某月受病，病在某经，和其阴阳，调其脾胃，兼以见症之药佐之，无有不愈。

治验

一小儿患胎惊，诸药不应，用紫河车研烂如泥，每用钱许，乳化服之，更以十全大补汤加钩藤钩、漏芦，与母服。两月余举发渐轻，年余举发渐稀，服年余不再发，至出痘后复发。取紫河车研烂，入糯米粉丸小豆大，每服百丸以乳

送下，服二具全瘥。毕姻又发，仍用前丸及十全大补汤、六味丸加当归、黄、肉桂、五味子。年余喜其能远帷幕得痊。后因劳役更作，又用前丸及十全大补汤等药，不应，用大剂独参汤服数斤，然后举发稍缓，乃用人参二两、附子一钱，数服顿止，仍用前药，间用独参汤而痊。

一小儿患胎惊，用紫河车丸及十全大补汤，及钩藤膏而愈。毕婚后复发，用大剂独参汤、六味丸，加五味子、黄芪、当归煎服，半载举发稍轻，年余不再发。后每劳役怒气仍发，即用煎药随愈。又伤寒愈后复作，虚症悉具，莫能名状，用紫河车二具，独参煎汤十余斤而痊。后患伤风咳嗽，咽干内热，用六味地黄丸料加五味子煎服，及十全大补汤而痊。

十全大补汤　即八珍汤加黄芪、肉桂，四物、四君子合用，方见急惊

地黄丸　方见肾脏

朱银丸　方见噤风撮口

保命丹　方见发搐

钩藤散　方见慢惊

全蝎散　方见偏风口噤

贴囟法　方见发搐

钩藤膏　方见天钓

紫河车丸　方见前症

胎　风

小儿初生，其身有如汤泼火伤者，此皆乳母过食膏粱所致也。其母宜服清胃散及逍遥散，以清其气血，儿亦饮数滴可也。有身无皮肤而不焮赤者，皆由产母脾气不足也，用粳米粉敷之。焮赤发热者，皆由产母胃中火盛也，用石膏

敷之。经谓：脾主肌肉，肺主皮毛。故知病脾肺也。如脑额生疮者，火土相合，遂成湿热，下流攻击肾水也，难治。如脚上有疮者，阴虚火盛也，此不满五岁而毙。如未盈月而撮口握拳，腰软如随者，此肝肾中邪胜正弱所致也，三日内必不治。如男指向里，女指向外，尚可治。眉红亦不可治，可治者用全蝎散、钩藤散等类治之。若因大病亏损胃气，而诸脏虚弱所致者，用补中益气汤、钱氏地黄丸。若面唇赤色，正属肾水不足，肝经阴虚火动，而内生风热尔，当滋肾水以制阳光。其身软者，内禀气不足，肌肉未坚也，当参五软而施治之。

清胃散

逍遥散 二方见内钓

全蝎散 方见口噤

钩藤散 方见慢惊

补中益气汤 方见虚羸

钱氏地黄丸 方见肾脏

五 软

五软者，头项手足肉口是也。夫头软者脏腑骨脉皆虚，诸阳之气不足也。乃天柱骨弱，肾主骨，足少阴太阳经虚也。手足软者，脾主四肢，乃中州之气不足，不能营养四肢，故肉少皮宽，饮食不为肌肤也。口软者，口为脾之窍，上下龈属手足阳明，阳明主胃，脾胃气虚，舌不能藏，而常舒出也。夫心主血，肝主筋，脾主肉，肺主气，肾主骨，此五者皆因禀五脏之气，虚弱不能滋养充达，故骨脉不强，肢体痿弱，源其要总归于胃。盖胃水谷之海，为五脏之本，

六腑之大源也。治法：必先以脾胃为主，俱用补中益气汤，以滋化源。头项手足三软，兼服地黄丸，凡此症必须多用二药。仍令壮年乳母饮之，兼慎风寒，调饮食，多能全形。

治验

吴江史万湖子七岁，患吐泻，囟目顿陷，天柱骨倒，兼面赤色。余适在彼，先用补中益气汤加附子一剂，其泻止，而诸症愈。又用钱氏地黄丸料煎服顿安。

一小儿七岁，夏间过食生冷之物，早间患吐泻，面赤作渴，手足并热，项软囟陷，午后面色顿白，手足并冷，脉微欲绝，急以六君子汤加附子一剂，诸症顿除，囟顶顿起而安。小儿易虚易实，故虽危症，若能速用对病之药，亦可回生者。

一小儿九岁，因吐泻后，项软面白，手足并冷，脉微细，饮食喜热。余先用六君子汤加肉桂五剂，未应，更加炮姜四剂，诸症稍愈，面色未复，尺脉未起，佐以八味丸，月余面色微黄，稍有胃气矣。再用前药，又月余，饮食略增，热亦大减。乃朝用补中益气汤，食前用八味丸。又月余元气渐复，饮食举首如常。又月余而肌肉充盛，诸病悉愈。

一小儿十二岁，疟疾后项软，手足冷，饮食少思，粥汤稍离火，食之即腹中觉冷。用六君子汤加肉桂、干姜，饮食渐加，每饮食中加茴香、胡椒之类，月余粥食稍可离火；又用前药百剂，饮食如常，而手足不冷；又月余其首能举。后饮食停滞，患吐泻，项乃痿软，朝用补中益气汤，夕用六君子汤，及加减八味丸，两月余而项复举。毕姻后眼目昏花，项骨无力，头自觉大。用八味丸、

补中益气汤，三月余元气复而诸症退，后每入房劳役，形气殊倦，盗汗发热，服后二药即愈。

一小儿十五岁，手足痿软，齿不能嚼坚物，内热晡热，小便涩滞如淋。服分利之剂，小便如淋；服滋阴之剂，内热益甚；服燥湿之剂，大便重坠。余谓：此禀肾气不足，早犯色欲所致。故《精血篇》云：男子精未满而御女以通其精，五脏有不满之处，异日有难状之疾；老人阴已痿，而思色以降其精，则精不出而内败，小便涩痛如淋。若阴已耗而复竭之，则大小便牵痛，愈痛则愈便，愈便则愈痛，正谓此也。遂朝用补中益气汤，夕用六味丸加五味子煎服，各三十余剂，诸症渐愈。后梦遗诸症复作，手足时冷，痰气上急，用十全大补汤、加味八味丸料各八剂，二便稍利，手足稍温，仍用前二药，三月余元气渐复，饮食如常。又饮食停滞，吐泻腹痛，按之不疼，此脾胃受伤也，用六君子汤加木香、肉豆蔻治之，其吐未已，左尺右关二脉轻诊浮大，按之如无。经云：肾开窍于二阴。用五味子散四服，大便顿止。后又伤食咽酸作泻，大便重坠，朝用补中益气汤，夕用六君子汤加木香、干姜而痊。

一老年得子，四肢痿软，而恶风寒，见日则喜。余令乳母日服加减八味丸三次，十全大补汤一剂，兼与其子，年余肢体渐强，至二周而能行。

一小儿五岁，禀父腿软，不便于行，早丧天真，年至十七，毕姻后，腿软头囟自觉开大，喜其自谨，寓居道舍，遂朝服补中益气汤，夕用地黄丸料加五味子、鹿茸煎服，年余而健。

一小儿项软，服前二药而愈。毕姻

后患解颅，作渴发热，以二药作大剂，煎熟代茶恣饮，两月余而渴热减，年余而颅囟合，又年余而肢体强，若非慎疾，虽药不起。

星附膏 治项软。

天南星 附子各等份

上为末，用生姜自然汁调敷项间，干则润之。

六君子汤 方见天钓

加减八味丸 即六味丸加肉桂、五味子，方见肾脏

补中益气汤 方见虚羸

地黄丸 方见肾脏

五味子散❶

五 硬

五硬者，仰头取气，难以动摇，气壅作痛，连于胸膈，脚手心冷而硬，此阳气不营于四末也。经曰：脾主四肢。又曰：脾主诸阴。今手足冷而硬者，独阴无阳也，故难治。若肚筋青急者，木乘土位也，急用六君、炮姜、肉桂、柴胡、升麻，以复其真气。若系风邪，当参惊风治之。此症从肝脾二脏受病，当补脾平肝，仍参痉症急慢惊风门治之。

小续命汤 治中风不省人事，涎鸣反张，失音厥冷。

麻黄 人参 黄芩炒 川芎 芍药 甘草炒 杏仁去皮尖炒 汉防己 官桂去皮，各半两 防风七钱五分 附子炮，去皮脐，二钱 每服一钱，水煎服。

六君子汤 方见天钓

———————

❶ 该方出处原脱。

卷 四

风热风症

中风之症，西北方有之。东南气温腠理疏泄，人患之者，皆类中风也。况小儿元气未充，皮毛不固，易虚易实，外邪乘之则壮热抽搐，气粗涎涌，甚至昏愦口噤，即似中风，误以续命等汤投之，多至不救。大人且无真中，况小儿乎！凡有前症，当辨其因：若阳明经气虚，风邪所乘，筋脉拘急者，为外因；足厥阴肝火炽盛，筋脉偏急者，为内因；脾肺虚弱，腠理不密，外邪乘入；或急惊风，过服金石之剂耗损肝血，或吐泻后内亡津液，不能养肝，致口眼㖞斜者，皆肝血不足，肝火生风之类，中风之类症也。

治验药方散见各症

痉　症

发痉之症，因伤风汗出，误发汗，或湿症汗多所致。若项背强直，腰背反张，摇头掣疭，噤口不语，发热腹痛，病在足太阳也。若面目赤色，无汗恶寒，牙关紧急，肢体反张，痰涎壅盛，昏愦烦渴，小便赤涩，先谵语而发者，名刚痉，当发汗。若大便滑泄，不语不渴，有汗而不恶寒，先手足厥冷而发者，名

柔痉，并以小续命汤加减主之。刚痉去附子用麻黄；柔痉用附子去麻黄。若壮热谵语口干，手足微寒，大便滑泄，此兼刚柔，无汗用葛根汤，有汗用桂枝加葛根汤。若痰塞气盛，用南星、半夏、茯苓以消痰；枳实、陈皮、紫苏以顺气。更审其热，轻者用败毒散；热盛者用小柴胡汤；壮热有汗、胸满口噤、咬牙便闭为内热，以大承气汤下之，后用大柴胡汤解之，过三日则难治。此皆治六淫外伤元气，形病俱实之法也。若小儿多因惊骇停食，或乳母六淫七情，饮食起居失宜所致，更当审之，兼治其母。大要因惊目直呵欠，项强顿闷，属肝经实热，用抑肝散。咬牙呵欠，手寻衣领，属肝经虚热，用地黄丸。若肺金不能平木，用异功散。脾不能养肝，用六君子汤。水不能生木，用地黄丸。

治验

一小儿感冒发热，咳嗽咬牙。余以为脾肺气虚。不信，乃用解散之药，果项强口噤，汗出不止，手足并冷，遂用五味异功散加柴胡、木香治之，渐愈。但日晡微热，睡而露睛，用补中益气汤而痊。

一小儿因惊发热，误行表散，出汗面白，日晡发痉。先兄谓脾肺气虚而肝胆邪盛，以六君子加柴胡、升麻治之，乃发于寅卯时，此肝邪自旺也。用加味

逍遥散一剂，其热顿退，又用补中益气汤、六味地黄丸而愈。

一小儿患瘰疬，溃而发痉，顿闷咬牙寒热，此属肝经风热，先用柴胡栀子散一剂，寒热顿止；次用四物、参、芪、白术、柴胡渐止；又用补中益气汤加芍药、茯苓而痊。

一小儿头患疮，溃而发痉，或寒热作渴，或手足厥冷，其脉洪大浮缓，按之皆微细，此元气虚而邪气实也。用十全大补汤加柴胡、山栀，数剂诸症渐退而脉渐敛，又十余剂而愈。

一小儿惊风，服抱龙丸、保生锭，吐涎甚多，又汗出发痉，仍欲祛痰。余曰：此肝脾血虚，而内生风耳。吐痰不止，脾肺气虚，不能摄涎也。汗出发痉，脾肺气虚而亡阳也。用六君子汤加炮姜、木香顿愈；又用四君子加归、芪而安。

一小儿伤风发热，服解散之药，汗出不止，症悉具，其脉洪大鼓指，按之微细，此汗多亡阳，脾肺气虚之症也。用异功散加芎、归、黄芪，其汗顿止；又用补中益气汤而痊。

一小儿停食腹痛，发热呕吐，服峻厉之剂，更吐泻汗多，手足并冷，发痉不止，其脉浮洪，按之如丝。用六君子汤加升麻、炮姜，痉症顿已，惟寒热往来，又用四君、升麻、柴胡而愈。

少参王阳湖孙女年八岁，发痉，服降火消导之剂，其脉浮洪，寒热如疟。余用四君子加升麻、柴胡、炮姜、钩藤钩，及补中益气汤，间服渐愈。但胁下作痛，去炮姜加木香、肉桂而痊。

一小儿因乳母大怒，发热胁痛，亦患前症，兼汗出作呕，先用小柴胡汤一剂，子母俱服顿愈。但日晡潮热，以异功散加升麻、柴胡治之，并愈。

一小儿因乳母发热吐泻，一小儿因乳母食厥昏愦，同患前症。各治其母，而子悉愈。

桂枝加干葛汤 治头痛、项背强几几，汗出恶风者。

桂枝　芍药　甘草　葛根四钱

上每服二钱，姜枣水煎。

小柴胡汤 治身热恶寒风痉，项强直急，胸胁满痛，呕哕烦渴，寒热往来；或身面皆黄，小便不利，大便秘涩；或惊过不解，潮热不除，及痉后劳复，发热疼痛如疟，发作有时。方见肝脏

加味小柴胡汤 即小柴胡汤加山栀、牡丹皮

保生锭子 治慢惊，尚有阳症。

全蝎　白附子炮　僵蚕　牛胆南星　蝉蜕　琥珀　辰砂各一钱　麝香五分　防风一钱

上为末，糊搜和捏成锭子，金银箔为衣，用薄荷汤磨服。

大柴胡汤 治表里热，大便秘涩，胸满胁痛。

柴胡　枳实各二两二钱　半夏一两五钱　赤芍药一两八钱　黄芩二两　大黄三两七钱五

上生姜、红枣煎，不拘时服。

小续命汤 方见五硬

抑肝散 方见肝脏

地黄丸 方见肾脏

败毒散 方见发热

六君子汤

五味异功散 二方见内钓

补中益气汤 方见虚羸

加味逍遥散 方见内钓

柴胡栀子散 方见发热

四物汤 方见急惊

十全大补汤 八珍汤加黄芪、肉桂，即四君、四物二汤合用

抱龙丸 方见伤寒

四君子汤 方见内钓

大承气汤 治刚痓，胸满内实，口噤咬牙，大热发渴，大便秘涩。

大黄 芒硝各五钱 厚朴一两 枳实❶

葛根汤 治太阳病，项强几几，恶风无汗，及恶寒刚痓。

葛根四两 麻黄三钱 桂一两

上每服二钱，水煎。

夜 啼

夜啼有二：曰脾寒，曰心热也。夜属阴，阴胜则脾脏之寒愈盛；脾为至阴，喜温而恶寒，寒则腹中作痛。故曲腰而啼，其候面青白，手腹俱冷，不思乳食是也，亦曰胎寒，用钩藤散。若见灯愈啼者，心热也，心属火，见灯则烦热内生，两阳相搏，故仰身而啼，其候面赤，手腹俱缓，口中气热是也，用导赤散。若面色白，黑睛少，属肾气不足，至夜阴虚而啼也，宜用六味丸。若兼泄泻不乳，脾肾虚弱也，用六神散。若兼吐泻少食，脾胃虚寒也，用六君、炮木香。大便不化，食少腹胀，脾气虚弱也，用异功散。心血不足者，秘旨安神丸。木火相搏者，柴胡栀子散。肝血不足者，地黄丸。大抵此症，或因吐泻内亡津液，或禀赋肾阴不足，不能滋养肝木，或乳母恚怒肝木侮金，当用六君子汤，补脾土，以生肺金。地黄丸，壮肾水，以滋肝木。若乳母郁闷而致者，用加味归脾汤。乳母暴怒者，加味小柴胡汤。乳母心肝热搏，柴胡栀子散。仍宜参客忤惊啼览之。

治验

一小儿发热夜啼，乳食不进，昏迷抽搐，痰盛口噤，此脾肺气虚，风木所乘，痰食积于胸腹也。先用大安丸，后用六君、钩藤钩，而痓。

一小儿三岁面白夜啼，小便青而数。此肺肾虚弱，朝用补中益气汤加肉桂一分，夕用地黄丸而愈。大凡小儿面色青黑，睛少，或解颅足热者，出痘多在肾经，预用地黄丸补肾气，多得无恙者。

一小儿二岁，夜啼，面色赤，黑睛色淡，小便频赤，朝用补中益气汤加山药、五味，夕用地黄丸而癒。

龙齿散 治拘哭肚痛惊热。

龙齿 蝉蜕 钩藤钩 羌活 茯苓各等份

上为末，每服一钱，水煎服。

碧云散 治浑身壮热夜啼。

柏叶二分 南星 僵蚕 全蝎 郁金 雄黄各一钱

上为末，每服一字，用薄荷汤入蜜调服。

六神散 治腹痛，面色青，口中气冷，及四肢俱冷，曲腰而啼，或泄泻不乳。

人参 山药 白术各五钱 甘草炒，二钱 茯苓 扁豆炒，各一两

---

❶ 药物剂量原脱。

上为末，每服二钱，姜二斤，枣水煎。一方有芍药、当归、人参各二钱五分，甘草、桔梗、陈皮、桂各一钱。

愚按：前症悉属脾土虚寒，元气下陷。本方更加柴胡、升麻，升提元气，而补脾土为善。

神绿散

全蝎去足翅不拘多少　青薄荷焙干

上为末，每服半钱，薄荷汤调下。

无择灯花散　治心燥夜啼。

灯花三二颗

上研细，用灯草煎汤，调涂口中，乳汁送下，日三服。一法用灯花涂乳上，令儿吮之，无灯花用灯草烧灰，辰砂少许，亦妙。或用灯花七枚、硼砂一字、辰砂少许，蜜调涂唇上立安。

安神散　治夜啼。

蝉蜕四十九枚，只用后半段，截去前半段并去足翅

上为末，分四服，用钩藤钩汤调下。

人参黄连散　治心经蕴热夜啼。

人参二钱五分　黄连一钱五分，炒炙甘草五分　竹叶二十片

上姜水煎服。

太乙丹　治睡惊夜啼，青粪。

桔梗一两五钱　藿香叶五钱　川芎二钱五分　白芷三钱　白扁豆五钱，炒

上为末，炼蜜丸，樱桃大，辰砂、麝香为衣，每服半丸，薄荷汤送下。粪色青，枣汤下。夜啼，灯心、钩藤汤下，加白术、茯苓、白芍药尤妙。

地黄散　治身热口干，咳嗽心烦。

生地黄五钱　麦门冬去心，七钱杏仁炮，去皮尖　款冬花　陈皮各三钱甘草炙，二钱半

上为末，每服二三钱，水煎温服。

钩藤散　方见慢惊

导赤散　方见心脏

地黄丸　方见肾脏

六君子汤

五味异功散　二方见内钓

秘旨安神丸　方见发搐，即十味安神丸

柴胡栀子散　方见诸热症，即柴胡清肝散

加味归脾汤　方见内钓

小柴胡汤　方见痘症

大安丸　即保和丸加白术，方见内钓

补中益气汤　方见虚羸

悲　哭

悲哭者肺之声，泪者肝之液也。若六脉弦紧者，先以温汤浸其身取汗，次以凉膈散之类清其内热，此张子和治法如此。若因乳母怒火，遗热于肝，肝火炎炽，反侮肺金，金木相击，故悲哭有声者，宜用六君、柴胡、山栀，以补脾清肝；用六味丸，以壮水生木。有因惊风，过服祛风燥血之药而致者；有因吐泻，内亡津液而致者；及禀父肾阴不足，不能生肝者，治各审之。若小儿忽然大叫作声者，不治。此禀肾阴不足，虚火炎上故也，用六味丸，多有生者。仍参览夜啼、客忤、惊啼、重舌、口疮、天钓、内钓等症。

治验

一小儿每忽哭白睛多，每悲面色赤。余谓：禀赋肾虚，火妄动而然也。用地

黄丸。半载后，虽哭而面色不赤，诸症皆愈。

一周岁儿，痰嗽哭不已，用抱龙丸，少止，良久亦然。余视其右腮洁白，左腮青赤，此肺肝二经，相击而作。先用泻白散祛肺邪；次用柴胡栀子散平肝木；后用地黄丸滋肾水，而瘥。

一小儿瘈疭啼叫，额间青黑，此惊风肝木乘脾，腹中作痛也。先用六君子汤加木香、柴胡、钩藤钩，啼叫渐缓；更加当归，又二剂而安。

一小儿发热夜啼，乳食不进，昏迷抽搐，痰盛口噤，脉纹如水字，此脾肺气虚，风木所乘，痰食积于胸腹也。先用大安丸，后用六君子加钩藤钩，而瘥。

凉膈散 方见疮伤

防风通圣散 方见风症

六君子汤 方见内钓

六味地黄丸 方见肾脏

抱龙丸 方见伤寒

泻白散 方见肺脏

柴胡栀子散 方见发热

大安丸 即保和丸加白术，方见内钓

胎 症

小儿胎症：谓胎热、胎寒、胎黄、胎肥、胎弱是也。胎热者，初生旬日之间，目闭色赤，眼胞肿，啼叫惊烦，壮热溺黄。此在胎中受热，及膏粱内蕴，宜用清胃散之类。胎寒者，初生百日内，或手足挛屈，或口噤不开，此在胎母过食生冷，或感寒气，宜用五味异功散之类。胎黄者，体目俱黄，小便秘涩，不

乳啼叫，或腹膨泄泻，此在胎母过食炙辛辣，致生湿热，宜用生地黄汤之类，热盛者，泻黄散之类。胎肥者，肌肉禀浓，遍身血色，弥月后渐瘦，五心烦热，大便不利，口吻流涎，此受母胃热所致也。乳母服大连翘饮，儿用浴体法，以疏通其腠理。胎弱者面无精光，肌体瘦薄，身无血色，大便白水，时时哽气，目无精神，亦宜用浴体法。

消风散 治诸风上攻，头目昏眩，项背拘急，肢体烦疼，肌肉颤动，耳若蝉鸣，鼻塞多嚏，皮肤顽麻，瘙痒瘾疹，目涩昏困。

白茯苓 川芎 羌活 荆芥穗 防风 藿香叶 白僵蚕炒，去丝嘴 蝉蜕微炒 甘草 厚朴去皮，姜汁制 陈皮炒

上为末，每服半钱，茶清或薄荷汤调下，荆芥汤亦可。

生地黄汤 治妊娠食酒面，五辛积热，小儿生下，遍体面目皆黄也。乳母仍忌酒面五辛等物。

生地黄 芍药 川芎 当归各等份

上每服五钱，水煎产妇服，仍滴儿口数滴。

大连翘饮 方见噤风撮口

泻黄散 方见脾脏

清胃散

异功散 二方见内钓

浴体法 方见发搐

解颅囟填囟陷

钱仲阳云：小儿解颅，或久不合者，因肾气有亏，脑髓不足。故儿多愁少喜，

目睛多白，而身瘦。盖人之脑髓，如木无根，有数岁而成废人者，服钱氏地黄丸。更用南星微炮为末，米醋调，敷绯帛，烘热贴之，其柏子仁散、三辛散、封囟散俱效。夫肾主骨，肾气实则脑髓充，而囟早合，骨脉盛而齿早生。肾气怯则脑髓虚，而囟不合，此由父母精血不足，宜用地黄丸补之。若在乳下，当兼补其母，更以软帛紧束其首，使其易合，皆虚火上冲，当调补脾肾为喜。囟填囟陷，亦因所禀肾气不足，及乳哺失宜，脾胃亏损所致。夫脾主肌肉，气逆上冲而为填胀，元气下陷而为囟陷也。并用补中益气汤、地黄丸，及用狗头骨炙黄为末，以鸡子清调敷囟门。亦有泻痢气血虚，脾胃不能上充者，亦用前法。若手足并冷，前汤加姜、桂，未应，虚寒甚也，急加附子，缓则多致不救。

治验

一小儿颅解足软，两膝渐大，不能行履，用六味地黄丸加鹿茸治之，三月而起。

一小儿十四岁，解囟自觉头大，视物昏大。畏日羞明，此禀赋肾气怯弱。用六味丸加鹿茸，及补中益气汤加山药、山茱萸，半载愈；二载而囟合。既婚之后，仍觉囟门开解，足心如炙。喜其断色欲，薄滋味，日服前药二剂，三载而愈。后入房两腿痿软，又教以服前丸，守前戒而愈。

一小儿年十四岁，而近女色，发热吐痰。至有室，两目羞明，头觉胀大，仍不断欲，其头渐大，囟门忽开，用地黄丸、益气汤之类，断色欲年余，而愈。

一小儿年十三岁，患前症，内热晡

热，形体倦怠，食少作渴，用六味丸加鹿茸补之，不越月而痊。

一小儿吐泻发热，囟陷作渴，用七味白术散，母子并服而愈。

一小儿久病发热，其囟或陷或填，手足或温或冷。余用补中益气汤加蔓荆子、炮姜，治之而安。

一小儿囟陷吐泻，手足并冷，用白术散加木香、炮姜，治之而愈。后伤食腹痛，手足复冷，用六君、炮姜治之，更加昏愦，口角流涎，此脾胃虚寒之甚也，急加附子遂愈。

一小儿病后，其囟或陷或填，此脾胃虚热也，朝用补中益气汤加蔓荆子、炮姜、木香，治之而囟平。但作泻口干，用白术散以生胃气而愈。

柏子仁散 治囟门不合。

防风一两五钱　柏子仁一两

上为末，乳汁调涂囟门，十日自合。

三辛散 治脑角骨大，囟门不合。

细辛　桂心各五钱　干姜一钱

上为末，乳汁调涂囟上，干时再涂。

玉乳丹 治解颅。

钟乳粉如法制　熟地黄自法制杵膏柏子仁研膏　当归各半两　防风　补骨脂各一钱

上各另为末，入二膏，加炼蜜，丸黍米大。每服一二十丸，煎茴香汤送下，加黄芪、茯苓亦可。

封囟散 方见发搐
地黄丸 方见肾脏
济生当归散 方见黄疸

目　症

经曰：目者，五脏六腑之精，荣卫

魂魄之所常营也，神气之所常主也。又曰：诸脉者，皆属于目。目得血而能视，五脏六腑精气，皆上注于目而为之精。故白睛属肺，黑睛属肝，瞳仁属肾，上下胞属脾，两眦属心，而内眦又属膀胱。五脏五色，各有所司，心主赤，赤甚心实热也，用导赤散；赤微者，心虚热也，用生犀散。肝主青，青甚者，肝热也，用泻青丸；淡青者，肝虚也，用地黄丸。脾主黄，黄甚者脾热也，用泻黄散；淡黄者，脾虚也，用异功散。目无睛光，及白睛多黑睛少者，肝肾俱不足也，用地黄丸加鹿茸。昼视通明，夜视罔见者，因禀阳气衰弱，遇夜阴盛，则阳愈衰，故不能视也，用冲和养胃汤。凡赤脉翳物，从上而下者，属足太阳经，用东垣选奇汤；从下而上者，属足阳明经，用局方流气饮。盖翳膜者，风热内蕴也，邪气未定，谓之热翳，而浮于外；邪气已定，谓之冰翳，而沉于内；邪气既深，谓之陷翳，宜升发之，退翳之药佐之。若上眼皮下，出黑白翳者，属太阳寒水；从外至内者，属少阳风热；从下至上绿色者，属足阳明，及肺肾合病也。疳眼者，因肝火湿热上冲，脾气有亏，不能上升清气，故生白翳，睑闭不开，眵泪如糊，久而脓流，遂至损目，用益气聪明汤、茯苓泻湿汤，及四味肥儿丸。目闭不开者，因乳食失节，或过服寒凉之药，使阳气下陷，不能升举，故目不开，用柴胡复生汤。若胃气亏损，眼睫无力而不能开者，用补中益气汤。暴赤肿痛者，肝火炽盛也，用龙胆泻肝汤。多泪羞明者，肝心积热也，用生犀散。亦有肝肾虚热者，用地黄丸。风沿烂眼者，

膈有积热也，用清胃散。时时作痒者，脓溃生虫也，用点药紫苏膏。眼睫连札者，肝经风热也，用柴胡清肝散。若生下目黄壮热，大小便秘结，乳食不思，面赤眼闭者，皆由在胎时，感母热毒所致，儿服泻黄散，母服地黄丸。若乳母膏粱积热，致儿目黄者，令母服清胃散。若肢体面目爪甲皆黄，小便如屋尘色者，难治。又有痘疹后，余毒未尽，上侵于目者，属肾肝虚也，用滋阴肾气丸。前症多宜审治其母，兼调其儿。厥有未尽，悉详《原机启微》中，宜参考之。

治验

一女子年十四，因恚怒，先月经不行，寒热胁痛，后两目生翳青绿色，从外至内。余谓：寒热胁痛，足厥阴之症也。翳从外眦起，足少阳之症也。左关脉弦数，按之而涩，肝惊风热兼血滞也。遂以加味逍遥散加防风、龙胆草，四服而寒热胁痛顿减；用六味丸，月余而翳消。

一小儿十五岁，两目白翳，腹膈遍身似疥非疥，晡热口干，形体骨立，此肝疳之症也，用六味肥儿丸而痊。后阴茎作痒，小便澄白，疮疥益烂，状如大风，用大芦荟四味肥儿丸，诸症渐愈，又用大芜荑汤而痊。

一小儿白睛多，吐痰发搐，先用抑青丸，四服而痰搐止，后用地黄丸，年许而黑睛多。

一小儿白睛多，三岁不能行，语声不畅，两足非热则冷，大便不实，朝用补中益气汤加五味子、干山药，以补脾肺，夕用地黄丸加五味子、牛膝、鹿茸，补肝肾，不三月而瘥。

一小儿眼白腿软，两足热，面似愁

容，服地黄丸，两月余渐健。服年余，白睛渐黑，出痘无恙。

一小儿雀盲眼札，服煮肝丸而目明，服四味肥儿丸，而目不札。

一小儿目无光芒，视物不了了，饮食少思，大便不调，服大芜荑汤、九味芦荟丸而愈。后饮食停滞，妄用消导克伐之剂，目症仍作，至晚尤甚，用人参补胃汤渐愈，又用五味异功散、四味肥儿丸而痊。

一小儿九岁，素有肝火，两目生翳。服芦荟、肥儿等丸随愈。至十四岁，后遇用心过度，饮食不节，即夜视不明。用补中益气汤、人参补胃汤、四味肥儿丸而愈。

一小儿眼泡微肿，咳嗽恶心，小便泔白。余谓脾疳食积，以五味异功散为主，佐以四味肥儿丸而愈。后不节饮食，夜视不明。余曰：此脾胃复伤，须补养为主。不信。乃服峻厉之剂，后变风症，竟不起。

一小儿因发热表散，出汗眼赤发揪。审其母，素有肝火发热。以异功散加柴胡、升麻，子母并服稍愈，又用加味逍遥散，其热顿退，继用补中益气汤、六味地黄丸，子母寻痊。

一小儿目赤作痛，咬牙寒热。余谓肝经风热，用柴胡饮子一剂，而赤痛止。又用四物、参、芪、白术、柴胡，而寒热退。又用补中益气汤而饮食加。

一小儿眼素白或青，患眼赤作痛，服降火之剂，眼如血贯，脉洪大或浮缓，按之皆微细。用十全大补汤加柴胡、山栀数剂，外症渐退，而脉渐敛，又数剂而愈。

一小儿停食腹痛，服巴豆之药，更加目赤作痛，寒热往来，饮食少思，手足并冷，余用六君、升麻、炮姜，诸症顿愈。惟寒热未已，用四君、柴胡、升麻而安。

一小儿眼赤痛，服大黄之药，更加寒热如疟。余谓脾胃复伤，用四君、升麻、柴胡、炮姜、钩藤钩，而寒热愈。又用补中益气汤，间服而目疾痊。

一小儿因乳母恚怒患发热等症，儿患目痛，兼作呕吐，先用小柴胡汤，子母俱服顿安，但儿哺热仍呕。以异功散加升麻、柴胡，治之而瘥。

一小儿生下目黄，三日面赤黄。一小儿旬日内目黄而渐至遍身。此二者，胎禀胃热，各用泻黄散，一服皆愈。

一小儿旬日，面目青黄，此胃热胎黄也，用泻黄散，以乳调服少许，即愈。后复身黄吐舌，仍用前散而安。

一小儿患目黄。知其乳母食郁身黄所致，以越鞠丸治母，泻黄散治子，并愈。

一小儿面青寒热，形气瘦弱，眼目生翳。用九味芦荟丸、五味异功散，目翳渐退，乃以四味肥儿丸、五味异功散，而肌肉生。

小儿眼每生翳，皆因乳母恚怒而作，用九味芦荟丸、柴胡栀子散，母子服之，并愈。

一小儿乳哺失节，服药过剂，腹胀少食，大便不调，两眼生花，服治眼之药，渐生浮翳，余用异功散加当归、柴胡，饮食渐进，便利渐调，少佐以九味芦荟丸，其眼渐明，乃用人参补胃汤、肥儿丸，而痊。

一小儿未周岁，目内有翳。余谓：此禀母肝火所致。询其母果素多患怒，现患瘰疬目疾，自乳其子。余用地黄丸治之，其母稍愈。后彼无此药，其子遂瞽。

一小儿十二岁，伤寒咳嗽发热，服发散之药，目渐不明，服降火等药，饮食日少，目渐生翳，余谓中气虚，用人参补胃汤，饮食渐进，又用千金补肝丸，及熏眼之法而痊。

一女子十二岁，目生白翳，面黄浮肿，口干便泄，用四味肥儿丸而痊。

一小儿目羞明瘾涩，两足发热，大便不实，食少时咳，仍欲治肝祛风，余曰：两足发热，小便不调，肾肝虚也；大便不实，食少时咳，脾肺虚也。朝用补中益气汤，夕用六味地黄丸，元气渐复，乃佐以四味肥儿丸，又月余而瘥。

一小儿目痛，恪服泻火治肝之药，反加羞明瘾涩，睡中惊悸悲啼。此肝经血虚，火动伤肺也，用五味异功散加山栀，补脾肺清肺金；用地黄丸滋肾水生肝血而安。乃兼服四味肥儿丸而瘥。

一小儿目青发搐，直视叫哭，或用牛黄清心丸，加咬牙顿闷，小便自遗。余谓：肝经血气虚甚也。用补中益气汤，及六味地黄丸，而痊。

一小儿发搐目札，属肝胆经风热，先用柴胡清肝散治其肝，后用地黄丸补其肾，而愈。

一小儿目痛兼痒，因膏粱积热，仍口渴饮冷便秘。先用泻青丸，疏导肝火；更用清胃散煎熟，磨生犀角服之，以解食毒；又用四味肥儿丸，以治肝症而瘥。

一小儿目疾久不愈，用大芜荑汤五剂，蟾蜍丸数服，又用四味肥儿丸而愈。

一小儿十四岁，用功劳苦，半载后自汗盗汗，形体殊倦，朝用补中益气汤加五味子、蔓荆子；夕用十全大补汤寻愈。毕姻后，因唾痰头晕，恪服清痰理气之药，忽目不能开，余用地黄丸、十全大补汤，三月余而瘥。

吴江史万湖之孙，自乳儿时患目疾，年二十，目札头摇，用金匮肾气丸，愈而复作，两目生翳，用聪明益气汤并前丸，既愈而复发，形体消瘦，脉数洪大，用补中益气汤，及前丸而瘥。

一小儿因惊眼札或搐，先用加味小柴胡汤加芜荑、黄连，以清肝热，又用地黄丸，以滋肾生肝而痊。

一小儿两目连札，或色赤，或时拭眉，此肝经风热，欲作肝疳也。用四味肥儿丸加龙胆草而瘥。

一小儿白睛多，吐痰发搐，用地黄丸为主，佐以抑青丸而搐止。后用世传方地黄丸，而黑睛多。

一女子十四岁，两目作痛，或发痒，或头晕，或头痛，或两胁作痛，或寒热内热，口渴少食，经候不调，此肝脾二经，气血虚而有热也。用补中益气汤、柴胡清肝散而愈。后左眉上结一核，如豆许渐大如栗，腐而作痛，此肝经火燥而血病也，用加味逍遥散，月余腐肉自脱，乃用八珍汤及前药而愈。

一小儿十三岁，目久痛，渐生青绿翳，后赤烂，左关脉弦数，用九味芦荟丸、加味逍遥散而愈。毕姻后复发，用滋阴肾气丸为主，佐以加味逍遥散而瘥。

一小儿十五岁，因大劳，目赤作痛，发热作渴，脉洪大而虚，用八珍汤加炒黑山栀，一剂诸症顿退，又用补中益气汤而痊。后因梦遗，目仍赤痛，用六味地黄丸料加五味子，二剂而痛止，又三十余剂而复明。

生犀散 治心经虚热。

生犀取末二钱　地骨皮　赤芍药　柴胡　干葛各一两　甘草五钱

上每服二钱，水煎。

生熟地黄散 治眼初患之时，因误筑到疐，肝受惊风，致目肿赤痛痒。

生地黄洗　熟地黄各一两　麦门冬五钱　当归　甘草炙　枳壳米泔水浸，面炒　防风　杏仁汤泡去皮尖，用面炒赤色　赤芍药各二钱五分

上每服一钱，黑豆七粒，水煎。

犀角饮 治脾火眼疼。

犀角一两　射干　草龙胆炒　黄芩炒，各五钱　人参二两　茯苓二钱五分　钩藤钩七钱五分　甘草三钱

上每服一钱，水煎。

牛黄丸 治肝受惊，遂致患目。

牛黄　白附子　肉桂　全蝎　川芎　石膏各三钱五分　白芷　藿香各五钱　辰砂　麝香各少许

上各另为末，炼蜜丸，桐子大。每服三丸，临卧薄荷汤化下。乳母亦忌热物之类。

世传方地黄丸 治肾虚，目睛多白。

鹿茸五钱　泽泻　茯苓　山茱萸　熟地黄　牡丹皮　牛膝各一两

上为末，蜜丸，桐子大。每服二十丸，盐汤下。

罗氏煮肝丸 治疳眼翳膜羞明，大人雀目，甚效。

夜明砂　青蛤粉　谷精草各一两

上为末，每服二钱，以猪肝批开，摊药在内，麻缠定，米泔水半碗煮肝，熟取出汤，倾碗内熏眼，候汤温，分肝三服，嚼吃，就用肝汤下，一日二服。

龙胆饮子 治疳眼流脓生翳，此湿热为病。

青蛤粉五钱　羌活　草龙胆各三钱　炒黄芩二钱　蛇蜕五分　麻黄二钱五分　谷精草五分

上为末，每服二钱，茶清调下。

东垣人参补胃汤 治劳役，饮食不节，内瘴眼痛，神效。

黄芪根　人参各一两　炙甘草八钱　蔓荆子一钱　白芍药炒　黄柏各三钱，酒拌炒四次

上每服二三钱，水煎，稍热服，临卧三五服。

《千金方》 治雀盲。

地肤子五两　决明子一升

上为末，以米饮和丸，每服二三十丸。

《世传方》 治雀盲。

苍术四两米泔浸切片，四两焙

上为末，猪肝二两，批开掺药在内，用麻系定，粟米一合，水一碗，砂锅内煮熟，熏眼，候温，临卧每服三钱，大效。

《圣惠方》 治雀盲不计时月，用苍术一两，为末，每服一钱。

《本事方》 治小儿赤热肿眼。

大黄　白矾各等份

上为末，冷水调作饼子贴眼，立效。

东垣广大重明汤 治两睑或两眦赤烂，热肿疼痛，及眼胞痒极，抓之至破烂赤肿，眼楞生疮痂，目多眵泪，瘾涩

难开。

草龙胆　防风　生甘草根　细辛苗叶各一钱

上水一碗半，煎龙胆至七分，入余药再煎，至半碗热洗，日五七次，洗毕合眼，须臾瘥。

东垣助阳和血补气汤　治发后热壅，白睛红多，眵泪瘾涩，此过服凉药，而真气不能通九窍也。

防风七分　黄芪一钱　蔓荆子三分❶　白芷二分　升麻七分　甘草炙柴胡　当归身酒洗，各五分❷

上㕮咀，都作一服，水一盏半煎至一盏，去粗热服。临卧，避风处睡，忌风寒及食冷物❸。

洁古方　治眼赤暴发肿。

防风　羌活　黄芩炒　黄连炒，各等份

上每服一钱，水煎服。如大便秘，加大黄二分，痛甚，加川归、地黄各二分。烦躁不得卧，加栀子仁三分。

保命点眼药　除昏退翳，截赤定痛。

当归　黄连各二钱　防风二钱五分细辛五分　甘草一钱

上水一大碗，文武火熬，滴水中不散为度，入熟蜜少许，点用。

千金补肝散　治目失明。

青羊肝一，其去膜、薄切以新瓦炙干　决明子　蓼香一合，熬令香

上为末，每服方寸匕，日二服，久而有验。

《本事方》　治太阳寒水陷，翳膜遮睛。

防风　白蒺藜各一两　羌活一两半甘菊三两

上为末，每服二钱，入盐少许，百沸汤点服。

保命羚羊角散　治水翳久不去。

羚羊角　升麻　细辛各等份　甘草减半

上为末，一半蜜丸，桐子大。每服五七十丸。一半泔水煎，吞送丸子。嫩发陷翳，亦羚羊角散之类用之，在人消息。若阴虚有热者，兼服神仙退云丸。

东垣补阳汤　治阳不胜其阴，乃阴盛阳虚，则九窍不通，令青白翳，见于大眦，乃足太阳少阴经中，郁遏厥阴肝经之阳气，不得上通于目，故青翳内阻也。当归太阳少阴经中，是九泉之下，以益肝中阳气，冲天上行，此乃先补其阳，后于足太阴标中，泻足厥阴之火，下伏于阳中。《内经》曰：阴盛阳虚，则当先补其阳，后泻其阴。每日空心服升阳汤，临卧服泻阴丸。须预期调养，体气和平，天气晴明服之，补其阳，使上升通于肝经之末，利空窍于目矣。

羌活　独活　当归身酒洗，焙干甘草梢　熟地黄　人参　黄芪　白术各一两　泽泻　橘红各半两　生地黄炒白茯苓　知母炒黄色，各三钱　柴胡二两　防风　白芍药各五钱　肉桂一钱

上每服五钱，水煎空心服，候药力行尽，方可饮食。

东垣羌活退翳汤

柴胡　甘草　黄芪各三钱　羌活黄连　五味子　升麻　当归身各二钱

――――――

❶ "三分"原作"二分"，据《脾胃论》改。
❷ "五分"二字原脱，据《脾胃论》补。
❸ "㕮咀，……忌风寒及食冷物。"一段原脱，据《脾胃论》补。

防风一钱五分　黄芩　黄柏酒浸　芍药
草龙胆酒洗，各五钱　石膏二钱五分

上分二服，水煎入酒少许，临卧热服，忌言语。

谦甫五秀重明丸　治眼翳膜遮睛，隐涩昏花，常服清利头目。

甘菊花五百个　荆芥五百穗　木贼去节，五百根　楮实五百枚

上为末，蜜丸桐子大。每服五十丸，白汤化下。

冲和养胃汤　治内障初起，视觉微昏，空中有黑花，神水变淡绿色，次则视歧，睹则成二，神水变淡白色，久则不睹，神水变纯白。

柴胡七钱　人参　当归　炙甘草
干生姜　升麻　葛根　白术　羌活各一两　防风五钱　黄芪一两五钱　白茯苓三钱　白芍药六钱　五味子二钱

上每服二钱，水煎。

滋阴肾气丸　治神水宽大渐散，昏如雾露中行，渐睹空中有黑花，视物二体，久则光不收，及内障神水淡白色者。

熟地黄三两　当归尾　牡丹皮　五味子　干山药　柴胡各五钱　茯苓　泽泻各二钱半　生地黄酒炒，四两

上为末，蜜丸桐子大，辰砂为衣。每服十丸，空心滚汤化下。

泻热黄连汤　治内障有眵泪眊矂。

黄芩　黄连　生地黄并酒洗　柴胡各一两　升麻五钱　龙胆草三钱

上每服一钱，水煎，午前服。

柴胡复生汤　治红赤羞明，泪多眵少，脑顶沉重，睛珠痛应太阳，眼睫无力，常欲垂闭，久视则酸疼，翳陷下者。

藁本　蔓荆子　川芎　羌活　独活

白芷各二分半　白芍药炒　炙甘草　薄荷　桔梗各四分　苍术　茯苓　黄芩炒，各五分　柴胡六分　五味子十二粒，杵

上每服二钱，水煎食后服。

黄连羊肝丸　治目中赤，脉洪，甚眵泪。

黄连为末　白羯羊肝一具

先以羊肝竹刀刮下如糊，除去筋膜，再擂细入黄连，丸桐子大。每服十丸，茶清化下。

茯苓燥湿汤　治小儿易饥而渴，腹胀生疮，目痛生翳不开，眵泪如脓，俗谓疳毒眼。

白术　人参　甘草炒　枳壳麸炒　茯苓　蔓荆子　薄荷各二分　苍术　前胡　独活各三分　川芎　羌活各三分半　柴胡四分　泽泻一分半

上每服二钱，水煎。

局方菊睛丸　治脾肾不足，眼花昏暗。

枸杞子　苁蓉酒浸炒　巴戟去心，各一两　甘菊花四两

上为末，蜜丸桐子大。每服十丸，空心白汤化下。

抑青丸　方见惊啼

加味逍遥散　方见内钓

大芜荑汤　方见疳症

九味芦荟丸　方见诸症

异功散　方见内钓

小柴胡汤　方见痉症

柴胡栀子散　方见发热

蟾蜍丸　方见诸疳

耳　症

耳者心肾之窍，肝胆之经也。心肾

主内症精血不足；肝胆主外症风热有余，或聋聩，或虚鸣者，禀赋虚也。或胀痛，或脓痒者，邪气客也。禀赋不足，宜用六味地黄丸。肝经风热，宜用柴胡清肝散。若因血燥，用栀子清肝散，未应，佐以六味丸，间服九味芦荟丸。若因肾肝疳热，朝用六味丸，夕用芦荟丸。若因食积内热，用四味肥儿丸。若因乳母膏粱积热而致者，宜加味清胃散；脾经郁结而致者，加味归脾汤；肝经怒火而致者，加味逍遥散，皆令乳母服之，兼与其儿少许。不可专于治外，不惟闭塞耳窍，抑亦变生他症，延留日久，遂成终身之聩矣。慎之！

治验

一小儿耳内出脓，秽不可近，连年不愈，口渴足热，或面色微黑，余谓肾疳症也。用六味地黄丸，令母服加味逍遥散而愈。后因别服伐肝之药，耳症复作，寒热面青，小便频数，此肝火血燥也。用柴胡栀子散以清肝，六味地黄丸以滋肾，遂痊。

一小儿耳内出脓，久不愈。视其母，两脸青黄，属乳母郁怒致之也，遂朝用加味归脾汤，夕用加味逍遥散，母子皆愈。

一小儿十二岁，素虚羸，耳出脓水，或痛或痒，至十四，稍加用心，即发热倦怠，两腿乏力八年矣，用补中益气汤及六味地黄丸，稍愈。毕姻后，朝寒暮热，形气倦怠，两足心热，气喘唾痰，仍用前二药，佐以六君子汤而愈。因后不守禁忌，恶寒发热，头晕唾痰，余谓肾虚不能摄水而似痰，清气不能上升而头晕，阳气不能护守肌肤而寒热。遂用

补中益气汤加蔓荆、附子一钱，四剂不应，遂用人参一两，附子一钱，二剂而应，乃用十全大补汤，百余剂而痊。又因大劳入房，喉喑痰涌，两腿不遂，用地黄饮子顿愈，仍用十全大补汤而安。后又起居失宜，朝寒暮热，四肢逆冷，气短痰盛，两寸脉短，用十全大补汤加附子一钱，数剂而愈，乃去附子，用人参三钱，常服始安。

一小儿耳中流脓，项中结核，眼目或札或赤痛，小便或痒或赤涩，皆肝胆经风热之症也，用四味肥儿丸悉愈。

一小儿因乳母恚怒，兼经行之后，多食炙煿，儿遂耳内作痛出脓，余先用加味小柴胡汤，次用加味逍遥散，令其母服之，子母并愈。

一小儿耳出秽水，属肝肾不足，先用九味芦荟丸而痊。毕姻后，面黄发热多病，又用黄柏、知母等药，更胸膈痞满，饮食少思，痰涎上壅，又利气化痰，加噫气下气，余用六君子、补中益气二汤，干姜、木香等味，治之寻愈。

田氏红玉散 治小儿聤耳。

枯矾　麝香　干胭脂各等份

上为末研匀，先以绵杖子捻脓净，掺入少许。

汤氏龙黄散 治如前。

枯矾　龙骨　黄丹各半两　麝香一钱

上制法同前。

愚按：前二方可以治腑症之轻者，若系肝经风热血燥等症，必根据前方论内，服合宜之药，外用此以收脓湿，亦无不可。若专泥外攻，而失内治，谬矣。

六味地黄丸 方见肾脏

柴胡清肝散 方见胁痛

栀子清肝散 方见热症

九味芦荟丸 方见疳症

四味肥儿丸 方见呕吐

加味清胃散

加味归脾汤

加味逍遥散 三方见内钓

加味栀子散❶

加味小柴胡汤 方见痉症

六君子汤

四君子汤 二方见内钓

地黄丸 方见肾脏

七味白术散 方见积滞

补中益气汤 方见虚羸

二陈汤 方见寒吐

鼻塞鼻衄

巢氏云：鼻乃肺之窍，皮毛腠理，乃肺之主。此因风邪客于肺，而鼻塞不利者，宜用消风散，或用葱白七茎入油，腻粉少许，擂摊绢帛上，掌中护温贴囟门。因惊仆气散，血无所羁而鼻衄者，用异功散加柴胡、山栀。左脸青而兼赤者，先用柴胡清肝散；后用地黄丸。右脸赤，乃肺大肠实热也，用泻白散。鼻色赤，乃脾胃实热也，用泻黄散；微赤，乃脾经虚热也，用异功散加升麻、柴胡；色深黄，用济生犀角地黄汤，后用杨氏地黄丸；淡白色，用六君子汤。颏间色赤，用四物汤加山栀；赤甚，用五淋散；小便赤色，用六味丸、补中益气汤。唇色白，用六君子汤；久不愈，用麦门冬饮子。若初病元气未亏，乳食如常，发热壮热，二便秘结，作渴饮水，卧不露

睛者，悉属形病俱实，当治邪气。若病久元气以亏，食少发热，口干饮汤，呕吐泄泻，肢体畏寒，卧而露睛者，悉属形病俱虚，当补正气为要。

治验

一小儿咳嗽，恶心，鼻塞流涕，右腮青白，此乃脾肺气虚，而外邪所乘也，先用惺惺散，咳嗽顿愈。但饮食不思，手足指冷，用六君子少加升麻，一剂而痊。

一小儿潮热鼻衄，烦渴便秘，气促咳嗽，右腮色赤，此肺与大肠有热也，用柴胡饮子，一服诸症顿退。后因惊复作，微搐顿闷，此肝脾气血虚也，用四君子加芎、归、钩藤钩而愈。

一小儿遍身生疥，挖鼻出血，因肝脾有热，用四味肥儿丸而愈。后食炙煿，鼻血复出，疥疮复发，先用清胃散二剂，又用四味肥儿丸，月余而痊。

一小儿鼻衄滞颐，作渴时汗，乃胃经实热也，先用泻黄散，二服而滞颐止，又用四味肥儿丸，数服而鼻血愈。后鼻不时作痒，发渴便血，用圣济犀角地黄汤四剂，母子并服，别令儿童更服四味肥儿丸，月余而愈。

一小儿鼻衄，发热作渴，右腮色青。余谓肝火乘脾。先用加味逍遥散，母子并服，热渴渐止。另用五味异功散少加柴胡、升麻，与子服之而愈。

一小儿鼻衄，服止血之剂，反见便血，右腮色黄或赤，此脾气虚热，不能统血也，用补中益气汤，又用五味异功散加柴胡、升麻而愈。

一小儿鼻衄，久不愈，四肢倦怠，

——————

❶ 该方出处原无。

保婴撮要

卷四

55

饮食少思，恶风寒，此脾肺虚也，先用五味异功散，而鼻血止，又用补中益气汤，而不畏风寒，继用四君，少加柴胡、升麻而痊愈。

一小儿鼻衄，两颊赤。余谓：禀赋肾气不足，虚火上炎也。不信。别服清热凉血之药，病益甚。余用地黄丸果效。毕姻后，虚症悉至，用八珍汤、地黄丸料寻愈。

一小儿鼻衄作渴，喘嗽面赤，此心火刑肺金也。用人参平肺散及地黄丸料加五味子、麦门冬煎服，而痊。

杨氏地黄散　治荣中有热，肺壅鼻衄。

生地黄　赤芍药　当归身　川芎各等份

上每服二三钱，水煎熟，入蒲黄少许；春夏衄入地黄汁、蒲黄各少许；秋冬衄，用车前草汁少许。

麦门冬饮子　治吐血久不愈者。

五味子十粒　麦门冬去心　黄芪各一钱　当归身　人参　生地黄各五分

上水煎服。

补中益气汤　方见虚羸

清胃散

异功散　二方见内钓，即五味异功散

人参平肺散　方见咳嗽

柴胡清肝散　方见热症

泻白散　方见肺脏

泻黄散　方见脾脏

犀角地黄汤　即圣济犀角地黄汤，方见便血脏血

五淋散　方见五淋

四君子汤　方见内钓

八珍汤　即四君、四物二汤合服也，四君见天钓，四物见急惊

四物汤　方见急惊

惺惺散

柴胡饮子　二方见热症

四味肥儿丸　方见呕吐

加味逍遥散　方见内钓

六味地黄丸　方见肾脏

龟胸龟背

仲阳曰：龟胸者，肺热胀满，攻于胸膈，或乳母多食五辛，及儿食宿乳而成。当用龟胸丸，或松蕊丹、百合丹之类治之。龟背者，令儿早坐，因客风吹脊，入于骨髓所致。以龟尿点背间骨节取龟尿之法：当置龟于荷叶上，候龟眼四顾，急用镜照之，其尿自出。又法当灸肺俞穴在第三椎骨下两傍各开一寸五分、心俞穴在第五椎骨下两傍各开一寸五分、膈俞穴在第七椎骨下两傍各开一寸五分，用艾如小豆大，灸二五壮。此多因小儿元气未充，腠理不密，风邪所乘，或痰饮蕴结，风热交攻而致。法当调补脾肺为主，而以清热消痰佐之。若因乳儿膏粱浓味者，当以清胃散治其母，子亦服少许。

龟胸丸

大黄一钱，煨　天门冬去心焙　百合　杏仁麸炒　木通　枳壳麸炒　桑白皮蜜炒　甜葶苈炒　朴硝各半两

上为末，炼蜜丸，芡实大。每服一丸，温水食后化下。

枳壳防风丸

枳壳麸炒　防风　独活　大黄煨

前胡　当归酒洗　麻黄去节，各一钱

　　上为末，面糊丸，黍米大。每服十丸，食后米汤下。

　　松蕊丹　治龟背

　　花松　枳壳　防风　独活各一两　麻黄　大黄　前胡　桂心各半两

　　上为末，蜜丸，黍米大。每服数丸，粥饮下。量儿加减添加。

　　百合丸　治龟胸背

　　百合一两　木通　朴硝　桑白皮蜜炙　杏仁去皮尖炒，双仁不用　大黄煨　天门冬各半两

　　上为末，炼蜜丸，绿豆大。每服十丸，食前温酒化下。

卷　五

鹤膝行迟

钱仲阳云：鹤膝者，乃禀受肾虚，血气不充，致肌肉瘦薄，骨节呈薄，如鹤之膝也。行迟者，亦因禀受肝肾气虚，肝主筋，肾主骨，肝藏血，肾藏精，血不足，则筋不荣，精不足，则骨不立，故不能行也。鹤膝用六味地黄丸加鹿茸以补其血气，血气既充，则其肌肉自生。行迟用地黄丸加牛膝、五加皮、鹿茸，以补其精血，精血既足，则其筋骨自坚。凡此皆肝肾之虚也，虚而热者，用六味地黄丸。虚而寒者，用八味丸。若手拳挛者，用薏苡仁丸。足拳挛者，用海桐皮散。脾胃亏损，肾脏虚弱，寒邪所乘而膝渐肿者，佐以补中益气汤，及大防风汤。

治验

一小儿体瘦腿细，不能行，齿不坚，发不茂，属足三阴经虚也。用六味丸、补中益气汤，年余诸症悉愈。

一小儿六岁，眼白睛多，久患下痢，忽声音不亮，腿足无力，先用四神丸止其痢；后用地黄丸加牛膝、五加皮、鹿茸补其肾，两月余渐能行，半载后，其声音亮。后停食，另用消食丸，连泻五六次，去后益频，五更侵晨为甚，声音复暗，步履复难，而腿足作痛。仍服前丸，兼补中益气汤而愈。

一小儿七岁，左腿自膝下至胫细小，行步无力，用地黄丸加鹿茸、五味子、牛膝为主，佐以补中益气汤，半载腿膝渐强而能步。毕姻后，其腿内热，足心如炙，唾痰口渴。余谓：当补脾肾。不信，另用滋阴丸，痰热益甚；服四物、黄柏、知母之类，饮食日少；服二陈、青皮、枳壳之类，胸满吐血；服犀角地黄汤，唾血不时，大便频数。复请视，仍泥实火，余辞不能治。恪服犀角地黄丸，而唾血益甚，不时发热。后复恳治，余曰：两足心热，唾痰口干，肾虚水泛也。饮食少思，胸膈痞满，唾血不止，脾虚失摄也。昼发夜伏，夜作昼止，不时而热，无根虚火也。遂用四君子及八珍汤、地黄丸，间服而愈。

四神丸　治脾虚胃弱，大便不实，饮食不思，或泄利腹痛等症。方见惊泻

薏苡仁丸　治禀受肝气怯弱，致两膝挛缩，两手伸展无力。

当归焙　秦艽　薏苡仁　酸枣仁　防己　羌活各一两

上为末，炼蜜丸，鸡豆大。每服一丸，麝香荆芥汤下。

海桐皮散　治禀受肾气不足，血气未荣，脚趾拳缩，不能伸展。

海桐皮　牡丹皮　当归酒浸　熟地黄　牛膝酒浸，各一两　山茱萸　补骨

脂各五钱

上为末，每服一钱，葱白煎汤，食前服。

五加皮散 治四五岁不能行。

真五加皮　川牛膝酒浸二日　木瓜干各等份

上为末，每服二钱，空心米汤调下，一日二服，服后再用好酒半盏，与儿饮之，仍量儿大小。

益气养荣汤 治气血损伤，四肢颈项等处患肿，不问软硬、赤白痛否，日晡发热，或溃而不敛者，并宜服之。

人参　茯苓　陈皮　贝母　香附当归酒拌　川芎　黄芪盐水拌炒　熟地黄酒拌　芍药炒，各五分　甘草炙　桔梗炒　柴胡各三分　白术炒，一钱

上姜水煎服，大人倍用。

八珍汤 即四君、四物二汤，四君见内钓，四物见急惊

四神丸 方见惊渴

六味丸

八味丸 即六味丸加肉桂、附子，二方见肾脏

消食丸 方见呕吐乳

补中益气汤 方见虚羸

大防风汤 方见鹤膝风

四君子汤 方见内钓

齿　迟

经云：齿者肾之标，骨之余也。小儿禀受肾气不足，肾主骨髓，虚则髓脉不充，肾气不能上营，故齿迟也，用地黄丸主之。

治验

一小儿三岁，言步未能，齿发尤少，骨瘦艰立，发热作渴，服肥儿丸，不应。余曰：此肾虚疳症也，盖肥儿丸脾胃经之药，久服则肾益虚，其疳益甚。不信，牙发渐落，余用地黄丸加鹿茸、五味子，半载而元气壮健。

一小儿体瘦腿细，行步艰辛，齿不坚固，发稀短少。用六味地黄丸、补中益气汤，年余诸症悉愈，形体壮实。

芎劳散 治齿生迟，或齿嚼物少力。

川芎　生地黄　山药　当归　芍药炒　甘草各等份

上各另为末，每服二钱，白汤调。

地黄丸 方见肾脏

补中益气汤 方见虚羸

咬　牙

夫齿属足少阴肾经，牙床属手足阳明经。小儿寤寐，不时咬牙，其所致之经不同，或本于心经之热，或本于肝经之热，或本于脾肺肾经之热。若发热饮水，叫哭而搐者，心经实热也。睡因惊悸，合面而卧者，心经虚热也。面青目札，呵欠项强烦闷者，肝经实热也。手寻衣领，及乱捻物者，肝经虚热也。发搐目青面赤，肝经风热也。烦闷喘促，见于申酉时者，肺经热也。胸满气急，喘嗽上气，肺感风寒也。见于亥子丑时者，肾经热也。眼目畏明，及无睛光，或解颅下窜，胎禀肾虚也。饮水口中气热，胃经实热也。饮汤口中气冷，胃经虚热也。发搐呵欠面黄，脾虚发惊也。心经实热用泻心汤，虚热用导赤散。肝经实热先用柴胡清肝散治肝火，后用六

味丸生肝血，肝经风热亦用前药，虚热则用六味丸。肺经实热用泻白散；虚热用保肺汤。肾经实热，用六味丸减萸萸二两，以生地易熟地；虚用地黄丸。胃经实热，用泻黄散；虚用异功散。脾虚发惊，用五味异功散。若乳母多食膏粱浓味，致儿咬牙者，用清胃散。

治验

一小儿七岁，素喜食甘味，两手发热，夜睡咬牙，用泻黄散而愈。后不守戒，仍作，用大黄等药，前症益甚，更滞颐弄舌手足冷。余谓：此脾胃复伤而虚甚也。用六君子加柴胡、升麻，治之渐愈；又用五味异功散加柴胡、升麻而痊。

一小儿面素萎黄，或时变青，饮食过多，睡面咬牙，服克伐之剂，口舌生疮，大便泄青，发搐痰盛，唇青手冷，用六君加木香、柴胡、升麻，数剂而安。但饮食后，腹膨作嗳，用四君子汤为细末，不时煨姜汤调服少许，月余而痊。

一小儿十五岁，盗汗面赤，睡中咬牙。自服清胃散，前症益甚，更遗精晡热，口干倦怠，余用六味地黄丸、补中益气汤而痊。

一小儿十四岁，素食膏粱炙煿，睡中咬牙，此脾胃积热，先用清胃散及二陈、黄连、山楂、犀角各数剂，间服补中益气汤而愈。

一女子十四岁，发热作渴，月经先期，睡中咬牙，此肝脾二经虚热也，用加味逍遥散而安。后因怒，前症俱作，用柴胡栀子散而瘥。

一小儿夜间咬牙，或盗汗，或便血。审其母，怀抱郁结，又兼便血。用加味归脾汤、加味逍遥散与母兼服，其子亦愈。

一小儿因母食膏粱醇酒，睡中咬牙，或时鼻衄，右腮鼻准色赤。先用加味清胃散、加味逍遥散与母服，儿亦愈。

一小儿病后不语，睡中咬牙，惊悸饮水，困倦少食，用化痰镇惊等药益甚。余谓属心脾肾阴虚。用六味地黄丸为主，佐以五味异功散、秘旨安神丸，诸症顿愈。

一小儿感冒风邪，咳嗽喘逆，不时咬牙，右腮色赤，此肺经客热，用洁古黄芪汤，一剂而痊。后因停食，腹胀咳嗽，鼻塞咬牙。用六君子汤加桔梗、桑皮、杏仁，一剂而愈。

一小儿咬牙，审知因母大怒，先用小柴胡汤加山栀、牡丹皮治之，母子并愈。

洁古黄芪汤

人参　黄芪　茯苓　白术　芍药各一钱　干姜　陈皮　藿香各五分

上水煎服。

保肺汤　方见伤风咳嗽

柴胡栀子散

柴胡清肝散　二方见发热

补中益气汤　方见虚羸

小柴胡汤　方见痉症

二陈汤　方见寒吐

泻黄散　方见脾脏

泻心汤

导赤散

秘旨安神丸　三方见心脏

泻白散　方见肺脏

地黄丸　方见肾脏

六君子汤

归脾汤

四君子汤

加味逍遥散

清胃散

异功散 六方见内钓

语 迟

钱氏云：心之声为言，小儿四五岁不能言者，由妊母卒有惊动，邪乘儿心，致心气不足，故不能言也。有禀父肾气不足而言迟者；有乳母五火遗热闭塞气道；有病后津液内亡，会厌干涸者；亦有脾胃虚弱，清气不升而言迟者。心气不足，用菖蒲丸。肾气不足，用羚羊角丸。闭塞气道，用加味逍遥散。津液内亡，用七味白术散。脾胃虚弱，用补中益气汤。

治验

一小儿言迟泄泻，声音不亮，杂用分利清热等剂，喉音如哑，饮食少思，朝用地黄丸加五味子，夕用补中益气汤，其泻渐止。遂专服前丸，两月喉音渐响。

一小儿白睛多，泻后喉暗，口渴兼吐，大便不实，朝夕服地黄丸而痊。后患泻，喉复暗，仍服前丸而愈。此皆禀赋肾气不足，故用是药。

一小儿五岁不能言，咸以为废人矣，但其形色悉属肺肾不足，遂用六味地黄丸加五味子、鹿茸，及补中益气汤加五味子。两月余，形气渐健，将半载，能发一二言，至年许，始音声如常。

菖蒲丸 治心虚语迟。

石菖蒲 丹参各一钱 赤石脂三钱

人参半两 天门冬去心焙，一钱

上为末，炼蜜丸，麻子大，食后温水服二三十丸。

羚羊角丸 治行迟。

羚羊角镑 虎胫骨醋炙黄 生地黄焙 酸枣仁 白茯苓各五钱 肉桂 防风 当归 黄芪各二钱半

上为末，炼蜜成剂，每服一皂子大，白汤化下。

七味白术散 方见腹痛

补中益气汤 方见虚羸

六味地黄丸 方见肾脏

加味逍遥散 方见内钓

瘖

经云：舌者音声之机也。喉者音声之关也。小儿卒然无音者，乃寒气客于会厌，则厌不能发，发不能下，致其门阖不致，故无音也。若咽喉音声如故，而舌不能转运言语，则为舌喑，此乃风冷之邪，客于脾之络，或中于舌下廉泉穴所致也。盖舌乃心之苗，心发声为言，风邪阻塞其经络，故舌不能转运也。若舌不能转运言语，而喉中声嘶者，则为喉喑。此亦为风冷所客，使气道不通，故声不得发，而喉无音也。然或风痰阻塞，或因心惊气虚，或因脾之脉络受风，或因风痰滞于脾之络，或因脾气不足，或胃中清气不升，皆足以致喑。大抵此症，亦有禀父肾气不足不能言者；有乳母五志之火，遗儿熏闭清道不能言者；或儿病津液耗损会厌干涸不能言者；或肾气不充，虚火上炎，伤肺不能言者；有惊风中风不能言者。若遗热与津液耗损者，用七味白术散。清气不升者，用补中益气汤。禀肾不足与虚火伤肺者，用六味地黄丸。若仰首咳嗽，肢体羸瘦，目白睛多，或兼解颅呵欠咬牙等症，悉属肾虚，非用地黄丸，不能救也。

治验

一小儿面色目睛多白，两足胫常热，所患之症，悉属肾虚。毕姻后，唾痰口干，头晕久泻，忽然失音。先君云：此亦肾虚也。用补中益气汤，八味、四神二丸，补之寻愈。

一小儿亦面色目睛多白，大便频泄，侵晨作泻，肌体骨立，食少唾痰。先君谓肾气不足之故。不信，后加头晕声暗，足胫逆冷，复请治，仍欲祛痰。又云：头晕声暗，中气不能上升也，足胫逆冷，阳气不能充达也。遂用补中益气汤及四神、八味二丸，以补命门之火而愈。

一小儿患泄泻，声音不亮。杂用清热等剂，声音如哑，饮食少思，去后多在侵晨。朝用地黄丸加五味子，夕用补中益气汤，其泻顿止，却专服前丸，不两月声亮而愈。

一小儿目睛白多黑少，吐泻后喉喑口渴，大便不实，朝夕悉服地黄丸而痊。后患泻，其喉复喑，仍服前丸遂愈。

一小儿十一岁，形羸骨立，面皎口干，白睛多而黑睛少，不能顿言，用六味地黄丸、补中益气汤，其形渐充，年余而能言。

一小儿解囟不言，其形属肾虚而兼疳症。先用六味地黄丸以补肾水；又用补中益气汤以补肺金，半载渐愈，年余，疳病痊而能言。

一小儿喉音不亮，至十九岁，咽仍不响，面色赤白，睛多畏明。毕姻后，头觉胀，视物皆大，作渴饮冷，亦用前二药，喜其远帏幕、戒浓味，二年诸症悉愈，其声响亮。

世传通关散 治惊风愈后，声哑不能言者。以大南星一个，炮为末，每服二分，猪胆汁调下，便能言语。

治要茯苓补心汤 治心气不足，善悲愁怒，衄血面黄，五心烦热，或咽喉痛，舌本作强。

茯苓四钱 桂心 甘草炒，各三分 紫石英煅 人参各一钱 大枣二枚 麦门冬去心，一钱

上水煎服。

导痰汤

半夏 南星 茯苓 陈皮炒 枳实炒 甘草炒

上姜水煎服。

防风散 治脾脏中风，多汗恶风，身体怠惰，四肢不能动，色微黄，不嗜食，舌强语涩，口眼歪斜，或肌肤不仁，腹膨心烦，翕翕发热，神思如醉，其脉浮缓，胸满痰涎，志意昏浊。

独活一钱五分 防风 茯神去木 人参 附子炮，去皮脐 前胡 沙参 半夏汤洗七次 黄芪炒 旋覆花 羚羊角镑 甘草❶

上水煎服。

半夏汤

半夏 桂枝 甘草各等份

上水煎，细细呷之。

鸡头丸 治小儿诸病后不能语。

雄鸡头一个，炙 鸣蝉三个，炙焦

---

❶ 防风至甘草十一味药剂量原脱。

大黄锦纹者湿纸裹，煅　甘草炙，一两
木通　人参各半两　当归　黄芪　川芎
远志去心，姜汁制，略炒　麦门冬去心
焙，各三分

上为末，炼蜜丸，小豆大，平旦米
饮下五丸，日三服，儿大者加之，久服
取效。

射干汤　治夏秋暴寒喘咳，喉哑失
声，喉中如梗。

半夏五钱，汤泡　生姜四钱，泡
杏仁三钱，去双仁，皮尖　射干　甘草
炙　紫菀　肉桂　枳实炒　当归　橘皮
独活　麻黄去节泡，各二钱

上每二三钱，水煎服。

菖蒲丸　方见语迟

钱氏全蝎散　方见偏风噤

地黄丸　方见肾脏

七味白术散　方见积痛

补中益气汤　方见虚羸

二陈汤　方见吐秽

滞　颐

小儿滞颐者，涎流出而渍于颐间也。
脾之液为涎，由脾胃虚寒，不能收摄耳。
治用六君子汤加木香。凡作渴饮冷者，
属实热，宜泻胃火。作渴饮汤者，属虚
热，宜补中气。若脾经实热，而廉泉不
能约制者，用牛黄清心丸。脾经虚热，
而廉泉不能统摄者，用六君子加木香。
胃经实热，而虫动津液流出者，用泻黄
散；虚热用五味异功散。大便秘结，用
清凉饮。中气下陷，用补中益气汤。食
积内热，用大安丸。仍参口疮腮肿条互
览之。

治验

一小儿滞颐，面色萎黄。余谓当调
补中气。不信，用清热之剂，更加弄舌，
乃用五味异功散，渐愈。后因停乳，吐
泻复作，先用大安丸，消其宿乳，次用
五味异功散，补其中气而痊。

一小儿滞颐，面色赤，手指热，用
泻黄散，一服而愈。后因乳母饮酒，其
子复患前症，用东垣清胃散加干葛、神
曲、麦芽，母子并服而愈。

一小儿停食腹痛，用疏导之药，痛
止，左项筋动，口角涎流，面色痿黄，
肢体微肿，先用六君、柴胡、升麻、山
栀四剂，次用异功散加升麻而痊。

一小儿停食腹痛。服峻利之药，吐
泻自汗，厥冷滞颐。用六君、升麻、柴
胡而愈。

一小儿十一岁，滞颐兼嗳气下气，
时常停食，服消导清热之剂，大便不实，
小腹重坠，此脾气下陷也，用六君、升
麻、柴胡，饮食渐进，大便渐实，又用
四神丸而愈。

一小儿滞颐，面色白或鰲，腹痛，
手足时冷，脉微细，此肺肾虚寒也，宜
先培其脾土，用温胃散，二服腹痛顿止，
又六君子汤，诸症并愈。后停食挟惊，
吐泻发搐，滞颐腹痛复作，用六君加柴
胡、钩藤钩，四剂而痊。

一小儿吐舌流涎，余谓心脾有热。
用导赤、泻黄二散而愈。后自服清热化
痰等药，更加弄舌，余用异功散加钩藤
钩而安，又用六君子汤而愈。

一小儿滞颐，面色白或赤，目札咬
牙，此禀肝肾气不足，内热而生虚风也。
用地黄丸以滋肾水；异功散以补脾土

而安。

一小儿滞颐，面青，手按其腹则叫痛，此夹食与惊也，用异功散加枳实、升麻，二剂而愈。后又停食，吐泻滞涩发搐，面色青黄，此脾虚而肝木乘之也，用异功散加升麻、柴胡、钩藤钩而愈。

温胃散 治脾冷涎多，流滞于颐。

丁香一两　人参　半夏　肉豆蔻　白术　干姜　甘草各半两

上为末，每服一钱，姜水煎。

愚按：此方治脾胃虚寒，涎流不止，或呕吐腹痛之良剂也。脾气稍温，但服五味异功散。

六君子汤

钱氏异功散

四君子汤

清胃散 四方见内钓

四顺清凉饮

补中益气汤

大安丸 保和丸加白术，三方见虚羸

泻黄散 方见脾脏

牛黄清心丸 方见急惊

四神丸 方见惊泻

导赤散 方见心脏

腹　痛

小儿腹痛，口中气冷，不思饮食，脾土虚寒也，用调中丸主之。口中气温，大便酸臭，积痛也，用下积丸治之。面赤壮热，或手足并热，实热也，用泻黄散泻之。面黄微热，或手足并温，虚热也，用异功散补之。若作渴饮汤，胃气虚热也，用白术散。若痛连两胁，肝木

乘脾也，用四君子汤加柴胡、芍药。若腹痛重坠，脾气下陷也，用补中益气汤加升麻。若手足指冷，或吃逆泄泻，寒水侮土也，用六君、炮姜、肉桂；不效，急加附子。若服克滞之药，致腹作痛，按之不痛，脾气复伤也，用五味异功散。中脘痛者，属脾。少腹痛者，属肾。按之痛者为积滞；不痛者为里虚。积滞者消之；里虚者补之。

治验

一小儿停食腹痛，发热面赤，或用养胃汤、枳壳、黄连、山楂，反加腹胀，午后发热，按其腹不痛，此脾虚而克伐伤之也。用六君子汤，数剂而瘥。

一小儿七岁，发热惊悸。用化痰药，反抽搐恶寒，吐痰喘嗽，腹痛少食，用抱龙丸，大便似痢，寒热往来，殊类风症。余以为脾气复损。用四君子汤少加升麻、柴胡，治之月余而愈。

一小儿肚腹膨痛，食后即泻，手足逆冷，此脾气虚寒也，先用人参理中丸，后用六君子汤而愈。

一小儿九岁，常患腹痛。至冬月因食生冷之物，其腹仍痛，服理中丸之类辄效。至十六岁，秋初毕姻后，腹痛又作，唇面黯爪甲青，余先君用八味丸补火随愈；服四两许，痛不再作。至二十岁，外痛复作，服前丸不应，乃服附子理中汤而止，仍用八味丸而安。

一小儿腹痛吐舌，流涎作渴，饮冷便秘，用清凉饮下之，顿安。余谓：小儿元气，易虚易实，病势稍安，不必再药。不信，自用三黄丸一服，果吐泻发搐。余用白术散加钩藤钩，补脾平肝而愈。

四七气汤 治七气所伤，痰涎结聚，

心腹作痛，不能饮食。

半夏制焙，五两　人参　辣桂去皮，各一两　甘草半两

上每服三钱，姜枣水煎。

指迷七气汤　治七情相干，阴阳不升降，气道壅滞，攻冲作痛。

青皮　陈皮　桔梗　蓬术　辣桂　益智仁各一两　香附子一两半　甘草炙，三分　半夏制，三分

上每服三钱，姜枣水煎。

异功散　治小儿诸般病症，角弓反张，胸高脐凸。以透明没药为末，姜汤调下。方见天钓，即钱氏异功散

桔梗枳壳汤　治气壅痞结，腹胁疼痛。

枳壳炒　桔梗各二两　甘草炙，半两

上每服二三钱，姜水煎。

七味白术散　治积痛，和胃气，生津液。方见积痛

愚按：前方若脾胃气虚，作渴饮汤；或因吐泻，津液亏损，烦渴引饮；或脾胃虚弱，腹胀泻渴，弄舌流涎，手足指冷，并宜服之，以温补脾气，化生津液。方见积滞

六君子汤　治脾胃气虚，吐泻不食，肌肉消瘦；或肺金虚，痰嗽喘促恶寒；或肝虚，惊搐眩晕自汗诸症。并宜服此，以滋化源。方见内钓

泻黄散　方见脾脏

四君子汤　方见内钓

补中益气汤　方见虚羸

八味丸　方见肾脏

附子理中汤

人参理中丸　二方见冷泻，即理中汤

益黄散　方见脾脏

调中丸　方见脾胃虚冷

腹　胀

东垣云：寒胀多，热胀少，皆主于脾胃。虚者，宜用六君子汤。若喘而气短者，脾肺气虚也，用异功散补之。若服克伐之类而喘胀益甚者，脾肺之气复伤也。用前汤加半夏、升麻。若既下而不喘，则邪气去而肺气宁也，不必用药。或病久，小便不利，或四肢浮肿者，脾肺之气虚，不能通调水道也，用金匮加减肾气丸主之。或手足逆冷，睡而露睛，脾胃虚寒也。用六君子加炮姜。手足不冷，睡而露睛，脾胃虚弱也，用六君子汤。若面色青，木克土也，用六君、木香、柴胡，更当调治其母，节其饮食，恐药饵过剂，复伤胃气故也。

治验

一小儿腹胀，面赤痰喘，大便秘，壮热饮冷，此形病俱实，用紫霜丸一服，诸症益甚，面色顿白，饮汤不绝。余以为邪气退而真气复伤，故面白而喜汤。用白术散大剂煎汤令恣饮，良久而睡，翌日顿安。

一小儿伤食腹胀，胸满有痰，余治以异功散而痊。后复伤食，腹胀兼痛，或用药下之，痛胀益甚，而加气喘，此脾胃伤而致肺虚也，用六君子加桔梗，调补而痊。

一小儿腹胀恶食，发热恶心，症类外感。余曰：此饮食停滞也。用保和丸，一服诸症顿退，惟腹胀，用异功散而痊。

一小儿伤食腹胀，服克伐之剂，小便涩滞。又服五苓散之类，饮食渐减，小便不通，四肢顿肿。余朝用金匮肾气丸去附子，夕用补中益气汤而安。

一小儿伤风咳嗽痰涌，用六君、桔梗、桑皮、杏仁而愈。复饮食停滞，作泻腹胀，仍用六君、山楂、厚朴而安。后停食作呕，或用药下之，更加咳嗽。余谓此属脾肺俱虚，欲行调补。彼以为缓，乃发表克滞，前症益甚，更加摇头。余用天麻散倍加钩藤钩及异功散寻愈。

一小儿五岁，食粽后咬牙欲吐，顷间腹胀昏愦，鼻青黄赤，此脾土伤而食厥也。令用鸡翎探吐，出酸物顿醒，节其饮食，勿药而愈。

一小儿胸腹胀，发热顿闷，以手按腹即哭，此饮食停滞也，先用保和丸一服，前症即愈，更加烦渴，按其腹不哭，此宿食去而脾胃复伤也。用五味异功散加柴胡治之，顿瘳。

一小儿腹胀，大便青白，腹左一块，面色萎黄，齿龈赤烂，食少滞颐余用异功散，调补中气为主，佐以大芜荑汤，清疳治热，月余诸症稍愈。仍服异功散及蛔蟆丸，外贴阿魏膏，两月块消，左胁微痛，用四君子汤、九味芦荟丸而愈。

褐子丸 治疳肿胀。

萝卜子一两，微炒　陈皮　青皮炒　槟榔　五灵脂　蓬术煨　黑牵牛头末各半，炒　赤茯苓　木香二钱五分

上为末，面糊丸，绿豆大，每服十五丸，紫苏汤下。

金匮加减肾气丸

熟地黄八两　干山药　山茱萸各四两　泽泻　白茯苓　牡丹皮各三两　肉桂　附子炮　车前子炒　牛膝酒微炒，各一两

上各另为末，米糊丸，小豆大，每服三四十丸，空心食前白汤下。

紫霜丸　方见噤风

大柴胡汤　方见痉症

五苓散　方见五淋

保和丸　方见虚羸

天麻散　方见百晬内嗽

大芜荑汤

蛔蟆丸

九味芦荟丸　三方见疳症

癖块痞结

钱仲阳云：癖块者僻于两胁，痞结者否于中脘。此因乳哺失调，饮食停滞，邪气相搏而成；或乳母六淫七情所致。古人多用克伐，痞癖既久，饮食减少，脾气必虚，久而不愈。必先以固胃气为主，使养正则积自除。若欲直攻其结，不为不能善消，抑亦损其脾土，凡脾土亏损，必变症百出矣。当参各类及随见症而主治之。

治验

一小儿患痞癖，服槟榔、蓬术、枳实、黄连之类，痞益甚。余曰：此脾经血虚痞也，不可克伐。遂用六君子加当归数剂，胃气渐复，诸症渐愈。乃朝用异功散加升麻、柴胡；夕用异功散加当归、芍药而愈。

一小儿素嗜肉食腹痛，大便不调。半载后右胁结一块，三月后左胁又结一块，腹胀食少作渴，小便赤涩，大便色秽。又半载后额下亦结一核，妄服消块

行滞等药，而元气益虚。用四味肥儿丸、五味异功散之类，热渴渐止，腹胀渐可；佐以九味芦荟丸，结核渐消；后用四君子为主，佐以四味肥儿丸之类，三月余而痊。

一小儿停食吐泻后饮食不节，作泻腹痛膨胀，腹中结块作渴，发热龈烂口臭，服消导克滞之药而前症益甚，形体益瘦，视其面色，黄中隐青，乃脾土亏损而肝木所侮也。法当调补中气，兼平肝木，遂用冲和汤及大芜荑汤之类，半载而愈。

一小儿患痞结，服克滞之药。余谓属形病俱虚，当补中气。彼不信，仍行克伐，遂致虚火上炎，齿龈蚀烂，颔下结核。余用大芜荑汤及异功散加减用之而安。

一小儿患痞结，久而四肢消瘦，肚腹渐大，寒热嗜卧，作渴引饮，用白术散为主，佐以四味肥儿丸，月余诸症渐愈。又以异功散加当归，并六味地黄丸，又月余而愈。

一小儿患痞结，身热如火，病状多端，不可尽述，朝用五味异功散，夕用四味肥儿丸，月余诸症稍愈，佐以地黄丸，自能行立。遂朝用地黄丸，夕用异功散及虾蟆丸，数服而愈。

挨痞丸 治乳癖谷症，腹中块痛。

代赭石火煅，醋淬，研细　青皮　木香　蓬术煨　生地黄各三钱　巴豆去油净，六钱

上为末，醋糊丸，麻子大。每服二三丸，食后姜汤下。

甘遂破结散

甘遂二钱五分，煨黄　青皮焙　黄

芩炒　大黄炒，各半两

上为末，每服一钱，水煎服。仍量儿加减，利后以粥补之。

进食丸 治乳食不消，心腹胀满，壮热喘粗，呕吐痰逆，肠鸣泄泻，或食癥乳癖，气痞结，并皆治之。

巴豆霜　当归米泔浸炒　朱砂　代赭石醋煅焠七次　枳壳炒　木香各五钱　麝香一分

上为末，糊丸，麻子大。每服一二丸，温米饮下，更量儿加减。

枳术丸

白术四两　枳实二两

上为末，荷叶包煨烂饭为丸，桐子大。每服四五十丸，空心白滚汤下。

阿魏膏 治一切癖块痞结，更服胡连丸。

羌活　独活　玄参　官桂　赤芍药　穿山甲　生地黄　两头尖　大黄　白芷　天麻各五钱　槐柳桃枝各三钱　红花四钱　木鳖十枚去壳　乱发如鸡子大一团

上用香油二斤四两，煎黑去粗，入发煎化，仍去粗，徐下黄丹，煎软硬得中，入芒硝、阿魏、苏合香油、乳香、没药各五钱，麝香三钱，调匀即成膏矣。摊贴患处，内服丸药，黄丹须用真正者效。凡贴膏药，先用朴硝随患处，铺半指浓，以纸覆上，用热熨斗熨良久，如硝耗，再加熨之，二时许方贴膏药。若是疳积，加芦荟末同熨。

六味地黄丸　方见肾脏
四君子汤
异功散
六君子汤　三方见内钓
四味肥儿丸　方见呕吐

大芜荑汤 一名冲和汤

虾蟆丸

九味芦荟丸 三方见疳症

白术散 方见积痛

积 滞

经曰：五脏之积曰积，六腑之积曰聚。凡小儿积滞或作痛，皆由乳哺不节，过餐生冷，脾胃不能克化，停滞中脘，久而成积。或因饱食即卧，脾失运化，留而成积。其症面目黄肿，腹痛膨胀，壮热足冷，嗜卧不思乳食，大便馊臭或秘涩，小便如油。若吐乳泻乳所出酸臭者，为乳积。腹胀作泻，呕吐哕气者，为食积。初患元气未损之时，或腹胀作痛，大小便不利者，先用白饼子或木香槟榔丸下之；下后以白术散或五味异功散和之，渴加干葛，吐加半夏。下而热不退，或作呕作泻，饮食不思，此脾胃俱伤也，用六君子汤。手足指冷，喜饮热汤，此脾胃虚寒也，前方加炮姜、木香。面色黄白，目无精光，脾肺俱虚也，用四君子加柴胡、升麻。腹痛泄利下重，或小便不利者，用四逆散。发热晡热，或泻不已，脾气下陷也；潮热口渴，大便不调，欲变疳症也，并用补中益气汤，佐以肥儿丸。经云：邪之所凑，其气必虚。留而不去，其病乃实。必以调脾为主，而以消导佐之。古人所谓养正积自除，正此意也。

治验

一小儿每停食，身发赤晕，用清中解郁汤而愈。后患摇头咬牙，痰盛发搐，吐出酸腐，待其吐尽，翌日先与七味白术散，次与参苓白术散，遂不复作。若吐后儿安，更不必服药也。

一小儿饮食积滞，患呕吐发热，服消导等剂，饮食已消，而热未退，余以为胃经虚热，用六君、升麻、柴胡各二分，四剂而愈。

一小儿七岁，停食后腹痛，服克伐之剂而益加，按之不痛，此脾气复伤也，用六君子汤而愈。后复伤食，服保和丸及三棱、槟榔之类，而更腹痛；服泻黄散，体重善噫，此脾气虚而下陷也，仍用六君、升麻、柴胡、木香而愈。

一小儿数岁间，每停食辄服峻利之药，后肚腹膨胀，呕吐泄泻，先用六君子汤，诸症渐愈；又用补中益气汤而安。

一小儿腹胀，饮食后即泻，手足逆冷，此脾气虚寒也，先用人参理中丸，后用六君子汤而愈。

一小儿腹痛，以手按之痛益甚，此乳食停滞也。用保和丸末一钱、槟榔末三分，下酸臭粪而安。后患腹痛，别服峻利之剂，其痛益甚，手按则已，面色黄白，此因饮食失宜，脾气不调，土虚不能生金也，用六君子汤而愈。

一小儿久患腹痛，诊其母，右关脉弦缓，乃木克土也，用六君子汤加木香、柴胡，母子并服而愈。

一小儿停食腹痛，面色白，黑睛少，手足常冷，大便不实，口鼻吸气，腹中阴冷。此禀命门火衰，不能温蒸中州之气，故脾胃虚寒也，用八味丸、补中益气汤而愈。

一小儿患前症，服驱逐之剂，更恶寒发热，余朝用补中益气汤，夕用五味异功散寻愈。后饮食停滞，腹痛便秘，别用疏导之剂，朝寒暮热，大便频数，余用五味异功散，月余饮食渐进，乃佐以八珍汤，内芍药炒焦，川芎些少，又两月，寒热渐愈。后又伤风，服参苏饮，汗出喘嗽发热，服清热化痰之剂，更烦热不寐，寻衣撮空，先用六味地黄丸料，水煎服，诸症顿退，再剂而安；却用五味异功散、八珍汤而痊。后因伤食吐泻，大便欲去而不去，欲了而不了，先用补中益气汤，数剂不应；改用人参五钱，白术三钱，陈皮、甘草各七分，升麻四分，干葛五分，三剂，又手足并冷，急用人参一两，附子五分，姜枣水煎，一日服二剂，手足始温，又二剂，诸症渐退。仍用前人参五钱之方，治之而愈。

七味白术散　治吐泻作渴。

人参二钱五分　白茯苓　白术　藿香叶各半两　木香二钱　甘草一钱　干葛半两，渴加一两

上每服一二钱，水煎，热渴甚去木香，肚痛加芍药。

四逆散　治少阴病，或腹中痛，泄痢下重。

枳实炒黄　甘草炒　柴胡　芍药

上为细末，每服二钱，空心米饮调下。

白饼子　方见发搐

木香槟榔丸　方见积滞

五味异功散

六君子汤　二方见内钓

补中益气汤　方见虚羸

卷　六

发　热

小儿之热，有心肝脾肺肾五脏之不同。虚实温壮，四者之不一。及表里血气、阴阳浮陷，与夫风湿痰食，各当详之。心热者额上先赤，心烦心痛，掌中热而哕，或壮热饮水，已午时益甚。肝热者左颊先赤，便难转筋，寻衣捻物，多怒多惊，四肢困倦，寅卯时益甚。脾热者鼻上先赤，怠惰嗜卧，身热饮水，遇夜益甚。肺热者右颊先赤，手掐眉目，喘咳寒热饮水，日西热甚。肾热者颏下先赤，两足热甚，骨苏苏如虫蚀，热甚不能起于床，夜间益甚。仍当辨其虚实，实则面赤气粗，口燥唇肿，作渴饮冷，大小便难，或掀衣露体，烦啼暴叫，伸体而卧，睡不露睛，手足指热，宜用表下。虚则面色青白，恍惚神缓，口中虚冷，嘘气软弱，喜热恶寒，泄泻多尿，或乍凉乍温，怫郁惊惕，上盛下泄，夜则虚汗，屈体而卧，睡露睛，手足指冷，宜用调补。壮热者肢体大热，热不已则发惊痫。温热者手体微热，热不已则发惊搐。阴虚则内热，阳盛则外热。以手轻扪之则热重，按之不热，此皮毛血脉之热，热在表也。重按之筋骨之分则热，轻手则不热，此筋骨之热，热在里也。不轻不重，按之而热，此肌肉之热，热

在表里之间也。以虚实分属表里而言之，壮热恶风寒，为元气不充，表之虚热也。壮热不恶风寒，为外邪所客，表之实热也。壮热饮汤，为津液短少，里之虚热也。壮热饮水，为内火销烁，里之实热也。若夫内外皆热，则喘而渴，齿干烦冤腹满，四肢热，逢风寒，如炙于火，能冬不能夏，是皆阳盛阴虚也。脉尺寸俱满为重实，尺寸俱弱为重虚，脉洪大，或缓而滑，或数而鼓，此热盛拒阴，虽形症似寒，实非寒也。热而脉数，按之不鼓，此寒盛格阳，虽形症似热，实非热也。发热恶热，大渴不止，烦躁肌热，不欲近衣，其脉洪大，按之无力，或兼目痛鼻干者，此血虚发躁也，当补其血。如不能食而热，自汗者，气虚也，当补其气。仲景论内外不足发热自汗之症，禁不可发汗。加饮食劳役，虽病发热，误发其汗，则表必虚也。身热而汗出者，风也。发热身疼而身重黄者，湿也。增寒发热，恶风自汗，脉浮胸痞者，痰也。发热头痛，脉数者，食也。寸口脉微为阳不足，阴气上入阳中则恶寒；尺脉弱为阴不足，阳气下入阴中则发热，阴阳不归其分，则寒热交争也。昼则安静，夜则发热烦躁，是阳气下陷入阴中也；昼则发热烦躁，夜则安静，是重阳无阴也，当急泻其阳，峻补其阴。至若身热脉弦数，战栗而不恶寒者，瘅疟也。发

热恶寒，脉浮数者，温病也。若四肢发热，口舌咽干，是火热乘土位，湿热相合，故烦躁闷乱也。若身体沉重，走注疼痛，乃湿热相搏，风热郁而不得伸也。心热则用泻心汤、导赤散、安神丸。肝热则用泻青丸、柴胡饮子。脾热则用泻黄散。肺热轻则用泻白散；重则用凉膈散及地骨皮散。肾热则用滋肾丸。实热则宜疏下，虚热则宜调补。壮热者导赤散。温热者泻黄散。若肢体热轻，则用惺惺散，重则用羌活散之类。大便秘者，二黄犀角散。余热不退者，地骨皮散。骨节疼痛者，栀子仁汤。宿滞内作者，紫霜丸。肝火内热者，龙胆草汤。阴盛隔阳而热者，人参理中汤。肝经血虚生风而搐者，用四物、天麻、钩藤钩。若热蕴便秘者，四顺清凉饮。热而二便调和，风邪蕴结于表而发者，用惺惺散加麻黄汗之。汗后血虚而热益甚者，六神散加粳米。汗后气虚而恶寒发热者，补中益气汤。汗后阴虚，阳无所附而热者，用四物汤加参芪。汗后阳虚，阴无所附而热者，用四君汤加芎、归。婴儿诸热，其因别症而作者，当从所重而治之。或乳母七情浓味，饮食停积，遗热于儿；或见嗜食甘肥，衣衾过暖；或频浴热汤，积热于内为患者，各当详之。盖小儿脏腑脆弱，元气易虚，补泄宜用轻和之剂，庶无变症。若乳下婴儿，当兼治其母，仍参诸热症治之。

治验

一小儿夜间发热，天明如故，或小腹作痛，饮食少思，面色萎黄，热时面赤，不时饮食，此食积所致，用下积丸，治之而消。又用白术散，调理而安。

一小儿饮食停滞，腹痛作呕，用大安丸而愈，饮食虽进，其腹仍痛，用六君、山楂、神曲，痛少止。余以为脾气伤，而饮食难化，乃去前二味，服六君子四剂而愈。后又伤食，仍服前药，痛止而至暮发热，用六君、柴胡、升麻而痊，此由脾虚下陷，不能升发，故至暮发热也。

一小儿发热，饮食少思，大便不实，常服芦荟等丸，视其鼻赤，此寒凉之剂，复伤脾土而虚热也，用五味异功散，数剂而愈。

一小儿十三岁，内热晡热，形体倦怠，食少作渴，此禀赋怯弱之虚热也。用地黄丸、异功散，补之不越月而痊。

一小儿十四岁，而近女色，发热吐痰，至有室，两目羞明，头觉胀大，用地黄丸料加五味子、当归、黄芪，煎服，及补中益气汤，得慎疾而瘥。

一小儿十四岁，肢体倦怠，发热晡热，口干作渴，吐痰如涌，小便淋漓，或面目赤色，身不欲衣，此禀肾不足而虚热也，用补中益气汤、六味地黄丸寻愈。

一小儿五岁，发热作渴，右腮鼻准微赤，或与冷水凉药，实时呕吐。余曰：右腮微赤，肺经虚热也；鼻准微赤，胃经虚热也。先用四君、升麻一剂吐止，又用白术散二剂而不渴，更用四君子汤四剂而安。

一小儿九岁，发热作渴，用泻黄散。大便重坠，口角流涎，彼欲泻火。余曰：鼻准青白，脾胃虚寒，肝木所侮也；口角流涎，脾气不能摄也；大便重坠，胃气不能升也。不信，竟服凉药，眉唇微动，四肢微搐，复求治。余曰：此虚极而变慢脾风矣。用六君、炮姜、当归、木香、钩藤钩二剂，益甚。欲求更剂。余曰：药力未及耳，又加炮附子一片即安。后去附子二剂而愈。

一小儿四岁，停滞腹痛发热，用大安丸，而饮食进。又用六君、山楂、神曲四剂，而痛止。后伤食，至暮复热，用六君、柴胡、山栀、升麻而痊。此脾虚兼肝火之治法也。

一小儿发热体瘦，夜间遗尿，日间频数，此禀脾肾不足，用补中益气汤加补骨脂，及地黄丸加鹿茸治之而痊。毕姻后，小便频数，作渴发热，服补阴丸等药，发热尤甚，小便如淋，用补中益气汤、六味地黄丸而愈。

一小儿体瘦腹大，发热嗜卧，作渴引饮，先用白术散为主，佐以四味肥儿丸，诸症渐愈，又用异功散、六味丸而愈。

一小儿十四岁，伤食发热，服消食丸，胸腹膨胀，发热作渴，此脾气复伤也。先用四君、升麻、柴胡，饮食渐进；用补中益气汤而愈。后因劳心，发热少食，用四君、升麻、柴胡而愈。

一小儿伤风咳嗽，服参苏饮，加痰盛喘急，腹胀不食，此脾肺虚而复伤也，用六君、柴胡、桔梗一剂，诸症顿息，用六君子汤而痊。

一女子十四岁，发热，至夜益甚，久不愈，左关脉弦数，右关脉微，按之亦弦，此肝火血热，脾胃虚弱，先用四物二连汤加柴胡、山栀、牡丹皮二剂，热稍退；又二剂，热顿退。再用加味逍遥散加白术三钱，数剂而痊。

嘉靖癸丑闰三月，渠下第北归。大子麟孙方病泻不食，遍体如焚，胸满腹冷痛，日夜不成寝。或投以山楂、枳壳，中气愈弱，泻愈甚。不食至累月，日进米饮一半瓯，或糕饵枣栗少许。稍过节度，则肢体热益壮，腹痛不解，奄奄喘息，旦暮不保矣。立斋先生枉视之，则曰："此胃虚不能纳，脾湿不能运，病在戊巳，深且久，兼木气所乘脱，服攻治之药，则殆矣。"亟用补中益气汤数，里热稍退，泻不食如初。先生复曰：此勿亟，惟胃气渐复，湿渐除，当自得效耳。改用六君兼补中汤，仍服八味丸生命门火，以滋脾土。如是三月，诸症悉退，纳谷倍常日。惟稍遇形役，或记诵心劳，则潮热遄发，先生复授以归脾方加栀、柴二种，热寻止，形气日充。甲寅七月，偶触暑饮冷，前症复作，间发疟疾，热昼夜不止。先生曰：此虚寒偪阳，法当舍时从症。用补中汤多加炮姜，益以生姜二两，及口而疟止，面色青黄相错，更患痢。或谓：参、芪、炮姜不宜。先生哂之，且曰：此固虚弱自利耳。往尝谓戊巳受病，木气乘之，此青黄二色，非正形耶！仍用补中益气多加柴胡、参、术，数日而痢止，余症亦渐解脱。惟吾儿襁褓失母，渠每姑息之故，其性外温而中易怒。渠少孤，遭家多难，藜藿恒不充，儿幼多病失调养，故形怯而胃弱，致疾之原，其所由来者渐矣。先生洞微烛幽，知其病深且久，而坚持独见，以祛攻治之惑，吾儿再造之慈，何幸得此于先生哉！先生之曾大父与先廷评公为中表兄弟，先君与先生，同宦游京师。末年尤敦泉石之雅。先生盛德，及于犬子，能使先人后嗣永存，区区志感，诚不能尽万分之一也。是岁冬十月望，眷晚生张慕渠顿首顿首。

嘉靖甲寅，敬臣之女，年十二，患脾胃素弱，自夏入秋，时泻时止，小腹微痛，至八九月间，遂成疳积之症，发热凡二十余日不止，汗泄热解，汗已复热，自中脘至小腹膨胀坚直，大便溏，气喘咳嗽作嗳，俱昼轻夜重，彻夜烦躁不睡，鼻塞眼暗谵语，其母以为必死矣。立斋先生诊之曰：脉浮大而无根，此大虚证也，非独参汤不可。乃用参一两，加熟附三分，煨生姜三片，日进二剂。仍并粗服之，大下疳积，其气甚腥，腹渐宽，热渐减，脉渐敛，然手犹寻捻不已，鼻孔出血。先生曰：此肝证也。煎六味丸料与之一服，如脱，乃昼服独参姜附汤，夜服六味丸料，脉渐有根，诸症渐退。先此手足恒热，至是乃始觉寒。先生喜曰：此病邪尽退，而真气见矣。然犹饮食不进，乃单用六君子汤加炮姜，遂能食；咳嗽独甚，与补中益气汤嗽遂止，夜始有睡。凡弱女之得生，皆先生力也，向非先生卓有定见，专治其本，而其末自愈，则奄奄一息之躯，岂堪杂剂之攻击哉！其为丘中之骨，盖必然矣。敬臣感激之余，无由以报，敬书施疗之颠末，以附医录，庶不泯先生之功，且以告同患此者，幸无所误。亦推展先生一念之仁于万一云尔！孟冬望日，眷晚生王敬臣顿首拜书。

败毒散 治伤风瘟疫风湿，头目昏眩，四肢作痛，增寒壮热，项强睛疼，或恶寒咳嗽，鼻塞声重。

柴胡　前胡　川芎　枳壳炒　羌活

独活　茯苓　桔梗　人参各一两　甘草半两

上每服二钱，生姜、薄荷水煎。

滋肾丸 治肾热。

黄柏酒拌炒焦，三钱　知母二钱　肉桂五分

上为末，熟水丸，桐子大。每服二十丸至三十丸，食前百沸汤下。

四顺清凉饮 治小儿血脉壅实，脏腑蓄热，颊赤作渴，五心烦热，睡卧不安，四肢擎掣。及因乳哺不时，寒温失度，令儿血气不顺，肠胃不调，大小便涩，欲发惊痫。或风热结核，头面生疮，目赤咽痛，疮疹余毒，一切壅滞挟热。泄泻不止，加木香，煨大黄。

赤芍药　当归　甘草　大黄各等份

上每服一钱，水煎作两服。

消风散 治小儿解脱，致令风邪客于皮毛，入于脏腑，则令恶风发热，胸膈痰涎，目涩多睡。方见惊痫胎症

小柴胡汤 治伤寒温热，身热恶风，头痛项强，四肢烦疼，往来寒热，胁痛耳聋，呕哕痰实，中暑疟疾并服之。方见天钓

愚按：前方若肝胆经风热，肝火瘰疬，寒热往来，日晡发热潮热，不欲饮食，或怒火口苦耳聋咳嗽，或胁痛满，小便不利，或泄泻吐酸苦水，或肢体搐动，唇目抽掣，及乳母有前症，致儿为患者，并宜服之。

抑肝散 治肝经虚热发搐，或发热咬牙，或惊悸寒热，或木乘土而呕吐痰涎，腹胀少食，睡眠不安。方见肝脏

栀子清肝散 一名柴胡栀子散　治三焦及足少阳经风热发热，耳内作痒生

疮，或出水疼痛，或胸乳间作痛，寒热往来。

柴胡　栀子炒　牡丹皮各一钱　茯苓　川芎　芍药　当归　牛蒡子炒，各七分　甘草三分

上水煎服。

柴胡清肝散　治肝胆三焦风热怒火，或乍寒乍热，往来寒热发热，或头发疮毒等症。

柴胡一钱半　黄芩炒　人参　川芎各一钱　山栀炒，一钱半　连翘　甘草各五分　桔梗八分

上水煎服。

柴胡饮子　解肌热、蒸热、积热，或汗后余热，脉洪实弦数，大便坚实。

黄芩七分　甘草四分　大黄八分芍药七分　柴胡　人参各五分　当归一钱

上每服一钱，姜水煎。

当归补血汤　治肌热躁热，目赤面红烦渴，昼夜不息，其脉洪大而虚，重按全无，此脉虚血虚也。若误服白虎汤必死，宜此主之。

黄芪　当归各等份

上水煎服。

三黄丸　治三焦积热，眼目赤肿，头项肿痛，口舌生疮，心膈烦躁，不美饮食，大小便秘涩，五脏实热，或下鲜血，疮节热症。

黄连　黄芩　大黄煨，各等份

上为末，炼蜜丸，桐子大。每服三十丸，白滚汤下，量大小加减服。

白虎汤　治伤寒，或吐或下后，七八日邪毒不解，热结在里，表里作热，时时恶风大渴，舌上干燥而烦，欲饮数

升者，宜服之。又治夏月中暑，汗出恶风寒，身热而渴。

知母三两　甘草一两，炙　石膏八两，另研　糯米三合

上每服二三钱，水煎至米熟为度。

泻黄散　方见脾脏

泻心汤　方见心脏

地黄散　方见肾脏

清凉饮

柴苓散

二黄犀角散

牛黄散

黄龙汤

牛黄膏

栀子仁汤

六物黄芩汤

五物人参饮

地骨皮散　十方见潮热

惺惺散

理中汤　二方见咳嗽，加人参即人参理中汤

龙胆汤

紫霜丸　二方见噤风撮口

四物汤　方见急惊

六神散　方见夜啼

白术散　方见积痛

羌活散　方见惊风

下积丸　方见积滞

补中益气汤

大安丸　即保和丸加白术

六君子汤

四君子汤

加味逍遥散

异功散　六方见内钓

泻白散　方见肺脏

泻青丸 方见肝脏

凉膈散 方见疮疡

八珍汤 方见寒热

潮 热

钱仲阳曰：潮热者，时间发热，过时即退，来日根据时而至。有风寒疳积食癖之分，阴阳虚实五脏之异。如汗出身热，呵欠面赤者，风热也。伤寒时疫，阴阳相胜，外感热也。肌瘦口干，骨蒸盗汗，疳热也。大小便秘涩，汗下不解，积热也。腹背先热，夜发旦止，食热也。涎嗽饮水，乳食不消，癖热也。又有烦热者，气粗喘促，心躁不安，颊赤口疮，兼发痫症。疮疹热者耳鼻尖冷。血热者，巳午间发，至夜则凉。虚热者，困倦少力，发于病后。阳邪于心，则来去不定。阴阳相胜，则寒热如疟。前症在小儿。有因乳母或妊娠，七情浓味遗热，或饮食停积，衣衾过暖，及频浴热汤而为患。若寅卯辰时，热而力盛，饮水者，肝经实热也，用柴胡清肝散。热而力怯，饮汤者，肝经虚热也，用六味地黄丸。巳午时热，心经也，实用导赤散；虚用秘旨安神丸。申酉戌时热，肺经也，实用泻白散；虚用秘旨保脾汤。亥子丑时热，肾经也，用地黄丸。大凡壮热饮水，大便秘结，属实热，用二黄犀角散下之。热渴饮汤，大便如常，属血虚，用四物汤补之。若下后，阴虚阳无所附而仍热，用四物、参、芪。汗后，阴阳虚无所生而仍热，用四君、芎、归。若汗下后，烦渴面赤，血虚发躁也，用当归补血汤。若见惊搐等症，肝血虚而内生风也，用四物、天麻、钩藤钩。颊赤口干，小便赤涩，大便焦黄，表里俱实热也，用清凉饮子。如大便已利，或热未止，表邪未解也，惺惺散未应，加麻黄微汗之。既汗而仍热，此表里俱虚，气不归源，阳浮于外而虚热也，六神散加粳米。阳气下陷于阴中而发热者，用补中益气汤。若乳下婴儿，当兼治其母。

治验

一小儿潮热烦渴，大便干实，气促咳嗽，右腮色赤。此肺与大肠有热，用柴胡饮子，一服顿愈。后因微惊，发搐咬牙顿闷，此肝脾气血虚也，用四君、芎、归、钩藤钩而愈。

一小儿潮热发躁，左腮青赤，此心肝血虚，用秘旨安神丸及四物、防风、酸枣仁渐愈。又用六味地黄丸，调补肝肾而痊。

一小儿潮热发搐，痰涎上涌，手足指冷，左腮至申酉时，青中隐白，手足时搐，此肝经虚弱，肺金所胜而潮搐，脾土虚弱，而手足冷也。用补中益气汤调补脾肺，用六味地黄丸滋补肝肾而愈。盖病气有余，当认为元气不足。若用泻金伐肝、清热化痰，则误矣。

一小儿寅卯时发热，或兼搐有痰。服抱龙、泻青二丸而愈。后复患，服前药，兼咳嗽气喘不时发搐，面赤色，或青黄，或浮肿，或流涎。余谓：咳嗽气喘，脾肺气虚也；不时发搐，肝木乘脾也；面青黄，肝入心脾也；浮肿流涎，脾气虚也。用益智丸，以养心血，补中益气汤，以补脾气而愈。

一小儿腹满作呕，饮食少思，至暮腹胀发热，此脾虚下陷，朝用补中益气汤，夕用六君、柴胡、升麻而愈。后因劳，不时寒热，夜间盗汗，用十全大补汤而愈。

一小儿夜间发热腹胀。余谓：脾虚肝盛。朝用五味异功散，夕用四味肥儿丸，热止，乃朝用六味地黄丸，夕用异功散而痊。

一小儿巳午时发热惊悸，发时形气倦怠，面黄懒食，流涎饮汤。余谓：心气不足所致。不信，反服凉心之药，更加吐泻，睡而露睛，手足并冷，几至慢脾风。先用六君、姜、桂，佐以地黄丸而愈。

一小儿亥子时，患前症，用益黄散而愈。后复发，服前药及清热之剂，病发，不时嗜卧露睛，作渴少食，大便频黄。余谓：脾虚，而肝木胜之，兼元气下陷也。用补中益气汤，佐以地黄丸而愈。

一小儿先停食，服克伐之药，致面色萎黄，体倦少食，申酉时潮热，或用清热消导之剂，更加泄泻。余先用六君子汤数剂，后用补中益气汤渐愈。

一小儿申酉时发热面赤，腹中作痛，或用峻利之剂下之，致发搐吐痰作渴，腹痛按之即止，此脾胃伤而变症也。用七味白术散、补中益气汤顿安。

柴苓散　治壮热来去。

柴胡　麦门冬去心焙　人参　赤茯苓　甘草各半两　黄芩一两

上为末，每服二钱，入小麦二十粒，青竹叶二片，水煎服。

二黄犀角散　治温壮热，心神不安，大腑秘结。

犀角屑　大黄酒浸蒸　钩藤钩　栀

子仁　甘草　黄芩各半两

上为末，每服五分，热汤调下，量儿加减。

牛黄散　治温壮常热，或寒热往来。

牛黄研　甘草各半两　柴胡　栀子酒炒　龙胆草酒炒　黄芩炒，各二钱半

上为末，每服半钱，以金银薄荷汤调下。

黄龙汤　治发热不退，或寒热往来。

柴胡五钱　黄芩炒　甘草炙，各二钱　赤芍药三钱

上每服三钱，姜、枣水煎。

牛黄膏　治壮热，咽喉涎响，或不省人事，或左右手偏搐，或唇口眼鼻颤动。此涎热内蓄，风邪外感也。宜急服之。

蝎尾四十九枚　巴豆肉去油膜，一钱半　梅花脑半匙　辰砂研，二钱　郁金一钱，皂角水煮　牛黄少许　麝香一匙

上为末，每服一匙，蜜水调下，量儿虚实用之。

栀子仁汤　治阳毒壮热，百节疼痛，下后热不退者。

栀子仁酒炒　赤芍药　大青　知母各一两　升麻　黄芩酒炒　石膏各二两　柴胡一两半　甘草五钱　杏仁二两，浸去皮，面炒微黄

上每服三钱，生姜三片，水煎服。

六物黄芩汤　治壮热，腹大短气，往来寒热，饮食不化。

黄芩酒炒　大青　甘草炙　麦门冬去心　石膏各半两　桂二钱

上每服一二钱，水煎服。

五物人参饮　治壮热咳嗽，心腹

胀满。

人参　甘草各半两　麦门冬去心
生地黄各一两半　茅根半握

上每服二三钱，水煎服。

益智丸　治脾肾虚热，心气不足。

益智仁　茯苓　茯神各等份

上为末，炼蜜丸，桐子大。每服五
六十丸，空心白滚汤下。亦治白浊

四物二连汤　治血虚劳，五心烦热，
昼则明了，夜则发热，胁肋并一身尽热，
日晡肌热。

当归　生地黄　白芍药　川芎　黄
连　胡黄连各等份

上水煎服。

地骨皮散　治虚热壮热。

知母　柴胡　甘草　人参　地骨皮
茯苓　半夏各等份

上姜水煎，有惊热加蝉退、天麻、
黄芩。

抱龙丸　方见伤寒

六味丸　方见肾脏

七味白术散　方见积痛

导赤散

秘旨安神丸　二方见心脏

泻白散　方见肺脏

惺惺散

保肺汤　二方见咳嗽

四物汤　方见急惊

当归补血汤

柴胡清肝饮

清凉饮子　三方见发热

六神散　方见夜啼

补中益气汤　方见虚羸

四君子汤

六君子汤　二方见内钓

益黄散　方见脾脏

泻青丸　方见肝脏

寒　热

经曰：阳虚则外寒，阴虚则内热，
阳盛则外热，阴盛则内寒。寒热往来，
此乃阴阳相胜也。故寒气并于阴，则发
寒。阳气并于阳，则发热。寸口脉微，
为阳不足阴气上入阳中，则恶寒。尺脉
弱，为阴不足，阳气下入阴中，则发热。
阳不足则先寒后热，阴不足则先热后寒。
阴阳不归其分，则寒热交争也。又上盛
则发热，下盛则发寒，阳胜则午热，阴
胜则午寒，阴阳相胜，虚实不调，故邪
气更作而寒热往来，或午寒午热也。少
阳胆者，肝之府，界乎太阳阳明之间，
半表半里之分，阴阳之气，易于相乘，
故寒热多主肝胆经症，以小柴胡汤加减
调之。若只见寒热，起居如常，久而不
愈，及大病后，元气未复，悉属阴虚生
热，阳虚生寒，宜用八珍汤补之，甚者
十全大补汤。有食积为病亦令寒热，用
保和丸消之。若兼呕吐泄泻，用六君子
汤。厥冷冻饮料热，人参理中丸。作渴
不止，七味白术散。食积既消，而寒热
尚作者，肝邪乘脾所胜，侮所不胜也。
用异功散加柴胡、山栀。其疟症寒热，
详见疟门。

治验

一小儿十四岁，朝寒暮热，或时发
寒热，则倦怠殊甚，饮食不思，手足指
冷，朝用补中益气汤，夕用六君子汤，
各二十余剂，渐愈。后因用功劳役，前
症复作，更加头痛，脉虚两寸尤弱，朝

77

用补中益气汤、蔓荆子，夕用十全大补汤，两月余而痊。但劳役仍复寒热，服前二汤稍愈。毕姻后，又用功过度，朝寒遍体如冰，暮热遍身如炙，朝用补中益气汤加姜、桂，暮用八味丸加五味子，各五十余剂而愈。

一小儿十三岁，壮热便秘，服清凉饮，愈而复作，服地骨皮散，更潮热。又服芩、连、四物，不时寒热，体倦少食而热，或昼见夜伏，夜见昼伏。余谓肝脾虚热。夕用地黄丸加五味子，朝用补中益气汤加山药、山茱而瘥。

一小儿寒热不愈。诊其乳母，左关脉弦数，左胁作痛，遇劳则遍身瘙痒，遇怒则小便不利，此因肝经血虚，郁火所致也。先用小柴胡汤加山栀、牡丹皮，诸症顿退。又用加味逍遥散，母子并瘥。

一小儿发热咬牙，乍寒乍热，耳内痛痒，缘乳母有肝火所致，用柴胡清肝、栀子清肝二散，母子并服而愈。

一小儿十四岁，每日子时分发热，遍身如炙，午未时则寒，足骨如冰至膝，至子时分，热仍作，此内真寒而外假热也。朝用补中益气汤加参、芪各三钱，附子三分，夕用大剂四君子汤加当归一钱、附子五分，各二十余剂渐安。又用参、术各五钱，归、芪各三钱，陈皮、甘草各一钱，姜桂五分，各数剂。乃朝用十全大补汤，夕用六君子汤，渐愈。又用五味异功散而寻愈。

一女子十五岁，寒热，月经先期，两寸脉弦出鱼际。此肝经血盛之症，用小柴胡汤加生地黄、乌梅治之而愈。后寒热消瘦，月经过期，乃肝脾二经血气虚弱也。朝用补中益气汤，夕用六味地黄丸而愈。

羌活冲和汤　治太阳无汗，发热头痛恶寒，春强，脉浮紧。又治非时暴寒人中之头痛，恶寒发热，宜此汤治之以代麻黄汤用，太阳经之神药也。

羌活　防风　苍术各一钱半　川芎　甘草　细辛　白芷　生地黄　黄芩各一钱

上水煎服。

八珍汤　四物、四君合用。四物见急惊，四君见内钓

十全大补汤　方见自汗

六君子汤

加味逍遥散

异功散　三方见内钓

人参理中丸　方见冷泻

保和丸

补中益气汤　二方见虚羸

地骨皮散　方见潮热

芩连四物汤　即四物二连汤加黄芩，方见潮热

地黄丸

八味丸　即地黄丸加五味子、肉桂。二方见肾脏

小柴胡汤　方见痉症

柴胡清肝散

栀子清肝散　二方见发热

伤寒夹惊夹食

钱仲阳云：小儿正伤寒者，谓感冒寒邪，壮热头痛，鼻塞流涕，畏寒拘急是也。夹惊者，因惊而又感寒邪，或因伤寒热极生风，是热乘于心，心神易动，故发搐也。用薄荷散、人参羌活散之类

解之，甚者，抱龙丸。夹食者，或先伤于风寒，后复停滞饮食，或先停滞饮食，而后伤于风寒，以致发热，气粗嗳气，壮热头疼，腹胀作痛，大便酸臭，先用解散，次与消导；不解者，用大柴胡汤。周岁已前伤寒热轻者，用惺惺散；周岁已后，须解表微汗。若五六日不除，邪入于经络，传变多端，不可枚举。若夫荣卫俱伤者，羌活冲和汤主之，过此则少阳、阳明二经，在于半表半里肌肉之间，脉不浮沉。外症在阳明，则目疼鼻干，不得眠，脉洪而长，以葛根解肌升麻等汤治之。在少阳，则耳聋脉弦数，小柴胡汤加减和之。若少阳阳明俱病，小柴胡加葛根、芍药，传入阳明，为里脉沉实，谵妄恶热，六七日不大便，口燥咽干而渴。用大柴胡汤，重则三一承气汤，若兼三焦俱病，则痞满燥实，宜大承气汤。三阳之邪在里为患，不头痛恶寒而反渴，此为温病，当遵仲景法治之。其余正伤寒症，治自有专方，不复赘论。其兼惊兼食者，各从本症治之。治验散见各证

抱龙丸 治伤风瘟疫，身热气粗，痰实壅嗽，常服安神镇惊，亦治痘疹壮热。

牛胆南星一两 天竺黄 雄黄 辰砂二钱 麝香少许

上为末，煮甘草汁丸，樱桃大阴干，每服一丸，薄荷汤下，气喘有痰加枯矾。

愚按：前方若风热痰嗽，或急惊发搐，昏睡咬牙，形病俱实，宜用此方。若初冒风寒，咳嗽痰盛气喘者，属客邪内作，先用十味参苏饮。客邪既解，而腹胀吐泻，发搐咬牙，睡而露睛，属脾肺气虚，用五味异功散，切忌祛痰表散。若过服克伐之剂，以致前症者，尤宜温补脾肺。

红绵散 治伤风咳嗽，鼻塞或流清涕。

全蝎五个 麻黄去节 僵蚕 白芷川芎 桔梗 天麻各二钱 甘草 苏木❶

上为末，每服一钱，加红绵少许，水煎，有热加荆芥。

葛根解肌渴 治发热恶寒，头痛项强，伤寒温病。

葛根四分 桂一分 黄芩 甘草白芍药各三分 麻黄二分

上姜枣水煎服。

三乙承气汤 治脏腑积热，痞满燥实坚胀。

甘草 枳实麸炒 厚朴姜制 大黄芒硝各等份

上姜水煎服。

升麻汤 治小儿中风头痛，增寒壮热，肢体疼痛，鼻干不得眠。兼治疮症，已发未发皆可服。

甘草 白芍药 升麻 干葛各等份

上为末，每服一钱，水煎服。

小柴胡汤

大承气汤

大柴胡汤 三方见痉症

惺惺散 方见咳嗽

葛根解肌汤

抱龙丸 二方见伤寒

薄荷汤 方见瘰疬

人参羌活散 方见惊风

---

❶ 甘草、苏木剂量原脱。

咳　嗽

钱仲阳云：嗽者肺感微寒。八九月间肺气正旺，若面赤身热，其病为实，当用葶苈丸下之，久嗽者不宜下。若在冬月，乃伤风嗽，当用麻黄汤汗之。面赤饮水，咳嗽唾脓痰，咽喉不利者，以甘橘汤清之。先咳后喘，面肿身热，肺气盛也，以泻白散平之。嗽而唾痰涎乳者，以白饼子下之。洁古云：嗽而两胁痛者，属肝经，用柴胡汤。咳而呕苦水者，属胆经，用黄芩半夏生姜汤。咳而喉中如梗者，属心经，用甘桔汤。咳而失气者，属小肠，用芍药甘草汤。咳而右胁痛者属脾经，用升麻汤。咳而呕长虫者，属胃经，用乌梅丸。咳而喘息吐血者，属肺经，用麻黄汤。咳而遗尿者，属大肠，用赤石脂汤。咳而腰背痛，甚则咳涎者属肾经，用麻黄附子细辛汤。咳而遗尿者，属膀胱，用茯苓甘草汤。咳而腹满，不欲食，面肿气逆者，属三焦，用异功散。若咳嗽流涕，外邪伤肺也，先用参苏饮。喘嗽面赤，心火刑肺也，用人参平肺散，及六味地黄丸。嗽而吐青绿水，肝木乘脾也，用异功散加柴胡、桔梗。嗽而吐痰乳，脾肺气伤也，用六君子加桔梗。若咳脓痰者，热蕴于肺，而成肺痈也，用桔梗汤。凡风邪外伤，法当表散而实腠理，其用下药，非邪传于内，及胃有实热者，不宜轻用。面色白，脉短涩者，肺之本证也，易治。面色赤，脉洪数者，火刑金也，难治。

治验

一小儿潮热烦渴，大便干实，气促咳嗽，右腮色赤，此肺与大肠有热，用柴胡饮子一服，诸症顿退。后又发搐咬牙顿闷，此肝脾气血虚也，用四君、芎、归、钩藤钩而愈。

一小儿咳嗽恶心，塞鼻流涕，右腮青白，此脾肺气虚，而外邪所乘也，先用惺惺散，咳嗽顿愈。但饮食不思，手足指冷，此外邪虽去，而元气尚虚也，当调补脾土，而生肺金，遂用六君、升麻，治之而愈。大凡外邪所侵，而痰涎壅塞者，宜表散之；外邪既去，而喘嗽未愈，或更气促，肺气虚也，属形病俱虚，须用六君子之类，调补脾土，以生肺金为善。设径补肺气，则反益其邪，况肺乃脆嫩之脏而司腠理，以脾为母。若腠理不密，风邪外侵，蕴结于肺，而变咳嗽诸症，乃形气不足，病气有余也，最难调理。设或呕吐伤其胃气，汗下损其津液，必变肺痿、肺痈。

吴江史万言子六岁，感冒咳嗽，发散过度，喘促不食，痰中有血，用桔梗汤而愈。后因元气未复，清气不升，大便似痢，或用五淋散、黄连、枳实之类，痰喘目札，四肢抽搐，变慢风而殁。

一小儿伤风咳嗽发热，服解表之剂，加喘促出汗。余谓肺脾气虚，欲用补中益气汤加五味子补之。不信，乃自服二陈、桑皮、枳壳，而发搐痰涌。余仍用前药，加钩藤钩而痊。

一小儿有哮病，其母遇劳即发，儿饮其乳亦嗽，用六君、桔梗、桑皮、杏仁治之，母子并愈。

一小儿伤食，发热抽搐，呕吐喘嗽，属脾肺气虚有热，用六君、炒黑黄连、山栀而愈。

一小儿咳嗽，因乳母素食膏粱炙煿所致，用清胃散而愈。后其母因怒，咳嗽胁痛，其子亦然，母服小柴胡汤，子亦随愈。

吴江史万洲子，伤风咳嗽，或用散表化痰之药，反加痰盛腹胀，面色㿠白，余谓脾肺气虚也，用六君、桔梗一剂，顿愈。三日后，仍嗽，鼻流清涕，此后感于风寒也，仍用前药，加桑皮、杏仁，而愈。

一小儿发热咳嗽，右腮赤色，此肺金有热，用泻白散而愈。次日重感风邪，前症复作，声重流涕，用参苏饮加杏仁、桑皮而愈。但右腮与额微赤，此心火乘肺也，用人参平胃散一剂遂痊。

一小儿咳嗽发热，右脸赤色，作渴烦闷，倦怠少食，肚腹作胀，此风邪伤肺，饮食伤脾，先用六君、桔梗、杏仁、柴胡一剂，诸症少愈，后去杏仁、柴胡，又一剂而安。

一小儿发热，右脸赤，咳嗽痰盛，余谓：风邪蕴结于肺，而痰作也。用二陈加桑皮、杏仁、桔梗治之将愈，自用发散降火之剂，风痰不退，发热益甚。余曰：此脾肺俱虚也。用五味异功散加桔梗四剂渐愈，又用六君子汤而愈。

一小儿三岁，痰涎上涌，气喘胸满，大便不实，睡而露睛，手足指冷，此属形病俱虚也，用六君、桔梗一剂，诸症稍缓，至四剂，将愈。复伤风寒，前症仍作，又以前药加紫苏、杏仁、桑皮而安。

一小儿伤风咳嗽痰盛，杂用化痰等药，寒热益甚，面色或青或赤，此风热相搏也，用牛黄清心丸一服，又六君、桔梗二服而痊。

麦煎散 治夹惊伤寒，吐逆壮热，表里不解，气粗喘急，面赤自汗，或狂语惊叫，或不语自汗。又治瘾疹搔痒，往来潮热，或时行麻痘，余毒未尽，痰涎咳嗽，或变惊风，手足搐搦，眼目上视，或伤风头痛。并宜服之。

滑石 地骨皮 赤芍药 石膏 白茯苓 杏仁 人参 知母 甘草 葶苈子炒，各半两 麻黄去节一两半 小麦五六十粒

上为末，每服一钱，麦子煎汤调下。若久嗽传于五脏，或唾痰涎，或厥冷惊悸，甚则目眶肿黑，白睛色赤，用生地黄、黑豆湿研，或膏掩目眶上，服麦煎散。久嗽成痫，服散痫之药。

小青龙汤 治伤寒表不解，恶寒体热，心下停水干呕，咳嗽喘急，或肺胀胸满，鼻塞清涕，嗳逆气喘。仲景所谓：表不解，心下有水气，干呕发热而咳，或渴或噎，或小便不利，或小腹胀满。此汤主之。

麻黄去节 赤芍药 半夏汤炮，各七钱 细辛 干姜炮 甘草炙 桂枝各三钱 五味子半两，杵

上每服二钱，水煎。

理中汤 治脾胃虚寒，胸膈痞满，或心腹疼痛，痰逆呕吐，饮食减少，气短羸困，或霍乱吐利，手足厥冷，不喜饮水者。

人参 白术 干姜炮，各等份 甘草炒，减半

上每服三钱，水煎热服，或研末，白汤调下。

惺惺散❶ 治外感风寒，鼻塞痰嗽发热。

桔梗 细辛 人参 白术 甘草 栝楼根 白茯苓

上为末，每服二钱 入薄荷五叶，水煎服。

参苏饮 治感冒发热头痛，伤风咳嗽，伤寒呕吐，胸膈不袂，痰饮凝结。

紫苏 前胡 陈皮 半夏泡七次 干葛 茯苓 枳壳炒 桔梗各三钱 甘草一钱 人参三钱

上为末，每服一二钱，姜枣水煎服。

保肺汤 治肺胃受风热，痰盛咳嗽，喘吐不止，及治久嗽不愈。

山药 白茯苓 紫苏叶各一钱 白僵蚕去丝嘴，炒，二钱 藿香五分 百部六分 黄芩 防风 杏仁去皮尖麸炒，各一钱 百合五分 五味子一钱 桔梗一钱

上水煎，食后服。

天麻防风丸 治惊风咳嗽，身体壮热，多睡惊悸，手足抽掣，精神昏愦，痰涎不利，及风邪温热。

天麻 防风 人参 辰砂 雄黄 麝香 甘草炙，各二钱半 全蝎炒 僵蚕各半两，炒 牛黄❷

一方有胆南星，无麝香。上为末，炼蜜丸，桐子大。每服一二丸，薄荷汤下。

麻黄汤 治太阳症，头疼发热，身头恶风，无汗喘满，脉浮紧，八九日不解，当发汗，汗已烦闷瞑目者必衄，衄乃解，所以然者，阳气重故也。

甘草半两 麻黄去节，一两半 桂枝一两 杏仁去皮，三十五个

上每服三钱，水煎。

柴胡石膏汤 治时行瘟疫，壮热恶风，头痛体疼鼻塞，心胸烦满，寒热往来，咳嗽涕唾稠黏。

桑白皮 黄芩各三钱半 升麻二钱半 石膏 前胡 赤芍药 干葛 柴胡各五钱 荆芥穗三钱

上为末，每服一二钱，姜二片，淡豉十粒，水煎。

葶苈丸 治脾热熏肺，或伤风咳嗽，面赤痰盛，身热喘促。

葶苈子隔纸略炒 防己 黑牵牛略炒 杏仁去皮尖双仁，麸炒捣膏，一两

上为末，研入杏膏拌匀，取蒸枣肉捣和丸，麻子大。每服五七丸，淡姜汤下，量儿加减。

黄芩半夏生姜汤 治胆腑咳呕苦水若胆汁。

黄芩 生姜各一钱 甘草炙 芍药各六分 大枣二个 半夏一钱五分

上水煎服。

甘橘汤 治心脏咳，咳而喉中如梗状，甚则咽肿喉痹。

粉草一钱 苦梗一钱

上水煎，食后服。

芍药甘草汤 治小肠腑咳，咳而失气。

芍药 甘草炙，各一钱

上水煎服。

升麻汤 治脾脏咳，咳而右胁下痛，痛引肩背，甚则不可以动，动则咳涎。方见伤寒

---

❶ 惺惺散中药物剂量原脱。
❷ 牛黄剂量原脱。

乌梅丸 治胃腑咳，咳而呕，呕甚则长虫出。

乌梅三十个 细辛 附子制 桂枝 人参 黄柏各六钱 干姜 黄连各一两 当归 蜀椒各四两

上为末，用酒浸乌梅一宿，去核蒸之，与米饭捣和丸，桐子大。每服十丸，白汤下。

赤石脂禹余粮汤 治大肠咳，咳而遗屎。

赤石脂 禹余粮各二两，并打碎

上每服二钱，水煎。

麻黄附子细辛汤 治肾脏咳，咳则腰背相引而痛，甚则咳涎。又治寒邪犯齿，致脑齿痛，宜急用之，缓则不救。

麻黄 细辛各二钱 附子一钱

上每服一钱，水煎。

茯苓甘草汤 治膀胱咳，咳而遗溺。

茯苓二钱 桂枝二钱半 生姜五大片

上每服二钱，水煎。

牛黄清心丸 方见急惊

泻白散 方见肺脏

二陈丸 方见吐哕

补中益气汤 方见虚羸

小柴胡汤 方见痓症

桔梗汤 方见肺痈

四君子汤

六君子汤

清胃散

异功散 四方并见内钓

地黄丸 方见肾脏

五苓散 方见五淋

人参平肺散 方见夜啼

白饼子 方见发搐

百晬❶内嗽

百晬内嗽者名乳嗽，甚难调理，当审其虚实。若气粗痰盛，口疮眼热，先用比金丸。呕吐惊悸，困倦自汗，用补肺散。惊嗽用琥珀散。乳嗽用天麻丸。若脾胃内热，用抱龙丸。风邪外感者，用惺惺散。痰热既去，而气粗痰盛，或流涎者，脾肺气虚也，用异功散加桔梗。口疮眼热，大便坚实者，用三黄丸；大便不实者，用白术散。若呕吐不乳，困倦自汗，或自利腹胀者，脾胃气虚也，用六君子加柴胡。若惊悸困倦，痰盛不乳者，心脾血虚也，用四君子加芎、归、酸枣仁。或因乳母食五辛浓味，致儿为患者，仍参喘嗽诸症。

治验

一小儿外感风邪，服表散之剂，汗出作喘，此邪气去而脾肺虚也，用异功散而汗喘止，再剂而乳食进。

一小儿咳嗽，服抱龙丸，反吐泻不乳，腹胀发热，用六君子汤，母子并服而瘥。后因母饮酒仍嗽，用清胃散加曲蘖，母服而子亦愈。

一小儿患嗽。或用清痰等药，反吐乳，发搐热掀腹胀，此脾胃复伤，而内虚热也。用异功散加钩藤钩渐愈。又用前药加当归而安。

一小儿患咳嗽，服牛黄清心丸，加喘促腹胀，此脾肺气虚也，用六君子汤顿愈。

补肺散一名阿胶散 治肺虚恶心喘急，久患咳嗽有痰。

———————

❶ 晬：音 zuì。指一昼夜。

83

阿胶一两半，炒　鼠粘子炒　马兜
铃各半两　杏仁七粒　糯米一两　甘草
三分

上每服一钱，水煎服。

天麻丸❶　治未满百晬，咳嗽不止。

天麻　蝉蜕　白僵蚕炒　人参　川
芎　甘草　辰砂　天竺黄各三钱　牛胆
南星　白附子　砒　雄黄各一钱　金箔
五片　硼砂五分

上为末，蜜丸，芡实大，金箔为衣。
每服一丸，用薄荷汤下。

愚按：前方乃金石大毒之剂，不可
轻用。况百晬小儿，多是乳母饮食浓味，
或母有肺病传儿。昔一妇人服截疟丹，
内有砒者，儿饮其乳，良久，子母昏愦，
遍身发赤，翌日方苏。又一妇人亦服前
药，其子吐泻大作。大人尚不能胜，况
小儿乎！凡服砒石之药中毒，遍身发赤，
昏愦或吐泻者，急灌醋碗许即苏，小儿
数滴足矣。

琥珀散　治急慢惊风，涎潮昏冒，
目瞪惊搐，内钓腹痛，或惊痫时发。

辰砂一钱半　琥珀　牛黄　僵蚕炒，
去丝嘴　牛胆南星　全蝎　白附子　代
赭石　天麻　乳香　蝉壳各一钱

上为末，每服一二分，白汤调下。

黄芩清肺饮　治肺燥而小便不通。

黄芩一钱　栀子一个，打破

上水煎服，不利加盐豉二十粒。

异功散

四君子汤

六君子汤

清胃散　四方见内钓

白术散　方见积痛

比金丸　方见惊痫

三黄丸　方见疝症

惺惺散　方见咳嗽

抱龙丸　方见伤寒

牛黄清心丸　方见急惊

作　喘

喘急之症，有因暴惊触心者，有因
寒邪壅盛者，有因风邪外客者，有因食
咸酸而痰滞者，有因膏粱积热，熏蒸清
道者。然喘与气急有轻重之别，喘则欲
言不能，隘于胸臆，气急但息短心神迷
闷耳。治法：因惊者，用雄朱化痰定喘
丸，佐以天麻定喘。饮寒伤肺气者，用
小青龙汤。风邪伤肺者，用三拗汤加减
之。食咸酸伤肺者，啖以生豆腐。热伤
肺气者，当凉肺定喘。哮喘喉声如锯者，
梅花饮兼用半夏丸。前症多因脾胃气虚，
腠理不密，外邪所乘，真气虚而邪气实
者为多。若已发则散邪为主，未发则补
脾为主。设概攻其邪，则损真气，径补
其肺，而益其邪。凡喘嗽之症，若小便
不利，则必生胀，胀则必生喘。要分标
本先后，先喘而后胀者，主于肺。先胀
而后喘者，主于脾。盖肺金司降，外主
皮毛；肺朝百脉，通调水道，下输膀胱。
肺既受邪，则失降下之令，故小便渐短，
致水溢皮肤，而生胀满，此则喘为本而
胀为标也，治当清金降火为主，而行水
次之。脾土恶湿，而主肌肉，土能克水。
若脾土受伤，不能制水，则水湿妄行，

---

❶　明·元历11年赵氏福建刻本该方"天竺黄"
后为"各二钱"；"白附子"后为"各一钱"；"砒"
后有"五分，用精猪肉批开，将砒置内，湿纸色煨，
纸成灰取出"；"雄黄"后为"一钱"。

浸溃肌肉，水既上溢，则邪反侵肺，气不能降而生喘矣，此则胀为本，而喘为标也，治当实脾行水为主，而清金次之。苟肺症而用燥脾之药，则金燥而喘愈甚。脾病而用清金之药，则脾寒而胀益增。观其症，若中气虚弱者，用六君子汤。中气虚寒者，前方加炮姜。郁结气滞者，用归脾汤加柴胡、山栀。肝木克脾土者，用六君、柴胡、山栀。肺气壅滞者，用紫苏饮加白术。食郁壅滞者，用养胃汤加木香。肺中伏热，水不能生而喘者，用黄芩清肺饮及五淋散。脾胃虚弱，不能通调水道者，用补中益气汤及六味丸。膏粱浓味，脾肺积热而喘者，用清胃散及滋肾丸。心火刑金不能生水者，用人参平肺散，亦用滋肾丸。肾水亏，虚火铄金，小便不利者，用六味丸及补中益气汤。肝木乘脾，不能相制而喘者，用六君、柴胡、升麻。脾胃虚寒，脐凸腹胀者，用八味地黄丸。脾肾虚寒，不能摄水如蛊胀者，用加减肾气丸。凡亏损足三阴，而致喘胀，或二便不调，及牵引作痛者，俱用六味、八味、加减肾气等丸治之。仍参伤风咳嗽症。

治验

一小儿呕吐发热，胸痞胁痛，作喘发搐，内乳恚怒，母服加味逍遥散，子服异功散加钩藤钩、山栀并愈。

一小儿痰喘鼻塞，用惺惺散而愈。后因伤乳，服消导之剂，痰喘腹胀益甚。余谓：脾虚不能生肺而痰喘，脾气不能运化而腹胀。用异功散而痊。

一小儿患喘，服发汗之剂，汗不出而喘益甚，用异功散顿愈，又用六君子汤而痊愈。后复痰喘，服下痰丸，前症愈甚，更腹胀作呕，此脾肺复伤也，再用异功散而渐愈。半载后患喘嗽面赤，此心火克肺金，用人参平肺散及六味地黄丸而痊。

一小儿伤风，喘急不能卧，服参苏饮之类不痊，余用小青龙汤一剂而愈。后复感寒，嗽喘益甚，服发表之药，手足并冷，腹胀少食，余谓脾肺俱虚也，用六君子加桔梗、杏仁而愈。

一小儿患喘，面赤，服牛黄清心丸，面色㿠白，手足不热。余谓脾胃复伤，用六君子汤，不半杯而愈。又伤风寒而喘，面色仍白，用五味异功散加桔梗、生姜，治之顿安。

一小儿七岁，患前症久不愈，或用下痰等药，连泻数次，饮食不入，手足并冷，喘急不得卧，先用六君、桂、姜，益甚；用人参五钱，附子一钱，二剂少缓，又二剂，十减三四，乃用独参，将愈，却用四君子而瘥。

雄朱化痰定喘丸 治因惊发喘，逆触心肺，暴急张口，虚烦神困。

雄黄 朱砂各一钱，研 蝉蜕 全蝎少许 白僵蚕 天南星 白附子炮。各二钱 轻粉五分

上为末，糊丸，麻子大。每服数丸，茶清送下。

梅花饮 治五脏积热，喉中有痰，面色赤白，鼻流清涕，气逆喘急，目赤咳嗽，或因惊夜啼。

硼砂 马牙硝 片脑 人参各一两 甘草五钱 芒硝 辰砂 麝香各一方

上各另为末，瓷器收贮，每服半匙，麦门冬汤调服；气急喘嗽，桑白皮汤下；常服，薄荷汤下。

天麻定喘饮 治喘嗽惊风。

天麻　防风　羌活　甘草炒　人参　桔梗　白术　川芎　半夏曲各等份

上每服二钱，水煎服。

三拗汤　治感冒风邪，鼻塞声重，语音不出，或伤风寒，头痛目眩，四肢拘倦，咳嗽多痰，胸满气短。

麻黄不去节　杏仁不去皮尖　甘草生用，各等份

上每服二三钱，姜水煎服。

半夏丸　治肺气不调，咳嗽喘满，痰涎壅塞，心下坚满，及风痰呕吐恶心，涕唾稠黏。

白矾一两半，焙　半夏三两，汤泡七次姜汁制一宿

上为末，生姜自然汁丸，赤豆大。每服十丸，姜汤下。

紫苏饮子　治肺受风寒，喘热痰嗽。

紫苏叶　桑白皮　青皮　五味子　杏仁　麻黄　甘草炙　陈皮各二分　人参　半夏各三分

上姜三片，水煎温服。

小青龙汤

惺惺散　二方见咳嗽

异功散

清胃散

六君子汤

加味逍遥散

归脾丸　五方见内钓

人参平胃散　方见夜啼

平胃散　方见胃气虚冷

八味丸　即六味丸加肉桂、五味子，方见肾脏

牛黄清心丸　方见急惊

养胃丸　方见疟症

黄芩清肺散　方见百晬内嗽

五淋散　方见五淋

滋肾丸　方见发热

补中益气汤　方见虚羸

六味丸　方见肾脏

金匮加减肾气丸　方见腹胀

黄　疸

经曰：中央黄色，入通于脾，故黄胆者，脾之色也。夫人身之神，贵于藏而默用，见于外则内虚矣。其症皆因脾气有亏，运化失职，湿热留于肌肤，发而为疸。钱仲阳所谓身痛背僵，二便涩滞，遍身面目爪甲皆黄是也。小便褐色者难治。疗法宜固脾为先，如专用克伐宽中淡泄利水之药，则鲜有不至危者矣。若初生及百日半年之间，不因病而身黄者，胃热苔黄也。腹大食上为脾疳，兼作渴饮冷者，用泻黄散。小便不利者，茵陈汤。病后发黄，肢体浮肿者，用白术散。清便自调，肢冷嗜卧者，益黄散。身淡黄白者，调中丸及补中益气汤加茵陈。身热膈满，肌肤面目皆黄者，加减泻黄散。辨其所以：若闭目壮热，多哭不已，大小便赤涩，口中热气者，乃妊娠浓味贻毒之候也，母子并服生地黄汤，仍忌酒面五辛热物。设不自慎，误伤脾土，急则变为惊风吐泻，缓则肢体浮肿，小便不利，眼目障闭，多成疳疾矣。又有脾虚发黄者，当于脾胃中求之。

治验

一小儿旬日内，先两目发黄，渐及遍身，用泻黄散一服而瘥。

一小儿生旬日，面目青黄，此胃热苔黄也，用泻黄散，乳调服，少许即愈。

后复身黄吐舌，仍用前药而安。

一小儿因乳母食郁而致饱胀咽酸，遍身皆黄，余以越鞠丸治其母，泻黄散治其子并愈。

一小儿患前症，服五苓散、消食丸之类，其黄不退，作渴饮汤，腹膨少食，余谓胃气虚，津液少，故喜饮汤；脾气虚，故腹胀少食也，先用白术散渐愈，又用补中益气汤而瘳。

一小儿饮食不调，腹胀身黄，小便金色，杂用自治之剂，作渴饮水，余谓胃气实热。先用泻黄散二剂，其渴顿止，用栀子柏皮汤，其黄亦退，用白术散而饮食进。

茵陈汤　治阳明病，发热汗出者，此为热越不能发黄也。但头汗出至颈而还，小便不利，渴饮水浆，此瘀热在里而发黄也，或伤寒七八日，小便不通，腹微黄，身黄如橘色者。

茵陈蒿嫩者一两　大黄三钱半　栀子大者三枚

上每服一钱，水煎服。

犀角散　治黄胆，一身尽黄。

犀角一两　茵陈　葛根　升麻　龙胆草酒炒　甘草　生地黄各半两　寒水石三钱

上每服三钱，水煎服。一方栝楼根汁，和蜜服。

小半夏汤　治黄胆，小便色不变，自利腹满而喘者，不可除热，热去必哕。

半夏汤洗七次

上每服二三钱，姜三片，水煎服。

消食丸　治胸膈气痞，乳食不消，身后黄者。方见呕吐

茵陈五苓散　即五苓散加茵陈。每服一钱，温水调下，日三服。

导赤散　二方见五淋
越鞠丸　方见天钓
承气汤
小柴胡汤　二方见痉症
调中丸　即理中丸，方见冷泻
平胃散　方见脾胃虚冷
使君子丸　方见蛔虫
益黄散　方见脾脏
地黄汤　即济生地黄汤
白术散　方见积滞
四味肥儿丸　方见呕吐
泻黄散　方见脾脏

卷六

呕 吐 乳

呕吐皆主脾胃，古人谓脾虚则呕，胃虚则吐是也。呕者有声无物，吐者有物无声也。盖乳哺过饱，则胃不能受而溢出，衔乳多食睡，则脾不能运而作泻，脾胃渐伤，疾病缠绵，甚至慢惊之患矣。若手足指热，喜饮热汤，或睡而露睛，皆胃气虚弱也，用异功散。若手足指热饮冷，或睡不露睛，属胃经实热也，用泻黄散。若作泻少食，或小便色赤，胃经虚热也，用七味白术散。大凡婴儿，在乳母尤当节饮食。若乳母停食，亦能致儿吐泻，故不可不慎也。

治验

一小儿伤食呕吐，发热面赤，服消导清热之剂，饮食已消，热赤未退，余以为胃经虚热，用六君、升麻、柴胡，四剂而瘳。

一小儿伤食呕吐，服克伐之药，呕中见血；用清热凉血，反大便下血，唇色白而或青。余谓脾土亏损，肝木所乘。

87

令空心服补中益气汤，食远服异功散，使涩血各归其源，果愈。

一小儿吐酸乳食，用四君、吴萸、黄连、木香，补脾平肝而愈。后口中有酸水，仍用前药随愈。后吐苦水，而口亦苦，用龙胆汤，以清肝火；四君子汤，以补脾土而痊。

一小儿吐黄水，所食之物，悉皆甘味，用泻黄散，清其胃火而愈。后因停食，服克伐之药，口甘不食，形气殊弱，用补中益气汤，养其中气而痊。

一小儿伤食嗳腐，用平胃散一服，宿滞顿化。余云：不必多药，但节其饮食自愈。不信，别用克滞之药，更加吐泻，以致不救。

一小儿伤食，发热面赤，抽搐呕吐，气喘唾痰，此饮食伤脾，肺气虚弱所致，用六君子汤，炒黑黄连、山栀各二分，一剂顿愈。

消乳丸 治呕吐消乳食，脉沉者，伤食不化也。

香附子炒　宿砂仁　陈皮去白　甘草炙　神曲炒　麦芽炒，各等份

上为末，米糊丸，黍米大。每服二十丸，姜汤下。

又方：治百晬内，呕吐乳奶，或大便青色，用少妇乳汁一盏，入丁香十粒、陈皮一钱，瓷器内煮数沸稍热，空心以绵球吮服。

杨氏消食丸 治乳食过多，胃气不能消化。

宿砂　橘皮　三棱　蓬术　神曲炒　麦芽炒，各半两　香附炒，一两

上为末，曲糊丸，麻子大，白汤送下，量儿加减。

局方观音散 治外感风寒，内伤脾胃，呕逆吐泻，不进饮食，渐至羸食。

人参一两　神曲炒　茯苓　甘草炒　木香　绵黄　白扁豆　白术各一钱　石莲肉去心，二钱半

上为末，每服一钱，入藿香三叶，枣水煎服。

香附散 治积冷呕吐。

藿香叶

陈皮　厚朴姜汁制。各七钱　半夏一两，汤泡七次　甘草炙，一钱

上每服三钱，姜枣水煎，泻甚加木香、肉豆蔻。

香薷散 治寒温不适，饮食不调；或外因风寒暑邪致吐利，心腹疼痛，霍乱气逆，发热头痛；或转筋拘急；或疼痛呕哕，四肢逆冷。

香薷一两　茯苓　白扁豆炒　厚朴姜汁制，各五钱

上每服二三钱，水煎，加酒半杯，冷服立效。

竹茹汤 治胃受邪热，心烦喜冷，呕吐不止。

葛根七钱半　半夏炮，半两　甘草炙，三钱

上每服一二钱，入竹茹枣许，大姜水煎，取清汁，微冷细细服，加茯苓三钱尤妙。

苏合香丸 治传尸骨蒸，殗殜肺痿，痃疟鬼气，卒心痛，霍乱吐痢，惊痫客忤等症。

苏合香油入安息香膏内　熏陆香另研　龙脑研　木香　白术　白檀香　丁香　朱砂研水飞　沉香　香附子炒　乌犀屑　荜茇安息膏另为末，用无灰酒梓

膏 麝香研 诃黎勒煨取皮，各二两

上为末，研匀，用安息香膏并蜜和丸，桐子大。井花水空心化服一二丸，温酒亦得，更用蜡纸裹弹子大一丸，绯绢袋盛，当心带之，辟一切邪。及治胸膈噎塞，肠中虚鸣，宿食不消。

青州白丸子 治惊风吐乳。

天南星三两 白附子一两 半夏浸洗七次 川乌头去皮脐，半两

上用井花水浸晒，过次日早晨，再换新水，春五日，夏三日，秋七日，冬十日，晒干为末，以糯米粉煎粥清为丸，绿豆大，薄荷汤调下。

泻白散 方见脾脏

白术散 方见积痛

异功散

六君子汤

四君子汤 三方见内钓

千金龙胆汤 方见噤风

平胃散 方见脾胃虚冷

补中益气汤 方见虚羸

吐舌弄舌

舌属心脾二经。小儿舌微露而即收者，名弄舌，此属心脾亏损，用温胃散补之。舌舒长而良久不收者，名吐舌，乃心脾积热，用泻黄散主之；或兼口舌生疮，作渴饮冷，属胃经实热，亦用前散。作渴饮热，属胃经虚热，用四君子汤。食少作渴，或大便不实，脾肾虚弱也，用七味白术散。口角流涎，或腮颊患肿，胃虚风热也，先用人参安胃散，次用七味白术散。若午后甚者，脾血虚也，四物多加参、术、茯苓。未应，用

补中益气汤，及审五脏相胜。若因疳瘦所致，当参诸疳门。

治验

一小儿弄舌发搐，手指不冷。余谓肝脾虚热。用异功散加升麻、柴胡而愈。后伤乳腹胀，服克滞，作泻弄舌，手指发热，审乳母肝火，与小柴胡汤加升麻、白术治之，母子并愈。

一小儿乳食过多，患吐泻，用大剂异功散加柴胡、升麻，母子服之而愈。后因惊，服至宝丹之类，发搐弄舌，几至慢惊，余用六君子汤加白附子，服之而愈。

一小儿吐舌，发热饮冷，额鼻黄赤，吐舌流涎，余谓心脾实热，用导赤、泻黄二散，而愈。后复作，别服清热等药，更弄舌，余用异功散加钩藤钩而安；又用六君子汤，痊愈。

一小儿七岁，食生冷之物，腹痛便秘，服峻利之剂，连泻五次，噫气腹痛，余谓心脾虚寒，用异功散加姜桂、木香治之，不从；反治胃火，更加吃逆。余仍以前药加附子一片，一服诸症顿退；乃去附子，又三剂而愈。其时同患是症，用清胃化痰者殁，而手足俱黯。

四物汤 方见急惊

补中益气汤 方见虚羸

小柴胡汤 方见痉症

导赤散 方见心脏

泻黄散

人参安胃散 二方见脾脏

七味白术散 方见积痛

异功散

六君子汤

四君子汤 三方见天钓

五苓散 方见五淋

89

卷 七

热 吐

经云：胃伤则吐。小儿热吐者，因多食甘甜炙煿之物；或乳母膏粱浓味，胃经积热；或夏间暑气内伏于胃所致。若肌肉眴动，烦热作渴者，暑伤胃气也，先用香薷饮，次用竹茹汤。若吐乳色黄不能受纳者，胃经有热也，先用泻黄散，次用人参安胃散。若吐出酸秽者，乳食内停也，用保和丸。吐乳不消者，胃气弱也，用异功散。吐而少食，腹痛欲按者，脾气虚也，用六君子加木香。凡诸症当验其手足，热则胃热，冷则胃寒，热用泻黄散，寒用理中汤，不热不寒，异功散调之。

治验

一小儿夏月吐乳，手指发热，作渴饮冷，口吐涎水，余谓胃气热，廉泉开而涎出也，用泻黄散而愈。后复呕吐，另用克滞之剂，口渴饮汤，流涎不已，余谓胃气虚寒，不能摄涎也，用理中丸而愈。

一小儿七岁，呕吐不食，面白指冷，此胃气虚寒也，用理中汤；呕吐顿愈，又用六君子汤而痊。后伤食腹痛，发热呕吐流涎，先用保和丸一服，而痛呕愈；再用四君、山栀而涎止。

一小儿食凉粉，而呕吐酸物，头痛发热，此内伤兼外感也，用人参养胃汤末二钱，姜汤调服，诸症皆愈；惟吐酸涩，用大安丸一服而止。

一小儿伤食发热，呕吐酸物，手指常冷，此胃气虚寒，阴盛隔阳于外，虚热所致也，用保和丸末二钱，浓姜汤调服而吐止，再用六君子汤加山栀而安。

一小儿呕吐作渴，暑月或用玉露饮子之类而愈。又伤食吐酸，余先用保和丸一服，吐止，次用五味异功散，饮食渐进，又用四君子汤而痊。

一小儿暑月患吐泻，服香薷饮、五苓散之类而止，但手足并冷，睡而露睛，饮食不入，肠鸣作呕，欲用清凉之剂。余曰：此始为热，终为寒也，当舍时从症。用人参理中丸，以姜汤化二服，病势始定；次用助胃膏渐安；又用六君子汤，调理而愈。

一小儿饮食多即吐，余用五味异功散愈之。又腹痛呕吐，先服大安丸，仍用异功散而愈。后症复作，另投祛逐之剂，吐泻不食，腹中痛甚，以手按之则止，此脾气复伤也，先用补中益气汤加茯苓、半夏一剂，又用六君子、升麻、柴胡二剂，饮食顿进。后食生冷，挟惊吐泻，手足并冷，唇口搐动，用六君、钩藤钩、柴胡而愈。

一小儿吐酸，作渴饮冷，腹痛发热，用人参养胃汤加黄连一剂，吐热稍定；

又用保和丸一服，腹痛顿止。后伤食复吐，腹胀大便不通，用紫霜丸下之寻愈。又感冒咳嗽腹胀，另服下药，发热作吐，腹胀，手足并冷，睡而露睛，发搐，用六君、钩藤钩而安，又用四君加当归、川芎而愈。后患吐泻，手足并冷，用助胃膏顿瘥。

一小儿呕吐发热，用泻黄散而愈。后因乳母饮酒，腹胀吐泻，用葛花解醒汤，子母服之渐愈，大便日去五七次，用五味异功散加升麻二剂，日去三次，乃用四君、肉豆蔻而瘥。

一小儿吐酸发热，用保和丸渐愈，又用四君、山楂、神曲而安。后因饮食过多，呕吐复作，另用下积丸，更加作泻腹胀，手足发搐。余以为肝木侮脾，用五味异功散加柴胡、钩藤钩而搐止，又用六君子汤，饮食渐进而瘥。

一小儿夏间呕吐腹痛，大便不通，服大黄药而愈。又伤食患吐发热，服泻黄散等药，呕吐腹痛，按之即止，面色青黄，手足并冷，此脾胃复伤而虚寒也，用异功散加木香愈之。后又伤食，腹胀作痛，或用消食丸，吐泻并作，小腹重坠，午后益甚，余朝用补中益气汤，夕用六君子加木香而愈。

一小儿呕吐，发热腹痛，面赤手热，口干饮汤，按其腹不痛，此脾胃气虚也，用异功散加木香、干姜一剂而愈。后伤食，吐而咽酸，腹中作痛，按之益甚，此饮食内停也，用保和丸二服而瘥。

葛花解醒汤 治乳母酒醉后，乳儿遗热为患。

白豆蔻 砂仁 葛花各五钱 干生姜 白术 泽泻 神曲炒黄，各二钱

白茯苓 陈皮 人参 猪苓 木香五分 青皮三分

上为末，每服二钱，白汤调服。

愚按：前汤先哲不得已而用之，盖醉酒耗气，又复辛散，重损真阴，折人长命，可不慎哉！

助胃膏 治脾胃虚寒吐泻等症。

人参 白术 白茯苓 甘草炙 丁香各五钱 砂仁四十个 木香三钱 白豆蔻十四个 干山药一两 肉豆蔻四个，煨

上为末，蜜丸，芡实大。每服十丸，米汤化下。

香薷散 方见热吐

竹茹汤

五苓散 二方并见五淋

玉露散

补中益气汤

大安丸

保和丸 四方见虚羸

六君子汤

四君子汤 二方见天钓

泻黄散

人参安胃散 二方见脾脏

理中丸 方见冷泻

人参养胃汤 方见疟症

寒吐哕逆

钱仲阳曰：寒吐者，由乳母当风取凉，或风寒客于乳房，其症面目胀，额汗出，脉沉迟微，寒气停于胃，故胃不纳而吐出也。哕逆者，由胃气虚甚，过服克伐，使清气不升，浊气不降，以致气不宣通而作也。风寒在胃者，用理中

丸，次服酿乳法。若呕吐清涎夹乳，小便清利，用大安丸。若因乳母食浓味，用东垣清胃散。若乳母饮醇酒，用葛花解醒汤；饮烧酒，服冷米醋三五杯。乳母食生冷而致者，用五味异功散。乳母停食者，母服大安丸，子服异功散。乳母劳役者，子母俱服补中益气汤。乳母怒动肝火者，用加味逍遥散。乳母郁怒伤脾者，用归脾汤，仍参热吐霍乱治之。

治验

一小儿因停食腹痛，服疏导之药而愈。后复停食，又用前药，寒热不食，腹胀后重，大便频而少，此脾气复伤而下陷也，先用异功散加升麻数剂，后重渐愈，再用当归痊愈。后因乳母恚怒，致见寒热发搐作呕，用六君、柴胡、山栀，以治其母，兼灌其儿并愈。

一小儿因乳母感冒风寒发热，儿患呕吐，身发赤晕，用东垣人参安胃散而愈；又咬牙发搐，呕吐酸腐，待其吐止自安。

一小儿时吐乳食，诊其母有郁怒之症，用加味归脾汤、加味逍遥散治之而愈。

一小儿七岁，身羸兼吐，少食发热面黄，余谓脾脏受伤，用六君、煨姜二剂，而饮食进，去姜，又数剂而愈。

一小儿吐乳，大便臭秽，目睛缓视，因乳母交感后饮乳所致，用六君、木香、藿香，治之而安。

一小儿吐乳不食，手足搐搦，痰涎上涌，手足指冷，额黑唇青，此肾水胜心火也，用五味异功散加木香、炮姜，顿愈；去姜，又数服而愈。

一小儿不时干呕，不乳腹膨，此脾

胃虚而将成痞也，用四味肥儿丸以治痞，四君子汤以健中而痊。后伤食，吐泻完谷，行气困惫，四肢微搐，余曰且勿药，次日吐止，但搐而泻青黄，此脾土虚而肝木胜也，用六君、钩藤钩而痊。

酿乳法　治婴儿有胎热症，令乳母服之，不可遽用冷药，恐损脾胃。若加呕吐，必成大患。

泽泻二两五钱　猪苓去黑皮　赤茯苓　天花粉各一两半　生地黄二两　山茵陈去梗　甘草各一两

上每服五钱，水煎，食后捏去旧乳服。

茯苓半夏汤　治呕秽，心下坚痞，膈间有水，痰眩惊悸。

半夏五钱　白茯苓二两

上每服三钱，姜水煎服。

二陈汤　治痰饮，呕吐恶心，或头眩心悸，或中脘不快，或因食冷物，胃气不和。

半夏　橘红各五钱　白茯苓三钱　甘草炙，一钱五分

上每服二三钱，乌梅一个，姜枣水煎服。

四味肥儿丸　治呕吐不食，腹胀成痞，或作泻不止，或食积脾疳，目生云翳，口舌生疮，牙龈腐烂，发热瘦怯，遍身生疮。又治小便澄白，腹大青筋，一切疳症。

黄连　芜荑　神曲　麦芽炒，各等份

上为末，水糊丸，桐子大。每服一二十丸，空心白滚汤送下。

东垣人参安胃散　治服峻剂，脾胃虚损，或成慢惊，泄泻呕吐，肠胃有热，

以致前症。方见脾脏

东垣清胃散 方见内钓

理中丸 方见咳嗽

葛花解醒汤 方见热吐

大安丸 即保和丸加白术

保和丸

补中益气汤 三方见虚羸

加味逍遥散

加味归脾丸

清胃散

六君子汤

异功散

四君子汤 六方见内钓

八珍汤 方见寒热

人参养胃汤 方见疟症

霍乱吐下

钱仲阳云：吐泻壮热不食，或乳不消，是伤乳也。宜白饼子下之，后用益黄散和胃。若吐泻身温不乳，大便青白，此上实下虚也，用益黄散加减治之。大凡吐泻身温，乍凉乍热，气粗，大便黄白，吐乳不消，此伤风热也，先服大青膏发散，后服益黄散和胃。若吐泻身热多睡，能乳吐痰，大便黄水，胃虚也，先用白术散生津止渴，后用大青膏、钩藤饮发散风邪。若夏至后，吐泻身热，或吐乳泻黄，此伤热乳也，用玉露散之类。凡泻乳腹痛，按之而哭者，食积痛也，用白饼子下之；按之不哭者，脾胃气虚也，用五味异功散补之；手足指冷者，脾气虚寒也，用异功散加木香；伤风吐泻者，风木克土脾也，亦用前药。若饮热乳而泻黄者，湿热壅滞也，用四

苓散；如不愈，或反甚者，元气复伤也，用白术散。泻而腹中重坠者，脾气下陷也，用补中益气汤。若服克滞之药，而腹中窄狭者，脾气虚痞也，用六君子汤。若面黄泻青，脾虚而肝乘之也，用六君、柴胡、升麻、木香。若多噫泻黄，心脾气虚也，用六君、炮姜、升麻。生下半月、旬日内吐者，止宜调治其母，恐婴儿脏腑脆弱，不胜药饵故也。

治验

一小儿盛暑吐泻，米谷不化。或用黄连香薷饮之类，腹胀作痛，手足指冷，此脾气虚而伏阴在内也；用五味异功散加木香治之而愈。先君尝云：凡暑令吐泻，手足指热，作渴饮冷者，属阳症，宜清凉之剂；手足指冷，作渴饮热者，属阴症，宜温补之剂。故凡病属阴症，误用寒凉之药，死后手足青黯，甚则遍身皆然，于此可验。

一小儿吐泻乳食，色白不化，露睛气喘，此脾肺不足，形病俱虚也，先用异功散加柴胡、桔梗顿愈，再用补中益气汤而安。

一小儿吐泻惊悸，困倦腹胀，此心火虚而脾土怯也，用六君、茯神、酸枣仁而愈，又用秘旨保脾汤乃瘥。

一小儿吐泻，惊搐项强，乃脾伤而肝侮，形气虚而病气实也，用异功散加钩藤钩补脾平肝而愈。

一小儿吐泻，呵欠顿闷，不语畏明，属脾肺不能生肝肾也，用异功散补脾肺，地黄丸补肝肾遂痊。

一小儿吐泻，腹胀不乳，此脾胃伤也，先用香砂助胃膏而饮食进；后用六君子汤，而脾胃健。

一小儿寒热作呕，饮食不入，按其腹则哭，此饮食停滞也，先用大安丸遂安。但唇目抽动，大便稀黄，此病邪去而脾气虚弱也，用六君子汤以补脾土，钩藤钩以平肝木悉愈。

一小儿白睛多，唇色白，停食吐泻，困睡惊悸，久治不愈。余曰：惊悸为心血虚怯；困睡为脾气虚弱；皆禀脾肾不足所致也。用补中益气汤及六味丸加鹿茸而愈。

一小儿未周岁，气短喘急，乳食少进，时或吐乳，乃脾伤而食积也，先用六君、山楂、枳实渐愈；后吐泻作渴，用胃苓膏以治吐泻，白术散以生胃气而安。

一小儿四岁，每饮食失节，或外惊所忤，即吐泻发搐。服镇惊化痰等药后，患益甚，饮食不入，药食到口即呕，余用白术一味和土炒黄，用米泔水浓煎，不时灌半匙，尚呕；次日微呕；又一日不呕，渐加至半杯，月余而愈。

一小儿停食吐泻，身热作渴，泻下红白，或青黄色，服香连丸而愈。甚兼手足指冷，余谓始为实终为虚也，用补中益气汤加木香、肉果而愈。

一小儿伤食吐泻，大便溏泄，或青绿色，睡而露睛，手足指冷，额黑唇青，此中气虚弱，寒水侮土也，用五味异功散加升麻、柴胡、木香、附子，一剂而愈。后患吐泻不已，先用胃苓散，后用异功散而安。

一小儿寒热呕吐，或泻青色，余谓脾虚肝木所乘也，用六君、柴胡、升麻治之而愈。后因惊寒热，寅卯时益甚，小便频数，久而不愈，此肝火血虚，先

以小柴胡汤加白术、茯苓、当归二剂，顿止，又用地黄丸而愈。

车前子散 治暑月霍乱，吐泻烦闷，引饮不止，小便不利。

白茯苓　猪苓　香薷　车前子炒人参各等份

上为末，灯心汤调下。

不换金正气散 治脾胃不和，寒热往来，脏腑虚热，霍乱吐泻。

厚朴姜制　藿香　陈皮　半夏　苍术米泔浸　甘草炙，各等份

上每服二三钱，姜枣水煎服。

二顺散 治中暑霍乱，吐泻烦闷燥渴，小便赤涩，便血肚疼。

猪苓　泽泻　茯苓　白术　甘草炙桂　干姜　杏仁去皮尖双仁，炒，各一两

上为末，每服半钱，不拘时，水调下，或水煎服。

又酿乳法 治胃虚吐泻，睡中吐舌，摇头呕乳，额上汗流，惊涕面黄，令儿饥饮。

人参　木香　藿香　沉香　陈皮神曲　麦芽各等份　丁香减半

上每服四钱，姜十片，紫苏十叶，枣三枚，水煎，每服半盏，令乳母食后，捏去旧乳方服，卧少时，却与儿乳。

胃苓汤 又名胃苓散，为末蜜丸名胃苓膏。治肠胃受湿，呕吐泄泻。

白术　茯苓　泽泻　厚朴　猪苓陈皮　甘草炒，各等份　桂少许

上为末，每服二钱，姜水、灯芯、陈皮煎汤调下。若停食吐泻，小便短少，腹胀作痛，用此以分利之。更用六君子汤以调补脾胃。

益黄散　方见脾脏

理中汤　方见咳嗽

助胃膏　方见热吐，一名香砂助胃

白饼子　方见发搐

白术散　方见积痛

钩藤散　方见慢惊

玉露散　方见热泻

五苓散　方见五淋

香薷饮　方见呕吐

定命饮子　方见❶

异功散

六君子汤

四君子汤　三方并见内钓

大青膏　方见肝脏

补中益气汤

大安丸　二方见虚羸，即保和丸加白术

香连丸　方见诸痢

小柴胡汤　方见痉症

四苓散　方见五淋，五苓散去桂

魃病

巢氏云：小儿魃病者，妇人怀妊时，有鬼神触胎所致。其状微利，寒热往来，毛发争宁，情思不悦。宜服龙胆汤。又小儿未断乳，母复有胎，儿饮其乳，羸瘦骨立，发黄壮热，大便不调，名魃病，又名魃病也，用紫霜丸下之，益黄散补之，令儿断乳，仍服消乳丸、异功散。有妊而抱他儿，亦致此症。海藏云：魃病者，因母有妊，儿饮其乳，致病如疟痢，腹大或瘥或发，他人相近，亦能致之。北人有取伯劳鸟羽带之，云可愈者。窃谓：前症因邪气所触而患，故用紫霜

丸下之，若元气被伤吐泻诸症者，当随各症治之。

益黄散　方见脾脏

消乳丸　方见调护法

异功散

六君子汤　二方见内钓

紫霜丸

龙胆汤　二方见噤风撮口

补中益气汤　方见虚羸

冷泻

汤氏云：冷泻者，乃脾胃虚寒，水谷不化而泄。钱仲阳云：小儿不能食乳，泻褐色身冷无阳也，当用益黄散加减治之。大便清白，口不烦渴，冷积泻也，理中汤主之。若口鼻吸风寒之气，脾胃受生冷之食而作者，先用理中汤，后用异功散。命门火衰，不能温蒸中州之气，故脾胃虚寒者，用益黄散及八味丸。脾胃虚弱者，五味异功散。脾气下陷者，补中益气汤。脾气虚寒者，治者审之。

治验

一小儿泻利青白，手冷面青，或时吃逆，余用人参理中汤，更加腹痛。仍以前汤加木香、干姜二剂稍缓。又以五味异功加木香渐愈，又用五味异功散加升麻调理而痊。

一小儿腹痛作泻，饮食不化，小腹重坠。用补中益气汤加干姜为末，每服钱许，米饮调，日二三服，旬余稍愈；又以五味异功散为末，米饮调服，旬余渐愈；又以四君子汤而痊。

———————

❶ 该方出处原脱。

95

一小儿泄泻腹痛，手足并冷，唇青额黑，余谓寒水侮土，用益黄散痛止；再用六君、干姜、漏芦，子母服之顿止；又用人参理中汤而痊。

一小儿久泻，兼脱肛小腹重坠，四肢浮肿，面色萎黄，时或兼青，诸药到口即呕吐。审乳母忧郁伤脾，大便不实，先用补中益气汤、五味异功散及四神丸，调治其母，不两月，子母并愈。

一小儿患泻，乳食不化，手足指冷，服消乳丸，食乳即泻，余用五味异功散加木香，母子服之而愈。后时撮唇口抽动，用异功散加木香、钩藤钩，补脾平肝而痊。

一小儿泄泻，手足发搐，痰涎上涌，手足指冷，额黑唇青，用五味异功散加木香、炮姜，补心火救脾土而愈。

一小儿年十四，患泄泻，小腹重坠，饮食甚少，先用六君子汤送四神丸数剂，泻渐止，饮食稍进；又用补中益气汤数剂，下坠渐愈。后因劳发热，自脐而起，饥则热甚，用六君、炮姜治之稍安，又用加味归脾、补中益气二汤而痊。

人参理中汤

人参　白术炒　干姜炮　甘草炙，各等份

上每服一二钱，水煎蜜丸，即人参理中丸，加附子即附子理中汤。

益黄散　方见脾脏

理中汤　方见咳嗽

四君子汤

六君子汤

五味异功散　三方并见内钓

补中益气汤　方见虚羸

八味丸　方见肾脏，即六味丸加肉

桂、五味子

四神丸　方见惊泻

热　泻

汤氏云：小儿热泻者，大便黄赤有沫，乃脏中有积，或蕴结所致。若小便赤少，口干烦躁，当用四苓散，热甚者四逆散。右腮色赤饮冷，胃经实热也，用泻黄丸。恶冷喜热，胃经虚热也，用白术散。右腮及额间俱赤，心脾翕热也，用泻黄散加炒黑黄连。若左颊右腮俱赤，肝火乘脾土也，用四君子汤加柴胡。若儿暴伤乳食，用保和丸，乳母尤当忌浓味，节饮食。若乳母停食所伤，致儿吐泻等病，当治其母。大抵始病而热者，邪气胜则实也；终变为寒者，真气夺则虚也；久病而热者，内真寒而外假热也。久泻元气虚寒，当参前症治之。

治验

一小儿夏间食粽伤胃，吐而腹痛，余用保和丸，彼以为缓，另用重剂，吐泻并作，腹痛益甚，按其腹却不痛。余曰：此食已消，而脾胃虚也，当温补之。仍行消导，昏愦发搐，余用异功散加木香治之，渐愈。后复伤食，另用去积丸，吐泻不食，手足并冷，睡而露睛，变为疟疾，余用六君、木香、炮姜，治之而愈。

一小儿泻而大便热赤，小便涩少。此热蕴于内也，先用四苓散加炒黄连一剂，其热顿退；又用白术散去木香二剂，热渴顿止；以四君、升麻调理而痊。

一小儿食炙煿甘甜之物，常作泻，大便热痛，小便赤涩，此膏粱积热所致，用四苓散、清胃散，各四服，诸症稍退，乃用四味肥儿丸而瘥。

一小儿九岁，食炙煿之物，作泻饮冷，诸药不应，肌体消瘦，饮食少思，余用黄连一两，酒拌炒焦为末，入人参末四两，粥丸小豆大，每服四五十丸，不拘时，白汤下，服讫渐愈；又用五味异功散加升麻，服月余而瘥。后不戒浓味，患疳积消瘦，少食发热作渴，用九味芦荟丸为主，以四味肥儿丸为佐，疳症渐退；却以四味肥儿丸为主，以五味异功散为佐而瘥。后又不禁浓味，作泻饮冷，仍服肥儿丸、异功散而愈。

一小儿侵晨泄泻，服消疳清热之剂，不应。余谓脾肾虚，用二神丸治之。不信，仍服前药，形体骨立，复求治。用四神、六味二丸治之寻愈。停药数日，饮食渐减，泄泻仍作。至十七岁毕姻，泻渴顿作，用前药治之无效，乃用补中益气汤、八味丸而始应。

一小儿因母怒气，停食患泄泻，服消导之剂，更加吐乳。先用养胃汤加炒黑黄连一钱、吴茱萸二分、木香四分治其母，子亦灌一二匙悉愈。后母伤食患血痢腹痛，其子亦然，治以四君子加前三味，母子俱服，因惑于人言，但令母服，子另服治痢之药，加作呕不乳，手足并冷，余用五味异功散加木香、炮姜、漏芦，母子并服而愈。

一小儿患泻，身热作渴，泻下秽气，此为内热而泻也，用香连丸一服而愈。后患泻，服黄连香薷饮益甚，余用六君、木香、肉果而愈。

一小儿患泻，作渴饮冷，手足并热，睡而露睛，此为热泻，用黄芩汤一剂而愈，又用白术散二服而安。

一小儿患泻，面赤饮冷，小便赤色，先用四苓散、香连丸各一服，而便利势减，又用异功散加木香、黄连各二分、吴茱萸一分，二服而愈。

一小儿泻而腹痛，按之不痛，用异功散加升麻而愈。后复泻，服消乳丸，益加腹痛，余谓脾气伤也，复用异功散加木香而痊。

一小儿吐泻腹痛，睡而露睛，小腹重坠，手足并冷，先用六君、升麻、干姜四服而痛坠愈；又用异功散加升麻、木香而悉愈。后又伤食腹痛，别服祛逐之剂，虚症悉具，余用理中丸、六君子汤而寻愈。但噫气下气，口角流涎，此脾胃虚寒也，复用理中、六君子二汤而愈。

黄芩汤 治下痢头痛，胸满口干，或寒热胁痛，不时呕吐。其脉浮大而弦。

黄芩一两五钱　芍药　甘草炒，各一两

上每服二三钱，姜水煎，呕加半夏二钱。

玉露散 治吐泻黄色。

寒水石 石膏各半两　甘草一钱

上为末，每服半钱，白滚汤调服。

四味肥儿丸 方见呕吐

异功散 方见内钓

二神丸

四神丸 二方见惊泻

八味丸 即六味丸加肉桂、五味，方见肾脏

调中丸 即理中汤，方见咳嗽

白术散 方见积痛

四苓散 即五苓散去桂，方见五淋

四逆散 方见积滞

胃苓汤 方见吐泻

养胃汤 方见疟症

清胃散

四君子汤

六君子汤 三方见内钓

保和丸 方见虚羸

香连丸 方见诸痢

食 泻

东垣云：伤食则恶食，小儿食泻者，因饮食伤脾，脾气不能健运，故乳食不化而出。若嗳臭吞酸，胸膈胀满，腹痛按之益痛者，虽作泻，而所停滞之物，尚未消也，用保和丸。腹痛按之不痛者，乳食已消也，用异功散。脾气伤而未复，不思饮食者，用六君子汤；所伤生冷之物及喜热者，并加木香、干姜。乳食已消，腹痛已止，泻尚未止者，脾失清升之气也，用补中益气汤。余有别症，当参各门。

治验

一小儿泄泻不食，嗳腐酸气，用平胃散一服而泻止，又用五味异功散而饮食增。后复伤，吐泻喘嗽，手足指冷，面色黄白，余谓脾虚不能生肺也，用六君、升麻、桔梗而愈。

一小儿伤食作泻发热，服寒凉药，热甚作呕，此胃经虚热也，先用四君子、升麻而呕止，又用白术散而安。

一小儿乳哺失节，泄泻腹痛，自用药下之，反加痰搐。又服化痰止搐之药，而痰搐益甚，睡而露睛，手足微冷。余以谓脾胃已虚而重伤之也，用异功散加

木香、钩藤钩，母子并服，三日而痰搐止，五日而泻痛除。

一小儿伤食，泻青发搐，余谓肝木胜脾也，用六君、木香、钩藤钩而愈。后伤食腹痛，别用消食丸，唇青额黑，泻益甚，此脾气亏损，寒水反来侮土也，用六君、木香、干姜而痊。

一小儿面色痿黄，伤食作泻，面色顿白，气喘痰涌，余谓脾肺气虚下陷，法当升补。彼不信，别服清气化痰之药，虚症蜂起。余先用补中益气汤一剂，诸症顿退，又用五味异功散而痊。

一小儿泄泻，两寸脉或短或伏。用补中益气治之顿愈。余见患前症，不服此药而危者多矣，惜哉！

一小儿饮食后即泻，先用六君、升麻、神曲、山楂而止，又用五味异功散加升麻而痊。后伤食，吐泻腹痛，用保和丸二服，又用异功散，调补脾气而安。

一小儿伤食，作泻腹胀，四肢浮肿，小便不利，先用五苓散加木香，旬余诸症渐退。又用五味异功散为主，佐以加减肾气丸。又旬日，二便调和，饮食渐进，浮肿旋消。乃以异功散调理而愈。

一小儿十三岁，伤食作泻，服克伐之剂，胸腹膨胀，手足并冷，余谓当调补中气，不信，后见睡而露睛，唇口搐动，乃用六君、木香、钩藤钩，至四剂搐动顿止；又一剂，饮食加进，以五味异功散加升麻、柴胡，膈宽泻止而愈。

调中汤 治伤乳食泻后，脾胃虚哕吐泻。

人参 茯苓 白术 木香 干姜 藿香 香附炒，去毛 缩砂仁 甘草炙 丁香各等份

上水煎，食前服。

香橘饼 治伤冷积泻。

木香 青皮各一钱 陈皮二钱五分 厚朴 神曲 麦芽炒，各半两

上为末，蜜丸为饼，每服一枚，米饮调下。

保安丸 治伤食泻。

白僵蚕炮 青皮去穰 陈皮去白 三棱炮 蓬术泡 甘草炒，各五钱 砂仁 香附各一钱

上为末，用麦芽米糊丸，绿豆大，每服二三丸，白汤下。

四君子汤

六君子汤

异功散 三方并见内钓

白术散 方见积痛

平胃散 方见胃气虚冷

白饼子 方见发搐

消食丸 方见呕吐乳

补中益气汤

保和丸 加白术名保和汤，二方见虚羸

胃苓散 即五苓散、平胃散合用，姜枣煎服，又名胃苓汤

金匮加减肾气丸 方见腹胀

惊 泻

小儿惊泻者，肝主惊，肝，木也，盛则必传克于脾，脾土既衰，则乳食不化，水道不开，故泄泻色青，或兼发搐者，盖青乃肝之色，搐乃肝之症也。亦有因乳母脾虚受惊，及怒动肝火而致者。经曰：怒则气逆，甚则呕血及飧泄。法当平肝补脾，慎勿用峻攻之药。脾气益

虚，肝邪弥甚，甚至抽搐反张者，亦肝火炽盛，中州亏损之变症也。凡见惊症，即宜用四君、六君、异功散等方，加白附子定风，柴胡平肝引经以杜渐，则必不至泻搐而自安矣。今已见泻吐惊搐，尚不知补脾平肝，以保命、抱龙、镇惊等药治之，其亦去生远矣。

治验

一小儿因惊久泻，面色青黄，余谓肝木胜脾土也，朝用补中益气汤，夕用五味异功散加木香，子母俱服而愈。

一小儿泄泻惊搐，其母面青脉弦，先用小柴胡汤加木香、漏芦一剂，次用四君、木香、钩藤钩、山栀，母子同服而愈。

一小儿因其母被惊患泻，服药伤胃，反致吐乳，余用五味异功散、炒黑黄连、木香治其母，时灌子一二匙俱愈。后母因郁怒停食，下痢呕吐腹痛，其子昏愦不食，以六君子汤加车前子、黄连、木香，母子俱服而安。

一小儿久泻青色，肠鸣厥冷。余曰：此惊泄也，脾土既亏，则肝木来侮，须温脾平肝，然后可愈。彼以为迂，自用治惊悸等药，腹胀重坠，小便不利，四肢浮肿，始信前言，重复请治。余先用五味异功散加升麻、柴胡数剂，诸症稍可，又以补中益气汤数剂，饮食少加；又因伤食夹惊，吐泻发搐，复用异功散加柴胡、钩藤钩四剂，诸症稍退。又伤风咳嗽，腹胀作泻，或用发散解利之剂，手足逆冷，睡中发搐，余谓此脾土虚，而肺金受症，重伤真气故也。用异功散加紫苏一剂，以散表邪；次以补中益气汤加茯苓、半夏，调补真气而痊。

一小儿因惊吐泻腹胀，先用六君、木香、柴胡治之稍可；又以五味异功散而愈。后因惊搐痰甚，或用镇惊化痰之药，倦怠不食，而泄益甚，先用异功散加木香、钩藤钩四剂而愈。

四神丸 治脾虚胃弱，大便不实，饮食不思，或泄痢腹痛。

肉豆蔻二两　补骨脂四两　五味子二两　吴茱萸二两

上为细末，用红枣六十五枚，生姜六两，用水二盏，煮干，取枣肉和丸，如桐子大。每服五六十丸，白汤送下或化服。

二神丸

补骨脂四两　肉豆蔻生用，二两

上为末，用红枣四十九枚，生姜四两，用水一盏，煮干，取枣肉和丸，桐子大。每服二三十丸，白滚汤下。

朱君散 治吐泻后有此症，并粪青者，宜服之。即四君子汤加辰砂、麝香、灯心、钩藤钩，为末，每服一钱，白汤调下。方见内钓

太乙丹 常服安神镇惊，止夜啼。

桔梗炒，一两　藿香叶　白扁豆炒，各半两　白芷　川芎各二钱

上为末，蜜丸，芡实大，辰砂为衣。每服一丸，薄荷汤磨下。粪青者，枣汤下。夜啼，灯心、钩藤钩汤下，加白术、茯苓、白芍药尤妙。

补中益气汤 方见虚羸

六君子汤

五味异功散 二方并见内钓

小柴胡汤

至圣保命丹 二方并见痉症

八味丸 即六味丸加五味、肉桂，方见肾脏

诸 痢

钱仲阳云：泻痢黄赤黑，皆热也。泻痢青白，米谷不化，皆冷也。东垣云：白者湿热伤于气分，赤者湿热伤于血分，赤白相杂，气血俱伤也。海藏用四君、芎、归，治虚弱之痢；四君、干姜，治虚寒之痢。余尝治手足指热饮冷者为实热，用香连丸。手足指冷冻饮料热者为虚寒，用异功散送香连丸。若兼体重肢痛，湿热伤脾也，用升阳益胃汤。小便不利，阴阳不分也，用五苓散。若湿热退而久痢不愈者，脾气下陷也，用补中益气汤倍加升麻、柴胡。泻痢兼呕，或腹中作痛者，脾胃虚寒也，用异功散加炮姜、木香。或变而为疟者，肝克脾也，用六君、升麻、柴胡、钩藤钩。若积滞已去，痢仍不止者，脾气虚也，用四君子送下香连丸。若因乳母膏粱浓味，六淫七情，致儿为患者，当各推其因，仍兼治其母，并参冷热泻及积滞腹痛等症览之。

治验

一小儿下痢赤白，里急后重，腹时痛，用香连丸而痊。后伤食复变痢，欲呕少食，用五味异功散加木香三分、黄连二分，吴茱萸一分，数剂而愈。

一小儿患痢，口干发热，用白术散煎与恣饮，时以白术散送香连丸而安。

一小儿久痢，里急后重，欲去不去，手足并冷，此胃气虚寒下陷也，用补中益气汤加木香、补骨脂，倍加升麻、柴胡而愈。

一小儿久痢作渴，发热饮汤，用白术散为主，佐以人参二两，黄连一两炒

黑，为丸，时服数粒，尽剂而痊。

一小儿作泻不乳，服克伐之剂，变痢腹痛后重，余用补中益气汤送香连丸，又用香砂助胃膏、六君子汤而愈。

一小儿伤乳食，不时呕吐，杂用消导之剂，变痢不止，先用六君、木香渐愈；后用七味白术散而痊。

一小儿伤乳食，吐泻变赤痢，后重腹痛，先用香连丸而愈。又乳食过多腹痛，先用保和丸一服，痛止，又用五味异功散加木香二剂而愈。

一小儿下痢腹痛，阴冷，小便短少，用五味异功散加肉豆蔻顿愈。复作呕吐咽酸，或用巴豆之药连泻五次，饮食顿减，手足并冷，余用五味异功散加木香、干姜，饮食少进，倍用干姜，又四剂，手足温而痢亦痊。

一小儿痢后腹胀作呕，大便不实，小便不利，诸药不应，余先用五味异功散加木香、肉果数服，二便少调，又数剂，诸症少愈；用八味丸补命门之火，腹胀渐消；用金匮加减肾气丸，诸症顿退；又用四君、升麻、柴胡而痊安。

一小儿患痢，喘嗽不已，此肺气虚也，用六君子加木香为末，每服钱许，以人参、陈米、姜汤调服即睡，乳食少进，又二服，而喘嗽顿安，乃用四君子汤而痊。

石莲散　治小儿噤口痢，呕逆不食。
莲肉炒去心

为末，每服一钱，米饮调，一方山药末，米饮调下。

胃风汤　治风冷客于肠胃，乳食不化，泄泻肠鸣，腹满而痛，或下如豆汁或瘀血，日夜无度。

白芍药　白术　肉桂　人参　当归

川芎　茯苓

上为末，每服二钱，入粟米水煎，空心热服。

香连丸

黄连十两，用吴茱萸五两水拌湿，入瓷器顿滚汤中半日，炒焦黑　木香二两

上为末，丸如赤豆大。每服二三丸，白汤下。

地榆饮　治冷热痢，腹痛下痢，赤白频并。

地榆三分　甘草　赤芍药炒　枳壳各二分

上水煎服。

黄连解毒汤　治时疾三日汗已解，若烦闷干呕，口燥呻吟，发热不卧。

黄连炒，三钱　黄柏炒，半两　栀子炒，四两　黄芩炒，二钱

上每服二三钱，水煎，未效再服，亦治热痢。

汤氏异功散　止渴消暑生津。

泽泻　猪苓去皮，三钱　陈皮二钱半　白术　茯苓　人参各五钱　辰砂一钱

上为末，蜜丸芡实大，每服一丸，灯心竹叶汤化下。

升阳益胃汤

黄芪二钱　半夏　人参　甘草炙，各一钱　独活　防风　白芍药　羌活各五钱　陈皮　茯苓　柴胡　泽泻各三分　白术　黄连炒，一钱

上水二盅，姜三片，枣二枚，煎四分，食远服。

五苓散　方见五淋

愚按：前症若津液偏渗于大肠，大便泻而小便少者，宜用此药分利。若阴阳已分而小便短少者，此脾肺虚而不能生也，

宜用补中益气汤加麦门、五味。虚火上炎而小便赤少者，此肺气受伤，而不能生水也，用六味地黄丸料加麦门冬、五味。不可概以小便不利，而用渗泄之剂也。

四君子汤

六君子汤

异功散　三方见内钓

补中益气汤

保和丸　二方见虚羸

香砂助胃膏　方见热吐

白术散　方见积痛

八味丸　方见肾脏，即六味丸加肉桂、五味子

金匮加减肾气丸　方见腹胀

诸 疟

经曰：夏伤于暑，秋必痎疟。其证先起于毫毛，伸欠乃作，寒栗鼓颔，腰脊俱痛，寒去则内外皆热，头痛如破，渴欲冷冻饮料。盖邪气并于阳则阳胜，并于阴则阴胜，阴胜则寒，阳胜则热，阴阳上下交争，虚实更作，故寒热间发也。有一日一发，二日一发，三日一发，有间一日，连二日发，有日与夜各发，有上半日发，下半日发，及发于夜者；有有汗，有无汗，此其略也。以详言之，当分六经、五脏，及痰、食、劳、暑、鬼、瘴之不同，邪中三阴之各异。如足太阳之疟，令人腰痛头重，寒从背起，先寒内热，然热止，汗出难已。足少阳之疟，令人身体解㑊，寒不甚，热不甚，恶见人，见人心惕惕然，热多汗出甚。足阳明之疟，令人先寒，洒淅洒淅，寒甚久乃热，热去汗出，喜见日月光火，

气乃快然。足太阴之疟，令人不乐，好太息，不嗜食，多寒热，汗出病止则善呕，呕已乃衰。足少阴之疟，令人呕吐，甚多寒热，热多寒少，欲开户而处，其病难已。足厥阴之疟，令人腰痛少腹满，小便不利如癃状，非癃也，数便意，恐惧气不足，腹中悒悒，此六经疟也。肺疟者，令人心寒，寒甚热，热间善惊，如有所见者。心疟者，令人烦心，甚欲得清水，反寒多不甚热。肝疟者，令人色苍苍然太息，其状若死者。脾疟者，令人心腹中痛，热则肠中鸣，鸣已汗出。肾疟者，令人洒淅然腰脊痛宛转，大便难，目眴眴然手足寒。胃疟者，令人且病也，善饥而不能食，食而支满腹大，此五脏疟也。痰疟者，胸膈先有停痰，因而成疟，令人心下胀满，气逆烦呕是也。食疟者，是饮食伤脾，其人噫气吞酸，胸膈不和是也。劳疟者，久而不瘥，表里俱虚，客邪未散，真气不复，故疾虽间遇劳即发是也。暑疟者，其人面垢口渴，虽热亦退，亦常有汗是也。鬼疟者，进退无时是也。瘴疟者，感山岚瘴气，其状寒热，休作有时是也。作于子午卯酉日为少阴疟，作于寅申巳亥日为厥阴疟，作于辰戌丑未日为太阴疟，此所谓三阴各异也。久而不愈，名曰痎疟。痎疟，老疟也。老疟不愈，结癖于两胁之间，名曰疟母。此先失于解散，或复外感风寒，内伤饮食，故缠绵不已也。治法：风暑之邪，从外而入，宜解散之，解表后，即宜扶持胃气。故丹溪曰：无汗要有汗，散邪为主；有汗要无汗，固正气为主。骤发之疟，宜解表。久发之疟，宜补脾。寒疟宜温，温疟宜和，瘴

疟宜清，挟痰则行痰，兼食则消食，劳疟宜安，暑疟宜解，鬼疟宜祛，瘴疟宜散，此亦其略也。更以详言之，则热多寒少者，小柴胡汤。寒多热少者，清脾饮子。无汗者，桂枝麻黄各半汤。有汗者，柴胡桂枝汤。渴而小便不利者，五苓散。热多汗出，腹满便秘者，大柴胡汤。痰疟者，二陈汤加柴胡、黄芩，甚者加枳实。食疟者，先用大安丸，次用异功散。劳疟、疫疟，并用补中益气汤。暑疟者，十味香薷饮。鬼疟者，鬼哭散。瘴疟者，四兽饮。疟母者，鳖甲饮。凡脾胃虚而患疟者，不拘有汗无汗，三阴六经，悉以六君子汤为主。热多加柴胡、山栀。寒多加干姜、肉桂。有汗加黄芪、浮麦。无汗加苍术、葛根。元气下陷，及肝木乘脾，并加升麻、柴胡为善。若用青皮、草果、常山等药，以为攻截良法，正气益虚，邪气益深，是多延绵不止，而为劳热者有矣。若乳母七情六欲，饮食不调，或寒热似疟，肝火炽盛，致儿为患者，又当治其乳母，斯无误矣。

治验

一小儿先因停食腹痛，服峻厉之剂，后患疟，日晡而作，余以为元气下陷，欲治以补中益气汤，不信，泛行清热消导，前症益甚，食少作泻，余朝用前汤，夕用异功散加当归，月余而愈。

一小儿每午前先寒后热，久不愈，用六君子加炮姜，丸芡实大，每服一丸，旬余而愈。

一小儿患疟兼便血、盗汗年余矣。审乳母素有郁怒，寒热便血，朝用加味归脾汤，夕用加味逍遥散；儿以异功散加酒炒芍药为末，每服三四分，米饮下，

月余母子并痊。

一小儿疟发热，服消导之剂，腹胀作呕，四肢浮肿，先用五味异功散加木香，诸症顿退，饮食顿进。后因饮食过多，作泻，用补中益气汤加木香，又用五味异功散而痊。

一小儿疟后，腹胀咳嗽倦怠，属脾肺气虚，用补中益气汤、茯苓、半夏寻愈。后伤食发热如疟，服寒凉之剂，更加便血，用四君、升麻、柴胡，便血顿止，又用补中益气汤而愈。

一小儿疟将愈，饮食过多，腹胀发热，大便不通，用消积丸、保和丸、异功散寻愈。后饮食不节，寒热吐泻，用异功散、柴胡、升麻而愈。

一小儿疟后，少思饮食，便血，发热腹胀，属脾虚不能统血，先用异功散加升麻、柴胡而血止；又补中益气汤，饮食顿进；仍用异功散而痊。

一小儿疟后腹胀，用五味异功散、四味肥儿丸而渐愈，用补中益气汤而愈。后伤食腹胀，大便不实，小便不利，用五味异功散、金匮加减肾气丸而愈。

一小儿愈后便涩。用补中益气汤加山栀，而小便通，因劳发热不食，小便不利，用补中益气、五味异功散加升麻、柴胡而痊。后每劳心，寒热如疟，用补中益气汤；饮食失节如疟，用五味异功散随愈。

一小儿十四岁，疟后肚腹膨胀，小便不利，属脾肾虚寒，朝用补中益气汤，夕用金匮肾气丸而痊。毕姻后，朝寒暮热，形体消瘦，服滋阴之剂，更痰甚发热，腹中作胀，小便不利，余朝用补中益气汤，夕用金匮加减肾气丸而愈。

一小儿疟疾将愈，饮食过多，腹胀

发热，大便不通，用消积丸、保和丸、异功散，调理脾胃而愈。后饮食不节，寒热吐泻，先用胃苓散，吐泻止；又用异功散、柴胡、升麻寒热愈。

一小儿十五岁，疟后发热吐痰。余谓脾气所变，不信，反服黄柏、知母之类，诸症悉具。谓余曰：胃火盛而滋水，其症益甚，何也？余曰：症在脾阴，土喜温和而恶寒湿，前所用药，悉属沉阴，复伤其生气，故病愈甚也。先用六君、柴胡、升麻、木香四剂，诸症顿愈，乃佐以异功散加柴胡、升麻，元气渐充，又朝用补中益气汤，夕用异功散而愈。毕姻后，发热如疟。用补中益气汤，寒热益甚，手足并冷，另用清热等药，大便去则小便牵痛，小便去则大便先出，余谓此阴精已耗，而复伤耳，乃肾气虚寒之危症也。用大剂补中益气汤、八味地黄丸，喜其远帏幕而得生。

柴胡桂枝汤 治疟，身热多汗。

柴胡八钱　黄芩三钱　半夏二钱半　芍药　甘草　桂枝各三钱

上每服二三钱，姜枣水煎。

鬼哭散 治疟久不止。

常山　大腹皮　白茯苓　鳖甲醋炙　甘草炙，各六钱

上入桃柳枝各七寸，水煎服。

清脾饮子 治瘅疟脉弦数，但热不寒，或热多寒少，膈满不食，口苦舌干，烦渴，小便黄赤，大肠不利。

青皮炒　厚朴姜制　白术　草果　柴胡　茯苓　半夏泡七次　黄芩　甘草炙，各等份

上每服二三钱，姜水煎服。

四兽饮 治阴阳相胜，结聚涎饮为疟，兼治瘴疟神效。

半夏　茯苓　人参　白术　草果　橘红各等份　甘草减半

上用乌梅、姜、枣，湿纸裹，煨香熟，焙干入药。每服二钱，水煎服。

鳖甲饮子 治疟久不愈，胁下痞满，形容羸瘦，腹中结块，时发寒热，名曰疟母。

鳖甲醋炙　白术　甘草　黄芪　白芍药　川芎

人参养胃汤 治外感风寒，内伤生冷，寒热如疟，或呕逆恶心。寒疟加桂枝。

人参　厚朴　苍术　半夏泡　藿香　草果仁　茯苓各五钱　甘草　橘红二钱半

上每服二三钱，姜七片，乌梅一个，水煎热服。

桂枝麻黄各半汤 治发热，自汗或无汗。

桂枝　白芍药　生姜　甘草炙　麻黄各一钱　杏仁十粒，泡去皮尖

上水一盏，大枣二枚，煎四分，食远服。

五苓散 方见五淋

小柴胡汤

大柴胡汤 二方见痉症

二陈汤 方见寒吐

大安丸 即保和丸加白术

补中益气汤 方见虚羸

十味香薷饮 方见呕吐乳

六君子汤

加味归脾丸

加味逍遥散

异功散 四方见内钓

卷 八

脱 肛

夫肺与大肠相为表里。肛者，大肠之魄门是也。巢氏云：实热则大便秘结，虚寒则肛门脱出。此多因吐泻，脾气虚，肺无所养，故大肠之气虚脱而下陷也。用补中益气或四君子为主。若脱出绯赤，或作痛者，血虚而有热也，用补中益气汤，佐以四物、牡丹皮。微者或作痛者，气虚而有热也，佐以四君、牡丹皮。大凡手足指热者，属胃气热；手足指寒者，属胃气寒。

治验

一小儿痢后脱肛，饮食少思，面色青黄，余谓脾土亏损，肝木所胜也。不信，另服消导克滞之剂，腹痛膨胀，倦怠作呕，余曰：脾气虚甚矣。又不信，恪服前药，腹益胀重坠，四肢浮肿。复请治之，仍欲克滞。余曰：腹胀重坠，脾气下陷也。先用五味异功散加木香、四剂，更手足冷，又加干姜，四剂而腹胀诸症渐愈。后因饮食过多，作泻脱肛，用补中益气汤加木香及五味异功散而愈。

一小儿脱肛半载，侵晨便泄，两目白多，用升补脾气之剂，不应。余曰：肾开窍于二阴，此属肾虚也。用四神、地黄二丸及补中益气汤，月余而愈。

一小儿痢久脱肛，目睛多白，面色渐黄，余用补中益气汤、六味地黄丸，调补脾肾而瘥。

一小儿小便先频数涩滞，次下痢脱肛，久而不愈，余以为禀父肾虚，用六味地黄丸寻愈，后患泄泻咳嗽声喑，亦用前丸而瘥。

一小儿脱肛，用寒凉之药，肢体倦怠，饮食少思，肛门重坠，此脾气虚而中气下陷也，用补中益气汤加酒炒芍药、白术、茯苓而瘥。

一小儿肛门肿痛，出血水，年余未愈，忽吐血便血，皆成紫块，此肠胃积热，用圣济犀角地黄丸顿止。更用金银花、甘草为末，白汤调服，半载而瘥。

一小儿脱肛，杂用除湿祛风收涩等药，面黄体倦，少食便血，余欲升补脾气以摄其血，反服四物、槐花之类，而血亦甚，更加作呕，余先用四君、木香治之，形气渐充，便血顿止。又用补中益气汤，更以蓖麻仁涂顶心而愈。

一小儿因咳嗽，服化痰等药，或作或彻，服滚痰丸，更吐泻，手足指冷，眉目发搐，肛门脱而不赤，余朝用补中益气汤，夕用六君子汤治之，诸症渐愈；但脱肛未入，恪服补中益气汤而愈。

一小儿患痢脱肛，色赤或痛，用补中益气汤送香连丸而愈。后伤食用泻，肛复脱不入，仍用前汤，更以蓖麻仁研涂顶门而愈。

涩肠散　治小儿久痢，肠头脱出。

诃子泡　赤石脂　龙骨各等份

上为末，腊茶少许，和掺肠头上，绵帛揉入。

四神丸　方见惊泻

地黄丸　方见肾脏

补中益气汤　方见虚羸

圣济犀角地黄汤　方见便血尿血，即济生犀角地黄汤

四君子汤　方见内钓

龙胆泻肝汤　方见疝气

肛门作痒

小儿肛痒，或嗜甘肥，大肠湿热壅滞，或湿毒生虫，而蚀肛门。若因湿热壅滞，用四味肥儿丸。大便秘结者，用清凉饮。虫食肛门，先用化虫丸，后用四味肥儿丸，外以雄黄散纳肛内。若因病不食，虫无所养，而食脏食肛者，其齿龈无色，舌上尽白，四肢倦怠，其上唇内有疮，唾血如粟，心内懊侬，此虫在上食脏。若下唇内有疮，此虫在下蚀肛门。若蚀肛透内者，不治。诸虫惟上半月头向上，可用药追之。望后头向下，令患者闻烹食香味，虫头即向上矣，后用药追之。

治验

一小儿嗜膏粱甘味，患疥疮，余谓当禁其浓味，急用清胃之药，以治其积热。不从，乃用敷药以治其外，更肛门作痒发热，疮益甚，肌体骨立，饮食少思，遂用九味芦荟丸，五味异功散加柴胡、升麻寻愈。

一小儿肛门作痒，耳前后结小核如贯珠，隐于肌肉之间，小便不调，面色青，此禀母之肝火为患，用九味芦荟丸为主，佐以五味异功散加山栀、柴胡，又以加味逍遥散加漏芦与母服之而愈。

一小儿十三岁，肛门作痒，或脱出，或大便血，遍身生疮，发热作渴，腹大青筋，用大芦荟丸、五味异功散，其疮渐愈；佐以补中益气汤，热渴渐止，肛门悉愈；又用异功散为主，佐以补中益气汤加吴茱萸所制黄连治之而血愈。

一小儿十五岁，两目白翳，遍身似疥非疥，肛门作痒，晡热作渴，形体骨立，余以为肝疳之症也，用六味地黄丸而瘥。后阴茎作痒，小便澄白，服蟠葱散，肛门肿痛，服大黄等药，肛门脱出，作痒不可忍，杂用降火之药，不应，下唇内生小白疮，余以为虫蚀肛门，用九味芦荟丸而愈。

一小儿肛门作痒，误以为痔，服槐角丸等药，肢体消瘦，鼻下湿烂，下唇内生疮，此虫食下部也，先用化虫丸二服，乃用五味异功散四剂，却用大芜荑汤、四味肥儿丸而瘥。

一小儿七岁，饮食过多即作泻，面色青黄，服峻利克剂，余谓当节饮食健脾胃为善。不信，后牙龈赤烂，肛门作痒，服清热之剂，腹痛膨胀。复请欲用前剂，余曰：此元气亏损，虚火上炎也。仍不信，后腮间黑腐，余曰：此脾气大虚，肉死而不知痛也明矣。后虽信余，已不救矣。若初用五味异功散，健脾胃为主，佐以大芦荟丸、四味肥儿丸，清脾湿热，岂有不治之理哉！后之患者审之。

一小儿肛门作痒，属大肠经风热，

用槐角丸而愈。

一小儿肛门连阴囊痒，出水滴淋，属肝经湿热也，用龙胆泻肝汤、九味芦荟丸治之并愈。

一小儿嗜甘肥，肛门作痒，发热作渴，杂用清热之剂，腹胀少食，鼻下生疮，余谓脾胃湿热生虫也。不信，后下唇内生疮，先用四味肥儿丸，诸症渐愈，又用大芜荑汤治之而痊。

便血尿血

经云：肺朝百脉之气，肝统诸经之血。又云：气主煦之，血主濡之。盖荣血为水谷之精气，灌溉五脏六腑、四肢百骸。若脾胃有伤，荣卫虚弱，行失常道，故上为衄血、吐血，下为尿血、便血。若外感风邪则血鲜，为肠风。内伤则血浊，为脏毒。又热入大肠，则大便下血。热入小肠，则小便出血。然小儿多因胎中受热，或乳母六淫七情浓味积热，或儿自食甘肥积热、六淫外侵而成。若因母食浓味者，加味清胃散。怒动肝火者，加味小柴胡汤。忧思郁怒者，加味归脾汤。禀父肾燥者，六味地黄丸。儿有积热，小便出血者，实热用清心莲子饮，虚热用六味地黄丸。大便出血者，犀角地黄汤。风邪外侵者，仓廪散。病后元气下陷者，补中益气汤。粪前见血者，四君加黄连制吴茱萸。粪后见血者，四君加吴茱萸制黄连。若婴儿以治母为主。余当临症制宜。

治验

一小儿七岁，食菱、芡过多，腹胀发热，大便不通，小便下血，先用消积丸，大便即通，小便血止，又用保和丸及异功散而愈。

一小儿因乳母饮酒，小便出血，用八正散去大黄加干葛、山栀、漏芦，母子服之并愈。

一小儿小便见血，或咳血、衄血，此脾肺虚热，食后用圣济犀角地黄汤，食前用六味地黄丸顿愈。后因食浓味，用清胃散及六味地黄丸而愈。

一小儿禀父气不足，不时便血，用六味地黄丸、补中益气汤而愈。后因母饮酒炙煿，复致前症，母服加味清胃散，子服六味地黄丸而愈。

一小儿便血，手足发热，齿龈溃臭，朝用六味地黄丸，暮用异功散加芜荑，月余渐愈，乃佐以补中益气汤而愈。

一小儿禀父肾虚，便血作渴，足热形瘦，用六味丸寻愈。后出痘第四日，两足发热，作渴饮冷，以前丸料煎与恣饮，三剂后足凉渴止，其痘安然而靥。

一小儿便血，面青胁痛，小便频数，此肝木侮脾土而不能统摄也，用异功散加柴胡、炒黑龙胆草，二剂肝症顿退；仍用异功散而血止。

一小儿便血发热，作渴饮冷，用黄连解毒汤一剂热服，诸症顿愈。后因饮食过伤，下血甚多，发热倦怠，饮食少思，先用补中益气汤，元气复而饮食增，又用四君加升麻而愈。

一小儿便血，作渴少食，先用七味白术散，渴止食进，又用补中益气汤而痊。后食生冷，腹胀便秘，用保和丸，二便下血，或时发搐，此脾气伤而肝火动也，用异功散加钩藤钩、柴胡而搐止，又加升麻、木香而血止。

一小儿食生冷果品，腹胀作痛，大便不利，小便尿血，用茯苓散加黄连，二剂大便通而尿血愈。

一小儿尿血，两足发热，用六味地黄丸而愈。后患痢久不愈，复尿血，作渴饮冷，以前丸料煎服，兼用补中益气汤而痊。

一小儿尿血，面青胁痛，小便频数，用五味异功散加柴胡、炒黑龙胆草，次用地黄丸而愈。

一小儿久患便血，属脾胃虚热也，诸药不应，用人参二两、炒黑黄连、吴茱萸各半两为末，米糊作丸，佐以补中益气汤顿痊。

一小儿便血，面黄腹胀，用四味肥儿丸，及补中益气汤加吴茱萸制黄连、木香、芜荑，三十余剂而愈。至夏间患血痢，发热晡热，手足浮肿，仍用前药而痊。

一小儿八岁，腹胀脐凸，大便下血如痢，小便色赤似血，面目皆黄，两腮色赤，此食积所伤，而肝侮之也，盖脾病则肺虚不能生肾，故有是症，当先消导积滞，遂用越鞠丸加三棱、蓬术、姜汤下四服，二便通利；又用大安丸二服，下血亦止。后复伤食，发热腹胀，小便下血，服保和丸四服而愈。

一小儿十一岁，因劳发热尿血，小便不利，先用清心莲子饮二剂，后用补中益气汤加山栀而痊。

一小儿便血，服寒凉药过多，腹胀小便不利，其血益甚，余朝用补中益气汤，夕用金匮加减肾气丸而痊。

甘露饮 治小儿胃中客热，齿龈溃烂，时出脓血，及目赤肿痛，口疮喉肿，或身面皆黄，大便不调，小便黄涩。

熟地黄　麦门冬去心，焙　枳壳炒　茵陈　甘草炙　枇杷叶　石斛　黄芩炒　生地黄　天门冬去心炒，各等份

上为末，每服二钱，水煎服。

聚金丸 治大便下血，发热烦躁，腹中热痛，作渴妄言，舌涩目昏，其脉弦数。

黄连一两水侵晒干，一两炒，一两灰火煨，一两生用　黄芩　防风各一两

上为末，每服二钱，水煎服。

愚按：前方若肝脾积热，吐血衄血便血，发热作渴，大便秘，小便赤者，宜用之。若热已退，而作渴下血未止，或日晡益甚者，阴血虚也，用四物、参、术主之。若热既退，饮食少思，肢体倦怠，脾气虚也，用四君子、当归主之。若概用前方，则误多矣。

济生犀角地黄汤 治伤寒温病失于表汗，致内有瘀血吐血，面色黄，大便黑，及疮痘出，多以此解之。

犀角　牡丹皮各一两　生地黄八钱　赤芍药七钱

上每服二钱，水煎服。

千金地黄丸 治小肠积热，脏毒去血。

黄连四两　生地黄半斤，捣取汁连滓拌匀晒干

上为末，炼蜜丸桐子大。每服一二十丸，食后麦门冬汤下，量儿加减。

制黄连吴茱萸法

上以黄连、吴茱萸各等份，熟水拌湿入瓷器内，炖汤中良久，俟气味相和取出晒干，炒黄，各拣出听用。

清心莲子饮 方见白浊

小柴胡汤 方见痉症

加味归脾汤

越鞠丸

四君子汤

清胃散

异功散 五方见内钓

补中益气汤

保和丸

大安丸 三方见虚羸，即保和丸加白术

加减肾气丸 方见腹胀

八正散 方见小便不通

六味丸 方见肾脏

茯苓散 方见尿白

下积丸

白术散 二方见积痛

四味肥儿丸 方见寒吐

大便不通

《婴童百问》云：小儿大便不通，乃胃与大肠有热，以致秘结不通，用清凉饮之类。若饮食夹惊，及积滞而不通者，用大连翘饮之类。惊风积热而不通者，用掩脐法。此皆治实热之例也，余尝治之。因乳母或儿膏粱积热，及六淫七情、郁火，传儿为患者，用清邪解郁之剂。禀赋怯弱，早近色欲，大便难而小便牵痛者，用滋补肺肾之剂。《褚氏遗书》云：男子精未满而御女，以通其精，则四体有不满之处，异日有难状之疾。老人阴已痿而思色，以降其精，则精不出而内败，精已耗而复竭之，则大小便牵痛如淋。今童子即有此患，益见今人所禀，与古人大径庭矣。人之血气浓薄既殊，而医之用药疗法，又岂可泥执古方，而无加减之变乎？

治验

一小儿食膏粱之味，大便不通，饮冷发热，用清凉饮加大黄而通。后饮食停滞，腹痛大便不通，用保和丸而痛止，再煎槟榔汤送保和丸，一服而便通。

一小儿食粽停滞，大便不通，痛不可忍，手足发搐，用大柴胡汤，调酒曲末一钱，下滞秽甚多，作呕不食，用五味异功散加柴胡、升麻而愈。

一小儿大便不通，审乳母饮食浓味所致，用清胃饮以治母热，儿间饮以一二匙而愈。后乳母感寒腹痛，食姜酒之物，儿大便秘结，兼便血，仍用清胃散，每日数匙而愈。

一小儿因乳母暴怒，大便不通，儿亦患之，兼用加味小柴胡汤，儿先用保和丸二服，后用五味异功散加升麻、柴胡，儿日饮数匙并愈。

大柴胡汤 方见痉症

神芎丸 方见惊风

六味丸 方见肾脏

清胃散 方见内钓

小便不通

东垣云：小便不利，有在气在血之异。夫小便者，足太阳膀胱之所生，长生于申，申者金也，金能生水，肺中伏热，水不能生，是绝小便之源也。治法：用清燥金之正化，气薄之药茯苓、猪苓、泽泻、琥珀、灯心、通草、车前、瞿麦、扁豆之类，皆为淡渗，能泄肺中之热，而滋水之化源也。若不渴，热在下焦，是热涩其流，而溺不泄也，须用气味俱浓，阴中之阴药治之。二者之病，一居上焦，在气分而必渴，一居下焦，在血分而不渴，血中有湿，故不渴也，二者之殊，至易分别耳。窃谓前症，若津液偏渗于肠胃，大便泻利，而小便涩少者，宜分利。若热蕴于下焦，津液燥而小便不行者宜渗泄。若脾胃气涩不能通调水道者，宜顺气。若乳母肝心二经有热者，用栀子清肝散。肝经怒火者，用柴胡栀子散。若因父母曾服燥剂而致者，用四物、麦门、甘草。数而黄者，用四物加山茱萸、黄柏、知母、五味、麦门。肺虚而短少者，用补中益气加山药、麦门。阴挺痿痹而频数者，用地黄丸。热结膀胱而不利者，用五淋散。脾肺燥不能化生者，用黄芩清肺饮。膀胱阴虚，阳无以生而淋沥者，用滋肾丸。若膀胱阳虚，阴无以化而淋沥者，用六味丸。若因乳母浓味酒面积热者，用清胃散、五淋散。仍参诸淋览之。

治验

一小儿十四岁，肢体倦怠，发热晡热，口干作渴，吐痰如涌，小便淋沥，或面目赤色，身不欲衣，此禀赋肾虚阴燥也，用补中益气汤、加减八味丸而愈。

一小儿五岁，小便不利，用五苓散分利淡泄之药，益加不通，小便阴囊渐肿，先兄谓前药复损真阴也，用六味丸料加牛膝、肉桂、车前子，佐以补中益气汤而痊。

一小儿八岁，先小便涩滞，服五苓散益甚，加木通、车前之类腹胀吐痰，加枳壳、海金沙而胸满阴肿，遍身发浮，余用六味丸煎送滋肾丸而痊。此皆禀父

气所致，其作湿热痰气治之，而殁者多矣。

一小儿八岁，先因小便黄赤，服五苓、导赤等散，后患便血，余以为禀父虚热也，用六味丸及补中益气汤而痊。

木通散 治小便不通，少腹作痛。

木通 滑石各一两 牵牛半两，炒

上为末，灯心葱白水煎，空心服。

八正散 治蕴热，咽干口燥，大渴引饮，心忪面热，烦躁不宁，目赤睛疼，或咽舌生疮，小便赤闭，及热淋血淋。

车前子 瞿麦炒 大黄面裹煨 山栀 滑石 萹蓄 木通 甘草炙，各一两

上为末，每服二三钱，入灯心水煎，食前服。

栀子仁散 治小便不通，脐腹胀闷，心神烦热。

栀子仁五枚 茅根 冬葵子各半两 甘草炙，二钱

上为末，每服一钱，水煎空心服。

栀子清肝散

柴胡栀子散 二方见发热，即柴胡清肝散

补中益气汤 方见虚羸

黄芩清肺饮 方见百晬内嗽

加减滋肾丸 方见腹胀

清胃散 方见内钓

四物汤 方见急惊

五苓散 方见五淋

六味地黄丸 方见肾脏

诸 淋

夫小儿诸淋者，肾与膀胱热也。二

经相为表里，俱主水道，水入小肠，下行于胞则为溺。若膀胱热，则津液内涸，水道不通。肾气热，则小便淋沥，或少腹引脐而痛。夫淋有五：石淋者，肾热化石，内塞水道，痛引膀胱；气淋者，肺气壅热，小腹胀满，小便涩滞；热淋者，三焦有热，传入肾、膀胱，流入于胞，小便赤涩；血淋者，心热血散失其常经，溢渗入胞；寒淋者，膀胱气冷，与正气交争，寒战气解是也。亦有因妊母肝热，及乳母恚怒者，当分五脏蓄热治之。若心脏有热者，导赤散加黄连。肝脏有热者，柴胡栀子散；大便不通，泻青丸。脾脏有热者，泻黄散；脾气不足，异功散；脾气下陷，补中益气汤。肺脏有热者，泻白散；肺气虚热，异功散加炒黑山栀。肾脏有热者，地黄丸。或因乳母肝经热者，用栀子清肝散；恚怒者，用柴胡清肝散。乳母浓味者，用加味清胃散；心小肠热者，用清心莲子饮。或儿早近色欲，小便涩滞或作痛，及更去后大小便牵痛者，皆属肝肾不足也，用六味地黄丸、补中益气汤加牛膝、车前、肉桂。未应，当参五脏所胜，不可轻用渗泄寒凉之药，大损胃气，仍参前小便不通症览之。

治验

一小儿小便不通，服五苓之类不应，颏间及左腮色赤，乃肝肾虚热也，用四物、山栀及地黄丸而愈。后因感冒误汗，小便仍不利，余用补中益气汤加麦门、五味而安。

一小儿小便不利，茎中涩痛，时或尿血，此禀父胃热为患也，先用五淋散以疏导，又用滋肾丸、地黄丸补肝肾，

渐愈。后出痘色紫，小便短赤，颏间右腮或赤或白，用补中益气汤、六味地黄丸，前症并愈。

一小儿小便不利，衄血、鼻色赤，属脾肺有热也，用济生犀角地黄汤而愈。后颏间常赤，作渴有痰，此禀赋肾气不足，用地黄丸而诸症瘥。

一小儿十五岁，所赋虚怯，且近女色，小便滴沥，误服五苓散之类，大小便牵痛，几至不起，用六味丸而愈。

金砂散 治小便淋沥不通。

郁金 海金沙 滑石 甘草各等份

上为末，每服一钱，煎地肤子汤调下，灯心、木通亦可。

又方 冬瓜最治实热，小便不通，内热口渴。

立效散 治小儿诸淋不通，茎中作痛。

木通 甘草 王不留行 胡荽 滑石 海金沙 山栀子 槟榔各等份

上每服一钱，水煎。

五淋散 治膀胱有热，水道不通，或小腹肿胀。

赤茯苓 赤芍药各五分 山栀炒当归各三分 甘草二分

上用灯心十根水煎。

木通散 方见小便不通

导赤散 方见心脏

泻青丸 方见肝脏

泻黄散 方见脾脏

四物汤 方见急惊

清胃散

异功散 二方见内钓

补中益气汤 方见虚羸

泻白散 方见肺脏

111

地黄丸　方见肾脏

柴胡清肝散

栀子清肝散　二方见发热，即柴胡栀子散

滋肾丸　方见腹胀

清心莲子饮

茯苓散　二方见白浊

五淋散　方见五淋

圣济犀角地黄汤　方见尿血便血

遗　尿

巢氏云：肾主水，与足太阳相为表里。经曰：膀胱者，州都之官，津液藏焉。卧则阳气内收，肾与膀胱之气虚寒不能约制，故睡中遗出，《内经》谓膀胱不约为遗是也。用破故纸散、益智散、鸡肠散之类主之。亦有热客于肾，干于足厥阴之经，廷孔郁结，而气血不能宣通，则痿痹而无所用，故液渗入膀胱，而漩溺遗失者，用六味地黄丸；虚热亦用前丸。脾肺气虚者，用补中益气汤加补骨脂、山茱萸。

治验

一小儿眼胞微肿，咳嗽恶心，小便泔白，余谓脾疳食积也，用五味异功散，佐以四味肥儿丸而愈。后不节饮食，视物不明。余曰：目为五脏之精，脾胃复伤，须补养为主。不信，乃复峻厉之剂，变慢脾风，竟为不起。

一小儿三岁，素遗尿，余视其两颊微赤，此禀父肾与膀胱二经阴虚也，与六味丸服之，赤色渐退，而遗尿亦愈。

一小儿四岁，饮食少思，便泄腹痛，素遗尿，额颊青黑，虽盛暑而恶风寒，

余谓：经云：热之不热，是无火也。用八味丸治之，诸症悉愈。

破故纸散　治膀胱虚冷，夜间遗尿，或小便不禁。

破故纸　为末，每服一钱，热汤调下。

汤氏鸡肠散　治小便不禁，睡中遗出。

鸡肠草一两　牡蛎粉三钱　龙骨　麦门冬去心　白茯苓　桑螵蛸炙，各半两

上为散，每服一钱，枣水煎。

又方　五倍子炒焦为末，每服半钱，白汤调下，或糊丸米汤送下。

益智散　方见潮热，即益智丸

异功散　方见内钓

补中益气汤　方见虚羸

四味肥儿散　方见寒吐

六味地黄丸

加减八味丸　二方见肾脏，即六味丸加五味子、肉桂

白　浊

仁斋曰：小儿尿白，久则成疳，此因心膈伏热，或乳哺失节伤脾，使清浊不分故也。《全婴方》云：小便初溺微赤，良久白浊者，乃热疳之症也。初溺黄白，良久白浊者，冷疳之症也。冷者，益黄散；热者，牛黄丸；冷热相兼者，芦荟丸。纯下白浊者，君朴丸。诸失津液，欲成疳而小便白者，茯苓散。小便如泔，或良久变白，亦有脾虚食积湿热下注者，先用茯苓散五七服，次用四味肥儿丸。若乳食少思，或腹肚胀大，小

便频数，此脾虚元气下陷也，朝用五味异功散，夕用四味肥儿丸。若肥体色黄，小便不调，发黄脱落，鼻下疮痍，嗜土少食，大便青褐者，用栀子茯苓汤。仍审其乳母饮食七情治之。

治验

小儿发热懒食，小便良久变白，余用四味肥儿丸即愈。或误以为积热，用清凉祛逐之剂，形体顿弱，虚症悉至，小便如痔，用补中益气汤及四味肥儿丸而愈。

小儿面色萎黄，眼胞微肿，作渴腹胀，饮食少思，小便澄白，大便不实，此脾疳之症也，用四君子加山栀、芜荑，兼用四味肥儿丸而愈。

女子小便或青或白，后前阴作痒出水，此肝经湿热，先用龙胆泻肝汤一剂，又以加味逍遥散加龙胆草而愈。

小儿两耳后脑下各结一核，小便白浊，面色萎黄，体倦口干，大便不调，用芦荟丸而愈。后鼻外生疮作痒，小便仍白，视物不明，用四味肥儿丸而愈。

小儿白浊，两耳内耳外生疮，脓水淋漓，先用大芦荟丸而愈。后遍身如疥，肌体消瘦，发热作渴，大便酸臭，小便白浊，用九味芦荟丸、五味异功散而愈。

小儿白浊，形气甚虚，发热作渴，余谓肝肾虚羸也。用大芦荟丸、地黄丸而愈。毕姻后，小便仍白，唾痰发热，形气益虚，用大剂益气汤、六味丸，各五十余剂而愈。

小儿白浊，发热口干，体瘦骨立。余谓肾经虚羸，朝用补中益气汤，夕用六味地黄丸而愈。后两目或生白翳，面黄浮肿，小便仍白，此变肝脾疳症，用四味肥儿丸，月余渐瘥。

君朴丸 治小儿小便白浊，久则黄瘦，不长肌肉。

使君子煨　厚朴制　黄连各一两
木香三钱

上为末，蒸饼糊丸，桐子大。每服一二十丸，米汤下。

茯苓散 治乳食伤脾，或心经伏热，小便白浊。

三棱煨　蓬术煨　砂仁　赤茯苓各半两　青皮　陈皮　滑石　甘草各一钱五分

上为末，每服一钱，灯心汤调下。

三棱散 治小儿尿白，久则成疳，宜补脾消食化积。

三棱　蓬术各一两，炒　益智仁
甘草　神曲炒　麦芽　橘皮各半两

上为末，每服一钱，白汤送下。

分清饮 治小便余沥，并赤白浊。

益智仁　川萆薢　石菖蒲盐炒　乌药　茯苓　白芍药各三分

上入灯心水煎。

清心莲子饮 治发热口干，小便白浊，夜则安静，昼则发热。

黄芩　麦门冬　地骨皮　车前子
甘草各三钱半　石莲肉　茯苓　黄芪
柴胡　人参各二钱五分

上每服二钱，水煎服。

栀子茯苓汤 即大芜荑汤，方见诸疳症

大安丸 即保和丸加白术

补中益气汤 二方见虚羸

龙胆泻肝汤 方见疝气

加味逍遥散

异功散

四君子汤 三方见内钓

113

益黄散 方见脾脏
牛黄丸 方见惊痫
芦荟丸 方见疳症

疳 症

钱仲阳云：小儿诸疳，皆因病后脾胃亏损；或用药过伤，不能传化乳食，内亡津液，虚火妄动；或乳母六淫七情，饮食起居失宜，致儿为患。五脏之疳不同，当各分辨。肝疳者，一名风疳，其症白膜遮睛，或泻血羸瘦。心疳者，其症面黄颊赤，身体壮热。脾疳者，一名肥疳，其症肢体黄瘦，皮肤干涩，多生疮疥，腹大食土。肺疳者，一名气疳，其症喘嗽不已，口鼻生疮。肾疳者，一名骨疳，其症肢体削瘦，遍身疮疥，喜卧湿地。杨氏云：又有疳伤者，五脏虫疳也，其名甚多，姑举其要。虫疳者，其虫如丝，出于头项腹背之间，黄白赤者可治，青黑者难疗。蛔疳者，皱眉多啼，呕吐青沫，腹中作痛，肚腹青筋，唇口紫黑，头摇齿痒。脊疳者，身热羸黄，烦渴下利，拍背有声，脊骨如锯齿，十指皆疮，频啮爪甲。脑疳者，头皮光急，满头并疮，脑热如火，发结如穗，遍身多汗，腮肿囟高。疳渴者，日则烦渴，饮水不食，夜则渴止。疳泻者，毛焦唇含，额上青纹，肚胀肠鸣，泻下糟粕。疳痢者，停积宿滞，水谷不聚，泻下恶物。疳肿者，虚中有积，肚腹紧胀，脾复受湿，则头面手足虚浮。疳劳者，潮热往来，五心烦热，盗汗骨蒸，嗽喘枯悴，渴泻饮水，肚硬如石，面色如银。无辜疳者，脑后颈边有核如弹丸，按之

转动，软而不疼，其内有虫，不速针出，则内食脏腑，肢体痈疽，便利脓血，壮热羸瘦，头露骨高。相传儿衣夜露，为鸦鸟羽所污亦致此症。若手足极细，项小骨高，尻削体痿，腹大脐突，号哭胸陷，名丁奚。若虚热往来，头骨分开，翻食吐虫，烦渴呕秽，名哺露。若牙齿蚀烂，名走马疳。盖齿属肾，肾虚受热，疳火上炎，致口臭齿黑，甚则龈烂牙宣。大抵其症虽多，要不出于五脏。治法：肝疳，用地黄丸以生肾。心疳，用安神丸以治心；异功散以补脾。脾疳，用四味肥儿丸以治疳；五味异功散以生土。肺疳，用清肺饮以治肺；益气汤以生金。脑疳，亦用地黄丸。无辜疳，用大芜荑汤、蟾蜍丸。丁奚、哺露，用肥儿丸、大芦荟丸。走马疳，敷雄黄散；服蟾蜍丸。若作渴泻痢，肿胀劳瘵等类，当详参方论而治之。盖疳者干也，因脾胃津液干涸而患，在小儿为五疳，在大人为五劳，总以调补胃气为主。

治验更参肛门作痒

陈职方孙三岁，面颊患疮，沿蚀两目，肚大青筋，小便澄白，此肝疳之症也，用大芜荑汤二剂而愈。

陈司厅子，遍身生疮，面色萎黄，腹胀内热，大便不调，饮食少思，倦怠口干，为肝脾疳症，用大芦荟丸，不月而痊。

陈工部长孙，腹内一块，小便不调，或用行气破血等药，发热口干，体瘦懒食，面黄兼青，几成瘵症，以补中益气汤煎送大芦荟丸四服，又用前汤加车前子煎送六味丸四服，又用清肝生血之药而痊。

一女子十二岁，目生白翳，面黄浮肿，口干作泻，用四味肥儿丸而痊。

一小儿头摇目札，口渴下血，此肝经血虚风热也，用地黄丸而痊。若肝经湿热，兼用泻青丸。盖虚则补其母，实则泻其子也。

一小儿十一岁，两耳后脑下各结一核，色不变不痛，而面色萎黄，体倦口干，去后不调，用芦荟丸治之，诸症顿愈。

一小儿鼻外生疮，不时揉擦，延及两耳。又一小儿视物不明，鼻内或痒或生疮，用四味肥儿丸并愈。

一小儿水入耳内，耳外生疮，脓水淋漓，经岁不愈，余谓肝火上炎，用大芦荟丸而愈。

一小儿遍身如疥，或痒或痛，肌体消瘦，日夜发热，口干作渴，大便不调，年余不愈。用九味芦荟丸而愈。

一小儿数岁，脑后并结二核，肉色如故，亦不觉痛，用大芦荟丸以清肝脾，佐以地黄丸补肾水，形体健而核自消。

一小儿腹内结块，小便不调，此肝经内疳也，用龙胆泻肝汤及大味芦荟丸而痊。

一小儿自生后两目赤肿，或作痒，或生翳，此胎禀肝火，用芦荟丸、六味地黄丸而痊。

一小儿患瘰疬，小便频数，两目连札，作呕少食，泄泻后重。用补中益气汤、六味地黄丸渐愈，佐以芦荟丸而痊。

一小儿食泥土，困睡泄泻，遍身如疥，此脾经内外疳也，用六君子汤、肥儿丸而愈。

一小儿面黄颊赤，发热作渴，睡中惊悸，此心经内外疳也，用秘旨安神丸而痊。

一小儿患前症，兼掌心发热，遍身如疥，用安神、肥儿二丸而愈。

一小儿咳嗽寒热，咽喉不利，鼻上有疮，久而不结痂，此肺经疳症也，用地黄清肺饮而痊。

一小儿下疳溃痛，爪黑面黧，遍身生疥，此肝经内外疳也，用地黄、芦荟二丸而愈。

史少参幼子二岁，项后结核，不时仰叫，或以为热疮内溃，用针决之，服消毒之药后，曲腰啼哭，余谓此名无辜疳，仰身而哭，外病症也；腰哭而啼，内病症也，元气败矣，果殁。

一小儿四肢消瘦，肚腹渐大，寒热嗜卧，作渴引饮，此肝脾疳也。名丁奚哺露，用白术散为主，佐以十全丹，月余诸症渐愈，乃以异功散加当归及六味丸而痊。

一小儿患疳，虚症悉具，热如火炙，病状不能尽述，朝用异功散，夕用四味肥儿丸，月余诸症稍愈，佐以九味地黄丸，自能行立。遂朝以六味地黄丸，夕以异功散及蚵蟆丸而痊。

一小儿四肢消瘦，肚腹胀大，行步不能，作渴发热，去后臭秽，以十全丹数服，诸症渐愈，又用异功散、肥儿丸，调理渐愈。

大芦荟丸 治疳杀虫，和胃止泻。

胡黄连 黄连 白芜荑去扇 芦荟 木香 青皮 白雷丸破开，赤者不用 鹤虱微炒，各半两 麝香二钱，另研

上为末，粟米饭丸，绿豆大。每服一二十丸，米饮下。

愚按：前方肝脾疳积，食积发热，目生云翳；或疳热，颈项结核；或耳内生疮，肌体消瘦，发热作渴，饮食少思，肚腹膨胀；或牙龈蚀落，项腮腐烂，阴囊、玉茎生疮；或胸胁小腹作痛，并效。内青皮以龙胆草代之，麝香不用尤效。

六味肥儿丸　消疳、化虫、退热。

黄连　陈皮　川楝子去核炒　神曲炒　麦糵炒，各一两　白芜荑半两

上为末，糊丸，麻子大。每服一二十丸，空心米饮吞下。

愚按：前方又治脾疳，饮食少思，肌肉消瘦，肚大颈细，发稀成穗，项间结核，发热作渴，精神倦怠，大便酸臭，嗜食泥土；或口鼻头疮，肚见青筋，啮齿下痢，便白五疳。用此丸加干蟾一两，芜荑五钱尤妙。

蚵蟆丸　治无辜疳症，一服虚热退；二服烦渴止；三服泻痢住。

蟾蜍一枚，夏月沟渠中腹大、不跳、不鸣、身多癞瘟者

上取粪蛆一杓置桶中，以尿浸之，桶上要干，不令虫走出，却将蟾蜍扑死，投蛆中食一昼夜，以布袋盛置，浸急水中一宿，取出瓦上焙为末，入麝一字，粳米饭揉丸，麻子大。每服二十丸，米饮下。

愚按：前方又治无辜疳症，面黄壮热不食，舌下有虫；或脑后有核，软而不痛，中有粉虫，随气流散，侵蚀脏腑，便滑脓血，日渐黄瘦，头大发竖，手足细软，变生天瘹；猢狲鹅口，木舌悬痈，重腭着噤，脐风撮口重舌，龟背龟胸，一十二种败症。急用蟾蜍丸、大芜荑汤治之，多有生者。

生熟地黄汤　治疳眼闭合不开。

生地黄　熟地黄各半两　川芎　赤茯苓　枳壳制　杏仁去皮　川黄连　半夏曲　天麻　地骨皮　甘草炙，各二钱五分

上每服二钱，黑豆十五粒、姜水煎服。

嚏疳散　治疳。

芦荟　黄连各一钱　瓜蒂　猪牙皂角　虾蟆灰各五分　麝香少许

上为末，吹入鼻，嚏则可疗。

脂连丸　治五疳潮热，腹胀发焦。

胡黄连半两　五灵脂一两

上为末，猪胆汁丸，麻子大，米饮下。

茯苓丸　治心疳惊疳。

茯神　芦荟　琥珀　川黄连净　赤茯苓各三钱　钩藤皮　远志肉　虾蟆灰各三钱　石菖蒲一钱　麝香少许

上为末，粟米丸麻子大，薄荷汤下。

神效换肌丸　治脾疳肌瘦，潮热盗汗，泄泻糟粕，头大腹急。

川黄连炒　鳖甲酒炙　肉豆蔻煨　使君子面裹煨　神曲炒　麦芽炒，各半两　诃子肉一钱半　麝香五分

上为末，糊丸芥子大，米汤下。

天麻丸　治肝疳、风疳、疳眼。

青黛　川黄连　天麻　五灵脂　夜明砂微炒　川芎　芦荟各二钱　龙胆草　防风　蝉蜕去足，各一钱半　全蝎二枚，焙　麝香少许　干蟾头炙焦，三钱

上为末，猪胆汁浸糕丸麻子大。每服十丸，薄荷汤下。

化蟞丸　治诸疳生虫，不时啼哭，呕吐清水，肚腹胀痛，唇口紫黑，肠头

湿䘌。

芜荑　芦荟　青黛干　川芎　白芷梢　胡黄连　川黄连　虾蟆灰各等份

上为末，猪胆汁浸糕糊丸，麻子大。每服一二十丸，食后临卧，杏仁煎汤下。其鼻常用熊胆煎汤，笔蘸洗，俟前药各进数服，却用青黛、当归、赤小豆、瓜蒂、地榆、黄连、芦荟、雄黄为末，入鼻疮敛。

灵脂丸　治脾疳、食疳。

白豆蔻　麦芽炒　五灵脂　宿砂蓬术煨　青皮　橘红　使君子焙，各二钱　虾蟆炙焦，三钱

上为末，米糊丸，麻子大。每服十丸，米汤下。

下虫丸　治疳蛔诸虫

新白苦楝根皮酒浸焙　绿包贯众木香　桃仁浸去皮焙　芜荑焙　鸡心槟榔各二钱　鹤虱炒，一钱　轻粉五分干虾蟆炙焦，三钱　使君子五十，取肉煨

上为末，面糊丸麻子大。每服一二十丸，天明清肉汁下，内加当归、川连各二钱五分。

龙胆丸　治脑疳，脑热疮。

龙胆草　升麻　苦楝根皮焙　赤茯苓　防风　芦荟　油发灰各二钱　青黛干　黄连净，各三钱

上为末，犹猪胆汁浸糕糊丸，麻子大，薄荷汤下，仍以芦荟末入鼻。

黄连丸　治疳劳。

黄连半两，净犹胆汁浸晒　石莲栝楼根　杏仁浸，去皮焙　乌梅肉各二钱

上为末，牛胆汁浸糕糊丸，麻子大，煎乌梅、姜、蜜汤下。

香蔻丸　治疳泻。

黄连三钱，炒　肉豆蔻　木香　诃子肉煨　砂仁　茯苓各二钱

上为末，饭丸麻子大，米饮下。

木香丸　治疳痢。

黄连净，三钱　木香　紫厚朴制夜明砂隔纸炒，各二钱　诃子肉炒，一钱

上为末，饭丸麻子大，干艾生姜煎汤，食前下。

十全丹　治丁奚哺露。

青皮　陈皮各去白　川芎　五灵脂白豆蔻仁　鸡心槟榔　芦荟各五钱　木香　使君子焙　虾蟆灰各三分

上为末，猪胆汁浸糕糊丸，麻子大。每服一二十丸，米饮下；有热，薄荷汤下。

汤氏十全丹　治前症。

槟榔　枳壳汤浸去穰，麸炒　青皮陈皮去白　丁香　木香炮，各二钱五分香附子炒，一两

上为末，神曲糊丸黍米大，每服三十丸，空心食前米饮下。

愚按：前症因乳哺不调，伤损脾胃，不思饮食，气血日损，四肢日瘦，肚腹渐大，是名丁奚。呼吸少气，汲汲苦热，谓之哺露。属形病俱虚，虽用前药，宜佐以异功散，壮脾胃以行药势。

鳖血煎　治疳劳。

芜荑　柴胡　川芎各二两　人参半两　使君子二十一个　胡黄连　宣黄连❶

上用鳖血一盏，吴茱萸一两和二黄

---

❶　胡黄连、宣黄连剂量原脱。

连淹一宿，次早炒干，去茱萸并血，用二连入余药末，粟米糊丸麻子大，食前热水下。

地黄清肺饮 治肺热疳饮穿孔，或生瘜肉，或鼻外生疮。

桑白皮炒，半两 紫苏 前胡 赤茯苓 防风 黄芩 当归 天门冬去心 连翘 桔梗 生地黄 甘草炙，各二钱

上每服二钱，水煎服，次用化䗪丸。

九味地黄丸 治肾疳。

熟地黄四钱五分 赤茯苓 山茱萸肉 川楝子 当归 川芎 牡丹皮 山药 使君子肉二钱

上为末，蜜丸桐子大。每服八十丸，空心温酒下。

东垣大芜荑汤 一名栀子茯苓汤 治黄疳土色，为湿为热，当利小便，今反利知黄色中为燥胃经热也，发黄脱落知膀胱、肾俱受土邪，乃大湿热之症。鼻下断作疮上逆行，营气伏火也；能乳，胃中有热也；寒则食不入，喜食土，胃不足也；面黑色为寒、为痹，大便清寒也；褐色，热蓄血中间；黄色，肠胃有热，治当滋荣润燥，外致津液。

山栀仁三分 黄柏 甘草炙，各二分 大芜荑五分 黄连 麻黄根一分 姜活二分 柴胡三分 防风一分 白术 茯苓各五分 当归四分

上水煎服。

朱砂安神丸 治心疳怔忡，心中痞闷。

朱砂四钱 黄连 生地黄各半两 生甘草二钱半 兰香叶二钱，烧灰 铜青 轻粉各五分

上为末，干敷上。

白粉散 治疳疮。

海螵蛸三分 白及二分 轻粉一分

上为末，先用浆水洗拭，干敷。

六君子汤
异功散 二方见内钓
六味丸 方见肾脏
四味肥儿丸 方见寒吐
泻青丸 方见肝脏
龙胆泻肝汤 方见疝气
补中益气汤 方见虚羸
白术散 方见积滞

二便色白

《秘旨》云：小儿便如米泔，或溺停，少顷变作泔浊者，此脾胃湿热也。若大便泔白色，或如鱼冻，或带红黄黑者，此湿热积滞也。宜理脾清滞，祛湿热，节饮食。若忽然变青，此是变蒸也，不必用药。若久而不愈，用补脾制肝。若心膈伏热，则成疳矣。大抵多因乳哺失节，脾气有伤，元气下陷，或乳母饮食七情所致。小便如疳，或大便泔白者，用四味肥儿丸。积滞黄黑者，用四君子汤加黄连、木香。色青日久不复，或兼泄泻，或腹痛者，用六君子汤加木香、芍药。若小便小利，大便褐色，发黄脱落，鼻下疮痍，用栀子茯苓汤。乳食少思，胸腹膨胀，大便频数，用四味肥儿丸。仍审乳母饮食七情主之。

治验

一小儿每食停滞，大便色白而频，先用大安丸、异功散，少加炒黑黄连，一二服后，小水澄久如泔，发热体倦，用四味肥儿丸而愈。

一小儿患前症，停食发热，先用大安丸而愈。后患腹胀，午时发热，用五味异功散而瘥。

　　一小儿患前症，兼自痢，用异功散加升麻、柴胡而愈。但日晡微热倦怠，用补中益气汤、四味肥儿丸而愈。

　　一小儿患前症，服驱逐之剂，手足并冷，作渴少食，此脾气复伤也，用六君、升麻、柴胡而泻止；又四味肥儿丸而愈。

四君子汤

六君子汤

加味逍遥散

五味异功散　四方见内钓

龙胆泻肝汤　方见疝气

补中益气汤

大安丸　保和丸加白术，二方见虚赢

四味肥儿丸　方见寒吐

栀子茯苓汤　即大芜荑汤，方见疳症

卷 九

吐 血

经曰：清者为荣，浊者为卫，荣行脉中，卫行脉外。盖荣者，水谷之精气也，和调于五脏，洒陈于六腑，故能入于脉。夫荣者，阴血也，所主在心，统化在脾，藏内在肝，宣布在肺，输泄在肾，灌溉一身，滋养百脉，诸经由此而生毓焉。然血之所统者气也，故曰：气主煦之；血主濡之。是以气行则血行，气止则血止，阳生阴长，夫唱妇随之道也。若气一伤，则变症百出，故妄行则吐衄，衰涸则虚劳，降下则便红，热陷则溺赤，渗于肠胃则为肠风，阳虚阴搏则为崩漏，此皆气有珍戾之乖，而血乃生渗溢之患也。然养阴者可不先知养阳之道乎？小儿患之，多因禀赋积热，或食膏粱浓味，或乳母七情郁火所致。治法：若气虚血弱，当以人参补之，阳旺则阴生血长。若四物汤者，独能主血分受伤，为气不虚也。若左寸关脉数而无力，血虚也，四物汤加参、术。浮而无力，气虚也，补中益气汤。尺脉数而无力，肾虚也，六味地黄丸。右寸关脉数而有力者，肺胃热也，犀角地黄汤；后用四物汤加参、芩、白术。尺脉数而无力，阴虚也，用六味地黄丸。若面黄目涩，眵多手麻者，脾肺虚也，用黄芪芍

药汤。

治验

一小儿年十余岁，鼻衄，肝脉弦数，肝藏血，此肝火血热而妄行，用小柴胡加山栀、龙胆草，四剂而血止；又用四物、芩、连、芦荟、山栀、甘草，作丸服；又以地黄丸滋肾水，生肝血而愈。

一小儿久鼻衄，右腮鼻准微赤，此脾胃传热于肺而不能统也，先用六君、桔梗、当归、山栀而血止，次用人参黄芪散，以调补脾肺而愈。

一小儿壮热吐血，或兼衄血，右腮鼻准赤色，乃肺胃积热，用济生犀角地黄四剂而血并止。后因母饮酒复作，用清胃散，母子服之而愈。

一小儿吐血不止，鼻准赤色，审其乳母有郁热，用加味归脾汤、加味逍遥散，母子并服各数剂血少止，又用八珍汤加柴胡、牡丹皮而愈。

一小儿因母屡恚怒，发热吐血，或时衄，用加味小柴胡汤之类，治其母并愈。后其母因劳役兼怒气，致儿患惊搐，或用抱龙丸，又加吐血，予以加味逍遥散，母子并愈。厥后乳母仍劳役发热，此儿即惊搐，或吐血、或衄血，母用补中益气汤，子用犀角地黄汤顿愈。

一小儿十岁，因伤浓味吐血，用济生犀角地黄汤，解食毒，清胃热；又用四君、牡丹皮、升麻，调补脾胃而愈。

惟肢体倦怠，两手作麻，用黄芪药汤数剂而安。

一小儿吐血，因乳母火郁发热，两胁作痛，后吐血，以加味归脾汤加吴茱萸、制黄连治母，儿不时饮数匙，月余并愈。后母因怒吐血寒热，儿亦吐血，先用加味小柴胡汤二剂，后用加味逍遥散治其母悉愈。

一女子年十四岁，因惊寒热发搐，服镇惊之药，更吐血，寻衣撮空，身如炙，烦躁不眠，饮食不入，脉洪大而无伦次，按之豁然而空，用加减八味丸料二剂，诸症悉退。脉息按之如丝，无气以动，用人参一两煎服，不应，仍用人参一两、附子五分，二剂元气顿复。

一女子十三岁，因怒吐血，咬牙发搐，用加味逍遥散加钩藤钩而愈。次年出嫁，怀抱郁结，胸满食少，吐血面赤，此因肝火动而血热，气虚而不能摄血也，用六味丸及归脾汤加山栀、贝母而愈。

一小儿十四岁，发热吐血，属足三阴虚，余谓宜补中益气以滋化源。不信，仍用寒凉降火，前症愈甚。或谓曰：小儿未有室，何肾虚之有，参、补气，奚为用之？余述丹溪先生云：肾主闭藏，肝主疏泄，二脏俱有相火，而其系上属于心。心为君火，为物所感，则相火翕然而起，虽不交会，而其精亦暗耗矣。又褚氏云：男子精未满而御女，以通其精，则五脏有不满之处，异日有难状之疾。正此谓也。遂用补中益气汤及六味地黄丸而痊。

黄芪芍药汤 治衄多岁，面黄眼涩，多眵手麻。

黄芪 三两 甘草炙 升麻 葛根 芍药炒黄，各一两 羌活半两

上每三钱，水煎服。

愚按：此手足太阴阳明药也。然血虚久，则阳亦虚矣，故血不足则麻木，阴虚火动，变症百出，实非风也。此出升阳滋阴例。

人参黄芪散 治虚劳客热，消瘦倦怠，口燥咽干，日晡潮热，五心烦热，盗汗胸满，食少作渴，咳唾时有脓血。

天门冬去心，三两 半夏 知母炒黄 桑白皮 赤芍药炒 黄芪炒 紫菀 甘草炙，各半两 白茯苓 柴胡 秦艽 生地黄 熟地黄 地骨皮各二两 人参 桔梗各一两 鳖甲醋炙，五钱

上锉散，每服三五钱，水煎服，大人亦得。一方有生姜。

四物汤 方见急惊

加味小柴胡汤 方见痉症

小柴胡汤 方见肝脏

清胃散

加味归脾汤

加味逍遥散

四君子汤

六君子汤 五方见内钓

济生犀角地黄汤 方见便血

补中益气汤 方见虚羸

八珍汤 即四君、四物二汤合用也

六味地黄丸 方见肾脏

虚 羸

仲阳云：小儿虚羸，因脾胃不和，不能乳食，使肌体瘦弱，或大病后脾气尚弱，不能传化谷气所致。若冷者时时下利，唇口清白；热者身温壮热，肌体

微黄。更当审其形色，察其见证。如面赤多啼，心之虚羸也；面青目札，肝之虚羸也；耳前后或耳下结核，肝经虚火也；颈间肉里结核，食积虚热也；面黄痞满，脾之虚羸也；面白气喘，肺之虚羸也；目睛多白，肾之虚羸也；仍审相胜而药之。又寒热二症，不可不辨。若腹痛泻利清白，不渴喜热，此属寒症，虽在夏月，宜木香丸。身热烦躁，泻利焦黄，作渴喜冷，此属热症，虽在冬月，宜胡黄连丸。皆舍时从症之治法也。

治验

一小儿十三岁，面赤惊悸发热，形体羸瘦，不时面白，嗳气下气，时常停食，服保和丸及清热等药。余曰：面赤惊悸，心神怯也；面白嗳气，心火虚也；大便下气，脾气虚也。此皆禀心火虚，不能生脾土之危症，前药在所当禁者。不信，又服枳术丸、镇惊等药，而诸症益甚，大便频数，小腹重坠，脱肛痰涎，饮食日少，余先用六君子汤为主，佐以补心丸，月余饮食少进，痰涎少止，又用补中益气汤送四神而愈。毕姻后，病复作坠，时至仲冬，面白或黧色，手足冷，喜食胡椒、姜物，腹中不热，脉浮按之微细，两尺微甚，乃用八味丸，元气复而形气渐充。年至二十，苦畏风寒，面目赤色，发热吐痰，唇舌赤裂，食椒姜之物唇口即破，痰热愈甚，腹中却不热，诊其脉或如无，或欲绝，此寒气逼阳于外，内真寒而外假热也，仍用八味丸而诸症顿愈。

一小儿八岁，面常青色，或时色赤，日间目札，夜睡咬牙，二年余矣，服清肝降火之药益甚，形气日羸。余考绩到京，求治于余，曰：肝主五色，入心则赤，自入则青，盖肝属木而生风，故肝气为阳为火，肝血为阴为水，此禀肝肾精血不足，虚火内动，阴血益虚，虚而生风，风自火出，故变面赤目札等症耳，非外风也。遂用地黄丸以滋肾水生肝木，两月目札咬牙悉止，又三月许诸症寻愈，而元气亦充矣。凡肝木之症，若肝木实热生风而自病，或肺金实热而克木者，宜用清肝降火之剂，以泻其邪气。若肝经风热而目直等症，用柴胡栀子散以清肝火；加味四物汤，以养肝血。若肾虚而咬牙诸症，用六君子汤以健脾土；六味地黄丸以滋肾水则愈。

一小儿脾气虚弱，饮食停滞，发热作渴，服泻黄散，不时下痢，余先用保和丸二服而愈；但不食恶心，面青手冷，又用六君、柴胡、升麻四剂，面色萎黄，食进手温；惟形体羸甚，倦怠发热，小腹重坠，肛门脱出，用补中益气汤加半夏、肉豆蔻二剂而安。凡脾胃之症，若发热作渴，饮食喜冷，或泄泻色黄，睡不露睛者，属形病俱实，宜用泻黄散疏导之。若发热口干恶冷，或泄泻色白，睡而露睛者，属形病俱虚，宜用异功散调补之。若脾气下陷者，补中益气汤。寒水侮土者，益黄散。肝木克脾者，六君加柴胡。若目睛微动，潮热抽搐，吐泻不食，宜用秘旨保脾汤。凡小儿诸病，先当调补脾胃，使根本坚固，则诸病自退，非药所能尽祛也。

一小儿五岁，形气虚羸，睡中咬牙，夜间遗尿，日间频数，余以为禀肾气不足，用补中益气汤加补骨脂、地黄丸加鹿茸，以补脾肾而瘥。毕姻后，小便频数，作渴发热，日晡益甚，恪服黄柏、知母等药，以滋阴降火。后患肾痿，卧床年许，余因考绩北上，仍用前药，喜其慎疾，半载而痊。

一小儿年十一岁，面白或赤，足软不能久行，用地黄丸加鹿茸年许而瘥。毕姻后，两目羞明，两足仍软，用前丸及补中益气汤而痊。后病复发，增口渴足热，头囟觉开，视物觉大，此肾虚瞳仁散不能荣养，宜用地黄丸补之，有至七八岁，或十四五岁，气血既盛而自合。若纵盗色欲，戕贼真阴，亦不尽其寿矣。

一小儿体素虚弱，患咳嗽痰涎，服化痰药而痰益甚，余以为脾虚食积，先用六君、神曲、山楂渐愈。后伤风咳嗽，腹胀不食，泄泻酸臭，此食滞伤脾，而肺气虚也，用六君、桔梗而愈。又饮食停滞，呕吐痰涎，喘嗽面白，余谓脾虚不能消化饮食而为痰，肺虚不能摄气归源而作喘，仍用六君子汤而愈。大凡腠理不密，外邪所感而肺病者，因脾胃气虚不能相生，必用六君子汤。若脾胃气实，大肠不利而肺病者，用泻黄散。若心火炎烁肺金而喘嗽者，用地黄丸。

一小儿形瘦，不时咳嗽，自用参苏散一剂，更加喘急惊搐，面白或黄。余谓此禀脾肺不足，而形气虚羸，因前剂峻利，外邪虽去而肺气益虚。肺虚则宜补脾，先用异功散加桔梗、钩藤钩一剂，痰喘顿定；乃去桔梗，加半夏、当归，再剂惊搐亦去，又加酸枣仁治之而安。年十五岁，发热痰盛，作渴面赤，形体羸瘦，用地黄丸加五味子及补中益气汤，各百余剂，而形气渐壮。若认为阴火，用黄柏、知母等药，复伤生化之源，其

亦不治者矣。

一小儿五岁，尚饮乳，耳前后颈间至缺盆，以手推寻，其筋结小核如贯珠，隐于肌肉之间，小便不调，面色青黄，形气羸瘦，此禀母之肝火为患，用九味芦荟丸、五味异功散加山栀、柴胡，与儿饮之；又以加味逍遥散，与母服之寻愈。

一小儿患虚羸，耳出秽水，左手尺关，洪数而无力，余为清肝补肾，耳中虽愈，脉未全敛。毕姻后，患瘵症，误服黄柏、知母之类，复伤元气，不胜寒暑劳役，无日不病，几至危殆，余大补脾肾，滋养元气而愈。

一小儿患症如前，肢体消瘦，面色痿黄，大便酸臭，此脾虚食积，用四味肥儿丸、五味异功散，治之而愈。

一小儿体瘦腹大，寒热嗜卧，作渴引饮，以白术散为主，佐以四味肥儿丸，诸症渐愈，乃以异功散、六味丸，月余而安。

一小儿患前症，身热如炙，此肝疳之症也，朝用异功散，夕用四味肥儿丸，诸症稍愈；佐以蚵蟆丸，数服而痊。

一小儿停食发热，服芩、连、三棱等剂，饮食日少，胸腹膨胀，肢体羸瘦，余谓脾虚饮食停滞元气复伤，先用补中益气汤加木香、钩藤钩，数剂渐愈；又用六君、炮姜，调理而安。

一小儿虚羸昏倦，咳嗽惊悸，自用参苏散一剂，更加喘急，此脾肺气虚而妄发表也，用惺惺散微解外邪，调和胃气，诸症顿愈；但手足逆冷，又用六君子汤，调补元气而安。

一小儿九岁，吞酸恶食，肌体消瘦，

腹中作痛，余谓食积虚羸也，用保和丸而愈。后腹中数痛，皆服保和丸，余曰：此因脾胃虚而饮食所伤也，当调补脾土，以杜后患。不信，后腹痛喜按，余用五味异功散二剂，因未应，自用平胃散等药，腹胀作痛，余仍以异功散加木香四剂而愈。若屡用攻伐之剂，阴损元气，多致虚羸，深可慎也。

参苓白术散 治脾胃虚弱，饮食少思，中满痞噎，心忪气喘，呕吐泄泻。

白扁豆二两半，姜汁浸，去皮微炒 人参 白茯苓 白术 甘草炒 山药各三两半 莲肉 桔梗炒黄色 薏苡仁 宿砂仁各二两

上为末，每服一钱，枣汤调下。

地黄丸 加肉桂一两，名加减八味丸 治小儿肝经虚热血燥，或风客淫气，而患瘰疬结核。或四肢发搐，眠目抽动，痰涎上涌。又治肾疳，脑热消瘦，手足如冷，寒热往来，滑泻腹胀，口鼻干渴，齿龈溃烂，爪黑面黧，遍身两耳生疮，或两耳出水，或发热自汗盗汗，便血诸血失喑等症，其功不可尽述。即六味地黄丸，方见肾脏。

补中益气汤 治中气虚弱，体疲食少，或发热烦渴等症。

人参 黄芪各八分 白术 甘草陈皮各五分 升麻 柴胡各二分 当归一钱

上姜枣水煎，空心午前服。

愚按：前方若因药克伐，元气虚损，恶寒发热，肢体倦怠，饮食少思，或兼饮食劳倦，头痛身热，烦躁作渴，脉洪大弦虚，或微细软弱，或寸关独甚者，宜用之。凡久病，或过服克伐之剂，亏

损元气，而虚症悉具者，最宜前汤。若母有脾胃不足之症，或阴虚内热，致儿为患者，尤宜用之。

钱氏异功散 治脾胃饮食少思，吐泻不食，凡虚冷症，先与数服，以正胃气。即五味异功散，见内钓。

愚按：前方治脾胃虚弱，吐泻不食，或惊搐痰盛，或睡而露睛，手足指冷，或脾肺虚弱，咳嗽吐痰，或虚热上攻，口舌生疮，弄舌流涎。若母脾胃虚，儿患此症，亦当服之。

四君子汤 治脾气虚损，吐泻少食，肌肉羸瘦。方见内钓。

保和丸 治饮食停滞，胸膈痞满，嗳气吞酸，或吐泻腹痛。加白术一两，即大安丸。

神曲炒 山楂 半夏 茯苓各一两 陈皮 连翘 萝卜子炒，五钱

上为末，粥丸，桐子大。每服三十丸，白汤送下。

愚按：前方行气克滞之剂，若元气无亏，暴停乳食，而致斯症者，宜用此消导之。若元气虚弱，而乳食所伤者，必调补胃气为主，而佐以消导。若乳食已消而作呕者，乃胃气被伤，当用异功散补之，不宜仍用前药，重损胃气，治者审之。

肥儿丸 治肝疳食积，肢体消瘦，二便不调。

黄连 神曲 木香各一两五钱 槟榔二十个 肉豆蔻二两煨 使君子酒浸去皮 麦芽各四两

上为末，神曲糊丸麻子大。每服二三十丸，米饮下。

愚按：前方若食积五疳，发热口干，

大便不调，小便不清，或颈项结核，发稀成穗，寒热作渴，宜用之。若脾胃稍虚者，用五味异功散兼服。虚甚者，异功散为主，佐以前药。

枳术丸 方见癖块

六君子汤 方见内钓

四神丸 方见脱肛

八味丸 方见肾脏

柴胡栀子散

四物汤 二方见急惊

九味芦荟丸 方见疳证

加味逍遥散 方见内钓

白术散 方见积滞

虾蟆丸 方见疳证

胃气虚寒

经曰：胃为水谷之海，六腑之大源也。人身气血腑脏，俱由胃气而生。故东垣之法，一以脾胃为主，所谓补肾不若补脾，正此意也。在小儿虽得乳食，水谷之气未全，尤仗胃气，胃气一虚，则四脏俱失所养矣。故丹溪谓：小儿多肝脾之疾也。若面色㿠白，目无睛光，口中气冷，不食吐水，肌瘦腹痛，此胃气虚寒之症，用五味异功散或六君子汤主之；若大便不实，兼脾虚也，加干姜温之；中满不利，脾不运也，加木香开之。喜冷便秘，胃实热也，用泻黄散凉之。命门火衰，不能生土者，用八味丸补之，禀赋胃气不足，亦用此丸。盖下焦真阳充盛，则上生脾元，自能温蒸水谷矣。

治验

一小儿伤食，吐泻不已，后便泄青色，睡而露睛，手足指冷，额黑唇青。余谓大便青色，木胜土也；或时溏泄，脾气不足也；额黑唇青，寒水侮土也；悉属中气虚寒。用五味异功散加升麻、柴胡、木香、附子，二剂而愈。

一小儿盛暑呕吐飧泄，服黄连香薷饮益甚，用白虎石膏汤而腹胀作痛，手足并冷。余谓脾气虚寒，且夏月伏阴在内也，用五味异功散加木香而愈。

一小儿因伤乳食，杂用消导之药，遂变痢，久而不愈，先用六君加木香而渐痊，后用五味异功散而痊愈。

一小儿手足常冷，腹中作痛，饮食难化。余谓胃气虚寒也，先用益黄散，二服痛止；次用六君子汤，数剂即愈。

一小儿九岁，素畏风寒，饮食少思，至秋冬口鼻吸气，阴冷至腹，手足如冰，饮姜汤及烧酒方快，其脉细微，两尺如无，余谓此禀命门火衰也，用还少丹不应，改用八味丸，旬余诸症即愈。

平胃散 治脾胃不和，不思饮食，心腹胀痛，口苦短气，恶心嗳气吞酸，面黄体瘦，嗜卧体痛，霍乱吐泻等症。

厚朴姜汁制，五两 陈皮 甘草炙，各一两 苍术米泔浸焙，八两

上为末，每服二钱，姜枣水煎，沸汤点服亦得。常服调气暖胃，化宿食，消痰饮，辟四时不正之气。

愚按：前症若乳食停滞，嗳腐吞酸，呕哕恶心者，宜服是方。若饮食既消，脾胃虚弱，呕吐恶心者，则宜四君子汤。

调中丸 治脾胃虚寒。

白术 人参 甘草炒，各五分

八味地黄丸 即六味地黄丸加肉桂、附子各一两。治禀赋命门火衰，不能生

土，以致脾土虚寒，或飲食少思及食而不化，腹中疼痛，夜多漩溺等症。《内经》谓益火之源，以消阴翳，正此药也。

钱氏益黄散 一名补脾散 治脾胃虚冷吐泻。方见脾脏。

愚按：前方若脾土虚寒，或寒水侮土，而呕吐泄泻，手足并冷；或痰涎上涌，睡而露睛，不思乳食者，宜用此方。若脾土虚弱吐泻者，用六君、柴胡，如不应，或手足俱冷者，属虚寒，加木香、炮姜。若因乳母脾虚肝侮，亦治以前药。若乳母郁怒，致儿患前症者，其母兼服加味归脾汤。

泻黄散 方见脾脏

观音散 方见呕吐

银白散 方见慢惊

归脾汤

异功散

六君子汤 三方见内钓

食积寒热

小儿食积者，因脾胃虚寒，乳食不化，久而成积。其症至夜发热，天明复凉，腹痛膨胀，呕吐吞酸，足冷肚热，喜睡神昏，大便酸臭是也。有前症而兼寒热者，名曰食积寒热。若食在胃之上口者，吐之；胃之下口者，消之；腹痛痞胀，按之益痛者，下之；下后仍痛，按之则止者，补之。夹食伤寒者，先散之，用参苏饮；热甚便秘者，先利之，用大柴胡汤；如无外感，但只伤食不致于甚，保和丸调之。盖脾为至阴之脏也，故凡脾病者，至夜必热，热而兼寒，则又见所胜者无所不胜矣。食未消者消之，

则寒热自止；食既消者补之，则寒热自痊。若手足并冷，喜热饮食，此中州虚寒也，宜温之；大便欲去不去，脾气下陷也，宜升之。若夜间或侵晨泄泻者，脾胃俱虚也，用四神丸。手足并热，作渴饮水者，脾胃实热也，用泻黄散。大便秘结，用大柴胡汤。手足虽热，口不作渴，大便不实者，用白术散。仍参腹痛腹胀，积痛积滞治之。

治验

一小儿伤食腹胀，胸满有痰，余用异功散而痊。后复伤食，腹胀作痛，或用药下之，痛虽止而胀益甚，更加喘粗，此脾气伤而及于肺也，用六君、桔梗调补而痊。

一小儿腹胀恶食，寒热恶心，症类外感。余曰：气口脉大于人迎，此饮食停滞也。用保和丸一服，诸症顿退。但腹胀未已，用异功散而痊。

一小儿伤风，咳嗽痰涌，用六君、桔梗、桑皮、杏仁而愈。后饮食停滞，腹泻胀痛，又用六君加山楂、厚朴而安。腹停食作呕，或用药下之，更加咳嗽，余谓此脾肺益虚，欲行调补，彼以为缓，乃服发表克滞之药，前症益甚，更加摇头，余用天麻散倍加钩藤钩及异功散而愈。

一小儿胸腹胀痛，寒热顿闷，以手按腹即哭，此饮食停滞也，先用保和丸一服，前症即愈，更加烦渴，按其腹不哭，此宿食去而脾气未复也，用五味异功散加柴胡治之而瘳。

一小儿饮食停滞，服消导之剂，饮食既消，热尚未退，此胃经虚热也。用六君子加升麻、柴胡，四剂而愈。

一小儿先因饮食停滞，服克伐之剂，更加腹痛，按之则止，余用六君子汤而愈。后腹伤食，服保和丸及三棱、槟榔之类，更加腹重善噫，此脾气虚而下陷也，仍用前汤加升麻、柴胡、木香而愈。

一小儿面色青白，饮食难化，大便频泄，或用消积化痰等药，久不愈，余谓脾胃虚弱也，用六君子汤渐愈。或以为食积，宜驱逐之，遂反作泻，痰喘发搐。余谓：脾气复伤，不能生肺，肺虚不能平肝，而作是症。先用六君加钩藤钩，饮食少进，又用五味异功散加升麻而愈。

一小儿患前症腹痛，服攻下之剂，发热不已，大便不化，按其腹不痛，与冷水不饮，此食积去而脾气虚也，用五味异功散加当归、升麻而愈。

三黄枳术丸 治伤肉湿面辛辣味浓之物，致填塞闷乱不快。

枳实面炒，五钱 黄连酒浸炒 大黄湿纸裹煨 白术各一两 黄芩五钱

上为末，汤浸饼为丸，如绿豆大。每服五十丸，白汤下，临时量所伤多少，加减服之。

大柴胡汤 方见痉症

四神丸 方见惊泻

六君子汤

五味异功散 二方见内钓

泻黄散 方见脾脏

白术散 方见积滞

保和丸 方见虚羸

加减肾气丸 方见腹胀

天麻散 方见百晬内嗽，即天麻丸

肿 胀

经曰：至阴者肾水也，少阴者冬脉也，其本在肾，其末在肺，皆积水也。又曰：肾者胃之关也，关门不利，故聚水而从其类也。上下溢于皮肤，故跗肿腹大，上为喘呼，不得卧者，标本俱病也。丹溪云：惟肾虚不能行水，脾虚不能制水，胃与脾合，又胃为水谷之海，因虚而不能传化，肾水泛滥，反得以浸渍脾土，于是三焦停滞，经络壅塞，水渗于皮肤，注于肌肉而发肿也。其状目胞上下微起，肢体重着，喘咳怔忡，股间清冷，小便涩黄，皮薄而光，手按成窟，举手即满是也。古方有十种论症，以短气不得卧为心水；两胁紧痛为肝水；大便溏为肺水；四肢苦重为脾水；腰痛足冷为肾水；口苦咽干为胆水；下虚上实为大肠水；腹急肢瘦为膀胱水；小便关泄为胃水；小腹急满为小肠水。又有湿气、毒气、伤寒后、泻痢后、气血虚者之五肿。及疝气、癥积、锁肚、胸膈作膨、蛔、气虚、冷积者之七胀，亦当详之。其受湿气者，由脾胃之气敦阜四肢，头面皆肿也。食毒者脾伤，积毒停留于胃。伤寒下早者，邪气乘虚而入也。泻痢后者，脾气虚也。皆宜先调虚，邪正相乱，以致四肢浮肿，腹肚膨满。亦当先调荣卫，分别阴阳。治法：宜补中行湿利小便。凡有热者，水气在表也，可汗之。身无热者，水气在里也，宜下之。腰以上肿，宜利小便；腰已下肿，宜发汗，此仲景之法也。若遍身肿烦渴，小便赤涩，大便秘结，此属阳水。遍身

肿不渴，大便溏泄，小便清利，此属阴水。阳水兼阳症者，脉必浮数；阴水兼阴症者，脉必沉迟。气若陷下，宜用二陈加升提之药；如腹胀，少加木香调之。若朝宽暮急，属阴虚，朝用四物汤加参、术；夕用加减肾气丸。朝急暮宽，属阳虚，朝用六君子汤；夕用加减肾气丸。朝暮皆急，阴阳俱虚也，用八珍汤主之。真阳虚者，朝用八味地黄丸；夕用补中益气汤。若肚腹痞满，肢体肿胀，手足并冷，饮食难化，或大便泄泻，呼吸气冷者，此真阳衰败，脾肺肾虚寒不能司摄，而水泛行也，急用加减肾气丸，否则不治。惟调补脾土，多有生者。

治验

一小儿伤食膨胀，服克伐之剂，小便涩滞，改服五苓散，小便益闭，四肢顿肿。余谓：脾胃虚寒，不能通调水道，下输膀胱故也。朝用加减金匮肾气丸，夕用补中益气汤而愈。

一小儿患前症，小便赤频，盗汗发热，朝间用补中益气汤，午间用五味异功散，晚间用六味地黄丸而愈。后作功课太劳，盗汗发热，用八珍汤、六味丸而痊。

一小儿患前症，饮食少思，大便不实，先用补中益气汤，又用五味异功散而愈。毕姻后复发，更手足并冷，饮食难化，或吞酸嗳腐，用六君子、炮姜而痊，后又发，用八味地黄丸、补中益气汤而痊。

一小儿小腹胀坠，小便涩滞，午前为甚。以补中益气汤加木香与朝服；以五味异功散加升麻、柴胡与夕服，两月余而愈。后饮食失节，腹胀咽酸，用五

味异功散、四味茱萸丸而痊。毕姻后，后患如前，更恶寒腹冷，小便清频，大便不实，手足并冷，用补中益气汤、八味地黄丸而寻愈。

二陈汤　方见寒吐

五苓散　方见五淋

八珍汤　即十全大补汤去黄芪、肉桂，方见自汗

六君子汤　方见内钓

加减肾气丸　方见腹胀

八味地黄丸　方见肾脏

补中益气汤　方见虚羸

蛔虫

巢氏云：蛔虫者，九虫之一也，长尺许，或五六寸者，因脏腑虚弱，及食甘肥而动，其动则腹中攻痛，或作或辍，口吐涎水，贯心则死，用使君子丸之类下之。钱仲阳云：吐水不心痛者，胃冷也，吐沫心痛者，虫痛也，与痫相似，但目不斜，手不搐耳，安虫散主之。田氏云：虫痛者，啼哭俯仰，坐卧不安，自按心腹，时时大叫，面色青黄，唇色兼白，目无睛光，口吐涎沫也。若因胃冷即吐，用理中汤加炒川椒五粒、槟榔五分煎下乌梅丸。古云：虫蚀上部，则上唇有白点，虫蚀下部，则下唇有白点。腹中诸虫，望前其头向上，望后其虫向下。如欲用药，先以猪肝油炙香，令儿闻其香味，使虫头向上，则药易伏。若中气虚而虫不安者，但调补脾胃自安。丹溪先生云：冬月吐虫，多是胃气虚寒。用钱氏白术散加丁香二粒主之。

治验

一小儿患虫动心痛，先服大芜荑汤下瘀秽，反作呕少食，右腮鼻准白中兼黄，此脾肺气虚也，用异功散二服稍应，更加炮姜，一剂而安。

一小儿吐泻将愈，心痛吐水，手足并冷，忽自手按心腹，此胃气虚寒，类乎虫痛也，用益黄散而愈。

一小儿病后吐水，心间作痛，余谓胃气虚寒，用五味异功散而愈。后每吐，凡患病，饮食不进，手足并冷，即吐水心痛，余用前散加升麻、柴胡即愈。或用逐虫之剂，前症益甚，更加腹痛重坠，余用补中益气汤加炮姜，治之而愈。

使君子丸 治五疳，脾胃不和，心腹膨胀，时复作痛，不食渐瘦，并宜服之。

使君子肉一两 厚朴制 橘红 白芍药 甘草炒 川芎各一钱

上为末，蜜丸如皂角子大。每服一丸，陈米饮化下。

安虫散 治虫痛。

胡粉炒 鹤虱炒 川楝子 槟榔各二钱 白矾枯，二钱半

上为末，每服三五分，米饮调下。

乌梅丸 治蛔厥当吐蛔，今反静而复烦，此为脏寒，蛔上入其膈，故须臾复止，得食而呕又烦，蛔闻臭当自吐。及治久痢。方见伤风咳嗽

理中汤 方见冷泻

大芜荑汤 方见疳症

异功散 方见内钓

白术散 方见积痛

益黄散 方见脾脏

疝 气

小儿阴肿疝气者，多属肝肾气虚，及坐卧寒湿之地；或风邪所伤，血气相搏；或啼叫气逆，水道不行；或禀父肝经虚热；或妊娠肝气郁结；或乳母怒动肝火而致者。若儿肝经热，用栀子清肝散。儿啼躁怒，用均气散。乳母恚怒，用柴胡清肝散。肝火气逆，用加味逍遥散。小腹作痛，小便涩滞，用龙胆泻肝汤。久坐冷地，小便不利，用四苓散加柴胡、山栀、车前子。不时寒热者，加味小柴胡汤。经云：肝气热，则茎痿。宗筋弛纵，肾茎肿胀，或出白液痒痛，或里急筋缩，挺纵不收，或精随便下者，此名筋疝。俱属肝火不系于肾，宜详治之。

治验

一小儿阴囊赤肿。余作胎毒治，瘥后发热痰盛等症，诊其母素有郁热，用加味归脾、逍遥二药，子母俱服而愈。后吐泻，小便赤涩，两目瞤动，视其寅卯二关脉赤，此肝经风热也，用柴胡清肝散加钩藤钩、木贼草而愈。

一小儿阴茎作痒，小便频数，此属肝火之症，反服五苓散，颈间结核，余用柴胡栀子散、四味肥儿丸，诸症稍愈，又用虾蟆丸而痊。

一小儿茎痿湿痒后，阴囊焮肿，茎中作痛，时出白津，余诊之肝火也，用龙胆泻肝汤、六味地黄丸而愈。

一小儿睾丸作痛，小便赤涩，寒热作呕，乃肝脾之疝，用小柴胡汤加山栀、车前子、茯苓而愈。

一小儿睾丸肿硬，小便黄涩，用小柴胡汤加车前子、山栀并芦荟丸而消。

一小儿茎中作痒。一小儿下疳溃烂，作痛发热。一小儿茎中溃痛，小便秘涩，日晡尤盛。一小儿目痒出水，连札项间

结核，阴囊瘙痒。俱属肝火之症，俱用九味芦荟丸而愈。

一小儿小便涩滞，阴囊肿痛，寒热，此肝经湿热也，用龙胆泻肝汤而消。但内热倦怠，此兼脾气虚也，用四君、柴胡、山栀、芎、归而愈。

一小儿阴囊赤肿，因乳母怒气，及饮酒而发，余审之，因于怒则用加味逍遥散，因于酒，则用加味清胃散并加漏芦、干葛、神曲，与母子服之随愈。

一小儿阴囊肿痛，小便赤涩，用加味小柴胡汤加漏芦，母子并服而愈。

一小子禀肝肾虚弱，睾丸常肿，用六味地黄丸料加柴胡，母子并服，两月余而痊。

刘武库子，睾丸作痛，小便赤涩，寒热作呕，用小柴胡汤加山栀、车前子、茯苓而愈。

一小儿腹内一块攻痛，小便不调，用龙胆泻肝汤、芦荟丸而愈后，形气消燥，发热作渴，此肝木制脾土也，用补中益气汤，及芦荟丸而愈。

龙胆泻肝汤　治肝经湿热，两拘肿痛，或腹中作痛，或小便涩滞等症。

龙胆草酒拌炒黄　泽泻各二分　车前子炒　木通　生地黄酒拌　当归酒拌　山栀炒　黄芩炒　甘草各二分

上水煎服。

四君子汤

加味逍遥散

加味清胃散

加味归脾汤　四方见内钓

五苓散　方见五淋

九味芦荟丸　方见疳症

补中益气汤　方见虚羸

加味小柴胡汤　方见痉症

六味地黄丸　方见肾脏

栀子清肝散

柴胡清肝散　二方见发热

四味肥儿丸　方见寒吐

四苓散　即五苓散去肉桂

渴　症

《百问》云：小儿唇红如丹，即发渴；红甚焦黑则危笃。若三焦虚烦，作渴者，用三黄汤。伤寒后唇口焦者，用白虎汤、竹叶汤。泻痢作渴者，用四苓散之类，常治暑积心脾。烦渴引饮者，用白虎汤。下痢脾虚作渴者，用七味白术散。热结膀胱，小便秘，渴者，用五苓散。上焦虚热者，用四君子汤。膏粱积热者，用清胃散。脾胃积热者，用泻黄散。中气虚热者，用异功散。肾水虚热者，用六味丸。其余疳症发热，各详本症。胎禀所致者，当各审其因，若误用寒凉降火，脾胃复伤，则腹胀而为败症矣。

治验

一小儿发热作渴，用泻黄散，大便重坠，口角流涎，仍欲泻火。余曰：鼻准青白多而黄色少，属脾胃虚寒，肝木所侮。盖口角流涎，胃气不能统摄也；大便重坠，脾气不能升上也。不信，另用凉剂，果眉唇微动，四肢微搐。余曰：此虚极而变慢惊风矣。用六君、当归、木香、炮姜、钩藤钩二剂益甚，意欲更剂。余曰：此药力未及也。仍以前药加附子一片，服之即安；去附子，又二剂而愈。

一小儿吐泻，后患渴症，饮食少思，肌体消瘦，用七味白术散，渴渐止，五味异功散加升麻饮食渐进；又用补中益气汤，肌肉顿生。

一小儿嗜膏粱甘味，发热作渴，小便白浊，用四味肥儿丸，佐以泻黄散稍愈。复伤食吐泻，服消食丸，胃气复伤，饮食少思，肢体倦怠而渴，先用七味白术散而渴止，次用五味异功散而痊。

一小儿面目色白，患渴症，唾痰发热，服清热化痰之药，大便洞泻，小便频数，此脾胃虚而复伤也，朝用补中益气汤，夕用四神丸，诸症渐愈，又佐以六味地黄丸而愈。

一小儿十五岁，用心太过，两足发热，日晡益甚，服人参固本丸之类，热益甚，痰涎上涌，体倦更唾痰，服化痰滋阴之剂，痰热益甚，更头目眩晕，体倦少食。请余治，仍欲清热化痰滋阴。余曰：两足发热，肾经阴虚也；痰涎上涌，肾不能摄也；头目眩晕，胃气不能上升也；此禀赋不足，劳役过度而然耳。遂朝用补中益气汤，夕用加减八味丸，元气渐复，诸症渐愈。但用心于功课，即头晕发热，用前药即愈。毕姻后，诸症复作，服前药半载而痊。后再发，更大小便牵痛，用补中益气汤、八味地黄丸、独参汤而得生。

竹叶石膏汤

石膏一钱　半夏三分　甘草　人参各二分　麦门冬十粒　竹叶一握

上生姜汁一匙，水煎服。

三黄汤

黄芩　黄连　黄柏各等份

上水煎服。

白虎汤　方见发热

五苓散　方见五淋

七味白术散　方见积滞

四君子汤

六君子汤

清胃散

异功散　四方见内钓

六味丸　方见肾脏

四苓散　即五苓散去肉桂

补中益气汤　方见虚羸

四味肥儿丸　方见寒吐

四神丸　方见惊泻

消食丸　方见呕吐乳

烦躁

仲景云：火入于肺则烦，入于肾则躁。夫心者，君火也。火王则金燔，水亏而火独存，故肺肾合而为躁也。活人云：但烦热者，虚烦也。诸虚烦热，与伤寒相似，但不恶寒，鼻不塞，故知非伤寒也。头不痛，脉不紧，故知非里寒也。不可发汗攻下，当与竹叶汤，兼呕者与橘皮汤。又心虚则先烦而后渴，翕翕发热，其脉浮紧而大是也。盖烦者，心中烦扰为内热，故属阳；躁者，肢体躁动，或裸身欲入井中，为外热，故属阴。外热者无根之火也，是以为虚。在小儿当辨，其嗞煎不安是烦；嗞唲不定是躁。嗞煎者，心经有热，精神恍惚，烦满生惊；嗞唲者，心经有风，烦躁惊搐也。热甚者，黄连解毒汤，轻者导赤散。风热者，至宝丹。脉数而实，便闷有热者，神芎丸，此皆实热之治法也。若烦而头痛短气，口干咽燥不渴者虚也，用四君加芎、归。因药攻伐而作渴者，用竹茹汤。烦而不得眠者，酸枣仁汤。心神颠倒，烦热欲吐者，朱砂安神丸。面戴阳，目内赤，六脉洪大，按之全无者，血虚发躁，用当归补血汤。若躁而裸体欲入井中，脉沉细或浮大，按之如无者，此皆阴盛发躁也，宜用参附汤，有回生之功。

治验

一小儿烦躁惊悸，热渴饮冷，额间色赤，此心经实热所致，先用泻心汤一服稍缓，又用柴胡栀子散而愈。

一小儿痢后发热烦躁，用四君、当归、升麻、柴胡顿安，又用补中益气汤而愈。又伤食作泻，前症复作，吞酸，先用异功散加吴茱萸、木香为末，二服吞酸悉止；乃去茱萸、木香，治之而安。

一小儿溃疡，烦躁惊搐撮空，用六味丸料煎服，以滋肾肝，用五味异功散，以补脾肺渐愈，又用八珍汤而痊。

一小儿患瘀疹，服发汗之药，烦躁作渴，先用当归补血汤，及东垣圣愈汤，诸症渐安。又用八珍汤加麦门冬、五味子而愈。

一小儿痢后烦躁作渴，面赤脉大，按之如无，此血脱烦躁也，先用当归补血汤，又用加味异功散加升麻、当归而安。又伤食作泻不已，复烦躁，用异功散为主，佐以八珍汤而安。

一小儿患瘰疬，服下毒之药，发热烦躁，口渴作呕，此元气复伤，用八珍汤倍加参、芪、归、术，治之渐安，又用四君、当归、升麻而安。

清热解毒丸　治五脏积热，毒气上攻，胸臆烦闷，咽喉肿痛，赤眼壅肿，头面发热，唇口干燥，两颊生疮，精神恍惚，心忪闷乱，坐卧不宁，及伤暑毒，面赤身热，心烦躁而渴，饮食不下。

寒水石　石膏各八两　青黛四两

上研末，入青黛和匀蒸饼七个，水调为丸如芡实大，每服一丸，食后新汲水化下，或细嚼生姜汤下。如中诸毒，并宜服之。及惊风潮热，痰涎壅塞，心胸烦躁，颊赤多渴，坐卧不稳，每服半粒，量大小加减。

橘皮汤

橘皮一两半　甘草炙，半两　人参二钱五分　竹茹半两

上每服五钱，姜水煎，食前服。

东垣圣愈汤　治诸疮出血多，而烦躁不得眠。

熟地黄　生地黄　川芎　人参各五分　当归身　黄芪各一钱

上水煎服。

泻心汤　治心经实热，口舌生疮，烦躁发渴。

宣黄连　犀角各等份

上水煎服。

黄连解毒汤　方见诸痢

竹茹汤　方见呕吐乳

酸枣仁汤　方见惊痫

朱砂安神丸　方见诸疳

神芎丸

至宝丹　二方见惊风

导赤散　方见心脏

异功散

四君子汤　二方见内钓

注　夏

脾为太阴，位属坤土，喜燥而恶湿。

故凡脾胃之气不足者，遇长夏润溽之令，则不能升举清阳，健运中气，又复少阳相火之时，热伤元气，则肢体怠惰不收，两脚痿弱，嗜卧发热，精神不足，饮食少思，口中无味，呼吸短乏气促，目中视物䀮䀮，小便赤数，大便不调，名曰注夏。此皆禀赋阴虚，元气不足之症，丹溪《补阴论》言之详矣。育子者，岂可不知冬月养阳之道乎？治法用补中益气汤去升麻、柴胡加炒黑黄柏主之。若因劳役发热，血虚脉大者，用当归补血汤。气血两虚者，八珍汤。肝肾阴亏者，地黄丸。大便作泻者，人参理中汤。若乳母肝火乘脾，寒热少食者，柴胡栀子散。胃火作渴者，竹叶石膏汤。小儿多因乳母之气不调，而当戒怒气，调饮食，适寒温，则可以远病矣。又如今人夏月皆以香薷汤浸冷代茶饮之，殊不知香薷利水，大损元阳，厚朴克伐，大泻真气，况脾性喜温而恶寒，夏月阴盛于内，冷啜伤脾，若胃强有火，湿热为病之人，固无大害，其脾胃虚弱，中气不足者，必为腹痛少食，泄泻寒中之疾矣。此大人亦所当戒者，况小儿乎？慎之，慎之！

治验

一小儿每春夏口干发热，怠惰嗜卧，劳则头痛，服清凉化痰之药，喘泻烦躁不安，服香薷饮，脉大神思昏愦，余用补中益气汤去升麻、柴胡加五味、麦门、

炮姜一剂未愈，又加肉桂五分即苏，更用六味丸而愈。

一小儿禀脾肾虚弱，注夏发热，二便不调，朝用补中益气汤，夕用地黄丸而愈。后因乳母怒气，致儿发热惊搐，用柴胡栀子散，母子并服而瘥。

一小儿素有食积，注夏发热，倦怠少食，大便不实。朝用五味异功散少加升麻、柴胡，夕用四味肥儿丸而寻愈。

一小儿禀赋肾虚，患注夏之疾，因乳母大劳，则发热益甚，用补中益气汤，令母子并服而愈。后因乳母多食膏粱，又患疮疾，烦躁作渴，先用竹叶石膏汤及补中益气汤，将瘥，母着怒气，大热发搐，用柴胡栀子散、加味逍遥散而瘥。

一小儿注夏，食生冷之物，腹中作痛，甚则发搐厥冷，用人参理中丸而愈。

一女子年十四，患注夏，经行之后，发热晡热，烦躁作渴，面赤脉洪大，按之如无，此血脱发躁，先用当归补血汤四剂；又用八珍汤而安。

柴胡栀子散

当归补血汤　二方见发热

八珍汤　方见自汗

补中益气汤　方见虚赢

地黄丸　方见肾脏

人参理中汤　方见冷疡

竹叶石膏汤　方见渴症

卷 十

自 汗

自汗者，汗无时而自出也。经曰：饮食饱甚，汗出于胃。惊而夺精，汗出于心。持重远行，汗出于肾。疾走恐惧，汗出于肝。摇体劳苦，汗出于脾。又云：阴虚而阳必辏，则发热而自汗。阳虚而阴必乘，则发厥而自汗。东垣云：表虚自汗，秋冬用桂，春夏用黄芪。丹溪云：汗者心之液也。自汗之症，未有不因心肾俱虚而得之者。巢氏云：虚劳病若阳气偏虚，则津液发泄而为汗。天自心为主，阳之藏，火也。阳主气，人身津液，随其阳气所在之处而生，亦随其火所扰之处而泄，则为自汗矣。治法当用参、芪甘温益气之药，使阳气外固，而津液内藏则汗止矣。若元气虚者，夏月用六君子汤加山药、山茱萸，冬月用加减八味丸、十全大补汤。血虚者，四物加参、芪。有热者，当归六黄汤。气血俱虚者，十全大补汤。心肾虚热者，六味丸。虚寒者，八味丸。心经血虚者，团参汤。胃经气虚者，六君子汤。饮食劳倦者，补中益气汤。嗜卧倦怠者，升阳益胃汤。热伤元气者，清燥汤。暑干心胞络者，清暑益气汤。外伤风邪者，惺惺散。虚劳羸瘦者，人参养荣汤。思虑伤脾者，归脾汤。怒动肝火者，小柴胡汤。肝经虚热者，加味逍遥散。肝经湿热者，龙胆泻肝汤。泄泻脉微者，人参理中汤。手汗者，补中益气汤。胸腹汗者，四君子汤。当心一片有汗者，茯苓补中汤。黄汗者，茵陈五苓散。血汗者，血余散敷之。此皆云汗之大法也，仍推五脏相胜主之。若汗出如油，喘而不休，此为命绝；柔汗发黄，此为脾绝；汗出不流，如贯珠者，为绝汗；数者并不治。若六阳虚则汗出上至头、下至项，亦多主难治。

治验

一小儿四岁，因惊自汗，左关无脉，以此为忧。余曰：肝主惊，此禀肝气不足，因惊则气散，脉必在臂腕。于尺部尽处候之，果得。用补中益气汤、六味地黄丸，半载脉复本位。其脉在合谷之间者，皆自幼被惊而然也。

一小儿五岁，因惊自汗发热，虚证悉具，右寸脉短，此胃气复伤也，用独参汤月余，又用补中益气汤，仍佐以六君子及加味地黄汤，半载而愈。

一小儿自汗，目直项强顿闷，余谓肝经实热，先用柴胡栀子散，随用六味地黄丸而愈。后因惊自汗，咬牙呵欠，属肝经虚热生风，用六味地黄丸、补中益气汤而痊。后又惊，自汗怔悸，面赤发热，悉属肝经虚热，用六味丸而愈。

一小儿自汗面青善怒，小便频数，

睡间惊悸，或发搐目直，此肝火血燥生风也，先用加味四物汤、加味逍遥散各四剂，与间服，诸症渐愈，又用四君、山栀而痊。

一小儿自汗盗汗，颈间结核，两目连札，此兼肝脾疳症也，用四味肥儿丸及大芜荑汤而痊。后每伤食发热，便血自汗，用五味异功散加升麻、柴胡渐愈，又用六味地黄丸而痊。

一女子十四岁，自汗寒热，月经先期，余谓肝火血热，用加味逍遥散、地黄丸而痊。后因怒，经行不止，自汗盗汗，先用加味小柴胡汤，次用加味逍遥散而愈。

一小儿自汗，叫哭发热，作渴饮水，抽搐仰睡，乃心经实热也，用导赤散治之而愈。后又自汗，发热饮汤，抽搐无力，惊窜咬牙，覆睡面赤，心经虚热也，用茯苓补心汤而愈。

一小儿自汗恶风，用补中益气汤加炒浮麦而止。因饮食停滞，患吐泻，用六君子汤而愈，又用四君、当归、浮麦而汗止。出痘时，自汗盗汗，用十全大补汤而痘愈。后因风咳嗽，自汗腹胀。余谓脾肺俱虚，宜用六君、桔梗，因惑于人言，先服发表之剂，更加气喘盗汗，余用四君、五味子、炮姜，四剂不应，每剂又加人参五钱、炮姜一钱，稍止，又三剂而痊。

十全大补汤　治诸虚不足，自汗不食，时发潮热等症。

白茯苓　人参　当归　白术　黄芪炒　川芎　肉桂　白芍药炒　熟地黄　甘草炒，各等份

上三五钱，姜枣水煎服。

八珍汤　前方去肉桂、黄芪，治验见各门

人参养荣汤　治病后时自汗，或发潮热，口干食少，心虚惊悸，咳而下痢。前方去川芎，加陈皮、五味子、远志。

百解散　治感冒风邪，发热自汗者。

荆芥　白芷　麻黄去节　陈皮　苍术　甘草炒，各三分

上姜三片，葱白三根，水煎服。

清暑益气汤　治暑邪干卫，身热自汗。

黄芪　苍术泔浸去皮，各一钱　升麻七分　人参　白术　陈皮炒　神曲炒　泽泻各五分　甘草炙　黄柏酒浸，炒　当归身　麦门冬去心　青皮炒　葛根各三分　五味子九粒，杵

上水煎服。

茵陈五苓散　治伏暑发黄烦渴，小便不利。

赤茯苓　猪苓　泽泻　白术　茵陈各三分

上水煎服。

血余散　治汗不止。

用男子乱发一握，煅存性，为细末，以绢袋盛置，干扑之。

清燥汤　治小儿自汗，或因热伤元气，大小便秘涩。

黄芪炒　苍术各五分　白术　陈皮　泽泻　人参　白茯苓　升麻　麦门冬　当归身　生地黄　神曲炒　猪苓　黄柏酒拌炒，各三分　五味子五粒，杵　黄连炒　甘草炙，各二分

上姜一片，水一盏，水煎服。

升阳益胃汤　方见诸痢

135

六君子汤

加味归脾汤

四君子汤

加味逍遥散

五味异功散　五方见内钓

柴胡栀子散　方见发热

小柴胡汤　方见肝脏

补中益气汤　方见虚羸

龙胆泻肝汤

人参理中汤

茯苓补心汤　三方见喑

团参汤

当归六黄汤　二方见盗汗

惺惺散

四物汤　二方见急惊

六味丸　方见肾脏。

四味肥儿丸　方见寒吐

加味八味丸　即六味丸加肉桂、五味子，方见肾脏

大芜荑汤　方见疳症

导赤散　方见心脏

盗汗

盗汗者，睡则汗出，寤则汗收也。自汗属阳虚，盗汗属阴虚。盖阳为卫气，阴为荣血，血之所主心也，所藏肝也。热搏于心，故液不能内敛，而外泄于皮肤。人卧则静而为阴，觉则动而为阳，故曰自汗属阳，盗汗属阴也，多因心肾不交，水火不能既济。肾虚则闭藏之令失守，故有是症宜用六味丸、十全大补汤。血虚内热者，当归六黄汤。心经有热者，导赤散。肝经虚热者，六味地黄丸。血脱盗汗者，当归补血汤。肝胆风

热者，柴胡清肝散。食积内热者，二陈、枳实、山栀。胃气虚热者，六君子汤及浮麦散。血气俱虚者，人参养荣汤。余症见自汗，当参览之。

治验

一小儿十一岁，面色青白，或恶寒发热，鼻间黄白，盗汗自汗，胸膈不利，饮食少思，常怀畏惧，用二陈、黄连、酸枣、茯神之类不应，余以为脾肺俱虚，不信，自用朱砂安神丸，更寒热往来，泄泻不食，余用六君、当归、黄芪而愈。

一小儿五岁，腹中作痛，大便不实，患盗汗，鼻间左腮皆白，此脾肺俱虚而食积所致也，用六君、山楂、神曲四剂，腹痛顿止；去查曲，又四剂大便调和，乃用四君、归、芪而汗止。

一小儿十二岁，患盗汗，形气瘦弱，面色或赤或白，右腮白两颊赤，鼻间微青，此禀足三阴经虚也，朝用补中益气汤；夕用六味地黄丸而愈。

一小儿久患盗汗，夜热昼凉，饮食少思，大便酸臭，此食积内作也，先用三棱散消导积滞，又用五味异功散，补脾进食而瘥。

一女子十四岁，自汗寒热，肝脉弦洪，此肝火所致，用加味逍遥散而愈。后饮食停滞，吐痰眩晕，头面不时汗出，两寸脉不及本位，用补中益气汤加半夏、蔓荆子而痊。

一小儿三岁，盗汗不食，闻药即呕，此胃气伤也，用浮麦炒为末，以乳调服钱许，旬余呕止食进，佐以六君子汤而愈。

一小儿发热呵欠，顿闷咬牙，至夜盗汗，属肝胆火症，用小柴胡汤加山栀二剂，又用地黄丸料，煎服而愈。

一小儿盗汗甚多，久不愈，寸口脉沉伏，饮食少思，稍多食则腹痛汗不止，余谓脾虚食积，用六君、升麻、柴胡，月余脾气渐健，饮食渐加，汗亦少止，乃佐以异功散乃痊。

一小儿苦盗汗，肢体消瘦，因功课劳役，更加自汗，余用补中益气、十全大补二汤而愈。次年因劳心，前症复作，更加梦遗，仍用前二汤各五十余剂而愈。毕姻后，前症俱作，手足并冷，前药又各加姜、桂一钱，数剂少应；至六十余剂而愈。因大劳，盗汗如雨，手足如冰，再以前二药加桂、附各一钱，数剂方愈。

当归六黄汤 治血虚盗汗，内热晡热者。

当归 熟地各五分 生地黄炒，三钱 黄连炒黑 黄柏炒黑 黄芩炒黑。各三分 黄芪炒，五分

上水煎服。

团参汤 治虚汗、盗汗。

新罗人参三两 当归三钱

上为末，用雄猪心一个切三片。每服以猪心一片，煎汤调服二钱。

白术散 治自汗、盗汗。

白术三两 小麦一合，炒

上用水一盏，半煮干，去麦为末，以炒黄 煎汤，量儿大小调服。忌萝卜、辛、辣、炙煿之类，乳母尤忌。

六味地黄丸 方见肾脏

人参养荣汤

十全大补汤 二方见自汗

导赤散 方见心脏

柴胡清肝散

当归补血汤 二方见发热

二陈汤 方见寒吐

六君子汤

四君子汤

五味异功散

加味逍遥散 四方见内钓

小柴胡汤 方见癫症

三棱散 方见白浊

补中益气汤 方见虚羸

噫 气

经曰：脾病则面黄善噫。噫者，寒气客于胃，厥逆从下上散，复出于胃，而为噫。又善思、善味，其症当脐有动气，按之牢若痛；其病腹胀满，食不消，体重节痛，怠惰嗜卧，四肢不收。经曰：脾主四肢。有是者脾也。又曰：二阳一阴发病，主惊骇，背痛善噫。何谓也？窃谓：上焦受气于中焦，中焦气未和，不能消谷，故为噫耳。中焦亦脾胃之分也，脾土虚寒，由命门火衰，不能温蒸水谷。古人有服菟丝子，旬日间饮食如汤沃雪，亦此义也。补脾宜人参理中汤；补右肾宜用八味丸。胃气虚不能运化水谷者，六君子加木香。郁结伤脾者，加味归脾汤。木克土者，四君、柴胡、升麻；兼嘈杂者，加吴茱萸、半夏，治者审之。

治验

一小儿禀赋虚羸，时常作痢，年十三岁，泄泻不食，手足并冷，诸药不应，余谓命门火衰，六君子汤、八味丸治之寻愈。毕姻后，劳心过甚，饮食顿少，发热下气，先用参、术各五钱，姜、枣煎服，诸症稍愈；又用六君子汤加炮姜、肉桂、参、术各一两，一剂诸症顿愈。又因劳心发热烦渴，用补中益气汤加附

子一钱渴止；用参、芪各一两，归、术各五钱，附子一钱，三剂痊痿。

一小儿十五岁喜噫，面黄腹胀，饮食难化，用六君、益智、木香渐愈。后因怒兼胁痛，少食下气噫气，用补中益气汤加附子、益智渐愈。后饮食过多，腹胀吞酸，服保和丸，热渴痰甚，用二陈、黄连、石膏之剂，大便不止，吃逆不食，手足并冷，余用六君、附子，四剂稍愈。又以补中益气汤加附子及八味丸而遂安。

一女子十九岁患前症，用六君子汤送四味茱萸丸而愈。但怒即发，服此药亦即愈。后因怒气劳役，前症复作，血崩不止，先用柴胡栀子散一剂，随用补中益气汤加山栀而痊，仍参虚羸治验。

本事枳壳散 治心下痞闷，或作痛多噫。

枳壳 白术各半两 香附子炒，一两 槟榔三钱

上为末，每服一钱，空心米饮调下。

四味茱连丸 治腹胀噫气吞酸，食不能化。

吴茱萸炒 黄连炒 神曲 荷叶各等份

上为末，水煮神曲糊丸桐子大。每服二十丸，白汤下。黄连当量病微甚，或炒黑炒黄用之。

八味丸 即六味丸加五味子、肉桂，方见肾脏

四君子汤

加味归脾汤

六君子汤 三方见内钓

补中益气汤 方见虚羸

下　气

刘河间云：肠胃郁结，谷气内发，而不能宣通于肠胃之外，故喜噫下气也。若癫痫劳瘵，气下泄而不止者，必死。乃真气竭绝，腠理闭塞，谷气不能宣通于肠胃之外，故从肠胃中泄出。娄全善云：下气属心虚。经云：夏脉者心也。心脉不及，下气为泄者是也。经又云：饮食入胃，游溢精气，上输于脾；脾气散精，上归于肺；通调水道，下输膀胱；水精四布，五经并行。此平人也。若七情内伤，六淫外侵，饮食失节，房劳过度，致脾土之阴受伤，转运之官失职，不能输化，故下气也。又曰：阴精所奉其人寿；阳精所降其人夭。阴精者，乃五谷之精，上荣心肺，以降肾肝，故曰其人寿。阳精者，乃胃中之清气，陷入肾肝，不能升浮上输心肺，故曰其人夭。若饮食过多，肠胃郁结，用平胃散。癫痫劳瘵，用补中益气汤。心气虚弱，用补心丸。心气虚寒，用补心汤。脾胃虚寒，用理中汤。肝木乘脾，用六君子汤、加木香。脾气郁结，用加味归脾汤。脾气下陷，用补中益气汤。命门火衰，用八味丸。肾气不足，用六味地黄丸。大凡噫气下气者，其脉不及本位。《内经》云：短则气病，以其无胃气也。诸病见此脉难治，但纯补胃气为善。

治验兼仍参虚羸治验

一小儿脾气素弱，饮食少思，常患虚弱，毕姻后噫气，右关脉弱，不及本部，左关脉弦数而长，此脾气虚肝木胜之也，用六君、柴胡、炒黑山栀，治之

寻愈。后因劳复作，用补中益气汤加益智二剂而痊。后又劳，复头晕，仍用前汤，更加蔓荆子而愈。

一女子十四岁，性悉多怒噫气，常服木香槟榔丸，胸中爽快，次年出嫁孀居，前症复发，服清气化痰丸，发热痰甚，服芩、连等药，经行如崩，发热作渴，四肢抽搐，唇口自动，此因肝盛脾虚，不能统血归经，虚火动而类风也，用加味逍遥散，内归、术各用五钱，加钩藤钩二钱治之，诸症顿愈。又用加味归脾汤，久服而愈。

一女子早丧母，噫气下气，出嫁后患吞酸胸痞，用六君子送越鞠丸渐愈，又用加味归脾汤而安。后因怒兼胁痛腹胀，小便淋涩，用加味逍遥散加车前子、龙胆草而愈。

一小儿十一岁，禀胃气充实，饮食过多，胸满噫气，用枳壳散渐愈，又用六君子汤痊愈。至十七岁，饮食停滞，腹胀兼痛，自用枳壳散，肢体倦怠，噫气下气，余用六君、干姜、肉桂而愈。

一女子年十六患此，先用参、术之药，不应，用六君子汤送四味茱连丸而愈，后又因怒气劳役，前症益甚，更兼发热，用柴胡栀子散二剂，随以补中益气汤而痊。

平胃散 方见虚寒

补心汤 方见喑

补心丸 即茯神散为丸，方见惊悸

补中益气汤 方见虚羸

人参理中汤 方见惊泻

越鞠丸

六君子汤

加味归脾汤

加味逍遥散 四方见内钓

本事枳壳散 方见前症

柴胡栀子散 方见发热

四味茱连丸 方见噫气

八味地黄丸 方见肾脏

不 寐

经曰：阳明，胃脉也。胃者，六腑之海，其气亦下行，阳明逆，不得从其道，故不得卧也。又曰：胃不和则卧不安。夫人身之卫气，昼则行于阳，夜则行于阴。阳主动，阴主静，寤则魂魄志意散于腑脏，发于耳目，动于肢体而为人身指使之用；寐则神气各归五官，而为默运之妙矣。若脾胃气盛，则脏腑调和，水谷之精，各各融化，以为平和之气。若胃气一逆，则气血不得其宜，脏腑不得其所，不寐之症，由此生焉，当用四君、远志、酸枣仁。肝肾虚热者，六味丸。心血不足者，真珠母丸。思虑过度者，归脾汤。精神短乏者，人参养荣汤。病后余热者，酸枣仁汤。胆虚不得眠者，人参竹叶汤。肝火不宁者，加味小柴胡汤。振悸不得眠者，四君、生姜、酸枣仁。夜啼惊哭不寐，各详别症，当参求之。

治验

一小儿患疮溃后，饮食少思，倦怠不寐，先用四君、茯神、当归、陈皮，饮食顿加，乃佐以八珍散为末，时服钱许，渐得寐。又因惊汗出，发热不寐，用异功散加柴胡、山栀，汗热顿止；仍服四君、八珍之药得寐。后又饮食停滞，腹痛吐痰，不寐汗出，用六君、柴胡、升麻、山楂而安。

一小儿十四岁，勤于功课，彻夜不寐，饮食无味，早间用补中益气汤，午后用异功散，饮食渐有味，夜稍得寐，仍用补中益气汤、八味汤而愈。毕姻后不寐，兼遗精盗汗，用补中益气汤、六味地黄丸而愈。

一小儿痢后，不食少寐，或兼盗汗，先用异功散加升麻、当归，饮食渐进，佐以补中益气汤，稍得寐。四年后，因用心记诵，患自汗不寐，饮食甚少，用补中益气汤、加味异功散而愈。

一女子十七岁，丧母过哀不寐，发热或寒热，此脾血虚而火动也，用加味逍遥散、加味归脾汤治之寻愈。后因饮食怒气，不寐腹痛，先用六君、柴胡、升麻而痛止，仍用前二药而得寐。

仲景酸枣汤　治虚劳虚烦不得眠。

酸枣仁炒，一钱　甘草　知母炒　茯苓　川芎　生姜各五分

上水煎服。

本事鳖甲丸　治胆虚不得眠，四肢无力。

鳖甲　酸枣仁炒　羌活　黄芪炒　牛膝酒炒　人参各一两　五味子❶

上为末，炼蜜丸梧子大。每服三四十丸，温酒下。

《圣惠》治骨蒸劳热，烦心不得眠，用酸枣仁三钱，水煎熟，下地黄汁一蛤蜊，食之。

本事真珠母丸　治肝胆二经，因虚内受风邪，卧则魂散而不守，状若惊悸。

真珠三分，另研细　当归　熟地黄各一两半　人参　酸枣仁炒　柏子仁各一两　犀角　茯神　沉香　龙齿各半两

上为末，炼蜜丸小豆大，辰砂为衣。

每服二十丸，白汤下，日午夜卧各一服。

人参竹叶汤　治虚烦不得寐。

人参　竹叶　甘草各二钱　半夏　小麦　麦门冬各一钱半

上每服二三钱，姜二片，粳米一撮，水煎服。

四君子汤

六君子汤

加味归脾汤

加味逍遥散

五味异功散　五方见内钓

补中益气汤　方见虚羸

人参养荣汤　方见自汗

加味小柴胡汤　方见痉症

八珍散　十全大补去黄芪、肉桂

六味地黄丸　方见肾脏

惊　悸

人身有九藏，心藏神、肝藏魂，二经皆主于血，血亏则神魂失宁而生惊悸也。经曰：东方青色，入通于肝，其病发惊骇。又曰：二阳一阴，发病主惊骇。惊者，心卒动而恐怖也；悸者，心跳动而怔忡也。二者因心虚血少，故健忘之症随之，用四物、安神之类。丹溪谓亦有属痰者，宜用温胆汤加辰砂、远志之类。若思虑便动，虚也，用养心汤。时作时止，痰也，用茯苓丸。触事易惊，心胆虚怯也，用温胆汤。卧惊多魇，血不归源也，用真珠母丸。梦寐不宁，肝魂失守也，用定志丸。恐畏不能独处，胆气虚冷也，用茯神汤。睡卧烦躁，胆

---

❶ 五味子剂量原脱。

气实热也，用酸枣仁丸。眩晕惊悸，风痰内作也，用本事辰砂远志丸。思虑郁结，脾虚气滞，用归脾汤。前症虽曰属心与肝，而血之所统，实主于脾，脾之志曰思，思虑多则血耗损而不能滋养于肝，心者脾使之也，思虑内动，未尝有不役其心者。夫心为君火之藏，十二官之主也。夫君之德不怒而威，无为而治，故宜镇之以静谧，戒之以妄动，动则相火翕合，煽烁阴精，精血既亏，则火空独发，是以惊悸怔忡之所由生，五志之火，心所不能制者矣。故治脾者不可不知养心，养心者不可不知镇静而寡欲。然人孰无思也，思之正，则无妄动之欲矣。朱子曰：必使道心常为一身之主，而人心每听命焉。此善养于心者也。

治验

一女子素血虚惊悸，出嫁后更怔忡晡热，月经过期，用八珍汤加远志、山药、酸枣仁，三十余剂渐愈，佐以归脾汤痊愈。后因劳怒，适经行不止，前症复作，先用加味逍遥散，热退经止；又用养心汤而痊。

一小儿十五岁，彻夜用功记诵，去后少寐，仍不戒劳，患怔忡发热不止，用归脾汤为主，佐以八珍汤，诸症渐愈。后复作，服归脾、定志二药即愈。

一小儿十五岁，因用心太过，少寐惊悸，怔忡恶寒，先用补中益气汤、茯苓、酸枣仁、远志，恶寒渐止；又用加味归脾汤，惊悸稍安；又用养心汤而愈。

一小儿惊悸，睡卧不安，发热饮冷。用治要茯苓散而愈。又因劳役患怒，发热吐痰自汗，用温胆汤二剂而安，又用归脾汤、宁志丸而愈。

一小儿十三岁，善思多忧，体倦发热，心怀畏惧，必多人相伴乃止，用茯神汤，佐以归脾汤，两月余渐愈。毕姻后，前症复作，加寒热头晕，先用前二汤而惊悸愈，后用十全大补汤、补中益气汤，诸症渐愈。后因科举入场劳役，朝寒暮热，自服前二汤各三十余剂，不应，时仲秋，脉虚大，按之微细，面白腹痛，亦用前方，倍加肉桂、干姜，四剂亦不应，遂以八味丸料煎服四剂，稍缓；又四剂渐愈，乃用八味丸、十全大补汤而安。

一女子十五岁，性沉静，被盗所恐，遂惊悸，腹胁胀痛，寒热往来，不食无寐，善思恐惧，用酸枣仁丸、归脾汤、加味逍遥散而寻愈。出嫁后，因丧子兼大劳，惊悸无寐，吐痰发热，饮食少思，胸腹膨胀，服化痰药日吐痰四五碗，时考续至京，请治，余谓脾肺虚寒，不能摄涎化食而为痰也。用六君、干姜六剂，痰益甚，手足并冷，用前药，每加附子一钱，仍不应，乃用人参一两，附子二钱，四剂始稍缓，又二剂，仍用六君加姜、附各五分，数剂后，易桂治之而愈。

温胆汤 治心胆虚怯，触事易惊，或梦寐不祥，遂致心惊胆摄，气郁生涎，涎与气搏，变生诸症，或短气悸乏，或复自汗，胆虚不能制脾，则脾之水饮作矣。

半夏汤洗　竹茹　枳实麸炒，各二两　橘皮二两，去白　甘草炙，一两白茯苓一两半

上每服四钱，水一盏半，姜五片，枣一枚，煎七分，食前服。

宁志丸 治心虚多惊，若有痰，宜

吐之。

人参 白茯苓 茯神 柏子仁 琥珀 当归 酸枣仁温酒浸半日去壳 远志炒,各半两 乳香 朱砂 石菖蒲各三钱

上为末,蜜丸桐子大。每服三十丸,食后枣汤下。

茯神散 治五脏气血虚弱,惊悸怔忡,宜用此安神定志。

茯神去木 人参 龙齿另研 远志去心 桂心 防风 独活 酸枣仁 细辛 白术炒,各三钱 干姜炮,三两

上为末,每服四五钱,水煎服,蜜丸亦可。

治要茯苓补心汤 治心气不足,喜悲愁怒,衄血面黄,五心烦热,或咽喉间痛,舌本作强。方见瘖。

茯神汤 治胆气虚冷,头痛目眩,心神恐畏,不能独处,胸中烦闷。

茯神去木 酸枣仁炒 黄芪炒 栀子仁炒 白芍药炒 五味子杵,炒 桂心 熟地自制 人参各一两 甘草五钱

上每服五钱,姜水煎。

酸枣仁丸 治胆气实热,不得睡卧,神志不安,惊悸怔忡。

茯神去木 酸枣仁炒 远志去心 柏子仁炒 防风各一两 枳壳麸炒 生地黄杵膏,各半两 青竹茹二钱五分

上为末,蜜丸梧子大。每服七八十丸,滚汤下。

定志丸 治心神虚怯,所患同前,或语言鬼怪,喜笑惊悸。

人参 茯苓各一两五钱 菖蒲 远志去心,各一两

上为末,蜜丸,如前服。

治要茯苓散 治心经实热,口干烦渴,眠卧不得,心神恍惚。

茯神 麦门冬各一两半 通草 升麻各一两二钱半 紫菀 桂心各七钱五分 知母一两 大枣十二枚 淡竹茹五钱 赤石脂一两七钱五分

上每服一两,水煎服。

朱雀丸 治心病,怔忡不止。

白茯苓二两 沉香半两

上为末,蜜丸小豆大。每服三十丸,人参煎汤下。

世传密陀僧散 治惊气入心络不能语者,昔有人为野狼及犬蛇所惊,皆以此而安。

密陀僧研极细末如粉

上茶清调一钱七分。

丹溪朱砂丸 治劳役心跳。

朱砂 当归身 白芍药 侧柏叶各三钱 川芎 陈皮 甘草 黄连炒,各一钱半

上用猪心血为丸,粟米大,每服百丸,龙眼汤下。

本事辰砂远志丸 消风化痰,镇心安神。

人参 石菖蒲去毛 远志去心 茯神各一两 川芎 山药 白附子 麦门冬 细辛 铁粉 辰砂各五钱

上为末,用生姜汁,入水糊丸绿豆大,以朱砂为衣。每服一二十丸,临睡生姜汤下。

归脾汤

六君子汤

加味逍遥散 三方见内钓

补中益气汤 方见虚羸

真珠母丸 方见不寐

十全大补汤

八珍汤　二方见自汗

养心汤　方见惊痫

吞 酸

吞酸之症有二，热与寒也。经曰：诸呕吐酸，皆属于热。东垣曰：病机作热，攻之误矣，浊气不降，寒药岂能治之。二说似乎矛盾，而实一也。《素问》言热者，所以指其末也；东垣言寒者，所以指其本也。丹溪用吴茱萸之法，亦尝谓之寒矣，然亦当分其虚实而治之。若烦热作渴，好食啖物，饮食易化，是为实火内炽，而胃经热也，宜用清凉饮之类。若不渴喜食热物，饮食难化，是为虚火所致，而胃经寒也，宜用香砂六君子汤之类。故东垣云：邪热不杀谷，苟误认为实热，概用寒凉之剂，而变为中满呕吐反胃之症者，皆末传寒中之败症也。可不慎欤！

治验

一小儿吞酸，用六君子汤而愈。后伤食复作，兼泻，先用五味异功散加升麻、干姜，泻顿止，又以六君子煎送四味茱萸丸而愈。

一小儿吞酸嗳腐，发热口渴，先用保和丸二服，以消宿滞，又用六君、木香、干姜，以温养中气而愈。后伤冷粉，腹胀痛，余用异功散加干姜，诸症渐愈，用补中益气汤加木香，将愈；又伤食吞酸腹痛，用六君、木香二剂痛止，又四剂而愈。

一小儿吞酸，喘嗽腹胀，面白兼青，余谓脾肺之气虚，先用补中益气汤加茯苓、半夏二剂，喘胀悉愈，又用六君子汤及五味异功散而愈。

一小儿十三岁吞酸，每食碗许，稍多则泻或腹胀，面色黄或青白，此脾肺虚，肝木所胜，用六君、干姜、柴胡、升麻，间佐以补中益气汤而痊。毕姻后，兼勤于功课，仍吞酸唾痰，服清热药，大便不实，嗜卧少食，而似肉痿，用前药各百余剂而痊。

一女子吞酸唾痰，恪用清气化痰之药，余谓属中气虚，不信，后觉肚腹肿胀，大小便淋沥而殁。

六君子汤　加木香、砂仁，名香砂六君子汤

异功散　二方见内钓

补中益气汤

保和丸　二方见虚羸

四味茱连丸　方见噫气

脾弱多困

丹溪云：脾具坤静之德，而有乾健之运。夫胃阳也，主气。脾阴也，主血。胃司纳受，脾司运化，一纳一运，化生精气。清气上升，糟粕下降，纳五谷，化津液，其清者为荣，浊者为卫，阴阳得此，谓之橐籥。故东垣以脾胃为五脏之根本也。脾气既弱则健运之令不行，化生之功已失职，而嗜卧多困所由生焉。法当温补其脾，脾气既旺，则脏腑清阳之气升举，易于营运，又何困倦之有？海藏用四君子加木香、半夏，白术倍之，姜、枣煎服，诚良法也。若脾虚，好睡多惊，则是心血虚而火动之，宜安神养血。若因心脾气虚有痰者，宜用人参、

五味子、茯苓以补心气；当归、芍药、酸枣仁以养心血；橘红、半夏以开痰。若因脾肺气虚，胸膈有痰，用补中益气汤以健脾胃；胆星天竺丸以化痰涎。若因饮食停滞而作，用四君子汤以益脾土；山楂、神曲以消饮食。若因脾虚而好睡，用五味异功散以补脾气；当归、芍药以生脾血。芍药须用酒拌炒黄，不则酸寒伤脾，此假热以对假寒也。若乳母饮酒，致儿昏醉好睡者，以干姜、陈皮煎汤解之，不应，用异功散加干葛即愈矣。

治验

杨永兴子年七岁，嗜卧兼惊，久不愈。余曰：好睡是脾气虚困也，善惊是心血虚怯也。此心火不能生脾土，子母俱病。用补中益气汤及六味地黄丸加鹿茸而愈。

一小儿母因醉后饮乳，困睡不醒，遍身如丹瘤，先君谓酒毒为患，用葛花解醒汤，令母子俱服而愈。

一小儿病后嗜卧，饮食少思，面色萎黄，中隐青色，用五味异功散加柴胡、升麻为末，每服钱许，日二三次，月余稍愈。又饮食过多，更患呕吐，手足并冷，饮食顿减，先用六君子汤加升麻、柴胡、木香、干姜，二剂诸症渐愈，又用补中益气汤为末，日服二三次，月余而安。

一小儿九岁，患痢后嗜卧唾痰，服化痰药，吐痰益甚，而卧床三年矣。面色萎黄兼白，或时青赤，右关脉微细，左关脉弦数，余谓肝火乘脾，用六君、升麻、柴胡三十余剂而稍健，乃以补中益气汤间服，又各三十余剂而少坐，又五十余剂而痊。

一女子十一岁，患痢后，嗜卧唾痰，饮食难化，胸腹膨胀，服化痰利气之剂益甚，余谓悉属脾胃气虚，而饮食化痰也。朝用补中益气汤，夕用五味异功散，两月而愈。又伤食吐泻，用六君子汤，月余不应，乃以人参五钱，干姜五分，姜枣煎服百余剂始应，仍用补中益气、异功散而痊。

胆星天竺丸 治小儿痰涎上壅，喘嗽不休。

牛胆南星一两 半夏汤泡去皮脐姜汁制 白附子汤泡去皮脐，各五钱 天竺黄三钱 天麻 防风各二钱 辰砂一钱另研水飞

上为末，甘草汤为丸，芡实大。每服一丸，空心薄荷淡姜汤化下。

五味异功散

六君子汤

四君子汤 三方见内钓

补中益气汤 方见虚羸

六味地黄丸 方见肾脏

葛花解醒汤 方见热吐

寻衣撮空

寻衣撮空，许叔微谓之肝热。夫肝主筋，筋脉血枯，而风引之，故手指为之撮敛也，宜确服六味地黄丸，间有回生之功。钱仲阳用泻青丸，此治肝经实热，盖寻衣撮空，皆病后之败症耳，求其实热，则百无一二矣，治者审之。王海藏治血脱寻衣，撮空摸床，手扬摇头，错语失神，脉弦浮而虚，血脱内躁热之极也，气粗鼻干，此为难治，用生地黄连汤主之。

治验

王少参孙女年十二岁，脾胃素弱，后成疳症，发热，小腹膨胀坚直，大便溏泻，气喘咳嗽，彻夜烦躁不睡，鼻塞眼暗谵语，其脉大而无根，用人参一两、附子三分，腹胀渐减，脉渐敛。然犹寻衣撮空，鼻孔出血，用六味地黄丸料二服，如脱乃昼服独参姜附汤，及服六味地黄丸料，脉渐有根，诸症渐愈，又用六君子、补中益气汤而痊。详见发热

一小儿停食，夜惊腹痛，服消食丸，泻数次，寻衣撮空，面青黄或色白，此脾土受伤，肺金休因，肝火旺而然耳，先用异功散加升麻以补脾土；用六味地黄丸料以滋肝血，稍定，各二剂渐愈，却用补中益气汤、六味地黄丸，间以异功散而痊。

一小儿受惊骇，恪服镇惊化痰等药，忽患前症，眼上面萎黄，或兼青赤，此肝经阴血虚，阴气旺而生风耳，当滋肝肾益脾肺，遂用异功散而痊。

一小儿面萎黄患瘰疬，忽发面色青赤，此脾气虚，木火相搏而为患也，用补中益气汤，佐以柴胡山栀散二剂，加味逍遥散三服，诸症渐退，又以地黄丸而遂痊。

一小儿流注，出脓甚多，患前症，此元气虚弱，内热而变耳。用八珍汤、异功散各数剂，方稍缓，又数剂而安，又补中益气汤而愈。

一小儿膝痛，误触其膝，出血甚多，患前症，恶寒面白，此阳随阴散而虚寒，用十全大补汤加附子三分，四剂未应，用人参一两，附子五分，姜枣煎服稍退，又二剂顿退。乃朝用异功散，夕用八珍

汤而安。

一小儿伤风表汗后，患前症，恶风面白，手足冷，用补中益气汤加五味子，汗顿止而诸症渐退；又用四剂而安，乃十全大补汤而愈。

生地黄连汤 治血脱，寻衣撮空，摇头妄语。

川芎 生地黄 当归各七钱 赤芍药 栀子 黄芩 黄连各三钱 防风一钱五分

上每服三钱，水煎服。

加味逍遥散

异功散

六君子汤 三方见内钓

地黄丸 方见肾脏

补中益气汤 方见虚羸

柴胡栀子散 方见发热

泻青丸 方见肝脏

八珍汤

十全大补汤 二方见自汗

喜笑不休

经曰：心藏神，有余则笑不休。又曰：在脏为心，在声为笑，在志为喜。又火太过曰赫曦，赫曦之纪，其病笑谑狂妄。又云：少阴所至为喜笑。又云：精气升于心则喜。此数者，皆言属心火也。若笑不休，呻而为腹痛，此水乘于火，阴击于阳，阳伏热生，狂妄谵语不可闻，心之损矣。扁鹊云：其人唇口赤色者，可治；青黑者，死。若肾水亏涸不胜心火，而喜笑不休者，用六味地黄丸。肝火炽盛，能生心火，而喜笑不休者，用柴胡清肝散。余兼别症，各从其

症而参治之。

治验

一小儿喜笑，常作不安，面赤饮冷，手足并热，先用黄连泻心汤，未二服稍定，又用六味地黄丸料煎服，顿愈。常服此丸则安，月许不服，仍前复作，又服愈矣。

一小儿患前症，面青赤，此肝心二经风热所致也，用柴胡栀子散、六味地黄丸渐愈。又因乳母大怒发热，先用加味柴胡汤，又用加味逍遥散，母子服之并愈。

一小儿患前症，因乳母大怒，患血崩寒热，先用加味逍遥散一剂，用当归补血汤三剂，如此治之各数剂，母子并愈。

一小儿年十四岁，用心过度，饮食失节，患喜笑不休，脉洪大而虚，面色赤或白，余用补中益气汤而愈。次秋科举，饮食劳倦，前症复作，或兼谵语，脉洪大，按之微细如无，用人参一两，姜、枣煎服稍定，又三剂而愈。又劳役用心，自汗作渴，烦躁似痫症，先用当归补血汤，二剂顿安，又十全大补汤而寻愈。

一女子十六岁，面色萎黄，素沉静，喜笑不休，月经先期，用柴胡栀子散、加味逍遥散而愈。次年出嫁，不时复作，但作时面赤勇力，发后面黄体倦，朝用补中益气汤，夕用加味逍遥散而愈。后每发悉用前药即愈。

当归补血汤

柴胡栀子散

柴胡清肝散　三方见发热

黄连泻心汤　方见烦躁

地黄丸　方见肾脏

卷 十 一

肿 疡

肿疡者，以疮疡未溃而言也。经云：形伤痛，气伤肿。又云：荣气不从，逆于肉里，乃生痈肿。皆因禀受胎毒，或乳母膏粱浓味，七情阴火，或儿食炙煿甘美积毒，气血不和所致。当分其经络所属，五脏相胜，与元禀亏损，预为审用攻补调和之剂，速令散溃。尤当审其势之肿漫，色之赤白，与痛有微甚，毒有表里。若肿高焮痛，便利调和，邪在表也，宜表散之。肿硬痛深，大便秘涩，邪在内也，宜下之。外无拘急，内则便利调和者，邪在经络也，宜调荣卫。肿焮大痛，或麻木不痛，邪气凝滞也，用隔蒜灸或活命饮。若烦躁饮冷，赤痛发热，二便不通者，火热内炽也，用清凉饮、活命饮，加大黄尤善。若微肿微痛、或不痛，阳气虚弱也，用参芪托里散。微暗微赤或不赤，阳气虚寒也，用加味托里散。若恶寒而不作脓，或浓熟而不溃者，阳气虚也，用加味托里散。如此则未成者，自能消散，已成者自能溃腐。尤当别其属阴属阳，或半阴半阳而治之。若泥于肿疡，禁用辛热之说，不分受症之因，兼症之经，概行败毒，泛扰诸经，诛伐无过，以致不能起发，或不能腐溃收敛，变症莫能枚举。《痈疽论》云：

肿疡内外皆壅，宜以托里表散为主，但见肿痛，参之脉症虚弱，便与滋补，气血无亏，可保终吉。婴儿有疾，兼调其母，若肿疡之际，治失其法，必致溃疡之变症。此推《内经》之微旨，而生平之徵验者，尤当触类而长，愚奚庸赘。

溃 疡

溃疡者，以疮疡脓溃而言也。脓溃而肿消痛止者，为顺。若脓溃肿痛，或发寒热者，气血虚也，用十全大补汤。脓溃欲呕少食，脾胃虚弱也，用六君、炮姜；手足并冷者，脾气虚寒也，用六君、姜、桂，如不应，急加附子。脓溃而仍痛，或二便秘涩者，热毒未解也，用清热消毒散。热退而渴不退，津液不足也，用八珍加黄、麦门、山茱萸。热止而小便频数，肾虚也，用加减八味丸料。若热不止，或肿痛反甚，虚热内作也，用人参黄芪汤。或热退而肌肉不生者，气血俱虚也，用十全大补汤。疮色夭白，或陷下不敛，寒气所袭也，用五味异功散，佐以豆豉饼。脓血过多，烦躁不安，乃亡阳也，急用独参汤。尤当审其肿之软硬，饮食冷热与脓之稀稠多少，肉之赤色微甚青暗，及疮口之收敛迟速，而投以托里消毒调补之剂，庶无变症。《痈疽论》云：溃疡内外皆虚，宜以托里补接为主。盖溃疡之变症，因由于肿疡之际，治失其宜，亏损元气之所致。治者诚能谨之于始，则无后变之患矣。

胎毒发丹

胎毒发丹者，因胎毒内伏，或频浴热汤，或着烘衣，或乳母饮食七情，内热助邪为患，发于头面四肢，延及胸腹，色赤游走不定。古人云：从四肢起入腹囊者，皆不治。当急令人随患处，遍吮毒血，各聚一处，砭出之，急服活命饮。惟百日内忌砭，以其肌肉难任也。若发散过剂，表虚热而赤不退者，用补中益气汤加防风、白芷。寒凉过剂，胃气受伤，而热赤不退者，用异功散加柴胡、升麻；或兼发搐等症，用四君、升麻、当归、钩藤钩，若复行攻毒，必致不起。头额间患者，当卧镰砭之。

史少参孙二岁，丙申正月，阴囊赤肿，余作胎毒治瘥，后患发热痰盛等症，诊其母有郁火血热，用解郁凉血之药，子母俱服而愈。至六月初患吐泻，两眼瞤动，或投参、术之类，不应，以为慢惊，欲用附子药，请余议，视其寅卯关脉赤，此属风热伤脾，用柴胡清肝散加钩藤钩、木贼草一剂即愈。丁酉正月初旬，颈患热毒，脓出贴药，忽暴风启户，实时发热，翌日，头面暗肿如斗，两耳浓寸许，此风邪上攻，血得热而沸腾也，急砭两额，出黑血三盏许，随用清热化毒汤，暗肿十退七八，翌日复砭，则血不甚黑矣，仍以前药去牛蒡子加熟地黄而愈。此症若不行砭法，或作破伤风治，

必死。

一小儿四肢患之，外势虽轻，内则大便秘结，此患在脏也。服大连翘饮，敷神效散而瘥。

一小儿患之赤晕走彻遍身，难以悉砭，令人吮四肢胸背数处，使毒血各凝聚而砭之，先用活命饮，米酒调二服，又以金银花、甘草节为末，用人乳汁调服渐愈。月余后，两足皆肿，仍砭之，服前药而痊。数日后，两足复赤，或用犀角解毒丸之类，致乳食不进，肚腹膨胀，此复伤脾胃而然也，敷神功散，服补中益气汤加茯苓而痊。

一小儿腿如霞片，游走不定，先以麻油涂患处，砭出恶血，其毒即散，用九味解毒散而安。

一小儿臂患之，砭出毒血而愈。惑于人言，服护心散，以杜后患，服之吐泻腹胀，患处复赤，手足并冷，余谓此脾胃虚弱，前药复伤，用六君子汤一剂顿愈，又以异功散加升麻、柴胡而痊。

一小儿患此，砭之而愈，但作呕不食，流涎面黄，余谓此脾气虚弱，用异功散加升麻治之，吐止食进；又用补中益气汤，涎收而安。

一小儿患此，砭之而愈，翌日发搐作呕，手足并冷，此胃气虚而肝木侮之，用异功散加藿香、木香，诸症顿止，又用异功散加升麻、柴胡而痊。

一小儿患此，砭之而愈，但面赤作呕饮冷，余谓胃经热毒未解，先用仙方活命饮，又用清热消毒散，各一剂而愈。

一小儿腿上患之，神思如故，乳食如常，余谓毒发于肌表，令急砭出毒血自愈。不信，外敷寒凉，内服峻剂，腹

胀不乳而死。

一小儿遍身皆赤，砭之，投以解毒药而愈。

一小儿患此，二便不利，阴囊肚腹俱胀，急用砭法，随以活命饮加漏芦、木通、大黄为末，时用热酒调服至两许，二便俱通，诸症顿退，却去三味，仍前时服而愈。

一小儿患此，二便不利，腹胀咳嗽，用活命饮加漏芦、木通、麻黄为末，时时热酒调服，二便随通，遍身出汗，诸症顿退，鼻息似绝，气无以动，时或似躁，此邪气去而元气虚也，急用当归补血汤而愈。

砭法 治丹毒赤色，游走不定，令口吮毒血，各聚一处，用细瓷器击碎，取有锋芒者，以箸头劈开夹之，用线缚定。两指轻撮箸头，稍令磁芒对聚血处，再用箸一根，频击刺出毒血，轻者止用口吮出毒，用药敷之。如患在头者，不用砭法，止宜用针，卧倒挑患处，以出毒血，迟则毒血入腹，而难起矣。

神功散 治丹毒最效。若砭后毒甚者宜用。如毒轻者，砭后不可用，恐砭后皮肤既破，草乌能作痛也。

仙方活命饮 方见热毒疮疡

清热化毒汤❶

清热消毒散 方见热毒口疮

柴胡清肝散 方见胁痈

补中益气汤 方见内钓

小柴胡汤 方见痉症

大连翘饮 方见臂痈

柴芍参苓饮 方见天蛇毒

九味解毒散 方见黄水粘疮

伤食发丹

伤食发丹者，因脾胃之气未充，乳食过多，不能运化，蕴热于内，而达于肌表也。若因食乳停滞者，先用保和丸消之，大便秘结者，量加大黄通之。乳食既消，而丹尚作者，用清中解郁汤治之。丹邪既去，而乳食不思者，用五味异功散补之。发热作渴，或饮食少思者，用七味白术散补之。大凡饮食浓味所致者赤晕，或行而缓慢。若饮烧酒，或误吞信石所致者，遍身赤晕，其行甚速；又有疮疡发焮，周遭有赤晕，其热消散或脓出自退，凡此俱忌砭法，皆宜安里为主，不可攻伐。若自吐泻，亦不可止之，吐泻中有发散之意。因饮烧酒者，饮冷米醋一二杯解之，此神妙之法也。因母多食炙煿膏粱，或饮烧酒，或服辛热燥药，或郁怒伤肝脾，致儿为患者，当参胎热毒疮疡治之。

一小儿面赤皎白，手足常冷，伤食患丹，余谓此因脾胃虚弱，不信，另用克伐之剂，更吐泻腹痛，吐涎不乳，口舌生疮，此脾胃复伤，而虚寒格阳在外，非实热也，先用六君、干姜，又用五味异功散而愈。

一小儿每停食发赤晕，此脾虚食郁，用清中解郁汤而愈。越月忽摇头咬牙，痰甚发搐，呕吐酸腐，此食郁伤脾也，待其吐尽，翌日少与白术散而愈。又服前散，月余遂不复患。

一小儿停食便秘，四肢赤色，此饮食

---

❶ 该方出处原脱。

蕴毒于内，用枳实、黄连、厚朴、山楂、神曲，而便通赤解。更头晕咳嗽，此脾气虚而不能生肺金也，用六君、桔梗，以补脾肺；山楂、神曲，以消饮食而痊。

一小儿患此，服发表之剂，手足抽搐，服惊风之药，目睛痰甚，余谓脾胃亏损，肝木所胜之虚象，无风可祛，无痰可逐，用六君子汤一剂而安，再剂而瘥。

一小儿停食，服通利之剂，患丹作呕腹胀，此脾气复伤也，用补中益气汤、五味异功散而愈。

一小儿因母食炙煿酒面，两臂前臁各漫肿一块，有根四畔，赤晕相围，余谓患处属胃经，因胃经积热而为患也，用清胃、泻黄二散，治之而消。设谓丹毒，辄用砭法及败毒之药，反促其危矣。

一小儿因母饮烧酒，其子身赤如丹毒，三日间皮肤皆溃，烦躁发热，饮冷作渴，令饮冷米醋，即日并安。却服金银花、甘草末而愈。

一小儿患疟，服信石之药，遍身赤痛，烦躁昏愦，用米醋一杯，徐灌而苏，良久遍身如故，又用金银花、甘草为末，每服一钱，米醋调下，三服而安。

一小儿五岁，忽吐泻，又俄顷胸腹赤色见，遂遍身俱赤，余意其中信石之毒而然，若胎瘤食毒，则无此急速，乃灌冷米醋一杯，吐泻即止，少刻赤渐退，半日始苏，其形尚似死。又用羊血，接其元气而愈。

保和丸 方见虚羸

泻黄散 方见脾脏

清胃散

加味归脾汤

六君子汤 三方见天钓

清中解郁汤 方见丹毒

七味白术散 方见积滞

胎毒疮疡

《宝鉴》云：初生芽儿一块血也。无形症也，无脉有惊，即系是胎惊，有热，即系是胎热。婴儿实与乳母一体，凡患疮疾，但审乳母肝经有热，用加味小柴胡汤之类。肝经虚热，用加味逍遥散之类。肾水不能生肝，用地黄丸。心经积热，用柴胡栀子散。心经虚热，用茯苓补心汤。膏粱积热，用东垣清胃散。脾经郁热，用钱氏泻黄散。脾经虚热，用钱氏异功散。若服犀角丸、化毒丹，外敷寒凉之药，复伤生气，乃促其危也。

一小儿生下，耳前肿一块如小栗，旬余色赤肿高，触之则哭，此属胆经部位，诊乳母，果肝胆经脉数，此禀生母肝火所致，乳母有肝火而益甚也。又数日作吵不安，手足时搐，此因作脓焮痛而然。又三日早间以手指微按疮头，肿随指复起，其脓已成也。至午疮顶起薄皮，脓已熟也。点代针膏，将晚出脓，儿顿安，肿赤顿消，此疮家最善症也。贴太乙膏，以护风寒，乳母服逍遥散而愈。

一小儿生下，臂外臁肿一块寸许，月余忽赤肿二寸许，外赤晕势欲走散，此脓毒内，针之随出脓，赤晕退，儿即安。诊乳母肝胆脉弦数，按之有力，先用加味小柴胡汤加黄连二剂，去黄连又二剂，却用加味逍遥散与乳母服，儿寻愈。

一小儿生下，大腿肿寸许一块，面

目色白，将期敷药而溃，脓水清稀，二期而未愈。后呵欠咬牙，此禀肾虚，朝用补中益气汤，夕用地黄丸料，与母子同服半杯，年余而愈。

一小儿生下，左胁间一块，漫肿无头，肉色不变，敷铁箍散，溃而脓清，欲呕，余谓禀肝经气滞，而脾气虚，不能愈也。先用异功散加柴胡、升麻，以补脾胃；又以托里散加柴胡、山栀，以托里清肝。其子亦饮数匙，三月而愈。

一小儿生下，小腹患肿一块，年余不溃，寒热往来，此禀肝火而然也。其母果经事不调，内热体倦。用地黄丸、八珍汤与母服，子日服半杯，寻愈。

一小儿生下，胸胁间肿赤，年余不消，余谓禀肝血热，但治其母。不信，另用铁箍散、犀角丸，作呕不乳，此胃气虚而复伤，余用五味异功散，救子之胃气；用加味逍遥散，治母之肝火，顿愈。

一小儿生下，遍身无皮色赤，原母素食膏粱之物，以寒水石一两，炒焦黄柏二两，净黄土四两，俱为细末，时敷遍身，母服清胃散加漏芦；五日赤少淡，却用黄土五两，炒焦黄柏一两敷之，母服加味逍遥散；又三日赤顿淡，水顿少；又三日，但敷黄土一味，母服八珍汤加牡丹皮、柴胡而愈。

一小儿生下有疥，审其母素郁怒，用消毒散，以当归膏调敷，母服加味逍遥散加漏芦，及加味归脾汤而愈。后复发，为母食膏粱，用清胃散，及敷前药而愈。

一小儿生下有痔疮，三岁后作痛，服化毒丹、犀角丸，以治大肠之火，更腹痛作泻，咬牙呵欠，仍欲治火。余曰：呵欠咬牙，属肝经之症。《内经》云：因而饱食，筋脉横解，肠澼为痔。此禀肝火为患，儿服地黄丸；母服逍遥散加漏芦而愈。

一小儿阴囊赤痒，或时如无皮状，两目常闭，服化毒丹益甚。余曰：化毒丹、犀角丸，治脾胃实火之剂。前症乃禀肝肾经阴虚也。不信，仍服之，几危。余用六味地黄丸、四味肥儿丸；母服加味逍遥散而痊。

一小儿生下，阴囊赤肿。余谓禀肾肝阴虚。不信，另用化毒丹之类，前症益甚，更呕吐不乳，手足并冷，此脾胃被伤，先用五味异功散；母用大剂地黄丸料加炒黑黄柏及漏芦与数剂而消。其时患是症，服化毒丹，敷凉药者，俱不救。

一小儿生下，臀尖微肿寸许一块，敷铁箍散，服化毒丹，越月肿起色赤，啼声不绝，以指按之，随手复起，此脓内熟而痛也。遂针之，出稠脓，啼声即止。余谓：血气无亏，不必用药。彼欲速效，另服犀角丸，致吐泻发搐，欲投惊药。余曰：此因脾胃亏损，而内生风耳。急以人参一两，细切和壮妇乳一盏，置粥釜中煮良久，取出绞乳汁，以绵作乳头样者，蘸乳频与儿吮之，一日吮尽，却服乳化地黄丸，母日服八珍汤加漏芦，不月而愈。

一小儿生下，臀内臁赤肿二寸许一块，有脓内溃，遂针之，出脓甚多，随眼闭咬牙。余谓：眼闭脾气虚，不能开也；发搐咬牙乃脾气虚，而肝火动也。以人参如前渍乳儿吮，母服八珍汤加漏芦，月余而疮愈。

一小儿生旬余，头患毒，高寸许，有赤晕，势危急，卧镰砭出黑血，儿即安。翌日，眉间有患，亦有赤晕，余意宜即砭之，众议第二日砭之，果血凝不出，腹胀而殁。

敷药铁箍散 治一切疮疖痈疽。

芙蓉叶 黄柏 大黄 五倍子 白及

上为末，用水调搽四围。

按：前方乃寒凉解热收敛之剂。或有用白蔹、商陆根者，有用寒水石、天花粉者，有用苍耳、金银花者，有用芭蕉、赤小豆者，有用草乌、白芷之类者，皆不分寒热温凉之杂饵。《内经》云：先肿而后痛者，形伤气也；先痛而后肿者，气伤形也。又云：五脏不和，九窍不通；六腑不和，瘤结为痈。《外科精义》云：凡疮肿高而软者，发于血脉；肿下而坚者，发于筋脉；肉色不变，发于骨髓。盖必有诸中而后形诸外。故受症之经，与所患之位，各有不同，岂宜一概外敷凉药。惟脾胃无亏，血气不和者庶几有效。若服化毒之类，脾胃复伤，运气凝滞，亦不能消矣。至如疔疮之类，正欲宜拔其毒，若复用前药，肌肉受寒，血气凝滞，必致毒气入内而不救。治法必察其肿之高漫，色之赤白，痛之微甚，作脓之难易，出脓之稠薄，生肌之迟速，以别其属阴属阳，或半阴半阳，或纯阴纯阳而用相宜之药，以凉之、热之、和之。又当审受证之传变，五脏之相胜，而以调补脾胃为主，庶不致变恶症也。

五福化毒丹 治胎毒及痘后，头面生疮，眼目肿痛。

生地黄杵膏 熟地黄自制杵膏 天门冬去心杵膏 麦门冬去心杵膏 玄参各三两 甘草 甜硝各一两 青黛一两五钱

上为末，炼蜜丸如芡实大，每服一丸，白滚汤化下。甜硝即朴硝，以滚汤制过者便是。

按：前症服此而痰喘发搐者，皆中气受伤，而变虚热也，急服五味异功散。若手足并冷者，中气虚寒也，前汤加姜、桂，多有生者。

犀角消毒丸 治积热及痘疹后，余毒生疮。

生地黄 防风 当归 犀角屑镑 荆芥穗各一两 牛蒡子杵炒 赤芍药 连翘 桔梗各七钱 薄荷 黄芩 甘草各五钱

上为末，炼蜜丸如芡实大。每服一丸，薄荷汤化下。

按：前二方善损中气，伤阴血。若大人形病俱实，脾胃健旺者，庶可用之，恐芽儿脏腑脆嫩不能胜此。经云：气主嘘之，血主濡之。气者胃中冲和之元气。若胃气一伤，不能嘘濡消散，脓已成者不能腐溃；脓已溃者不能生肌收敛。因而难治，甚致不起，不可不慎也！

八味茯苓补心汤 治心气不足，血气不和，而患疮症。愚制

茯苓五分 酸枣仁炒，各二钱 五味子炒 当归各一钱 人参一钱五分 白术炒，一钱 菖蒲五分 远志去心，六分 甘草炒，五分

上作二三服，水煎。

柴胡栀子散 方见胁痛

托里散 方见热毒

热毒疮疡

热毒疮疡，因食膏粱浓味，或乳母七情郁火所致。若肿骨作痛，气血凝滞也，用仙方活命饮。口渴便秘，热毒内蕴也，用四顺清凉饮，佐以如圣饼。肿硬色赤，热毒凝聚也，用活命饮，佐以隔蒜灸。肿焮不消，欲作脓也，用托里消毒散。不成脓，或成脓不溃，气血虚也，用八珍汤。溃而肉赤不敛，脾血虚也，用四物、参、术。肉白而不敛，脾气弱也，用四君、芎、归。食少体倦而不敛，脾气虚也，用六君、当归、升麻。凡药对症，无有不愈，设或妄行攻毒，元气亏损，则变恶症而难治矣。大抵疮疡属腑者易治；元气无亏者不治自愈。属脏者难治，元气亏损者则变为恶症，误行克伐，元气亏损，尤难疗理，故切不可用峻厉之剂。观东垣、丹溪云：但见肿痛，参之脉症虚弱，便与滋补，血气无亏，可保终吉。若用驱逐败毒，不免有虚虚之祸矣。

一小儿患之，肿焮，敷服败毒之药，肿益甚，更作呕，视其寅关脉青赤，此肝经风热之毒，中气复伤而然也，用五味异功散加柴胡、升麻，再用补中益气汤加白芷、桔梗而愈。

一女子十岁余，耳下连项赤肿，寒热头痛，恪敷铁箍散，此少阳胆经火症内作，非铁箍散所能愈，余用栀子清肝散而愈。

一小儿所患同前，右关脉数，按之则弦，作呕懒食，此肝木克脾土所致，用小柴胡汤去黄芩加茯苓、芍药而愈。

一小儿患之，余谓禀肝脾气滞，不信，用铁箍散、犀角丸，而呕吐少食，手足并冷，此脾胃复伤也，子用五味异功散加木香；母用加味逍遥散、加味归脾汤而消。

一小儿缺盆患之，内外敷服败毒之药，发热肿痛，按之则软，此脓内溃也，喜其右腮白，左腮黄，乃脾胃相生，其病易愈，遂针出脓，用托里散而愈。

一小儿头面患之，服清胃之药，肿痛益甚，余谓毒气炽盛，而瘀血不散也，用仙方活命饮，二剂而愈。后因伤食，朝寒暮热，头面仍患之，服降火之剂，口舌赤肿，手足并冷，余谓胃气复伤而虚寒也，用五味异功散而愈。

一小儿头患疖甚多，寒热作痛，时季夏，乃形病俱实，先用人参败毒散加黄连、香薷一剂，其痛顿止；次用仙方活命饮末三服，大者出脓，小者自消。后食浓味复发，用清胃散、活命饮各一服而愈。

一小儿素食炙煿，不时患之，此膏粱积热所致，用清胃、泻黄二散将愈。又停食，服巴豆之药，口舌赤烂，头面生疮，此胃气复伤而内热也，用人参安胃散而愈。

一小儿不时患之，兼颊侧结核，此肝疳之症，先用龙胆泻肝汤二剂，以治肝火；又用四味肥儿丸、五味异功散加升麻、柴胡，消疳健脾而愈。

一小儿素有肝脾之症，患疖甚多，用仙方活命饮二剂，肿痛顿退，又用四味肥儿丸、五味异功散加柴胡、升麻而愈。其时同患此症，用犀角丸、化毒丹，伤其脾胃者，俱致不起。

一小儿头面患之，肿痛焮作，属胃经热毒，先用仙方活命饮末，次用清胃散而痊。后口舌生疮，别搽末药，腹痛重坠，作呕不食，手足指冷，余谓脾胃虚寒，用异功散加升麻而痊。

一小儿十二岁，胸前患此，肿焮作痛，外敷铁箍散，内服犀角丸，腹中寒痛，验之脓已成，先用五味异功散，再用托里消毒散，脓自出，却用托里散而愈。

一小儿臂患毒，漫肿微痛，敷铁箍散，时欲呕吐，胸腹痞满，手足并冷，此脾气虚寒也，症属半阴半阳，铁箍散乃纯阳之药，非其所宜，遂敷冲和膏，服六君、干姜而消。盖小儿元气，易实易虚，用寒药敷贴，逼毒入脏，而不能救者多矣。

仙方活命饮

金银花　陈皮各三钱　皂角刺炒穿山甲蛤粉同炒　防风　没药　白芷乳香　当归各一钱　贝母　天花粉　甘草节各七分❶

上每服五钱，酒煎服，婴儿每服一两，子母同服，为末酒调服亦可。毒在表者加麻黄散下毒，在内者加大黄下之，当临症制宜。此解毒回生起死之良剂。

托里消毒散　治胃经虚弱，或因克伐，致疮不能溃散，疮未成即消，已成即溃，腐肉自去，新肉自生。

人参　黄芪　当归酒拌　川芎　芍药炒　白术炒　茯苓各一钱　金银花白芷　甘草炙　连翘各五分

上作二剂，水煎徐徐服。

托里散　治疮疡。因气血虚，不能起发腐溃收敛，及恶寒发热，宜用此补

托之。

人参气虚倍用　黄芪炒　当归血虚倍用　白术倍用　茯苓　芍药酒炒，各五分　熟地黄二钱

上作二三剂，水煎服。

替针丸　治疮疽，脓已成不溃者。

陈坏米一钱　硇砂五钱　雄雀粪四十九粒，直细者是也

上为末，米粥丸，麦粒大。每用一粒，粘疮头上，以膏药贴之半晌，其脓自出。若疮头透而脓不出，或出而愈痛，或发热，血气虚也，用托里散。或作呕吐痰，食少体倦，脾气虚也，用六君子汤。

五福化毒丹　治热毒蕴积，赤咽干，口舌生疮，或头面疮疖，谵语不宁。方见胎毒疮疡。

按：前方生血凉血，解毒寒中之剂，形病俱实者，殊有良验，但一二丸即止，不可过，多则反伤元气，变症不可胜言也。

天乌散

天南星　赤小豆　草乌　黄柏各等份

上为末，姜汁、米醋调贴患处。

四物汤　治发热烦躁，或日晡热。若因脾虚不能生血者，则用六君子汤之类，忌用前药。方见腋痈。

四君子汤　治肠胃虚热，唇口生疮，或疮不消、不溃、不敛，或食少作呕，大便不实。若因肝木乘脾土而致者，宜加软柴胡、炒黄芍药。方见腹痛。

---

❶ 贝母、天花粉、甘草节三药剂量原脱，据本书卷十七"痘疮生痈毒之症"附方补。

六君子汤　治脾胃虚弱，饮食少思，或大便不调，肢体消瘦，面色萎黄。即四君子汤加陈皮、半夏。

八珍汤　治气血俱虚，成者不能溃，溃者不能敛，或恶寒发热，或晡热作渴，饮食少思者。即用四君、四物二汤合用。

如圣饼　治气虚疮疡硬肿，不能消散。若大人发背等症，肉死不知痛加蟾酥。方见流注。

四顺清凉饮

四君子汤　二方见腹痛

加味归脾汤

小柴胡汤

栀子清肝散　三方见胁痛

托里冲和汤　方见敷凉药

五味异功散　方见败毒之药

加味逍遥散　方见发热不止

人参败毒散　方见发瘰

四味肥儿丸　方见贴骨痛

隔蒜灸法　方见流注

清胃散　方见热毒口疮

补中益气汤　方见肌肉不生

胎毒瘰疬

胎毒瘰疬者，乃禀肝胆二经郁火气滞所致。盖肝胆经行人身之侧。若因肝火动而受患，故发于肝胆二经部分，当审其因而药之。或因乳母恚怒，或血虚内热者，当审其所因而调其母，不可用峻厉之药，恐伤元气也。

一小儿落草，颈间有疬五枚，审其母素多怒，时常寒热，或乳间作痛，或胁肋微肿，悉属肝胆经症，先用小柴胡汤加当归、芍药，寒热顿透；又用加味逍遥散，母服两月余，其儿亦愈。

一小儿因乳母肝经有热，耳前后患之，用加味逍遥散治其母，其儿自愈。

一小儿颈间耳下各结核，三岁，久服消毒之剂，患处益甚，元气益虚，诊乳母素郁怒，致肝脾血虚而有热，用加味归脾汤为主，佐以加味逍遥散，母热渐退；却与儿日各数匙，两月余而愈。

一小儿自落草时，颈间患有四枚，至五岁，耳前后如贯珠，元气虚甚，寒热往来，饮乳不彻，此禀肝胆经气滞之症，用八珍、逍遥二散，与壮年妇人服之，儿饮其乳，半载之后，儿体渐充，其核渐消，又服地黄丸、逍遥散而痊愈。

一小儿颈间结核，或发寒热，左颊青，额间赤，此禀肝心二经之症，用加味逍遥散加漏芦与母服，儿日服半蛤许，两月余，核渐消。后因母怒发热，儿病仍作，先用加味小柴胡汤加漏芦，又用加味逍遥散加漏芦，与母服两月余，母子俱安。

一小儿颈间前后各有一核，色如故，至周岁，母有怒气，各核变赤，用加味逍遥散加漏芦五分，十余剂将愈。后因母大怒，寒热往来，四肢瘛疭，其子亦然，又用加味逍遥散加漏芦、钩藤钩，母子并服而安。

一小儿生下，颈间瘰疬三枚，将期敷药，延及耳前，余谓此禀肝胆二经所致，诊其母肝胆脉尚洪数，余谓母子一体，治其母，儿自愈。不信，另用必效散一服，吐泻并至，一夕而殁。

小柴胡汤

加味归脾汤　二方见胁痛

加味逍遥散　方见发热不止

六味地黄丸　方见作渴不止

热毒瘰疬

热毒瘰疬，乃手足少阳、足厥阴二经风热之症，或肝疳食积所致。其症发于项腋，或耳前后，或如贯珠，当分表里虚实。若焮赤肿者，肝经热毒也，用人参败毒散。作痛寒热者，肝火内作也，用加味小柴胡汤。不痛而小便黄，肝血虚也，用六味地黄丸。隐于肉里而色不变者，肝疳内作也，用九味芦荟丸。脓成而不溃，或溃而不敛者，脾气虚弱也，用益气养荣汤。凡此肿焮疼痛，寒热作渴者，属病气有余，形气不足，治宜清肝火，生肝血。肿硬不溃，溃而不敛者，属病气形气俱虚，治宜补肾水，实脾土。若因乳母恚怒，肝火遗患者，又当随所因而治之。

一小儿脓水淋漓，其核未消，发热憎寒，此肝经气血虚而有热也，用补阴八珍汤为主，间以清肝益荣汤而愈。后复核结，小便赤涩，晡热作渴，用参术柴苓汤为主，佐以六味地黄丸料加柴胡、山栀，及四味肥儿丸而敛。

一小儿十五岁患此，发热作渴，日晡颊赤，脉数无力，属阴虚而有热，用补阴八珍汤五十剂，加参、芪又二十剂而溃。但脓水清稀，肌肉不生，此脾气虚弱也，以参、芪、归、术为主，佐以芍药、熟地、麦门、五味，气血乃复，遂进必效散一服，毒下而痊。

一小儿十三岁，久不愈，寒热兼作，饮食少思，此肝火炽而脾胃虚也，用益脾清肝散；佐以九味芦荟丸而愈。至十六岁，阴茎忽痿，服温补之药，茎窍出臭津，旧痕肿痛，余用清肝火之药而愈。

一小儿十五岁患此，恪用攻痰，前症益甚，虚症悉至，仍议前法。余曰：小便频数，肝经阴虚也；两目连札，肝经风热也；作呕懒食，胃气虚弱也；泄泻后重，脾气虚陷也。遂用补中益气汤、六味地黄丸渐愈，又用九味芦荟丸而消。

一小儿项间及四肢结核，久溃不敛，形体骨立，大便不调，小便频数，此肝脾疳症，用九味芦荟丸、补中益气汤而愈。

一小儿十四岁患此，脓水清稀，肌体骨立，晡热盗汗，口干咳痰，此肾水不能生肝木也，用六味地黄丸、补中益气汤。三月余，元气渐复，佐以四味肥儿丸而愈。毕姻后，唾痰体倦，发热作渴，此脾肺虚，不能生肾水，水泛而为痰，用地黄丸、补中益气汤而痊。

一小儿患此，服克治之药，致寒热腹膨，此肝脾疳症，先用五味异功散加柴胡、升麻，佐以九味芦荟丸，渐退，又用四味肥儿丸、五味异功散而消。

一小儿患此，服化痰散坚之药，面色赤白，少阳三焦部分见青筋，又目札出泪，此肝胆风热所致，脾土虚而肝木所侮也，先用补中益气汤、柴胡清肝散加芜荑，核渐消，佐以五味异功散加芜荑而愈。

一小儿九岁患此，面色常青，肿硬不溃，肉色不变，乃伐肝化痰。余曰：常调补肝脾。不信。果虚症蜂起。复请治，仍欲伐肝。余曰：面带青色，肝虚而本色见也；面色变白，肺虚而本色见也；痰涎上涌，脾虚而不能摄也；两目连札，肝血虚而生风也。经云：胃为五脏之本。当先救胃气。遂用五味异功散加升麻、柴胡，元气稍复。乃朝用补中益气汤，夕用五味异功散，佐以九味芦荟丸，面色始黄，而核渐消；又以四味肥儿丸，间服地黄丸而愈。

一小儿五岁患此，小便白色，此肝脾疳症，用九味芦荟丸、四味肥儿丸而消。因食橙橘，二便俱白，拗间结核，亦用前丸而愈。后目连札，颈间耳后结核，用柴胡清肝散、芦荟丸而愈。

张阁老侄孙患此，久服化痰削坚之剂，夜热吐痰，时季夏，脉大，按之而涩。余曰：夏月肝症，而见肺脉，至金旺之时，其病必进矣。至八月疾甚，果不治。

一女子十四岁，耳下患此，服化痰泄气药，前症益甚，诸症立臻。余曰：此肝胆经虚火之症也，前药乃泛扰诸经，无脏不伤者。不悟，仍服之，更四肢发搐，目闭口噤。余曰：此肺经虚，肝木动，而脾土复伤也，当补脾土，滋肺金，养肾水。亦不信，后果殁。

一小儿四岁，患此，泛服软坚伐肝之剂，益甚。余曰：此禀肝经之虚羸，兼乳母郁怒所致，当调补乳母肝脾，滋子之肾水。不悟，仍用前药，以致不起。

四味肥儿丸 治食积脾疳，面耳口舌生疮，目障云翳，牙齿腐烂等症。方见贴骨痈。

柴芍参苓饮 治肝火血热，遍身搔痒，或起赤晕，或筋挛结核。

柴胡　芍药　人参　白术　茯苓陈皮　当归各五分　牡丹皮　山栀炒甘草炒，各三分

上姜枣，水煎服。

神功散 治疮疡初起，肿㿠者用之可消，加血竭更好。丹毒未砭者，亦可用之。

黄柏炒　草乌生用

上各另为末等份，用漱口水调敷，常漱口水润之。

清肝益荣汤 治肝胆经风热血燥，筋挛结核，或作瘰子。

柴胡　山栀炒，各五分　龙胆草酒拌炒黑，五分　当归　川芎　芍药各一钱　熟地黄自制　白术炒　木瓜不犯铁器　茯苓　薏苡仁各五分　甘草三分

上水煎服。

加味小柴胡汤 山栀牡丹皮。治肝胆经风热，耳前后肿痛，或结核㿠痛，或寒热晡热，口苦耳聋等症。前方去山栀、丹皮，即小柴胡汤。

柴胡二钱　黄芩炒，二钱　人参半夏各七分　甘草炙，五分　山栀　牡丹皮各一钱

上姜水煎，徐徐服。

九味芦荟丸 治肝脾疳热，患瘰疬结硬，或三焦目生云翳，耳内生疮，或肢体消瘦，热渴少食，或肚腹不调，牙龈蚀，颊腐烂，下部生疮等症。方见喉痹。

必效散 治瘰疬，元气无亏者，宜用此方。若元气怯弱者，宜先补而后服之，病毒已下，便与滋补，庶无他患。若孕妇及虚劳气郁所致者，尤不可服。世以此方为良剂，故并注之。

南硼砂二钱五分　轻粉一钱　麝香五分　巴豆五粒，去皮心膜　白槟榔一个　斑蝥四十个去头足翅，用糯米炒

上为末，取鸡子二个，去黄用清，调药入壳内，以湿纸数重糊口瓶，蒸熟取出，曝干研末，每服五分，用炒生姜酒五更调服，如毒出，小便涩痛，用益元散一服，其毒出而不痛。

益气养荣汤 方见鹤膝风

栀子清肝散 方见胁痛

补阴八珍汤 即八珍汤加黄柏、知母

益脾清肝散 方见黄水疮

惊风结核

惊风结核，属肝胆二经风木相火用事。木旺生风热，同化其病，抽掣扰动，此乃风热血燥而然耳。盖风动则肝火盛，火盛则肝血内消，血不能养筋，故筋挛结核如贯珠。然颈项两侧，正属肝胆经部分，治宜滋肾水，清肝火，养阴血，壮脾土。盖肾水旺，则肝火自清；肝火清，则阴血自生；阴血生，则相火自宁；火既宁，则无热伤元气、火乘土位之疾矣。

一小儿因惊，项间结核，目札唇动，摇头抽掣，此风木凌于脾土也，用皂角子丸、补中益气汤渐愈，又用九味芦荟丸而痊。

一小儿甫周岁，项间结核，两臂反张，索败毒之药，余意此属肝经血燥，询之，果前患惊风，曾服朱砂等药，遂与六味地黄丸，滋其肝血，数服而愈。

一小儿项侧结核，痰盛发搐，服金石香燥之剂，手足筋挛，此肝血复伤，即急惊也，遂用加味小柴胡汤加钩藤钩、山栀、芎、归，六味丸料加五味、麦门

而痊。

一小儿每受惊，项间结核，发热减食，睡间四肢微搐，此肝木侮脾土也，用五味异功散加柴胡、升麻、钩藤钩随愈。毕姻后，腿臂腕间结核，误服行气破血药，腿臂筋挛，肌体消瘦如瘵症，余考绩到京，用地黄丸生肝肾之血，佐以补中益气汤，补脾肺之气而愈。

一小儿耳前后结核，遇惊即痰盛咬牙，抽搐摇头，恪服香燥之药，以致慢惊而卒。

皂角子丸 治肝胆经风热，项胁两侧结核。

皂角子仁炒，二两 连翘八钱 当归 柴胡 芍药炒 山栀炒 川芎各一两 桔梗炒 龙胆草酒拌炒黑 甘草炒，各四钱

上为末，米糊丸，绿豆大，量儿大小，滚汤下。

人参败毒散 治小儿风热瘙痒，顽核毒疮。或解脱衣裳，风邪所伤，恶风发热，胸膈生涎，头目不清。方见发瘟。

九味柴胡汤 治肝经热毒下注，患便毒肿痛，或小腹胁间结核，凡肝胆经部分一切疮疡。或风毒恶核瘰疬。

柴胡五分 黄芩炒，五分 人参 山栀炒 半夏 龙胆草炒 当归 芍药炒，各三分 甘草 二分

上水煎服。若肿痛色赤，元气无亏者，宜用；溃后肿消痛止者，不宜用。大凡肿硬不溃，或溃后不愈，因元气虚也，午前宜用四君、归、芪、升麻；午后宜用四君、芎、归、柴胡为主；佐以九味芦荟丸。若饮食少思者，宜用五味异功散，专补胃气。若脓水清稀，而见

一切诸症，皆因血气内亏，但温补脾胃，饮食加进，血气化生，诸症自退。设治疮邪，是虚其虚也，祸不旋踵矣。

琥珀膏 治瘰疬不溃，或溃而不愈，变成漏症。

琥珀 木通 桂心 当归 白芷 防风 松香 朱砂 丁香 木香 木鳖子各二两

上先用琥珀、丁香、桂心、朱砂、木香，为末。其余㕮咀，以麻油二斤六两，慢火煎，至白芷焦黑滤去粗，徐下黄丹一斤。以柳枝不住手搅至黑色，滴水捻软硬得中，却入琥珀等末，搅匀，干瓷器盛之，用时取少许摊贴。

益脾清肝散 治肝火侮脾，饮食少思，发热或寒热往来，疮不能消散。方见黄水疮

补阴八珍汤 治元气虚弱，不能溃敛，或内热晡热，肌体消瘦。即八珍汤加酒炒黑黄柏、知母。

五味异功散 方见败毒之药

胎毒疮疥

胎毒疮疥，因禀胎热，或娠母饮食之毒、七情之火，初如干癣，后则脓水淋漓，或结屑成片。如发于两耳眉，或耳前后发际之间，属手少阳经。若发于四肢，属脾胃经。发于两胁，属肝经。发于额，属心经。发于脑，属膀胱经。发于颏颊，属肾经。当随各经所主五脏胜负，及乳母食啖浓味郁怒，所传致而调治之，不可彻用化毒、犀角等丸。设元气复伤，传变他症，尤为难疗。

一小儿遍身患之，服牛黄解毒丸皆愈。惟头结痂，作痒出水，此禀肾经虚热，用地黄丸、解毒散而愈。

一小儿患于发际之间，作痒，诊其母有肝火，用加味逍遥散加漏芦，用牛黄解毒丸、解毒散而愈。解毒散一名托毒散。

一小儿患于左耳发际，渐延上头作痒，此禀肝胆二经热毒，用柴胡清肝散，母子竝服而愈。后不戒膏粱，复发，脓水淋滴，右颊赤色，此胃经有热，先用清胃散，仍用柴胡清肝散，治肝火，母子俱服，又用立效散、牛黄解毒丸而愈。

一小儿两眉患之，延及遍身，四肢为患，脓水淋滴，寒热往来，属肝脾积热，用清胃散、小柴胡汤、立效散而愈。后眉间复患，两目连札，小便白浊，用四味肥儿丸、九味芦荟丸而愈。

一小儿因乳母不戒七情浓味患此，久不愈，母用清胃、逍遥二散；子用牛黄解毒丸。愈后，儿食甘味，眉间生疮，痛痒目札，用四味肥儿丸为主，佐以加味逍遥散、清胃散而愈。

一小儿遍身患之，两胁为甚，子用四味肥儿丸、立效散；母用柴胡栀子散、加味逍遥散而愈。

牛黄解毒丸 治胎毒疮疖，及一切疮疡。

牛黄三钱 甘草 金银花一两 草紫河车五钱

上为末，炼蜜丸，量儿服。

立效散 治鬓疮耳疮，及一切疮疥。

定粉末 松香末 黄柏末 黄连末 枯矾末各一两

上各另为末，用清油烛油调搽。

敷药解毒散 治一切毒疮，风疹

痒痛。

大黄　黄柏　山栀　寒水石各等份

上为末，水调搽。若破而脓水淋漓，用当归膏，或清烛油调，尤善。

柴胡栀子散　即栀子清肝散，方见胁痛

四味肥儿丸　方见热毒瘰疬

九味芦荟丸　方见诸疳口疮

金黄散　方见天泡疮

热毒疮疥

热毒疮疥，因乳哺过早，或嗜甘肥，脏腑积热，或母食膏粱浓味，或七情内火所致。当分脏腑所属之因，病之虚实，调其血气，平其所胜。如肝经实热，用柴胡清肝散；虚热用六味地黄丸。心经实热，用导赤散；虚热用补心汤。脾经实热，用泻黄散；虚热用补中汤。肺经实热，用泻白散；虚热用五味异功散。肾经热，用六味地黄丸。大凡手足冷者属虚寒；手足热者属实热。脉沉数有力，作渴饮冷，大便干实，此邪在里，宜内疏。若脉浮数有力，作渴饮冷，此邪在表，宜发散。若脉浮大，按举无力，或作渴饮汤，乳食少思，此真气虚而发热也，调理脾胃，其病自愈，切不可用寒冷之剂，复损真气。婴儿宜调治乳母为主。

一小儿胁间患此，寒热如疟，小便频数，此禀肝火所致。先用柴胡清肝散，又用加味逍遥散而愈。后因乳母肝火动而复发，用加味逍遥散及八珍汤加丹皮、山栀，母子服之并愈。

一小儿腹间患此，发热便血，面黄少食，或作呕，或作泻，手足时冷，右关脉弦数，此脾土虚弱，肝火为患，先用五味异功散加升麻、柴胡、山栀，益脾气清肝火；后用地黄丸，滋肾水生肝血而愈。

一小儿腿内股患此，色赤不愈，发热，面色或赤或青，此禀肾阴不足，而水火炽盛，先用柴胡栀子散，以清肝心；后用地黄丸，以补肝肾而愈。

一小儿肘间患此，作渴饮冷，右寸关脉数而无力，此胃经积热，传于肺经也，先用泻黄、泻白二散渐愈；后用五味异功散、四味肥儿丸而愈。

一小儿嗜膏粱甘味，先患背胛，后沿遍身淋漓，此饮食之热，而伤脾血也。先用清胃、泻黄二散而愈。但形气怯弱，用五味异功散，而元气复。

柴胡清肝散　方见胁痛

五味异功散　方见用败毒之药

导赤散

泻白散　二方见臂痛

泻黄散　方见头面疮

诸疳疮疥

诸疳疮疥，因脾胃亏损，内亡津液，虚火妄动，或乳母六淫七情、饮食起居失宜，致儿为患。当分其因，审其经而平之。如面青寒热，或白翳遮睛，肝经之症也。面赤身热，或作渴惊悸，心经之症也。面黄体瘦，或作渴泄泻，脾经之症也。面白咳嗽，或鼻中生疮，肺金之症也。面黧体瘦，或喜卧湿地，肾经之症也。婴儿宜调治乳母。若不审五脏胜负、形病虚实，妄行败毒，多致不救。

一小儿患此，小便频数，左颊青色，或时目札，此肝脾之症也，先用五味异功散加当归、升麻、柴胡，调补脾气；又用九味芦荟丸，清理肝火；末用地黄丸，滋肾水、生肝木而疥愈。后复发，不经意，兼两目生翳，小便频数，大便泄泻，此肝邪侮脾而作也，用四味肥儿丸、五味异功散加芜荑，脾气健而肝病愈。

一小儿患此，面黄作渴，大便酸臭，腹胀青筋，此肝脾之症，用五味异功散为主，佐以四味肥儿丸而愈。

一小儿患此，面赤作渴，心脉洪大，此心经之症，内用柴胡栀子散，外用六仙散而愈。后惊悸发热，疥㿠作痛，先用导赤散二服，又用柴胡栀子散与子服，母服逍遥散而愈。

一小儿患此，大便酸臭，肚腹膨胀，手足时冷，此脾经之症，用五味异功散、四味肥儿丸渐愈。后因母食炙煿，仍发，母服清胃散、黄连泻心汤，子服一味甘草而愈。

一小儿嗜甘肥之物患之，或痒或痛，咳嗽饮冷。此脾胃积热，传于肺经，先用清胃散以治胃热；少用泻白散以清肺火，渐愈。出痘后仍患之，口干饮汤，用五味异功散兼大枫膏而愈。

一小儿年十五，遍身患此，腿足为甚，发热饮冷，两尺脉数洪，按之无力，此禀肾虚所致，用六味地黄丸而愈。后用心力学，复发尤甚，兼盗汗遗精，用地黄丸为主，佐以补中益气汤、八珍汤而痊。

一小儿患此，发热饮冷，痰涎上涌，此禀肾虚，用地黄丸料煎服，月余渐愈；

又佐以八珍汤而愈。次年毕姻后，发热唾痰，盗汗咳血，仍用前药而愈。

敷药大枫子膏 治疮疥。

真轻粉一两　枯矾一两　黄连二两　大枫子膏二两，研膏　蛇床子二两　地沥青六两

上各另入大枫膏，和匀，更入地沥青杵百余，即成膏矣。每用少许，涂患处。

敷药六仙散 治诸疳疮疥。

苦参　独活　大枫子去壳油　蛇床子各一两　枯矾五钱

上为细末，地沥青调敷。

五味异功散 方见用败毒之药

清胃散 方见热毒口疮

诸疳口疮

诸疳口疮，因乳哺失节，或母食膏粱积热，或乳母七情郁火所致。其症口舌齿龈如生疮状。若发热作渴饮冷，额间色赤，左寸脉洪数者，此属心经，先用导赤散，清心火；次用地黄丸，滋肾水。若寒热作渴，左颊青赤，左关脉弦洪者，属肝经，先用柴胡栀子散，清肝火；次用六味地黄丸，生肝血。若两腮黄赤，牙龈腐烂，大便酸臭，右关脉洪数，按之则缓者，属脾经，用四味肥儿丸，治脾火；以五味异功散，补脾气。若发热咳嗽，右腮色赤，右寸脉洪数，按之涩者，属肺经，先用清肺饮，治肺火；用五味异功散，补脾胃。若发热作渴，两额黧色，左尺脉数者，属肾经不足，先用六味地黄丸，以生肾水；次用补中益气汤，以生肺气。又有走马疳者，

因病后脾胃气血伤损，虚火上炎，或痘疹余毒上攻，其患甚速，急用铜碌散、大芜荑汤。轻则牙龈腐烂唇吻腮肿，重则牙龈蚀露，颊腮透烂。若饮食不入，喘促痰甚，

此脾胃虚而肺气败也。颊腮赤腐，不知痛者，此胃气虚甚而肉死也，竝不治。

一小儿口疮，呕血便血，两腮微肿，唇白面青，此脾土亏损，木所乘也，朝用补中益气汤，食远用异功散而愈。

一小儿右腮鼻准微赤，此脾肺二经虚热，用四君、升麻及白术散而愈。

一小儿口疮久不愈，诊其母，右关脉弦缓，乃木克土之症，先用六君，柴胡；又用加味逍遥散，治其母，子自愈。

一小儿齿龈蚀烂，年余不愈，用大芜荑汤，治其疳邪；五味异功散，健其脾气寻愈。后复作，兼项间结核，另服败毒药，口舌生疮，余用四味肥儿丸而愈。

一小儿患口疮，寒热嗜卧，作泻引饮，此脾疳气虚发热，而津液不足也，先用白术散，以生胃气；再用四味肥儿丸，治以疳症，两月余，又用异功散而安。

一小儿口疮，身热如炙，肚腹胀大，此脾疳内作。朝用五味异功散，夕用四味肥儿丸，稍愈；又以地黄、虾蟆二丸，兼服而愈。

一小儿齿龈腐烂，头面生疮，体瘦发热，此脾疳所致，先用大芦荟丸；又用四味肥儿丸、大枫膏而愈。

东垣大芜荑汤 一名栀子茯苓汤
治黄疸土色，为湿为热，当利小便。今反利知黄色中为燥，胃经热也。发黄脱落，知膀胱肾俱受土邪，乃大湿热之症鼻下断作疮，上逆行，营气伏火也能乳，胃中有热也，寒则食不入。喜食土胃不足也。面黑色，为寒为痹。大便清寒也。褐色，热蓄血中，间黄色。肠胃有热。治当滋荣润燥，外致津液。

山栀仁三分 黄柏 甘草炙，各二分 大芜荑五分 黄连 麻黄根各一分 羌活二分 柴胡三分防风一分 白术茯苓各五分 当归四分

上水煎服。

葛花解醒汤 治乳母酒醉后，乳儿遗热为患。

白豆蔻 砂仁 葛花各五钱 干生姜 白术 泽泻 神曲炒黄，各二钱 白茯苓 陈皮 人参 猪苓 木香青皮三分

上为末，每服二钱，白汤调服。

愚按：前汤先哲不得已而用之。盖醉酒耗气，又服辛散，重损真阴，折人长命，可不慎哉！

大芦荟丸 治疳杀虫，和胃止泻。

胡黄连 黄连 白芜荑去扇 芦荟 木香 青皮 白雷丸破开赤者不用 鹤虱微炒，各半两 麝香二钱，另研

上为末，粟米饭丸绿豆大。每服一二十丸，米饮下。

虾蟆丸 治无辜疳症，一服虚热退；二服烦渴止；三服渴痢住。

蟾蜍一枚，夏月沟渠中，腹大、不跳、不鸣、身多癞瘟者。

上取粪蛆一杓，置桶中，以尿浸之，桶上要干，不令虫走出，却将蟾蜍扑死，投蛆中食一昼夜，以布袋盛置浸急水中，

一宿取出，瓦上焙为末，入麝一字，粳米饭揉丸，麻子大，每服二十丸，米饮下。

六味肥儿丸 消疳、化虫、退热。若脾疳，饮食少思，肌肉消瘦，肚大颈细，发稀成穗，项间结核，发热作渴，精神怠倦，大便酸臭，嗜食泥土，或口鼻头疮，肚腹青筋，啮下痢便白，宜用此丸。即四味肥儿丸，加干蟾一两、芜荑五钱。

四味肥儿丸 方见热毒瘰疬

地黄丸 方见作渴不止

热毒口疮

经云：手少阴之经通于舌，足太阴之经通于口。因心脾二经有热，则口舌生疮也。当察面图部位，分经络虚实而药之。若元气无亏，暴病口生白屑，或重舌者，用乱发缠指，醮井水揩之，或刺出毒血，敷以柳花散。敷之上以肿胀或有泡者，立令刺破，敷前散，或以青黛搽之，刺后又生，又刺。若唇吻热烈者，用当归膏调柳花散敷之。若元气亏损，或服寒凉之药，或兼作呕少食者，此虚热也，用五味异功散加升麻、柴胡。若泄泻作渴者，脾胃虚弱也，用七味白术散。若腹痛恶寒者，脾胃虚寒也，用六君、姜、桂。若因母食酒面煎煿者，用清胃散。若因母饮食劳役者，用补中益气汤。肝脾血气者，用加味逍遥散。郁怒内热者，用加味归脾汤，子母服。若泥用降火，必变慢脾风矣，仍参吐舌弄舌治之。凡针重舌，以线针直刺，不可横挑，恐伤舌络，致言语不清也。

一小儿口舌生疮，手热饮冷。属胃经实热，用柳花散、加味解毒散而愈。后因伤食吐血，不时弄舌，属脾经虚热，用四君子汤而痊。

一小儿口舌生疮，延及头面胸背，脓水淋漓，此胎毒也，内用牛黄解毒丸，外以当归膏调黄柏末，涂之而愈。

一小儿发热饮冷，口患疮，额鼻黄赤，吐舌流涎，余用导赤、泻黄二散而愈。后复作，自服清热化毒之药，益甚，更加弄舌，余用五味异功散加钩藤钩及六君子汤而愈。盖吐舌为脾之实热也，弄舌为脾之虚热也。治者审之！

一小儿患前症，久不愈，恪服清凉之剂，痰喘不已，口开流涎，手足逆冷。又欲治痰，余谓：经云，脾主涎，肺主气。此因脾土虚寒，不能生肺金而然，非痰火为患也。先用温中丸二服，痰喘顿止，又用五味异功散而痊。

一小儿口内生疮，用寒凉之剂，更发热饮汤不绝，此中气虚寒，隔阳于外，非实热也。用补中益气汤加炮姜，一剂而愈。

陈湖陆钦若，子患前症，敷服寒剂，手足逆冷，口唇时动，余曰：此中气虚寒，而变慢脾风也。后果殁。

东垣清胃散 治胃经有热，牙齿作痛，或饮冷作渴，口舌生疮，或唇口肿痛，燉连头面，或重舌马牙，吐舌流涎。若因服克伐之剂，脾胃虚热，口舌生疮，或弄舌流涎，或呕吐困睡，大便不实者，用五味异功散。

升麻五分 生地黄四分 黄连 牡丹皮各三分 当归梢四分

上水煎服，婴儿母亦服。

清热消毒散 治实热，口舌生疮，及一切疮疡肿痛，形病俱实者。

黄连炒 山栀炒 连翘 当归各五分 川芎 芍药炒 生地黄各六分 金银花一钱 甘草二分

上水煎服，婴儿母同服。

四君子汤 治脾气虚热，口舌生疮。或但胃气复伤，饮食少思，或食而难化。若作呕泄泻，尤宜用之。如兼痰嗽气逆，肢体倦怠，面目浮肿，宜用六君子汤。

六君子汤 治脾胃气虚，吐泻不食，肌肉消瘦。或肺虚痰嗽，喘促恶寒。或惊搐口直口噤诸症。二方见腹痛。

五味异功散 治脾胃虚热，口舌生疮。或因误服克伐之剂，脾胃复伤，而口舌生疮。或弄舌流涎，吐泻不止，饮食少思。或惊搐痰嗽，睡而露睛，手足

竝冷。若母有病，致儿患者，子母并服。方见用败毒之剂。

人参理中汤

人参 白术炒 干姜泡 甘草炙。各等份

上每服一二钱，水煎蜜丸，即人参理中丸，加附子，即人参理中汤。

四物汤 治疮疡血虚，发热烦躁。或晡热作渴，头目不清。若因脾虚不能生血者，用四君子汤。方见腹痛

柳叶散 治热毒口疮。

黄柏炒 蒲黄 青黛真正者 人中白煅，各等份

上为末，敷之。

加味解毒散

牛黄解毒丸 二方见胎毒疮疥

卷十二

疔疮

诸疮惟疔毒为甚，而杀人亦速。古云：疔有十三种，种各不同，内三十六疔，满其数即不可救。亦有不满其数而死者，乃毒气走散故也。若痘毒染人，发于头面或遍身者，又非此类。在小儿多因乳母食有毒之物，或儿卒中饮食之毒，或感四时不正之气，皆能致之。其疮多生头面、四肢，形色不一，或如小疮，或如水泡，或痛或痒，或麻木不仁，外症寒热，呕吐恶心，肢体拘急。大要当分邪之在表在里，急用隔蒜灸法，竝解毒之剂。若不省人事，牙关紧闭，急以夺命丹为末，熟酒调灌。如食生冷之物，或用凉水淋洗，则轻者难愈，重者不治。其生于两足者，多有红丝至脐。生于两手者，多有红丝至心。生于唇口之内者，多有红丝入喉。急用针挑，出恶血以泄其毒，可保无虞。其在偏僻之处，药难导达者，惟灸法有回生之功，若投峻厉之剂，是促其危矣。小儿肌肉脆嫩，且不能言痛否，灸法须将蒜切薄片着肉，一面略剜少空，灼艾灸蒜，先置大人臂上，试其冷热得宜，然后移着疮上，又别灼艾如前法试之，以待相易，勿令间歇。

毗陵金文冶子，将周岁，唇上患疔，余用活命饮，母子并服，更欲隔蒜灸，彼不从，见肿势益盛，勉灸数壮，余诚以多灸为佳，又为人所阻而止，头面益肿，乃复灸五十余壮，肿势渐消。时与乳母服活命饮，疮出黄水，翌日，溃而得生。

一小儿三岁，手患紫疔二颗，寒热作痛，用仙方活命饮，半杯而愈。数日后手臂俱肿，乃用隔蒜灸，服前药而愈。

一小儿足患之，呕吐腹胀，二日不食，欲用护心散，诊气口脉大，审其大便所出皆酸秽，余曰：此饮食停滞耳，非疮毒内攻也。若用护心等剂则误矣，急投保和丸二服，及隔蒜灸而愈。其时同患是症，用护心、败毒之剂者，俱不救。

一小儿面上患之，寒热发搐，此热极而肝火动也。用荆防败毒散，及隔蒜灸，搐止热退，更服异功散加升麻、柴胡、桔梗而愈。

一小儿患于胸，外敷寒凉，内服败毒，更欲呕不食，面色萎黄，右关脉浮数，按之微细，此脾胃复伤所致也，急用隔蒜灸，服异功散，倍加白术、半夏，翌日又服活命饮而愈。

一小儿患前症，服败毒之药，作呕不食，余谓胃气复伤，不信，另服护心散，呕甚，神思沉困，手足并冷，脉微细如无，急用五味异功散加干姜，二服呕止食进，去姜又四服而愈。夫护心散，皆寒凉之药，乃宋人为服丹砂蓄热发疽者而设。胃气有伤，即当温补，多因此药，停于胸隔，惟觉阴冷作呕沉困者，世人皆谓毒气攻心，而遂概用之，其鲜有不败事者矣。

一小儿手背患此，敷服皆寒凉之剂，腹胀痰喘，泻粪秽臭，余谓脾胃复伤而饮食停滞也，不信，仍服治疮之药而殁。

一小儿臂患之，色赤肿起，恪用化毒丹、铁箍散，肿处顿平，肉色白陷，再日色暗，痰喘气促，余谓疮毒反入于内也，辞不治。果殁。

飞龙夺命丹 治疮毒发背脑疽等症。

真蟾蜍干者酒化 轻粉 枯白矾 寒水石 铜碌 乳香 没药 麝香 朱砂各六钱 蜗牛四十个另研，如无亦可

上各为末，入蟾酥蜗牛，或加酒少许糊丸，绿豆大。每服一二丸，温酒或葱汤下，重者外用隔蒜灸法。

荆防败毒散 即人参败毒散加荆芥、防风。方见流注

保和丸 方见发热不止

五味异功散 方见败毒之药

仙方活命饮 方见热毒疮疡

时 毒 头面赤肿

小儿时毒，因感四时不正之气，致鼻面耳项或咽喉赤肿，寒热头痛，甚者恍惚不宁，咽喉闭塞，状如伤寒，五七日间亦能杀人。脉浮数者邪在表，脉沉涩者邪在里。在表用葛根牛蒡子汤，在里用栀子仁汤，表里俱病者，犀角升麻汤；甚则宜砭，及用通气散，宜泄其毒，

旬日自消。若不消而欲作脓者，用托里消毒散。欲收敛者，用托里散。若咽肿不能言，头肿不能食者，必死。

一小儿患此三日，二便调和，用葛根牛蒡子汤，漫肿悉退，惟颊间赤肿，欲作脓，用活命饮二服，外用代针膏而脓出；再用托里消毒散而愈。

一小儿肿赤焮痛，此欲作脓也，用托里消毒散，二剂脓成，针之肿痛顿减，又二剂渐愈，却以柴胡栀子散加白芷、升麻，与母服之而愈。

一小儿肿焮作痛，药不能下咽，先用通气散，连作嚏，却用犀角升麻汤，乳食稍进，肿痛渐消，仍服数剂而脓血渐少，母服加味逍遥散而愈。

一小儿患之，咽喉作痛，二便自调，用葛根牛蒡子汤三剂、甘桔汤四剂，肿痛渐愈。诊乳母左关脉弦数，用加味逍遥散，母子竝服而消。

一小儿患之，赤肿作渴。外敷、内服皆寒凉之药，余欲洗去敷药，急用发散表邪、开通腠理之剂。不信，仍用前药，遂致不救。

通气散 治时毒焮痛，咽喉不利，取嚏以泄其毒。

玄胡索 猪牙皂角 川芎各一钱 藜芦五分 羊踯躅花三分

上为细末，用纸捻蘸少许 鼻内，取嚏为效。

甘桔汤 治肺经壅热，胸膈不利，咽喉肿痛，痰涎壅盛方见时毒。

犀角升麻汤 治风热口唇颊车连牙肿痛。

犀角镑二钱 升麻 防风 羌活 川芎 白芷各五钱 黄芩 甘草各一钱

白附子四分

上每服三五钱。

栀子仁汤 治时毒肿痛，大便秘结。

郁金 枳壳麸炒 升麻 山栀仁 牛蒡子研碎炒 大黄炒，各等份

上为细末，每服二三钱，蜜水调服。

葛根牛蒡子汤 治时毒肿痛，消毒解热。

葛根 管仲 甘草 江西豆豉 牛蒡子半生半炒研碎，各等份

上每服三五钱，水煎。

柴胡栀子散 方见胁痛

托里消毒散

代针膏

托里散

仙方活命饮 四方并见热毒疮疡

加味逍遥散 方见发热不止

流注

小儿流注，乃气流而注，血滞而凝，元气不足之症也。或因闪跌堕伤，或因肝火气逆，或因六淫内侵，或因脾虚食积，或因禀赋所致，结于四肢节体，患于胸腹腰臀，或结块，或漫肿，或作痛，悉用葱熨之法，须固元气为主。闪跌者，和血定痛丸。肝火者，九味芦荟丸。食积者，四味肥儿丸，药能对症，未成自消，已成自溃。若脓成不溃者，元气虚也，先补而针之，庶使毒气不致内攻，气血不致脱陷。若脓出而反痛者，气血虚也，用八珍汤。作呕少食者，胃气虚也，用四君子汤。欲呕不食，或腹作胀者，脾气虚也，用六君子汤。口噤搐搦者，气血虚极而变症也，用十全大补汤。

内热晡热，阴血虚也，四物、参、芪、白术。表热恶寒，阳气虚也，十全大补汤。热来复去，或昼见夜伏，昼伏夜发者，虚热也，当大补元气。若色赤，肿起而脓稠者，尚可治。不赤，硬而脓清，或脉洪大，寒热发渴，及不受补者，皆不可治。

杨鸿胪子年十二，左胁下患此，服流气饮、十宣散之类，元气益虚，年余不敛，左尺脉数而无力，左关脉弦而短，此肝经之症，因禀肾水不足，不能滋养肝木，血燥火炽而然耳，用六味地黄丸以滋肾水，九味芦荟丸以清肝火，而愈。

一小儿九岁患此，久不收敛，或咳嗽，或寒热，皆服清气化痰之药，前症益甚，至夜作喘口开，彻夜不寐，手足并冷，药饵到口即呕，余谓悉因脾气虚甚所致，先以人参、白术各五钱、炮姜五分，以米汤煎之，时灌数匙。次日能服一杯，次日又服一剂，诸症渐愈。至十余剂后，朝用补中益气汤，夕用异功散而愈。

李通府子十六岁，腰患之，三年不愈，色暗下陷。余曰：此肾经症也，宜用六味丸，滋化源以生肾水，更用如圣饼，外散寒邪以接阳气。不信，别用杂药，元气益虚，七恶蜂起，始信余言，仍用前药而愈。

陈州守子，闪右臂腕肿痛，用流气等药，发热作寒，饮食少思，口舌干燥，肿痛愈炽，形气益疲，余以助胃壮气为主，佐以外治之法而愈。

黄地官子，腿患之，肿痛发热，以湿毒治之，虚症悉至，余谓此元气虚弱，外邪乘之也。用十余大补汤、如圣饼

而愈。

一小儿臂肘肿硬，用流气饮，肉色不变，饮食少思。余曰：此肝脾虚症也。用六君、桔梗、薄、桂、茯苓、半夏，及如圣饼而消。

一小儿腿腕间患此，已半载，肿硬色白，形气俱虚。余先用五味异功散，加当归三十余剂，却佐以八珍汤二十余剂；更用葱熨法，肿势渐消，中间一块，仍肿。此欲作脓也，当补其血气，俱用托里散为主，异功散为佐，仍用葱熨法，月许针出稠脓。仍用前二药，及豆豉饼，三月余而愈。

一小儿腿患之，肿硬色白，恶寒懒食。此脾胃阳气虚，而不能成脓也，非敷贴败毒所能疗。遂用托里散，及葱熨法，月余；患此胀痛发热，脓成针之，脓出而安。仍用托里散，肢体渐健。因饮食内伤泄泻，忽口噤目闭，自汗手冷，此脾胃虚寒之恶症也。以异功散，内用人参一两、干姜一钱半，灌之尽剂而苏。又以托里散，内用人参五钱，数剂始能动履；却用托里散、大补汤、葱熨法、豆豉饼，半载而愈。

一小儿十五岁，早丧天真，日晡发热，遍身作痛，或四肢软酸，唾痰头晕，服祛湿化痰之药，腿之内外肉色，肿硬而不变。因服攻毒之药，虚症蜂起。按：褚氏云，男子精未满，而御女以通其精，五脏有不满之处，异日有难状之疾。正合此论。遂用补中益气汤及地黄丸，半年而愈。此等症候，误认为实热，而用败毒之药者，必致不救。

贾阁老子，年十六，患此二载矣，脉洪大而数，脓清热渴，食少体倦，夜间盗汗，午前畏寒。余曰：此真气不足，邪气有余之症，治之无功矣。彼恳求治，午前勉用四君、芎、归、炙草；午后四君、麦门、五味，逾月诸症渐减。有用渗利之剂，保其必全者，彼信服之，形体骨立，未几而殁。

一小儿右腿腕壅肿，形体怯弱，余欲以补气血为主，佐以行散之剂。彼不信，反内服流气饮，外敷寒凉药，加发热恶寒，形体愈瘠，始求治于余。余曰，恶寒发热，脉至洪大，乃气血虚败之恶症也，不可治矣。后溃而不敛，沥尽气血而亡。

掌教顾东帆子十余岁，秋间腰腿隐隐牵痛，面色青中兼黑。余曰：青是肝虚，黑是肾虚，当急调补脾肾，否则春间必患流注矣。不信，另用行气破血之药，至夏，腰臀间漫肿五寸许，复来请治，脉数而滑，按之如无，此元气虚极，而脓内溃不能起也，辞不治。后果殁。

健脾渗湿饮 治疮疡初起，肿作痛，或湿毒下注，或环跳穴痛。

人参 白术 苍术 防己酒拌 黄柏炒 川芎 陈皮 当归 茯苓各五分 木瓜不犯铁器 柴胡梢 甘草各三分

上姜水煎服，如三五剂不退，加桂少许，酒煎亦可。小便涩，加牛膝。身痛，加羌活。

和血定痛丸 一名黑丸子 治流注膝风，或闪跌瘀血，肢节肿痛，服之自消。若溃而发热，与补药兼服自效。

百草霜五两 赤小豆半斤 川乌炮，一两五钱 白蔹八两 白及 南星炮，各二两 芍药 当归 牛膝各五两 骨碎补四两上为末，酒糊丸，桐子大。每服二三十丸，白汤下。

神效葱熨法 治流注结核，或骨痛鹤膝等症，先用隔蒜灸，若余肿尚存，用此熨之，以助气行血，散其壅滞，功效甚速。又治跌扑损伤，止痛散血消肿之良法也。其法用葱细切捣烂炒热，频熨患处，冷则易之，如鹤膝风，兼服大防风汤而愈。

隔蒜灸法 治流注及痈疽、鹤膝风等症。每日灸二三十壮，痛者灸至不痛，不痛者灸至痛，其毒随火而散。盖火以畅达，拔引郁毒，此从治之法，有回生之功。其法用大蒜去皮，切三文钱浓，安患处，用艾壮于蒜上，灸之三壮，换蒜复灸，未成即消，已成者亦杀其毒。如疮大用蒜杵烂摊患处，将艾铺上烧之，蒜败再易。如不痛，或作脓，或不起发，及疮属阴症者，尤当多灸。凡疮不痛，不作脓，不起发者，皆气血虚也，多主不治。惟患在头面者，不宜多灸。论中婴儿灸法，见疔疮。

如圣饼 治流注，及一切疮疡，不能消散，或溃而不敛。

乳香 没药 木香 血竭 当归各等份 麝香减半

上为末，用酒糊和饼二个，乘热熨之，毒疮加蟾酥。

六味丸 一名地黄丸 此壮水之剂也。夫人之生，以肾为主，凡病皆由肾虚而致。其流注、瘰疬属肝肾二经，发热作渴，小便淋秘，痰气壅盛，嗽血吐血，头目眩晕，小便短少，眼花耳聋，咽喉燥痛，口舌疮裂，齿不坚固，腰膝痿软，五脏虚损，尤宜用之。乃水泛为

痰之圣药，血虚发热之神剂也。方见发热不止。

当归补血汤 治流注，及溃疡肌热，面赤烦渴，脉洪大而虚，重按全无，此血虚症也。误服白虎汤必死。方见发热不止

益气养荣汤 治流注气血虚弱不消散，或四肢颈项患肿，不问坚软赤白，或痛或不痛，日晡发热，或溃而不敛。方见鹤膝风。

十全大补汤 治诸疮血气虚弱，不能消散，溃腐收敛，或寒热汗出，口眼歪斜，肌瘦少食，或日晡发热，自汗盗汗，或朝寒暮热，疮口不敛等症。方见便痈。

天 蛇 毒

手指头生疮，俗名天蛇毒。然五指各有经络，拇指属手太阴肺经，食指属手阳明大肠经，中指属手厥阴心包络经，无名指属手少阳三焦经，少指属手少阴心经。亦有患于足者，足跗属肝胆胃三经，大指属肝脾二经，次指属胆经，小指属膀胱经，各当随经而治。其致患之由，或因胃中积热所发，或因乳母膏粱浓味所致，或因湿热下流，或因风毒外中，大率多由所禀足三阴之经虚，故邪得以入之也。其初患肿痛者，先用仙方活命饮，次用托里消毒散。元气下陷，重坠作痛，久而不溃者，用补中益气汤，若服败毒散，及敷寒凉之剂，则疮口变黑，或胬肉突出，或指皆黑。大抵手足为气血难到之处，手属于胃，足属于脾，不可损其真气。丹溪以臀居僻位，尚言

气血罕到，况肢末乎。故寒凉克伐之药，所宜深戒者也。

一小儿十四岁，手大指患之，色赤肿痛，用夺命丹二粒，活命饮一剂，将愈；因饮酒沐浴，而疮复作，发热咳嗽。余谓：此毒原属肺经，今肺为湿热所攻，疮毒乘势妄行，故复作耳。先用泻白散二剂，而痰嗽除；又用托里消毒散而疮愈。

一小儿食指患之，迸出血水，疮口凸肿，上连手背，久而不愈。余曰：此元气虚弱，风邪袭于患处，血气不能运及而然。用托里散及葱熨之法，诸症悉退；又用豆豉饼、异功散加升麻、柴胡而愈。

一小儿患之，作痛发热，内外皆用寒凉之药，手背出脓，三月不愈，面色萎黄，此脾气复伤也，先用异功散加升麻、柴胡、桔梗，渐愈，又佐以托里散、豆豉饼而痊。

一小儿十三岁，素食膏粱，足大指患之，肿连脚面，喜饮冷水，右关脉洪大，此脾气复伤，而积热下注也。先用清胃散四剂，次用活命饮二剂，肿痛渐消，又用托里消毒散数剂，脓溃而愈。

一小儿足大指漫肿，上连跌阳，色赤肿甚，右关脉数而有力，此胃经湿热下注也，用活命饮一剂，大指本节后，始发疮头，痛亦稍止，再剂而漫肿悉退，又用消毒散出脓，托里散收敛而愈。

一小儿足次指患之，色赤肿痛，上连于腿，外涂寒凉之药，反致麻木重陷，方知此气血难到之所，又因寒凉遏绝而然。急以活命饮加黄芪五钱煎服，外以姜葱汤洗去敷药，用隔蒜灸法，半晌知

痛，其肿顿退，再用托里散加人参三钱数剂，脓溃而愈。

一小儿足大指患之，内服外敷，皆寒药也，腹痛恶心，手足并冷，此脾胃之气复伤而作，非疮毒也，先用异功散加柴胡、升麻、白芷，及神方活命饮各一剂，诸症顿退，又用托里消毒散，脓溃而愈。

一小儿足大指患之，变脓窠之状良久，干硬痛甚，小便频数，此禀父肾经虚热所致，用六味地黄丸而愈。

一小儿足中指患之，耳中肿痛，小便频数，此禀父肝肾虚热为患，用六味地黄丸为主，佐以柴胡栀子散而愈。

一小儿不时生疮，腊在手足之表，年余不愈，审其乳母善怒，用加味逍遥散，母子服而愈。

一小儿足大指患之，肿痛连脚，用活命饮及隔蒜灸，其痛不止，着肉艾灸数壮方止，用活命饮及托里消毒散而愈。

一女子十五岁，足拇指痒痛，敷败毒之药，势益甚而色黯，余谓脾经郁结所致。彼人略不经意，后朝寒暮热，饮食顿减，患处微肿，足胫渐细而殁。

钱氏泻白散　方见臂痈

夺命丹　方见疔疮

消毒散　方见胎毒发丹

葱熨法

托里散　二方见流注

仙方活命饮

托里消毒散　二方见热毒疮疡

东垣清胃散　方见腹痛

五味异功散　方见败毒之药

补中益气汤　方见肌肉不生

天泡疮

天泡疮状如水泡，属肺胃二经风热。若发热焮痛邪在表也，用人参败毒散。发热咳嗽，邪在肺也，用加味泻白散。热渴便秘，邪在内也，用加味清凉饮。此肌肤之症，当去毒水，以金黄散或黄柏、蚯蚓敷之，当归膏亦善，既安不必服药。若因攻伐过度，元气虚而变生别症者，当参各门治之。

一小儿患此，焮赤恶寒发热，大小便赤涩，此邪在表里之间，遂外敷金黄散，内服大连翘饮子，诸症少愈，更加味解毒散而痊。

一小儿患此，焮痛发热，大小便如常，此邪在表也，挑去毒水，敷金黄散，用荆防败毒散治其表，柴芍参苓散安其里而愈。

一小儿患此，服败毒之剂，喘嗽唇白，此脾肺之气复伤也，先用补中益气汤一剂，诸症悉退，后加桔梗、白芷，二剂而愈。

一小儿患此，服败毒散，敷寒凉药，呕吐泄泻，犹索败毒散，余佯诺之，却以五味异功散加柴胡、升麻，而吐泻愈；又用柴芍参苓散而疮痊。

一小儿患此，服败毒之药，腹痛泄泻，余意脾气复伤，宜用五味异功散。不信，仍服败毒之药，后果不食，作呕流涎，泄泻后重，余先用补中益气汤，次用五味异功散而愈。

一小儿患此，服败毒散，作渴饮汤，余与七味白术散治之。不信，自服败毒之药，前症益甚，更加呕吐不食，来请

治，余曰：呕吐不食，手足并冷，痰喘气促，唇色皎白，始见虚寒，即当温补，反服攻伐元气之药，虚而又虚，令脾肺败症已见，莫能为矣。辞之，果不治。

柴芍参苓散 治肝胆经分患天泡等疮，或热毒瘰疬之类。

柴胡　芍药　人参　白术　茯苓　陈皮　当归各五分　牡丹皮　山栀炒　甘草各三分

上每服二钱，水煎服。

加味解毒散 治天泡疮，发热作痛。即加味消毒散加金银花、漏芦。

玄参　连翘　升麻　芍药　当归　羌活　生地黄　牛蒡子炒，各三钱　茯苓　甘草各二钱　金银花　漏芦各五钱

上每服一二钱，水煎服，或用蜜丸。

金黄散 治天泡疮，消毒止痛。

滑石　甘草

上各另为末，和匀敷患处。如泡挑去水敷之，加黄柏尤好。

补中益气汤 方见肌肉不生

五味异功散 方见用败毒之药

加味泻白散 即泻白散加山栀、杏仁

杨梅疮

杨梅疮，乃天行时毒，亦有传染而患之，或禀赋所得。春受症在肝，故多起于下部，治失其宜，多致蚀伤眼目，腐败肾茎，拳挛肢节。初起之时，上体多者，先用荆防败毒散；下体多者，先用龙胆泻肝汤。大便秘者，用大连翘饮，后用换肌消毒散。若蚀伤眼目，兼用九味芦荟丸、六味地黄丸。肢节拳挛，兼

用蠲痹解毒汤。若因脾胃亏损而不能愈者，先用异功散，后用换肌消毒散。若用轻粉之药，多致败症也。

一小儿周岁，传染此疮，误熏银朱之药，昏愦不乳，遍身无皮，用绿豆、黄柏，遍掺席上，令儿睡卧，更用金银花、生甘草为末，白汤调服渐愈。若疮干燥利，用当归膏。误用轻粉者，亦以前药解之。

一小儿患此，年余不愈，形体消瘦，日晡尤甚，朝用八珍汤，夕用换肌散，并太乙膏。三月余而愈。

一小儿原有肝疳，后染前症，脓水淋漓，腹胀呕吐，小腹重坠，余欲用补中益气汤，升补中气。不信，仍服消毒之剂，更喘嗽流涎。余谓脾气虚而肺气弱也，朝用补中益气汤，夕用五味异功散，元气渐复，乃佐以换肌消毒散寻愈。

一小儿因母曾患此症，生下即有，用换肌散，母服五十余剂，子用当归膏调金黄散，随患处敷之寻愈。

一小儿十四岁患此，用熏法，肢体面目悉皆浮肿，数日间，遍身皮肤皆溃，如无皮状，脓水淋漓，先用金银花、甘草，煎汤与之恣饮，又为末掺遍身及铺枕席，令儿卧之，半月许，皮肤稍愈，却佐以换肌散而愈。

又一小儿二岁，用熏法，吐痰喘躁，不及治而死。

换肌消毒散 一名萆薢散 治杨梅疮，不拘初患日久，并效。

土茯苓即萆薢　当归　白芷　甘草　皂角刺　薏苡仁　白鲜皮　木瓜不犯铁器

上水煎食前并空心服。

又方 治大人之剂。如用前方未应，或儿长大，宜用此方。

土茯苓五钱　当归　白芷　皂角刺炒　薏苡仁各一钱　白鲜皮　木瓜不犯铁器　木通　金银花各七分　甘草　连翘　防风各五分　茯苓一钱　黄芪炒，二钱　芍药炒，一钱　川芎八分　生地黄八分

上作二三剂，水煎出，幼者作一剂，煎分两三次服。

蠲痹解毒汤

姜黄　羌活　白鲜皮　赤芍药　当归各四分　白术五分　茯苓　白芷　皂角子炒，各三分

上水煎服。

九味芦荟丸 方见喉痹

当归膏 方见汤火疮

太乙膏 方见跌扑外伤

金黄散 方见泡疮

赤白游风

赤白游风，属风热血热，盖血得热而游走耳。白属气分，赤属血分。或因腠理不密，风热相搏，怫郁而成，或因乳母食膏粱浓味所致。若风热者，用小柴胡汤加防风、连翘。血热者，用四物汤加柴胡、山栀、牡丹皮。风热相搏者，用人参败毒散。内热外寒者，用加味羌活散。胃气虚弱者，用补中益气汤加羌活、防风，或消风散。血虚者，用加味逍遥散，如未应，用逍遥散、六味丸。若婴儿患此，当审其受症之因，而调治其母。

一小儿患此，其色或赤或白，或痛

或痒，询之因母食膏粱浓味所致，余用东垣清胃散治其母，牛黄丸治其儿而愈。

一小儿患此，因母郁怒所致，母用加味小柴胡汤及加味逍遥散，儿热止，又以加味归脾汤而愈。

一小儿患此，嗜膏粱甜味，齿龈浮肿，渐至蚀烂，先用清胃散，后以四味肥儿丸，间服而愈。

一小儿患此，色赤作痒，脉浮数，此脾胃二经风热也，用人参消风散而愈。又因停食复发，色赤作痛，先用保和丸，后用异功散而消。

一小儿患此作痒，搔破脓水淋漓，寒热往来，此肝经血燥而生风，先用加味逍遥散，肝症顿退，倦怠少食，用异功散、三黄散而愈。

一女子十五岁患此，色赤作痒，寒热胁痛，面青或赤，此肝火动而血热也，先用加味逍遥散加胆草四剂，诸症顿退。但体倦少食，恶寒欲呕，此脾为肝木所侮，而肺气虚也，用五味异功散，及加味逍遥散而愈。

一女子患此，寒热作呕，先用加味小柴胡汤，二剂而安；再用人参消风散而愈。后因怒发热，经行如崩，遍身色赤，四肢抽搐，难以诊脉，视其面色如赭，此肝心二经，木火相搏，而血妄行耳，先用柴胡栀子散，再加味逍遥散，诸症顿退，又用八珍汤而痊。

一小儿因母感寒腹痛，饮烧酒，儿遍身皆赤，游走不定，昏愦发热，令乳母时饮冷米醋一二杯，亦以二三滴涂儿口内，周月而愈。

归脾汤 治小儿因乳母忧思伤脾，血虚发热，患前症，久不愈，食少体倦，

或便血下血，怔忡不宁，惊悸少寐，或心脾作痛，自汗盗汗等症。方见游风。

人参消风散 治赤白游风，或风热隐疹瘙痒，或寒热作痛。

人参三钱　荆芥穗　甘草炙　陈皮各五钱　白僵蚕　茯苓　防风　川芎　藿香　蝉蜕各三钱　厚朴三钱　姜制羌活三钱

上每服一二钱，水煎。

加味逍遥散 方见发热不止

二黄散 方见黄水疮

柴胡栀子散 方见胁痛

小柴胡汤 方见胁痛

加味小柴胡汤 方见热毒瘰疬

牛黄解毒散 方见头面疮

发 瘢

洁古云：瘢疹之病，焮肿于外者，属少阳相火也，谓之瘢。小红隐于皮肤之中者，属少阴君火也，谓之疹。瘢疹并出，则小儿难禁，然首尾俱不可下。大抵安里之药多，发表之药少，小便秘，则微疏之，身温者顺，身凉者逆。大忌外敷寒凉，内用疏导，无此二者，可保无肤。

一小儿患瘢发热，体倦少食，此脾肺气虚，外邪相搏也，先用消风散二剂，随用补中益气汤加茯苓、芍药而愈。

一小儿患瘢，作痛热渴，服发表之剂益甚，形气倦怠，脉浮而数，此真气复损而然耳。遂用人参安胃散、补中益气汤而愈。

一小儿患瘢发热，用犀角消毒散一剂，吐泻顿作。余曰：此邪气上下俱出

矣。勿药自愈，未几果安。

一小儿素面白，患疹作痒，鼻塞流涕，咳嗽不止，用败毒散，脓水淋漓，恶寒喘急，朝寒暮热，余谓脾肺之气复伤耳，用补中益气汤稍愈；佐以五味异功散而愈。

一小儿患疹，寒热瘙痒，先用消风散治其儿；次用加味逍遥散治其母，两月而愈。

一小儿患癍作渴，发热咳嗽，此邪在表，宜汗之，先用葛根橘皮汤一剂；次用玄参橘皮汤而安。癸丑岁患此症者，余先用葛根橘皮汤散之，若邪去而热未退者，加芩、连，热已退者，用玄参升麻汤，无不速效。

一小儿患癍，色赤作痛，先用升麻葛根汤而减，次用玄参升麻汤而安。

一小儿因食膏粱醇酒，遍身如癍疹，用消胃散，母子服之而愈。

一小儿误吞信石，身赤如癍。见伤发丹

一小儿因母饮烧酒，身如赤癍。见伤发丹

葛根橘皮汤 治发癍烦闷，呕吐清汁，兼治麻痘等症。

葛根 陈皮 杏仁去皮尖 麻黄去节 知母炒 甘草炙 黄芩各半两
上每服二三钱，水煎服。

玄参升麻汤 治癍疹已发未发，或身如锦纹，甚则烦躁语言，喉闭肿痛。

玄参 升麻 甘草各等份
上每服二三钱，水煎服。

化癍汤

人参 石膏 知母 甘草各一钱
上每服二钱，入糯米半合，水煎六

分，米熟为度，去滓温服。

荆芥败毒散 即人参败毒散加荆芥、防风

人参败毒散 治疮疡邪气在表应发者。若憎寒壮热，项强脊疼，或恶咳嗽，亦宜用之。

人参 茯苓 川芎 羌活 独活 前胡 柴胡 枳壳麸皮炒 桔梗 甘草炒，等份
上每服二三钱，水煎。

东垣人参安胃散 治癍疹因服峻厉之剂，脾胃虚热，泄泻呕吐，饮食少思等症。方见喉痹。

犀角消毒散 治癍疹丹毒，发热痛痒，及疮疹等症。

牛蒡子 甘草 荆芥 防风各五分 犀角镑，二分 银花三分
上水煎熟，入犀角，倾出服。

补中益气汤 方见肌肉不生
五味异功散 方见败毒之药
加味逍遥散 方见发热不止

黄水黏疮

小儿黄水黏疮，属肝脾二经，风热积热所致。邪在表而痒痛者，轻则犀角消毒散；重则连翘防风汤。邪在内而大便秘者，轻则九味解毒散；重则大连翘饮。若头目不清，憎寒壮热，作渴便秘者，表里俱有邪也，加味清凉饮。若误服克伐之药，而致发热恶寒者，肺气伤也，用四君、桔梗、柴胡。发热呕吐，胃气伤也，用异功散。发热作泻，脾气虚也，用六君子汤，并加柴胡、升麻。余当随症裁之。

一小儿患此，脓水淋漓，寒热作痛，服抱龙丸、败毒散，更加气喘等症。盖气喘发搐，乃肝火乘脾。咬牙流涎，乃脾气虚寒。遂朝用补中益气汤，夕用五味异功散，外敷立效散而愈。

一小儿患此，发热惊悸，倦怠面黄，懒食流涎，服清凉之药，更加吐泻，睡而露睛，余谓心脾虚热，用六君、干姜一剂，顿愈，又用异功散、立效散而愈。

一小儿患此，或痒或痛，脓水沥淋，服表散之剂，更恶寒发热，呕吐不食，手足并冷，此病气实而元气虚也，先用异功散加桔梗、藿香而呕吐止，又用异功散而寒热除，用人参消风散而疮愈。

一小儿所患同前，服荆防败毒散，加喘嗽腹胀，四肢发搐，此脾肺气虚而肝木乘之。用异功散加柴胡、升麻、桔梗，一剂诸症顿退，又服异功散，二剂而愈。

一小儿患此，服抱龙丸之类，汗出喘嗽，此肺气虚而为外邪所乘也，用异功散加桔梗二剂。又伤风发热咳嗽，其疮复甚，用惺惺散一服，外邪顿退，又用异功散而痊。

毛通府子患此，卯关脉青，两目时札，形体困倦，此土虚木旺，当用和肝补脾汤，反服败毒散，前症益甚，更加吐泻不食，遍身发泡。余用前汤，刺泡出水，同绿豆、甘草末，频铺席上，任儿睡卧，后用神效当归膏而愈。

沈尚宝子患此，咳嗽恶寒，用大连翘饮，腹胀少食，此表症泻里，致元气复损，非其治也，用补中益气汤而愈。

一小儿患此，作痒发热，脓水淋漓，面青恶寒，此肝火血热，用加味逍遥散

稍愈，又用和肝补脾汤而痊。

一女子十四岁，遍身疙瘩，搔破脓水淋漓，发热烦躁，日晡益甚，此血气虚而有热也，用加味逍遥散而愈。

大连翘饮　治风毒热毒，发热作痛，二便不利，表里俱实。方见臂痈

柴胡栀子散　治肝胆风热生疮，作痛发热，或搔破而脓水淋漓，或发寒热晡热。即柴胡栀子散。方见胁痛

犀角消毒散　治热毒积毒，发于肌表，而头面生疮，或痛或痒者。方见发癍

九味解毒散　治热毒胎毒而发疮疡之类，未溃作痛者。

黄连炒，三分　金银花　连翘　芍药各三分　山栀四分　白芷六分　当归八分　防风三分　甘草三分

上水煎，母子并服。

人参消风散　方见赤白游风

加味清凉饮　治热毒积毒，在内患疮疡，大便不通，而欲痛作渴。

当归　赤芍药　甘草炙　大黄炒，各三分　山栀炒，三分　牛蒡子炒杵，各四分

上水煎服。

荆芥败毒散　治风热相搏，邪气在表，患疮疡之类，寒热作痛者。方见流注。

补中益气汤　治疮疡之类，过服败毒之药，致中气虚弱，发热或寒者。方见发热不止。

六君子汤　治疮疡，脾胃虚弱，不能饮食，更或呕吐，而疮不愈者。方见内钓。

人参消风散　治诸风上攻，头目昏

眩，项背拘急，肢体烦疼，肌肉颤动，耳若蝉鸣，鼻塞多嚏，皮肤顽麻，瘙痒瘾疹，目涩昏困。方见赤白游风。

连翘防风汤 治小儿肝脾风热时毒，头面生疮。

连翘研碎 防风 黄连 陈皮 芍药 当归 独活 白蒺藜炒，去刺 荆芥 茯苓 黄芩 甘草 牛蒡子炒研，等份

上每服二钱，水煎服。

惺惺散 治风寒疮疹，痰嗽发热。

桔梗 细辛 人参 甘草 栝楼根 白茯苓

上为末，每服二钱，入薄荷五叶，水煎服。

和肝补脾汤 治风热疮疹，脾土不及，肝木太过。

人参 陈皮 川芎各五分 白术 茯苓 芍药各七分 柴胡 甘草炙，各三分 山栀炒，四分

上作二剂，水煎服。

益脾清肝汤 治肝脾风热疮，寒热体痛，脾胃虚弱。

人参 白术 茯苓 甘草 川芎 当归 黄芪各三分 柴胡 牡丹皮各二分

上水煎服。

三黄散 治风热疳热生疮，水浸淫脓流处便湿烂。

松香 五倍子 黄连 黄丹 海螵蛸各一钱 轻粉 雄黄各少许

上为末，用莹肌散煎洗渗之，干者油敷。

立效散

定粉 松香 黄柏 黄连 枯矾各

一钱

上为末，用清烛油调搽。

四君子汤 方见腋痈

异功散 方见败毒之药

加味逍遥散 方见发热不止

头面疮

人身诸阳之气，会于首而聚于面。其患疮痎者，因脏腑不和，气血凝滞于诸阳之经。或禀赋肾阴虚肝火，或受母胎毒，或乳母六淫七情，或食膏粱醇酒，或儿食甘肥浓味所致。其因不同，当各辨其经络，审其所因而治之。若发于目锐眦、耳前，上颊抵鼻，至目内眦者，皆属小肠经；发于巅及头角、下颊、耳后、脑左右者，皆属胆经；发于颊前、鼻孔，及人中左右者，皆属大肠经；发于鼻之挟孔、下唇、口反、承浆、颐后、颊车、耳前、发际额颅者，皆属胃经；发于目眦内上额尖，至后脑项者，皆属膀胱经；既察其经，即当分治。若禀肾火者，用六味地黄丸；胎毒者，犀角消毒丸；食积疳者，四味肥儿丸；乳母膏粱者，东垣清胃散；至于诸腑受病，必兼诸脏。故患于额间属心经，发热饮冷者为实热，用导赤散；发热饮汤者属虚热，用养心汤。左腮属肝经，或颈项劲强者为实热，用柴胡清肝散；或咬牙顿闷者虚热，用六味地黄丸。右腮属肺经，喘嗽饮冷者为实热，泻白散；发热咳嗽者为火刑金，用人参平肺散。鼻间属胃经，发热饮冷，大便黄硬者为实热，用泻黄散；发热饮汤，大便青白者为虚热，用异功散。患于颏及耳叶者，属膀胱经。

肾无实症，惟用地黄丸。若疮已溃，久而不愈，则当审其脏气之相胜，病邪之传变，而以调补脾胃为主。若因乳母遗热为患者，当先治其母，则儿病自愈也。

一小儿鬓患一疮，肿赤作痛。余谓属手足少阳经风热，用柴胡栀子散。不应，诊其母左寸关脉弦洪而数，即以前药令母服之，儿遂愈。

一小儿十三岁，右颊患肿，作痛饮冷，脉沉实，重按则数，此积热在脏也，当疏通其内。不信，乃泛服杂药，兼敷寒凉，肿硬下颈内溃，复来请治，脉已无力矣，先用托里散二剂针之，又二剂而脓始出，恶寒少顿，烦躁发热，作渴痰喘，此溃后变症，因气血虚故也。先用当归补血汤，二剂诸症顿止；又用异功散加山栀，胃气亦健；未用托里消毒散，疮敛而愈。

一小儿右腮赤肿。余谓胃经有热，先用泻黄散二服，又用清胃散而愈。后复患之，敷锻石等药，致伤其血，疮不能溃，余先用活命饮，次用托里消毒散而愈。

一小儿耳后结数核作痛，左腮青赤，此肝疳积热所致，用四味肥儿丸、柴胡清肝散，及五味异功散加柴胡、升麻而消。

一小儿耳赤肿痛，寒热往来，此肝经热毒也，用加味小柴胡汤，寒热悉退，又用柴胡清肝散，而赤肿顿消。

一小儿颏间赤色作渴，目睛白多，面常生疮，睡而露睛。先君谓禀父阴虚，用地黄丸、补中益气汤而愈。后出痘亦无虞，设不预为调补肾气，则出痘之危，其可保耶。

一小儿四岁，太阳连眉，不时作痒，或生小疮，此属胆经风热也，先用地黄丸，次用柴胡栀子散，后专服地黄丸而愈。

一小儿面常生疮，左颊赤肿，或睡中发搐，审其母素有郁怒，用加味逍遥散、加味归脾汤，母子俱服而愈。

一小儿面白，时或变赤，生小疮，两足发热，先君以为禀赋足三阴虚热。不信，专服清凉之药，后出痘，果黑陷而殁。

一小儿久患前症，耳下结核。余曰：此肝脾疳毒也。久而不愈，则先用五味异功散加柴胡栀子散，清其肝火。后用四味肥儿丸，治其疳而愈。

一小儿患前症，耳后结核，大便酸臭，饮食减少，余谓此脾疳所致。先用五味异功散为主，异功散为佐而愈。

一小儿患前症，头皮光急，发热作渴，小便频数，余谓此肾肝之疳也，用地黄丸为主，朝用补中益气汤，夕用五味异功散而愈。

一小儿患前症，鼻准色黄，左腮色青，食少泄泻，服犀角丸，形体瘦弱，口渴饮汤，余用补中益气汤，健其脾气；佐以四味肥儿丸，消其腑毒而愈。

一小儿患前症，痛痒不一，右腮鼻准皆赤，属胃经有热，审之果因母饮酒所致，先用清胃散，次用加味逍遥散治其母热，儿敷大枫膏而愈。

一小儿因母郁怒患前症，兼发搐疾，鼻间左腮皆赤色，先用加味小柴胡汤二剂，次用加味归脾汤四剂，治其母热，儿亦少饮并愈。

一小儿因母食浓味，头面患疮，右

腮赤色，久而不愈，用清胃散治其母，以牛黄散治其子，浃旬而愈。

一小儿面上患疮，头忽赤肿，口噤不语，此胃经热炽也，用活命饮，酒调二服稍缓；又酒煎一服，赤肿渐退，后用解毒散而痊。

一小儿面上患疮，色赤作痛，发热饮冷，脾肺脉数而有力，用仙方活命饮二剂，疮口出水，沿及遍身，似大麻风症，仍以前饮及清热消毒散而愈。

表甥凌云霄年十五岁，壬寅夏，见其面赤略燥，形体消瘦。余曰：子病将进矣。癸卯冬，复见之。曰：子病将深矣。至甲辰春，足阳明经部分皆青色，此木乘土位之症也，先以六君、柴胡、芍药、山栀、芜荑、炒黑黄连，数剂稍定。又以四味肥儿丸、六味地黄丸，及用参、苓、归、术、芍、草、栀、柴、肉桂，三十余剂，兼用加减八味丸而愈。

一小儿先眉间作痒，搔即成疮，延及头面，敷立效散而愈。后因乳母怒气，复痒作诒不安，此肝胆二经之热也，儿用牛黄解毒丸，母用加味逍遥散而愈。

一小儿先患眉烂，延及遍身如癞，久而不愈，手足并热，面色常赤，此禀母胃火所致，子服泻黄散，母服竹叶石膏汤、加味逍遥散；子又用牛黄散、拔毒散，母子并愈。

一小儿头患疮如癞，或作痒结痂，或脓水淋漓二年矣，作渴饮冷，发热面赤，此禀心与小肠表里，俱有热也，先用导赤散二服，却用活命饮、拔毒散渐愈，子又服牛黄散，母服逍遥散而愈。后因母食膏粱复发，用清胃散，母子服之，子又服活命饮而愈。

一小儿面生疮，作渴饮汤，服败毒散之药，致吐泻不食，手足并冷，余谓脾胃气虚复伤，而变症虚寒也，先用益黄散而逆症退，用异功散而疮症愈。

钱氏泻黄散　治疮疡，作渴饮冷，卧不露睛，手足并热，属胃经实热，宜用泻黄散。若作渴饮汤，卧而露睛，手足并冷，属胃经虚热，宜用五味异功散。若误服攻毒之剂，吐泻不愈，手足指冷，脾肾虚寒也，宜用益黄散。若病后津涸不足，口干作渴，胃气虚也，宜用七味白术散。

藿香叶　甘草各七钱五分　山栀仁一两　石膏，五钱　防风二两

上用蜜、酒微炒，为末，每服一二钱，水煎。

益黄散　治疮症，属脾胃虚寒，吐泻不止，手足并冷者。

陈皮一两　丁香二钱　诃子泡去皮　青皮去白　甘草炙，各半两

上为末，每服一钱，水煎。

养心汤　治心气不足，虚热上攻，而患疮疡者。

黄芪炒　白茯苓　半夏曲　当归　川芎杵　辣桂　柏子仁　酸枣仁炒　五味子杵　人参各三钱　甘草炒，四钱

上每服一二钱，姜、枣水煎。为末服亦可。

牛黄解毒散　治胎毒，头面生癞，或延及遍身，痒痛不安，浸淫不愈，及眉炼疮。

生甘草一两　牛黄五钱，膏粱之子必用之　金银花一两

上各为末，每服二三分，乳汁调服，或用甘草煎膏为丸，如芡实大。每服一

丸，白汤化下，外敷清金散亦可。

拔毒散 治症同前，及疥癣疮癣。

黄芩 黄连 白矾三味俱生用 雄黄各五钱 铜碌二钱，痒甚加之 松香❶

上各另为末，干掺患处，或用油调搽，疥疮宜加枯矾三钱。

栀子清肝散 即柴胡栀子散 治三焦及足少阳经风热，耳内作痒，生疮出水，或胁肋乳间作痛，往来寒热。方见胁痛。

仙方活命饮 治一切疮毒肿痛，或作痒寒热，或红丝走彻，恶心呕吐等症。方见热毒疮疡。

治疔疮等症，用金银花杵烂绞汁杯许，入热酒半杯，徐徐服之，用藤叶亦效。无鲜者，用枯者煮饮亦可。

导赤散 方见臂痛

六味丸 即地黄丸，加五味子四两、肉桂一两，各加减八味丸

竹叶石膏汤 二方见作渴不止

清胃散 方见腹痛

人参平肺散 方见肺痈

当归补血汤 方见发热不止

五味异功散 方见败毒之药

托里消毒散

托里散 二方见热毒疮疡

加味归脾散

栀子柴胡汤 即栀子清肝散

小柴胡汤 三方见胁痛

人参消风散 方见赤白游风

泻白散 方见臂痛

大枫膏 方见疥疮

加味逍遥散 方见发热不止

补中益气汤 方见肌肉不生

四味肥儿丸 方见贴骨痈

眉 炼 *附癞头疮*

眉炼者，谓小儿两眉间生疮，如疥癣，当求其因而药之。盖眉属胆经，若原禀肝胆经热，或乳母肝胆经有热者，用柴胡栀子散。或乳母食浓味醇酒者，用加味清胃散。或乳母有郁怒者，用加味逍遥散，俱与乳母服，子亦饮少许。仍参前症主之。

一小儿患前症，用柴胡清肝散，母子服之而愈。后因母不戒膏粱浓味，复发延及遍身，脓水淋漓，先用清胃散，次用柴胡栀子散，与母服，子用清金散、牛黄解毒丸而愈。

一小儿嗜膏粱浓味患之，渐及肢体，两眉为甚，脓水淋漓，寒热往来，内用清胃散、加味小柴胡汤，外敷立效散而愈。后眉间复发，两目连札，小便白浊，将成肝疳。用四味肥儿丸、九味芦荟丸而愈。

一小儿因乳母不戒七情浓味患此，延及遍身，久而不愈，母先用清胃散，次用加味逍遥散；子用牛黄散、解毒丸、立效散而愈。后儿食浓味，眉间作痒，搔破成疮，或痒或痛，两目连札。用四味肥儿丸，佐以加味清胃散而愈。

一小儿眉间作痒，破而成疮，延及遍身，两胁为甚，用四味肥儿丸、立效散，母服柴胡栀子散、加味逍遥散而愈。

一小儿患此，服化毒丹，乳食不纳，手足俱冷，此药伤胃气，用五味异功散与母服，儿亦时服三五滴；母又服加味

---

❶ 松香剂量原脱。

179

逍遥散加龙胆草、漏芦，儿症渐愈。

一小儿患此，先延两胁，后及遍身，此肝火乘脾也，诊乳母亦有肝火，先用加味逍遥散加炒黄连数剂，却去黄连，又二十余剂而痊。

一小儿患之，乳母恼怒，其疮益甚，眉棱抽动，不经意，延及遍身，乳母甚怒，儿面色赤，惊悸咬牙，兼之发搐，此由心肝二经风热所致也，用加味小柴胡汤、加味逍遥散而愈。

青金散 治小儿疥癣眉炼，或延及遍身瘙痒，或脓水淋漓，经年不愈。

松香二两　真蛤粉五钱　青黛二钱五分

上为末，用烛油调搽，或干掺之，或加轻粉、枯矾各三钱，以治前症，及胎毒疥癞尤效。

立效散 方见黄水黏疮

加味逍遥散 方见发热不止

牛黄解毒丸 方见前

四味肥儿丸 方见贴骨痈

九味芦荟丸 方见喉痹

加味清胃散

清胃散 二方见腹痛

小柴胡汤 方见胁痛

加味小柴胡汤 方见热毒瘰疬

导赤散 方见臂痈

活命饮 方见热毒疮疡

牛黄解毒散

拔毒散 二方见头面疮

卷 十 三

喉 痹 附五脏虚羸传变喉间内溃，或鼻中垂出息肉，或鼻外患疮

一小儿喉痹，因膏粱积热，或禀赋有热，或乳母七情之火，饮食之毒，当分其邪蓄表里，与症之轻重，经之所主而治之。若左腮色青赤者，肝胆经风热也，用柴胡栀子散。右腮色赤者，肺经有热也，用泻白散。额间色赤者，心与小肠经热也，用导赤散。若兼青色，风热相搏也，用加味逍遥散。鼻间色黄，脾胃经有热也，用泻黄散。若兼青色，木乘土位也，用加味逍遥散。兼赤色心传土位也，用柴胡栀子散。颏间色赤，肾经有热也，用地黄丸。凡此积热内蕴，二便不通者，当疏利之；风邪外客而发寒热者，当发散之；外感风邪，大便闭结，烦渴痰盛者，当内疏外解。若因乳母膏粱积热者，母服东垣清胃散。若因乳母恚怒肝火者，母服加味逍遥散。禀赋阴虚者，儿服地黄丸。大概当用轻和之剂，以治其本。切不可用峻利之药，以伤真气也。

一小儿喉间肿痛，惊悸饮水，服惊风降火之药益甚，仍欲攻风痰。余曰：惊悸饮水，心经虚症也。盖胃为五脏之本，先用五味异功散以补胃，加桔梗、甘草以消毒，诸症顿退，后用牛蒡子汤加柴胡而愈。

一小儿喉间肿痛，左腮色青赤，此心肝二经之热也，用柴胡清肝散而愈。后因惊，服至宝丹，吐痰发搐，手足指冷，此肝木虚而肺金乘之，用补中益气汤以补脾肺，六味地黄丸以滋肝肾而愈。

一小儿发热饮冷，大便黄色，手足并热，不能吮乳，视口内无患，扪其喉间则哭，此喉内作痛，乃脾胃实热也，用泻黄、清胃二散各一剂，母子并服而愈。后因乳母饮酒，儿躁不安，口内流涎，仍用前二散而愈。

一小儿喉间肿痛，口角流涎，手足并热，用泻黄、清胃二散，母子服之而愈。后因母大怒，儿憎寒发热，仍复流涎，用柴胡清肝散加漏芦，母子服之而愈。

一小儿喉间肿痛，发热咳嗽，大便秘结，此肺与大肠有热也，先用牛蒡子汤加硝黄一服，大便随通，乃去硝黄，再剂顿愈。审其母有肝火发热，用柴胡清肝散，母子并服而愈。

一小儿嗜膏粱之味，喉间肿痛，痰涎壅盛，服巴豆丸，前症益甚，口鼻出血，唇舌生疮，大便不实，余用犀角地黄汤，解膏粱之热，用东垣安胃散，解巴豆之毒，又用甘桔汤而愈。

一小儿喉肿作渴，大便干实，右腮赤色，此肺与大肠经实热也，用柴胡饮

子，一服而愈。后因饮食停滞，服峻厉之药，喉间仍肿，腹中胀痛，此脾气复伤也，用异功散加升麻、当归而痊。

一小儿因母忿怒患前症，兼咬牙呵欠，余谓肝经虚热之症，子用桔梗汤加柴胡、山栀、牛蒡子，母服加味逍遥散而愈。

一小儿肌体瘦弱，嗜土炭煤灰，后鼻间不利，恪服清热之剂，肌体愈瘦，食少热甚，善惊善怒，小便良久变白，鼻中出息肉二寸许，耳下颈间结小核隐于筋肉之间，余谓肝脾虚羸之变症，不信，乃内清肺火，外用腐蚀，喉间亦腐，余先用五味异功散加升麻、柴胡、芜荑为主；更用四味肥儿丸为佐，脾气渐健，夕用九味芦荟丸为主，以五味异功散为佐而愈。

一女子六岁，喉间肿痛，鼻中息肉，寒热往来，小便频数，良久变白，此肝疳之症，先用加味逍遥散加炒黑焦龙胆草，热痒渐退，乃去龙胆草，佐以四味肥儿丸而愈。

一女子七岁，鼻生息肉，搽攻毒之药，成疮肿痛，外用黄连、甘草、黄柏末敷之，以解热毒，更以加味逍遥散清肝火，佐以四味肥儿丸而愈。

一女子鼻中及下部，常出息肉，屡用毒药蚀之，各挺出一条三寸许，先与龙胆草汤为主，以加味逍遥散为佐而愈。

一小儿额间赤，足心热，喉中常痛，服清胃败毒之药，余谓禀肾水不足，而心火炽甚也，当用地黄丸，壮水之主以制阳光。不悟。口舌赤烈，小便如淋而殁。

一女子十四岁，患前症，杂用清热

败毒等药，前症益甚，患阴挺。详见下疳疮。

牛蒡子汤　治风热上壅，咽喉肿痛，或生乳蛾。

牛蒡子炒杵　玄参　升麻　桔梗炒
犀角镑　黄芩　木通　甘草各等份

上每服一二钱，水煎服。

拔萃桔梗汤　治热肿喉痹。

桔梗炒　甘草炒　连翘　栀子炒
薄荷　黄芩各等份

上为末，每服一二钱，水煎服。

柴胡饮　解肌热、积热，或汗后余热，脉洪实弦数，大便坚实者。

黄芩七分　甘草四分　大黄八分
芍药炒七分　柴胡　人参各五分　当归
一钱

上每服一钱，姜水煎。

东垣人参安胃散　治脾胃虚热，口舌生疮，或伤热乳食，呕吐泻痢。

人参一钱　黄芪炒，二钱　生甘草
炙甘草各五分　白芍药酒炒，七分　白
茯苓四分　陈皮三分　黄连炒，二分

上为末，每服二钱，水煎。

三因玉钥匙　治风热喉闭，及缠喉风。

焰硝一两半　鹏硝半两　片脑一字
白僵蚕一钱

上研匀，用半钱吹入喉中，立愈。

九味芦荟丸　治肝经积热，咽喉口舌生疮；或牙龈蚀烂，两目生翳，耳中出水；或肝积瘰疬，下疳阴肿；或茎出白津，拗中结核；或小水良久变白，大便不调，肢体消瘦等症。

胡黄连　宣黄连　芦荟　木香　白
芜荑炒　青皮　白雷丸　鹤虱草各一两

麝香三钱

上各另为末，米糊丸，麻子大。每服半钱，空心米汤下，仍量儿大小用。

甘桔汤 治风热上攻，咽喉疼痛，及喉痹妨闷。

苦梗一两 甘草炒，二两

上每服二钱，水煎。

济生犀角地黄汤 治膏粱积毒，脾胃有热，咽喉肿痛，或口舌生疮。

犀角 牡丹皮各一两 生地黄八钱 赤芍药七钱

上每服一二钱，水煎。

五味异功散 方见败毒之药

六味地黄丸 方见作渴不止

柴胡清肝散 方见胁痛，即柴胡栀子散

补中益气汤 方见肌肉不生

泻黄散 方见头面疮

腮 痛 附耳症

腮属足阳明胃经，其生痈者，多因儿食甘甜浓味，脾胃积热所致。亦有乳母郁怒，儿受其患者。若因热积于内，二便不通者，用凉膈散。风邪相搏，二便如常者，用漏芦汤。胃经风热，或兼咽喉肿痛，用升麻防风汤。若禀赋阴虚火动，颊间或两耳内生疮，或出脓不止者，宜用地黄丸。若因乳母肝火乘脾，用加味逍遥散。脾经郁热，用加味归脾汤。膏粱积热，用东垣清胃散。脾胃风热，用清咽利膈汤。仍参口疮治之。

一小儿腮肿，肉色不变，大便不实，属胃经虚热，用五味异功散加升麻、柴胡而愈。又乳母饮酒兼怒，两腮赤肿，

憎寒发热，用加味清胃散二剂、加味逍遥散一剂治其母，儿亦饮数滴而愈。

一小儿嗜炙煿，腮肿发热，作渴饮冷，用加味清胃散而消。后仍不戒浓味，腮肿赤痛，煨连舌本。先用泻黄散而退，次用加味清胃散而消。

一小儿腮患疮，作渴饮汤，饮食少思，服败毒散益甚，余谓此胃经虚热，先用七味白术散；次用五味异功散而渴止。后因母怒，两腮赤肿，作渴发热，用加味逍遥散治其母，儿患亦愈。

一小儿十六岁，腮患此，三年不愈，色黯下陷，此胃经症也，宜滋化源，以生肾水，外散寒邪，以接阳气。不信，妄用杂方，元气益虚，七恶蜂起，始信余言，后用前药果验。

一小儿颊肿，敷寒凉之药，色白肿硬，久而不愈，此胃气虚而寒邪凝滞也，用葱熨法，以散寒邪，异功散以助元气遂愈，若用攻毒之剂则误矣。

一小儿酷嗜甘味，药饵惟甘者乃服，后患腮肿，余知其胃症也。经曰：酸能胜甘。当用酸味之药，遂以乌梅肉作丸，甘草末为衣，服至二两许，始恶甘味，腮肿渐消。

一小儿腮肿痛，外敷铁箍散，内服寒凉药，日久坚硬，其色不变。夫药之寒凉者，外敷则气色凝滞，内服则脾胃有伤，故气血有亏，而肉不溃色不赤也。用四君加柴胡、升麻、白芷、当归，外散寒邪，内补脾气，更用葱熨法，不数日脓溃而愈。

一小儿腮颊常煨肿，服清热败毒之药，更口渴足热，面色微黑，余谓肾肝症，用六味地黄丸与子服；母服加味逍

遥散而愈。后因别服伐肝之药，前症复作，寒热面青，小便频数，此肝火血燥耳，用柴胡栀子散以清肝；六味地黄丸以滋肾，遂痊。

一小儿腮颊肿痛，后耳内出脓，久而不愈，视其母两脸青黄，属郁怒所致，朝用加味归脾汤，夕用加味逍遥散，母子皆愈。

一小儿腮间发热，手足并热，用清胃、泻黄二散而愈。后颏间肿痛，焮连耳内，余谓此肾经所属之地。不信，杂用降火之药，耳出脓水，或痒或痛，稍加用心，即发热倦怠，两腿乏力，用补中益气汤，及六味地黄丸稍愈。毕姻后，朝寒暮热，形气倦怠，足心发热，气喘唾痰，仍用前二药，佐以六君子汤而愈。后不守禁，恶寒发热，头晕唾痰。余谓肾虚不能摄水而为痰，清气不能上升而头晕，阳气不能护守肌肤而寒热。遂用补中益气汤各加蔓荆子、附子各一钱，不应，乃用人参一两、附子二钱，二剂而应，乃用十全大补汤百余剂而痊。

一小儿先颏间肿痛，用败毒之药，耳中流脓，项间结核，两目或连札，或赤痛，小便或作痒，或赤涩，皆肝胆二经风热，用四味肥儿丸悉愈。

一小儿腮颊肿痛，服败毒药后，耳出秽水，余谓肝肾之症，先用九味芦荟丸而痊。毕姻后，面黄发热，用黄柏、知母等药。更胸膈痞满，食少痰壅，乃利气化痰，加噫气下气，用六君子，补中益气二汤加干姜、木香，寻愈。

一小儿腮肿，搽锻石末，久而不散，余用四君子加升麻、白芷，及葱熨之法渐消；又用仙方活命，一剂而瘥。夫石

灰乃辛热燥血之药，小儿气血虚者搽之，反致难治。慎之！

一小儿腮间肿痛，用铁箍散、败毒散之类，出脓久不愈，面色黧，足心热，口舌干。余谓：此禀肾水不足之虚症，当补肺金，滋肾水为主。不信，仍服前剂，脾土益虚，绝生气而殁。

升麻防风汤 治胃经实热，咽痛口燥腮痈等症。

升麻 防风 黄柏炒 茯苓 芍药炒 陈皮各五分 连翘 当归各七分

上每服二钱，水煎，仍量大小用之。

清咽利膈汤 治心脾蕴热，或咽喉腮舌肿痛。

玄参 升麻 桔梗炒 甘草炒 茯苓 防风 黄芩炒 黄连炒 牛蒡子炒杵 芍药炒，各等份

上每服一二钱，水煎。

东垣清胃散 方见腹痛

异功散 方见用败毒之药

地黄丸 方见作渴不止

神效葱熨法 方见流注

仙方活命饮 方见疮疡热毒

臂痈

臂痈之症，当分经络所属受症之因而治之。上廉属手阳明经；下廉属手太阳经；外廉属手少阳经；内廉属手厥阴经；内之上廉属手太阴经；内之下廉属手少阴经。或经络热郁，风邪外干，气血有乘，即生痈毒。若因心经有热者，导赤散加黄连。心胞络有热者，柴胡栀子散。肺经有热者，泻白散。大肠经有热者，大连翘饮。焮肿作痛者，血气凝

结也，用仙方活命饮。肿痛不消者，欲作脓也，用托里消毒散。脓熟不出者，气血虚也，用托里消毒散。脓出反痛者，气血虚甚也；肌肉不生者，脾胃气虚也，用五味异功散。不可外敷生肌散，恐反助其邪，而肌肉难长也。

一小儿臂上生痈，肿连肘间，此属手少阴三焦二经，先用仙方活命饮，杀其大势；次用柴胡清肝散，以清心肝之热，诸症顿退。又用托里消毒散，出脓而愈。

一小儿臂外侧患毒，此属肺经部分，先用神效解毒散加桔梗二剂，肿痛顿减；次用托里消毒散，而脓溃将愈。因母食炙煿之味，患处复肿，兼发热咳嗽，子服泻白散，母服清胃散而痊。

一小儿臂腕漫肿，敷寒凉药，又常以冷水润之，肿热以上至肩，两月余而溃，四月余不敛，脓出清稀，面色萎黄。余曰：此气血虚不能充荣于肌肉也。先用异功散、加升麻、柴胡，脾胃渐健，又用托里散而愈。

一小儿臂患痈，久不愈，手足时冷，用异功散加木香，佐以八珍汤。手足温和，乃用托里散，将敛，因饮食停滞伤脾，患处肿硬，用六君、木香及托里散而愈。

一小儿臀痈，久不愈，溃出碎骨，饮食少思，不时寒热，脓水清稀，此气血俱虚也，用八珍散加肉桂、桔梗渐消，又用托里散加肉桂及豆豉而愈。

一小儿臂膊赤肿，发热作渴饮冷。症属胃火，先用加味清胃散而愈。后因母食浓味，复肿痛，先用泻黄散二服，再用清胃散，母子服之并愈。

一女子臂疮，肿焮作痛，用仙方活命饮，痛止成脓；用加味八珍汤，而脓溃渐敛；用加味逍遥散与母服而痊。

一小儿因母食膏粱，臂疮溃而作痛，脉洪数有力，用清胃散与母服，子服泻黄散渐愈；又用加味逍遥散，母子俱服而愈。

一小儿臂疮，服败毒散呕吐腹胀作痛，手足并冷，用六君、姜、桂，诸症渐退，饮食渐进；次用五味异功散而愈。

一小儿臂痈，肿硬色白，寒热倦怠，此血气虚弱而不能溃散，先用五味异功散加干姜，其肿渐退，饮食渐进；又用托里散、如圣饼，脓溃而愈。

一小儿臂患痈，肿硬不消，食少自汗，此脾肺气虚而不能溃，先用六君子汤而汗止，乃佐以葱熨法而脓成，又用八珍汤而脓溃，用托里散而疮敛。

一小儿臂患疮，敷寒凉之药，肿硬不消，用补中益气汤加木香、薄、桂、及如圣饼，助其阳气而消。

一小儿臂患疮，肿硬作呕，面色萎黄，饮食少思，此脾气虚也，用六君子汤呕止食进，又用五味异功散、如圣饼而消。

一小儿臂疮，作痛不止，肌肉不生，先用托里消毒散而痛止，用五味异功散、托里散而肉生。

一小儿臂患疮，久而不敛，肌肉消瘦，日晡体热，此脾气虚而不能生肌肉也，朝用补中益气汤，夕用五味异功散，诸症渐愈；又用托里散、如圣饼而愈。

一小儿臂疮肿痛焮赤，右腮赤色，敷服皆败毒之药，余谓此肺胃二经之症也，当用泻黄、泻白二散主之。不信，恪用前药泛扰诸经，虚症蜂起而殁。

神效解毒散 治一切疮疡初起，肿者即消，已溃仍肿者即散，已溃毒不解者即愈。

金银花一两　甘草节五钱　黄芪 皂角刺炒　当归各三钱　乳香　没药各二钱

上为散，每服二钱，酒煎。温酒调服亦可。婴儿病，乳母亦服。如疮已溃，肿痛已止者，去乳、没、金银花，倍加黄芪、甘草。

白芷升麻汤 治手阳明经分臂上生疮。

白芷　升麻　桔梗各一钱　黄芪炒 黄芩酒炒，各二钱　生黄芩五分　红花 甘草炙，各五分

上水酒半盅煎，食后温服。

泻白散 治肺经有热生疮，又化痰止嗽，治气进食。

地骨皮　桑白皮炒，各一两　甘草炙，五钱

上为末，每服一二钱，入粳米百粒，水煎。

泻心散 治心经实热，生疮作渴，发热饮冷，手足并热者。详见心脏泻心汤

导赤散 治小肠实热生疮，作渴发热，小便秘赤。

生地黄　木通　甘草等份

上为末，每服一钱，入淡竹叶水煎。

大连翘饮 即大连翘汤，治肺热生疮。

连翘　瞿麦　荆芥　木通　赤芍药 当归　防风　柴胡　滑石　蝉壳　甘草炒　山栀子　黄芩各等份

上为末，每服二钱，加紫草水煎服之。大便不通，量加大黄。

补中益气汤 方见肌肉不生

加味逍遥散

六味地黄丸 二方见发热不止

十全大补汤 方见便痈

四味肥儿丸 方见贴骨痈

九味芦荟丸 方见喉痹

柴胡栀子散 方见腹痛

东垣清胃散 方见腹痛

五味异功散 方见败毒之药

托里消毒散

托里散 二方见热毒疮疡

腋痈
谓痈生于胁之前胁之傍白者五下皆是也

腋痈属足少阳、手少阴、手厥阴三经。小儿患之，多禀赋肝火所致，初起先用活命饮，次用柴胡栀子散，五七日间作脓，焮肿痛者，亦用活命饮杀其大势，虽溃亦轻而易敛。若脓已成，用托里消毒散。已出，用托里散。如有变症，当随症治之。

一小儿患前症，肿痛，用仙方活命饮而痛止，用托里消毒散而溃。因母饮酒，后加肿痛，母服清胃散，儿服活命饮、托里散而愈。

一小儿患之，因乳母恚怒所致，子用仙方活命饮，母用柴胡栀子散、加味逍遥散并愈。后复患，令母仍服前药，子服托里消毒散而脓溃，用托里散而敛。

一小儿腋下常患一枚，此禀肝胆怒火也，用牛黄解毒丸，母服柴胡栀子散、逍遥散而愈。后每发即服前药而愈，或

用荆防败毒散，外敷铁箍散，以杜后患，几至不救。

一小儿十四岁患之，内外皆用寒凉败毒之药，肿硬作痛，上连肩胛，脓成不溃，或用针之，脓仍不出。余曰：此气血虚甚，当峻补之。不信，半载后，肩骨溃解，惟皮相连，沥尽气血而殁。

一小儿患之，恪服败毒之药，久不溃，色不变，肿硬如石，余用葱熨之法，及托里散二十余剂，患处微赤作痛，又数剂，肿起，针出秽脓，气息奄奄，用人参一两、干姜一钱、枣子十枚四剂，仍用前散寻愈。

一小儿患之，脓内溃，久不出，色不变，亦不痛，余谓气血虚甚，当先大补而用火针。不信，或用冷针，脓果不出；更气喘自汗，余用独参汤二剂，喘汗少止，脓仍未出，又二剂，脓出甚多，喘汗大作，又用前汤四剂，诸症悉退，乃用八珍汤渐愈。后因伤风咳嗽，误用表散之药，烦躁自汗，面目赤色，脉洪大无伦，按之如无，此血脱发躁也，先用当归补血汤，诸症顿愈，再用八珍汤而安。又饮食过多发厥，手足并冷，用五味异功散加升麻、柴胡、生姜，一剂而愈。

一小儿患之，色黯不敛，三年不愈，用十全大补汤及豆豉饼，三月余将愈；后劳倦怒气，腋下肿痛，以加味逍遥散、十全大补汤，相间服之，月余而愈。

豆豉饼 治疮疡肿痛，硬而不溃，及溃而不敛，并一切顽疮恶疮。用江西豆豉为末，唾津和成饼，大如铜钱，浓如三四钱，置患处，以艾壮于饼上灸之，灸干则再易。如疮大，作大饼覆患处，

以艾铺饼上灸之。疮未成者即消，已成者祛毒。间有不效者，乃气血虚败之症也，参疔疮类灸法用之。方见腋痛

四物汤 治疮疡血虚，发热，日晡益甚，或烦躁不寐。

当归 熟地黄各二钱 芍药炒 川芎各一钱

上水煎服。

参术柴苓汤 治疮疡脾气虚弱，肝气内动，肢体抽动者。

人参 白术 茯苓 陈皮各一钱 山栀炒 钩藤钩子各七分 甘草炒五分 柴胡 升麻各三分

上每服一二钱，姜、枣水煎，婴儿用，大剂与母服，子少服之。

黄连安神丸 治心经血热发热，惊悸不安。

黄连五分 生甘草二钱五分 生地黄五钱 当归❶ 朱砂三钱

上为末，饭糊丸，小豆大。每服十五丸，滚汤下。如二三服不应，当服归脾汤，婴儿乳母并服。

柴胡栀子散 方见胁痛，一名柴胡清肝散

托里消毒散

托里散 二方见热毒疮疡

清胃散 方见腹痛

加味逍遥散 方见发热不止

牛黄解毒散 方见胎毒疮疥

十全大补汤 方见便痛

胁　痛

胁肋者，足厥阴少阳之经，相火之

———————
❶ 当归剂量原脱。

司也，乃木之主。肝胆之气不平，则风火内搏，荣逆血郁，热聚为脓，而痈肿之所由生也。亦有禀赋母气肝胆之热，恚怒之火而致。然初患掀肿作痛者，宜用柴胡栀子散。未消者，用仙方活命饮。其热既杀而肿不消者，则必成脓也，乃用托里消毒散。其脓既成，以代针膏决之，仍用托里散，自愈。若脓出，而痛止肿消，则不必用药也。

一小儿四岁，胁间漫肿一块甚痛，色如故，服流气败毒等药，加寒热作呕，食少作泻，此禀肝脾气滞之症，元气复伤而甚耳，乃择乳母气血壮盛者，与加味归脾汤、加味逍遥散服之，儿饮其乳半载而消。

一小儿左胁生疮，寒热作呕，右关脉弦数，此肝症传于脾也，先用柴胡清肝散，次用五味异功散，又用托里散，疮敛而愈。其时同患是症，专用败毒者，俱致不起。

一小儿左胁下生疮，漫肿色赤，此肝胆经形伤气也，先用托里散、消毒散、加味小柴胡汤间服，肿渐减；又用托里消毒散、加味小柴胡汤，疮溃而愈。

一小儿四岁，患胁痛，色赤肿痛，肝脉弦而迟。此肝胆经血虚有热，先用加味逍遥散数剂，大势已消，中间成脓，又用托里消毒散加柴胡、山栀，脓溃而敛。

一小儿肩患痛，痛甚肿至背，乃膀胱经部分，血瘀滞也，先用仙方活命饮，毒解痛止。又用加味小柴胡汤加连翘、山栀、金银花，其势渐退，乃用加味逍遥散加金银花、黄芪，漫肿悉消，但中间不退，此欲作脓也，用托里消毒散，

脓成而溃；又用托里散、地黄丸，补气血，滋肾水而瘥。

一小儿患之，久不愈，左关脉弦数，右尺脉按之而弱。此禀肾虚而然也，用地黄丸为主，佐以八珍汤、托里散而愈。

一小儿未期，胁间赤肿。此禀肝火所致，用加味逍遥散数剂，与母服，子日服数匙，漫肿悉退，佐以托里消毒散加山栀、柴胡，疮溃而愈。后因母恚怒劳役，子胁复肿赤，用加味逍遥散、加味归脾汤，母子服之并愈。

一小儿胁痛，服伐脾之药，脓清不敛，呵欠呀咬，饮食少思，仍用伐脾。余曰：此脾虚之症也，胃为五脏之主，当补脾胃，则肝不侮而肌肉自生矣。不信，乃伐肝木，遂致不救。

加味归脾汤 治小儿因乳母忧思郁怒，胸胁作痛；或肝脾经分患疮疡之症；或寒热惊悸无寐；或便血盗汗，疮口不敛等症。

人参　黄芪炒　茯神去木。各二两　甘草炒　白术炒，一两　木香五分　远志去心　酸枣仁　龙眼肉　当归　牡丹皮　山栀炒，各一钱

上水煎，乳母服，儿亦服之。

小柴胡汤 治肝胆经分一切疮疡，发热潮热；或饮食少思，加山栀、牡丹皮，名加味小柴胡汤。

柴胡一钱五分　人参五分　黄芩七分　半夏五分　甘草炒，三分

上作二三服，姜枣水煎。

柴胡清肝散 治肝经风热，或乳母怒火，患一切疮疡。

柴胡　黄芩炒　人参　川芎各一钱　山栀炒，一钱五分　连翘　甘草各五分

桔梗炒八分

上水煎，母子服之。

栀子清肝散 一名栀子柴胡散 治三焦及足少阳经风热生疮，或发热，耳内生疮作痒，或出水疼痛。

柴胡 栀子炒 牡丹皮 茯苓 川芎 芍药炒 当归 牛蒡子炒，各七分 甘草二分

上水煎，母子并服。

龙胆泻肝汤 治肝胆经有热，小腹胁间患疮疡；或玉茎便毒，悬痈、囊痈肿痛；或溃烂作痛，小便涩滞，或睾丸悬挂。方见下疳阴痿

加味逍遥散 治小儿肝脾血虚内热，胁腹作痛，头目昏黑，怔忡颊赤，口燥咽干；或发热盗汗，食少不寐；或口舌生疮，胸乳膨胀，小便不利；或女子患前症，经候不调，发热咳嗽，寒热往来等症。方见发热不止

六味地黄丸 治肝经血虚发热，或风客淫气瘰疬结核；或四肢发搐，眼目抽动，痰涎上涌；或伤损出血，发热抽搐等症。方见作渴不止

仙方活命饮

托里消毒散

托里散 三方见热毒疮疡

八珍汤 方见发热不止

腹痈

腹痈者，患于脐下或傍二寸许属脾经，近胁属胆经。盖因脾经阴虚，气滞血凝，或因脾虚，饮食积热所患。若焮肿作痛者，泻黄散。坚硬肿痛者，清胃散。肿痛便秘者，清凉饮。如此而仍痛者，瘀血凝滞也，活命饮。既用此药而不消，则内欲作脓也，用托里消毒散。若脓出而痛不减者，毒未解也，亦用前药。若脓出而反加痛，及脓水清稀者，气血虚也，用参芪托里散。若食少体倦者，脾气虚也，用五味异功散加当归、柴胡、升麻。晡热内热者，脾血虚也，用四君、当归、丹皮。如有他症，当随症治之。

一小儿患此，漫肿微痛，肉色不变，面色萎黄，饮食少思，此脾气虚而食积内热也。用五味异功散加升麻、当归，及如圣饼，其肿渐消；又用托里散而愈。

一小儿患此，肿痛寒热，活命饮未二服肿痛顿止，用托里散、如圣饼，而肿渐消，又用神效散及托里消毒散，数剂而痊。

一小儿患之，内溃作渴，饮食少思，属元气虚弱，先用托里消毒散，四剂脓溃，而发热恶寒，肢体倦怠，此邪气去而真气虚也。用八珍、升麻补之稍愈，又用托里散、异功散，间服而痊。

一小儿腹痈，大便秘结，发热饮冷，此热蓄于里也，用内疏黄连汤一剂，大便通而痛止；又用清热消毒散，内热退而疮愈。

一小儿腹患疮，敷寒凉之药，其肿益甚，腹中阴痛，手足并冷，此阳气虚寒之症也，余用回阳汤、抑阴散，而肿渐消，毒渐散；又用托里散而敛。

一小儿患此，脓成不溃，面色黄白，恶心少食，发热恶寒，大便不实，此脾胃虚弱也，先用六君、升麻、柴胡，诸症渐退，饮食渐进；又朝用益气汤，夕用异功散而溃，又用八珍汤而愈。

一小儿腹中作痛，肉色不变三月矣，

诊其脉滑数而有力，此腹痛内溃也，用托里散，大便出脓甚多，乃用薏苡仁汤及托里散而愈。

一小儿小腹赤肿，服流气败毒等药，肉色如故，食少体倦，余谓此肝脾气血虚而药伤之也，用六君、肉桂，及葱熨之法，饮食渐进，其肿渐消，又佐以八珍汤而愈。

一小儿患此而溃，肿不消，恪服败毒之药，饮食少思，脓清发热，余谓脾胃之气复伤，不信，仍行气清热，肿痛益甚，服消导化痰之药，腹胀作泻，余先用异功散加升麻、柴胡、木香，佐以二神丸，二十余剂，诸症渐愈；乃用异功散加当归、黄芪，元气渐复；却用八珍汤，内芍药炒黄数剂，改用托里散而愈。次年，因劳心发热作渴，用当归补血汤而安。毕姻后，寒热往来，患处作痒，用十全大补汤、六味地黄丸而愈。

四君子汤 加陈皮、半夏，即六君子汤治脾胃虚弱，或因寒凉伤胃，致肿不能消，或溃而不能敛者，但以此药温补脾胃，诸症自退。如误用攻伐，则七恶随至矣。若脾胃气虚，疮口出血，或吐血便血，则加当归，脾胃充健，则血自归经。若脾虚血弱不生肌，或晡热内热者，更加熟地黄，不可投四物沉阴之剂，能伤脾胃也。若胃气虚弱，克伐伤脾，饮食少思，或食而难化，若作呕作泄者，尤宜用之。如兼痰嗽气逆，肢体倦怠，面目浮肿者，亦因脾虚不能生肺而然也，最宜用之。

人参　白术炒　茯苓　甘草各等份
上每服二钱，姜枣水煎。

清胃散 治脾胃有热生疮，或胃火牙痛，或焮连头面。

升麻五分　生地黄　牡丹皮　黄连炒　当归各三分

上水煎服，加柴胡、山栀即加味清胃散。

六君子汤 治疮疡，脾胃虚弱，肿痛不消，或不溃敛，宜用此药，以壮营气，诸症自愈。即四君加半夏、陈皮。

清凉饮 治疮疡，脾胃实热，烦躁饮食，焮痛脉实，大便秘结，小便赤涩。

赤芍药　当归　甘草　大黄各等份
上每服一钱，水煎。

当归补血汤 治疮疡，肌热面赤烦渴，脉洪大而虚，重按全无，此血虚脉也。误服白虎汤必死。方见发热不止。

益气养荣汤 治气血损伤，四肢颈项等处患肿，不问坚软赤白痛否，日晡发热，或溃而不敛者。方见鹤膝风。

十全大补汤 治诸疮，血气虚不能溃腐收敛；或脓出，发热恶寒，汗出烦眩，口眼歪斜；或肌瘦少食，发热口干等症，须多服之为善。方见便痈

参芪托里散 方见痘痈
补中益气汤 方见肌肉不止
托里消毒散
托里散 二方见热毒疮疡
五味异功散 方见用败毒之药
如圣饼 方见流注
神效散 方见胎毒发丹
八珍汤 方见发热不止

臀　痈

臀痈，属膀胱经湿热，或禀赋阴虚。若肿硬作痛，用内托羌活汤。微肿微痛，

用托里消毒散。若初起大痛，或五日之间，似消不消，似溃不溃者，先用仙方活命饮，后用托里消毒散。若已溃，食少体倦，疮不生肌，脾胃虚弱者，用五味异功散加柴胡、升麻。禀赋阴虚，小便数而不敛者，加减八味丸。气虚，久不生肌收口，用豆豉饼及补中益气汤，培养元气。若用解热攻毒，及敷围寒冷之剂，则气血受伤，必成败症矣。

一小儿患此，肿硬不赤旬余矣，面赤萎黄，饮食少进，此脾气虚弱也，先用异功散，饮食渐进，漫肿渐消，乃用托里散，少加肉桂而溃，又用八珍汤而敛。

一小儿患此，久不收敛，四围微黯，疮口黑色，脓水清稀，寒热晡热，脉浮而数，两寸按之如无，此阳气虚而阴血弱也，朝用补中益气汤，夕用异功散，半载而愈。

一小儿臀疮溃而不敛，面色时赤，此禀肝肾阴虚，朝用八珍汤加五味子，夕用加减八味丸，诸症渐退。又用托里散，间服而愈。

一小儿臀疮，久不收敛，肢体倦怠，晡热作渴，此禀足三阴虚也，用五味异功散、加减八味丸渐愈，又用托里散而敛。

一小儿臀痈，久不生肌，面色萎黄，仍欲败毒以收敛。余曰：脾主肌肉，腱健则肉生。遂朝用补中益气汤，夕用五味异功散及葱熨法，脾气壮肌肉生而愈。

一小儿肿硬不消，肉色不变，此脾胃之气虚怯，不能运及患处耳，朝用补中益气汤，夕用五味异功散，以接虚怯之气，月余而消。其时同患是症，外敷寒凉之药，内服犀角丸者，无不受害。

一小儿十五岁，久不愈，发热体瘦，

面白嗳气，恪服消食清热药等，余谓心火虚而脾气弱也，先用八味丸为主，佐以六君子汤、补中益气汤寻愈。毕姻后，臀间患疽，漫肿坚硬，肉色不变，手足时冷，脉浮大，按之微细，两尺为甚，先用八味丸料四剂，又用十全大补汤，患处色正而消。

内托羌活汤 治尻肾生痈，坚硬肿痛。

羌活 黄柏酒制，各一钱 防风 藁本 当归尾各五分 肉桂 连翘 甘草炙 苍术 陈皮各三分 黄芪八分

上作二剂，水一杯煎，空心服。

仙方活命饮

托里消毒散

托里散 三方见热毒疮疡

神效解毒散 方见臂痈

加味八味丸 方见作渴

八珍汤 方见发热不止

葱熨法 方见流注

腿 痈

腿痈之症，所主之经不同，而所治之法亦异。发于内侧者，属肝脾二经；发于外侧者，属胆胃二经；漫肿坚硬者，元气虚弱也，用内补黄芪汤。肿势高焮者，元气未虚也，用内托柴胡黄芪汤，外并用隔蒜熨法。若瘀血凝结而不消，或不作脓者，用活命饮。血气虚弱而不能溃，及不生肌肉者，用托里散。此其梗概云尔。

一小儿内臁肿痛，恶寒发热，此属肝胆经分，乃用神效解毒散加柴胡、白芷二剂，漫肿顿消，惟中央一块尚肿，又二剂

而成脓，以托里消毒散，溃脓而愈。

一小儿腿内侧前臁患毒，溃后肿硬，色黯脓清不敛，面色青黄，此脾虚肝旺，兼寒邪袭于患处也，当壮元气为主，先用异功散加柴胡、升麻及葱熨法，脾气渐复，患处渐愈，佐以八珍汤、豆豉饼而愈。

一小儿腿内焮赤，大肿发热，此血热内郁，而欲为脓耳，当先杀其大势，用隔蒜灸法，灼艾试蒜热移患处二十余炷，痛始减，再三十余炷，肿渐消；又用仙方活命饮，疮头出水而愈。

一小儿腿内侧患此，脓内溃，恶心倦怠，面色萎黄，右关脉弦大，按之微细，此脾胃虚弱，肝木所乘也，先用六君、升麻、柴胡，四剂元气渐复，乃佐以托里散而愈。

一小儿腿外侧痛肿，肉色如故。用托里消毒散，二剂而肿始赤，又四剂而肿赤亦退，又六剂溃而脓出清稀，食少体倦；用异功散加芎、归，仍用托里散，补其元气而愈。

一小儿漫肿坚硬，肉色不变，此阳气虚而不能成脓也，用托里散、如圣饼，肿起色赤；用托里消毒散，而脓成针之；用八珍汤加肉桂渐愈。因伤食吐泻，患处夭白，饮食少思，先用六君、干姜，次用八珍汤及葱熨法而愈。

一小儿患此，久不愈，脓水清稀，面色萎黄，腹大青筋，此脾气虚而肝所侮也，朝用补中益气汤，夕用五味异功散，元气稍复，乃佐以四味肥儿丸，及葱熨之法，两月余而愈。

一小儿腿外臁肿一块，服消毒之药，其肿益甚，肢体羸瘦，饮食少思，更加作痛。余曰：先肿而后痛者，形伤气也，

先痛而后肿者，气伤形也，当补接阳气。不信，仍投疏泄之药，后果殁。《机要》云：荣卫之气充满，抑遏不能行，故闭塞气血，腐而为痈者，当泄之，以夺盛热之气。若人饮食疏，精神衰，气血弱，肌肉消薄，故荣卫之气短促而涩滞，故寒搏腠理，闭郁而为痈者，当补之以接虚怯之气。信矣！

四味肥儿丸 治肝脾不和，患疮疡久不愈，或兼疳症，腹胀作泻；或食积脾疳，发热瘦怯，遍身生疮。

黄连炒 芜荑 神曲 麦芽炒，各等份

上为末，水糊丸，桐子大。每服一二十丸，空心白滚汤送下。

附子饼 治溃疡，气虚不能收敛，或风邪所袭，气血不能运于疮口，以致不能收敛者。用炮附子去皮脐，研末，以唾津和为饼，置疮口上，将艾壮于饼上灸之，每日灸数壮，但令微热，勿至热痛，如饼灸干，用唾津再和灸之，以疮口活润为度。

六君子汤 治疮疡，因脾气虚弱，不能生肌，以致疮口不敛。若脾气既充，而疮口不能生肌肉者，此寒邪所袭也，更用豆豉饼或附子饼熨之。

仙方活命饮

托里消毒散 二方见热毒疮疡

葱熨法

如圣饼 二方见流注

内托羌活汤 方见臀痈

五味异功散 方见用败毒之药

附子饼 方见腹痛

十全大补汤 方见便痈

补中益气汤 方见肌肉不生

八珍汤 即四君、四物

豆豉饼 方见腋痈

鹤膝风

鹤膝风者，其腿渐细，其膝愈麄，状如鹤膝，是以名之。此因禀肾经不足，外邪所乘而患之，初则膝内作痛，外色不变，伸屈艰难。若一二月间，焮肿色赤而作脓者，可治；肿硬色白而不作脓者，难治。初起者，用大防风汤为主，佐以益气养荣汤。脓成者，用补中益气汤为主，佐以大防风汤，切勿用十宣、流气等药。若不溃不敛，或发热等症者，须调补脾胃为善，否则必变败症矣。

一小儿九岁，患此作痛，用葱熨法及大防风汤，肿起色赤，用仙方活命饮、补中益气汤间服，肿渐消；又以独活寄生汤与补中益气汤间服；二三日，用葱熨一次，至两月余而消。

一小儿患此，大溃不敛，体倦食少，口干发热，日晡尤甚，此脾气虚甚也，用补中益气汤五剂，以补元气，乃用大防风汤一剂，以治其疮，如是月余，诸症悉退，遂用十全大补汤，佐以大防风汤而敛。

一小儿患此，溃而不敛，不时寒热，小便赤涩，此血气虚也，用十全大补汤加麦门冬、五味，诸症顿退，乃去桂，令常服；佐以和血定痛丸而愈。

一女子左腿作痛，服流气饮之类，左膝肿硬，头晕吐痰，余谓此鹤膝风也，其脉弦数而无力，乃禀赋肝脾肾三经之症，此形气病气俱虚者，当先调脾胃为主。不信，仍攻邪气，诸症蜂起，余先

用五味异功散加升麻、干姜、肉桂，脾气稍健，又用异功散、八珍汤而溃；却间服大防风汤、地黄丸而痊。

一小儿两膝渐肿，敷服皆消毒之药，足颈赤肿，此禀父肾气不足，用地黄丸、八珍汤而消。若用流气、败毒等药，必致不起。

大防风汤 治鹤膝风，肿痛不消，或溃而不敛。

附子炮　牛膝酒炒，各一钱　白术　羌活　人参　防风各二钱　杜仲去皮姜制　川芎　肉桂去皮　黄芪炒　熟地黄自制　芍药炒，各一钱五分　甘草一钱

上每服三五钱，水煎，仍量儿大小用之。

益气养荣汤 治气血虚弱，四肢颈项等处患肿，不问肿溃，日久不敛，俱宜服之。

人参　茯苓　陈皮　贝母　香附炒　当归酒洗　川芎　黄芪炒　熟地黄自制　芍药炒，各一钱　甘草炙　桔梗各五分　白术炒　柴胡六分

上每服二三钱，姜水煎。

独活寄生汤

独活　桑寄生　杜仲炒　细辛　牛膝酒炒去土　秦艽　茯苓　白芍药　桂心　川芎　防风　甘草　人参　熟地黄　当归各等份

上每服二三钱，水煎，空心，乳母同服。

八珍汤 方见发热不止

十全大补汤 方见便痈

补中益气汤 方见肌肉不生

和血定痛丸

葱熨法 二方见流注

193

卷 十 四

肺痈肺痿

齐氏云：肺痈肺痿，因脾肺气虚，腠理不密，外邪所乘；或母食辛辣浓味，遗热于儿；或儿有病过于汗下，内亡津液，虚火烁肺；或服克伐之药，亏损脾胃，不能生肺金。其症恶风咳嗽，鼻塞项强，呼吸不利，甚则四肢微肿，咳唾脓血。若吐臭秽，胸中隐痛，脉数而实者为肺痈；咳唾涎沫，脉数而虚者为肺痿。恶寒喘嗽者，寒邪内蕴也，小青龙汤。咳唾脓秽者，肺痈内溃也，桔梗汤。窃谓前症若喘咳短气者，脾胃气虚也，五味异功散。咳唾脓痰，左尺脉数而无力者，肾气虚也，六味地黄丸。咳唾脓痰，右关脉数而无力者，脾气虚也，七味白术散。若发热喘嗽，唾脓不食者，脾肺虚甚也，难治。大要补脾肺、滋肾水为善。仍审五脏相胜，乳母七情。后症仿此。

一小儿感冒停食吐泻，用疏利之剂，咳嗽脓血，此中气复伤而变肺痈也，用桔梗汤而愈。后咳嗽吐血，仍用前药，佐以异功散而痊。

一小儿停食，服泻药而变肺痈，余先用异功散以救脾肺，次用桔梗汤以治肺痈而瘥。

一小儿停食，服克伐之药，唾痰腥气，面赤气喘，此元气复伤而成肺痈也，用桔梗汤，脓痰顿止。翌日喘甚，此脾气虚而不能生肺也，用异功散加杏仁、百合而愈。后小便涩滞，服八正散，小便愈涩，咳嗽吐痰，面赤盗汗，余谓肺气虚热，前药亏损真阴，虚火烁肺金而然。用异功散以补脾土，地黄丸以滋肾水，遂愈。

一小儿肺痈，愈后咳嗽，面色白或萎黄，手足冷，小便频，此因脾虚不能生金也，服参苏饮之类，自汗盗汗，昏愦发搐，遗尿下气，手足如冰，面色青白，此阳气脱而虚寒也，用人参一两、干姜二钱、大枣五枚，米泔煎沸，先灌一杯，将熟又灌二杯，连用二剂而苏。更朝用补中益气汤，夕用异功散而愈。

一小儿十五岁，因劳伤元气而咳嗽，误用表散之剂，复伤肺气成痈，咳嗽脓血，用桔梗汤为主，佐以异功散，脓渐少，专用异功散，脓止而愈。后因书课过劳，自汗时嗽，服外感药，咳嗽益甚，胸膈痞满，呼吸不利。余谓脾肺之气虚甚而然，用参芪补脾汤而痊。

一小儿咳嗽，服参苏饮而益甚，右寸之关脉浮散，余谓：此风伤皮毛，热伤血脉，血气羁留蕴结于肺而成痈也。不信，乃服表散，唾咳脓血。余曰：此因肺虚不能摄气，脾虚不能摄涎耳，当补脾土以生肺金。又不信，果殁。

一小儿感冒咳嗽，发散过度，喘促不食，痰中有血，余用桔梗汤而愈。后元气未复，大便似痢，或用芩、连、枳实之类，变慢脾风而卒。

小青龙汤　治伤风冒寒，咳嗽喘急，肺胀胸满，鼻塞流涕，或干呕热咳，或作喝，或作噎，或小便不利，或小腹胀满。此仲景之法，审有是症，用之及时，殊有良验。

麻黄去节　赤芍药　半夏各七钱
细辛　干姜炮　甘草炙　桂枝各三钱
五味子半两杵　附子二钱，脉浮不用

上每服二钱，水煎。

桔梗汤　治咳嗽脓血腥秽，已成痈症。

桔梗炒　贝母去心　知母炒　桑白皮炒　枳壳各二钱　地骨皮　瓜蒌仁
薏苡仁　杏仁炒，五分　当归　黄芪炒，各一钱　五味子杵炒　百合炒，各一钱五分　防己一钱　甜葶苈炒，五分

上每服二三钱，水煎。

升麻汤　治肺痈，脓血秽臭，胸乳皆痛。

升麻　桔梗炒　薏苡仁　地榆　条芩炒　牡丹皮　芍药炒　甘草各等份

上每服二三钱，水煎。

排脓散　治肺痈，此方排脓补肺。

黄芪盐水拌炒　白芷　人参　五味子炒研碎，各等份

上为末，每服一二钱，蜜汤调下。

射干汤　治胃脘痈吐脓血。

射干去毛　栀子仁　赤茯苓　升麻
赤芍药一两三钱　白术五钱

上每服三五钱，水煎，入地黄汁少许，再煎服。

人参平肺散　治心火克肺金，传为肺痈，咳嗽喘呕，痰涎壅盛，胸膈痞满，咽嗌不利。

人参　陈皮　甘草　地骨皮　茯苓各一钱　知母炒，七分　五味子　青皮
天门冬去心，四分　桑白皮炒，一钱

上每服二三钱。

参芪补脾汤　治肺痈，脾气亏损，咳吐脓涎，或中满不食，必服此药，补脾土以生肺金，否则不治。

人参　白术各二钱　茯苓　陈皮
当归各一钱　黄芪炒，二钱五分　升麻
三分　麦门冬七分　五味子杵，四分
桔梗炒，六分　甘草炙，五分

上作三服，姜枣水煎。

人参补肺汤　治肺症咳喘短气，或肾水不足，虚火上炎，痰涎壅盛，或吐脓血发热，小便短涩。

人参　黄芪炒　白术　茯苓　陈皮
当归各一钱　山茱萸　干山药　五味子杵　麦门冬去心　甘草炙　熟地黄自制
牡丹皮各五分

上每服五钱，水煎服。

五味异功散　方见用败毒之药
七味白术散　方见发热不止

肠　痈

张仲景云：肠痈之症，因饮食积热，或母食辛热之物所致，小腹按之则痛，小便数似淋，腹急恶寒，身皮甲错，或自汗恶寒。若脉迟紧未有脓者，用仙方活命饮，以解其毒。脉洪数已有脓者，服太乙膏，以下其脓。小腹疼痛，小便不利者，脓壅滞也，牡丹皮散主之。窃

谓：经云：肠痈为病不可惊，惊则肠断而死。故坐卧转侧之间，须令徐缓，时少饮薄粥，及用八珍汤，固其元气，静养调理，庶可保也。

一小儿小腹作痛，小便如淋，身皮甲错，此肠痈也，脓已成，用薏苡仁汤、排脓散而痊。

一小儿腹中作痛，时或汗出，身皮甲错，小便如淋，脉滑数，脓已成也，用大黄汤一剂，下脓甚多，又用薏苡仁汤而痊。

一小儿小腹胀痛，脉浮数，按之迟紧，不时畏寒，大便或欲去而不去，小便频而短，此为肠痈，但脓未成耳。不信，或作痢症，恪用清热分利之剂，诸症蜂起而殁。

一小儿停食腹胀痛，二便不利，服草果、良姜之类，更加发热作渴，脉洪大而数。余曰：此饮食滞而蕴热，将成脓矣，前药非其治也。不信，仍服之，腹发赤晕，大便下脓而殁。

一小儿患肠痈，先用太乙膏，后服牡丹皮散下脓而愈。后因跌，腹内作痛，遍身皆赤，良久身黯而殁，盖肠断故也。

大黄汤 治肠痈，小腹坚肿，按之则痛，肉色如常。或焮赤微肿，小便频数，汗出憎寒，脉迟紧，脓未成也，急服之。

大黄炒 朴硝各二钱 牡丹皮 瓜蒌仁 桃仁去皮尖，各二钱

上每服二三钱，水煎。

薏苡仁汤 治肠痈，腹中痛，烦躁不安，或胀满不食，小便涩滞。

薏苡仁 牡丹皮 桃仁各三两 瓜蒌仁四两

上每服四钱，水煎。

桃仁汤 治肠痈，腹中痛，烦躁不安，壅痛，大便闭涩。亦有绕脐生疮者，但用此药无妨。

桃仁 大黄炒 牡丹皮 芒硝 犀角镑 冬瓜仁研，各二钱

上水煎，入犀角末服。

牡丹皮散 治肠痈，腹濡而痛，时下脓汁或下血。

牡丹皮 人参 天麻 白茯苓 黄芪炒 薏苡仁 桃仁 白芷炒 当归 川芎 官桂 甘草各五分 木香二分

上每服三五钱。

仙方活命饮 方见热毒疮疡

太乙膏 方见跌扑外伤

八珍汤 方见发热不止

痔 疮

痔疮之症，或因禀受胎毒，或膏粱食积，或母食炙煿浓味所致。肿痛者湿热，作痒者风热，便闭者火盛，脓溃者血热。湿热，加味槐花散。风热，秦艽苍术汤。便秘，清燥汤。脓溃，黄芪汤。熏洗则用葱汤、槐角、五倍子等药，或真蒲黄以猪脂调敷，如有兼变之症，参各门治之。

一小儿患痔，赤肿作痛，用黄连解毒汤而痛止，又用托里清肝散，及加味槐角丸而疮愈。

一小儿因饮食停滞，发热患痔，大便不利，肿痛寒热，不时发搐，此脾气伤而肝乘之也，先用保和丸末二钱，以柴胡、山栀汤调服，食消搐止；又用四味肥儿丸，数服而愈。

一小儿十二岁，不戒浓味醇酒，不时作痛，或大便秘结，小便涩滞，用龙胆泻肝汤治之而安。后饮烧酒，前症复发，遍身色赤烦躁，饮冷醋半盅，赤热悉退，肿痛顿减。

一小儿因乳母食炙煿之物，肛门肿痛。用清胃散母子并服，子又服四味肥儿丸而愈。后因乳母恚怒，胸胁作痛，频饮糖酒，儿病复作发搐，母先服加味小柴胡汤二剂，次服加味逍遥散，儿服四味肥儿丸而愈。

一小儿肛门肿痛，大便不通，服大黄之药，肿痛益甚，虚症并作，仍欲攻疮。余曰：此因脾气复伤而然也，用异功散加升麻、柴胡为主，佐以加味槐角丸，肿痛渐退；又用黄连解毒汤而出脓；用秦艽苍术汤而疮愈。

一小儿肛门肿痛，发热饮水，口鼻气热，此脾肺经实热，先用泻黄散二服而热退，又用枳壳散而痛止，用金银花散而肿痛消。后母食膏粱，儿患复作，母用清胃散而肿痛消。

一小儿误吞信石，遍身发赤，呕吐烦渴，肛门肿痛，便秘饮冷，服冷米醋一盅，赤晕立消，肿痛顿止；又用黄连解毒汤、金银花而愈。

一小儿痔疮，不时肿痛，服加味槐角丸而愈。至十四而复作，发热体倦，肛门坚肿，用地黄丸、八珍汤，坚肿渐消，血气渐愈。或间止药饵，劳役不节，诸症仍作，用前药随愈。毕姻后，肛门肿溃而串臀，用补中汤、地黄丸，臀间渐愈。或用追蚀等药，坚核虽消，痛伤元气，疮口不合，余用八珍汤、地黄丸，两月而敛。后不守禁忌，又且攻毒，以致屡发，元气日虚而殁。古人云：善服药不若善保养。信夫！

苦参散 治痔疮肿痛发热。

枳壳麸炒 黄连 大黄 甘草 荆芥 苦参 赤芍药 黄芩

上水煎熏洗。

加味槐花散 治肠风下血，痔疮肿痛，发热便秘。

槐花 熟地黄 白术 青皮 荆芥穗 川芎各二钱 当归身 升麻各四分 枳壳麸炒，五分

上水煎服。

秦艽苍术汤 治痔疮，大便坚硬，小便频数，内热作渴。

秦艽 苍术各五分 泽泻 防风 桃仁 皂角子仁炒 当归尾 黄柏 山栀炒，各三分

上作二剂，水煎服。

清燥汤 治大肠风热血燥，秘结不通，痔疮等症。

生地黄 山栀 麻子仁研，各五分 黄芩 川芎 羌活 黄柏 郁李仁 芍药 当归尾 甘草各四分 泽泻二分

上水煎服。

黄芪散 治痔疮，并一切溃疡，虚弱发热。

茯苓 黄芪炒 当归 川芎 白芍药 白芷各五分 升麻 山栀炒，各二分

上水煎服。

枳壳散 治痔疮肿痛或下血。

枳壳去穰，麸炒 槐花 荆芥 皂角子仁炒 蝟皮炙，各等份

上为末，每服一钱，滚汤下，作丸亦可。

加味槐角丸 治症同前。

槐角炒 枳壳麸炒 当归 黄芩 皂角仁炒 蝟皮炙 秦艽 白芷各等份

上为末，每服一二钱，水煎服，或蜜丸，量儿大小服。

又方 治痔痛不可忍者。

羊胆一个 冰片五分

上以冰片为末，羊胆涂之。

丹石散 治痔疮热痛如神。

黄丹 滑石各等份

上为末，新汲水调涂，日三五次。

胜雪膏 治痔疮热痛不可忍。

片脑 铅白霜各等份

上为末，好酒研成膏涂之，随手愈。

又方 用生栝楼根研如泥，猪油调涂。

黄连解毒汤 方见作痛不止

托里清肝散 方见囊痈

四味肥儿丸 方见贴骨痈

加味小柴胡汤 方见热毒瘰疬

加味逍遥散 方见发热不止

龙胆泻肝汤 方见下疳疮

下疳阴痿

下疳阴痿，皆属肝火湿热，或禀赋肝经阴虚。肿痛发热者，肝火湿热也，先用加味小柴胡汤，再用龙胆泻肝汤。肿痛便赤者，肝火阴虚也，用加味逍遥散加龙胆草、生地黄。溃而肿痛不消者，小柴胡汤加芎、归、黄芪。溃而肿痛已消，用四物汤加牡丹皮、柴胡。盖肝属木，得雨露则森茂，遇酷日则萎软，若误谓虚寒，投以热剂，轻则囊茎生疮，重则腐而难敛，皆宜滋肾水生肝木、清

肝火。故云：肝气热则茎痿，宗筋弛纵，阴茎肿胀，或出白液，或痒痛，里急筋缩，挺纵不收，或精出便下，此名筋疝，俱肝火也。

黄宗伯季子初生时，母弃于水，逾日不死，复收之，遂成喘嗽，颔腋臂股，各结块核溃而色紫，误触之痛彻于心，服辛温化毒等剂不应，时已弱冠。余曰：初生喘嗽者，形寒伤肺也，既长而咳嗽者，肝火刑肺也，故结核俱在肝胆部分。始用补中益气汤，后用九味芦荟丸，不月诸症悉愈。此禀母之肝火而患也。

一小儿下疳溃烂，发热作渴，日晡尤甚，此肝疳而脾气虚也，用补中益气汤，后用九味芦荟丸，诸症悉愈。

一小儿二岁茎萎湿痒，时出白津，余以为肝火，不信，或与温补肾经，后阴囊焮肿，茎中作痛，余用龙胆泻肝汤、六味地黄丸而愈。

一小儿睾丸作痛，小便赤涩，寒热作呕，此肝火湿热不利，用小柴胡汤加山栀、车前子、茯苓而愈。睾丸阴子也。

一小儿睾丸肿痛，小便黄涩，寒热作渴，此肝火所致，用小柴胡汤加柴胡、车前子，并九味芦荟丸间服而消。

一小儿阴茎肿痛，腹内一块或作痛，或上攻，小便不调。此禀肝火为患，用龙胆泻肝汤、九味芦荟丸。愈后形气消烁，发热作渴，此肝火制脾土而然也，用益气汤、芦荟丸、异功散而安。

一小儿阴茎作痒，搔破出水，小便赤涩，此禀肝肾阴虚火动，用龙胆泻肝汤清肝经湿热，佐以地黄丸补肾肝阴虚而愈。后乳母恼怒，小便涩滞，两肋肿痛，儿阴复痒，惊搐困倦，用异攻散以

补脾土，用地黄丸以滋肾肝而愈。

一小儿十五岁，患下疳久不愈，形气骨立，不时寒热，小便不利，饮食少思，此禀肝疳虚羸也，朝用益气汤以培胃气，夕用地黄丸以滋肾水为主，佐以九味芦荟丸治疳而痊。

一女子十五岁，面青善怒，体瘦作渴，天癸未至，不时寒热，口舌生疮，后患阴疮湿痒，无寐善惊，此禀肝脾虚羸之变症也，当先救脾气。遂朝用补中益气汤，夕用加味归脾汤，诸症渐愈，却佐以九味芦荟丸而痊。

一女子十四岁，禀肝经湿热，肌体消瘦，寒热如疟，下部患疮，先用加味小柴胡汤，寒热顿退，但晡热少食，用加味逍遥散为主，以九味芦荟丸为佐而愈。出嫁后前症仍作，另用杂药，疮口翻出如菌，余用龙胆泻肝汤、加味逍遥散而愈。

一小儿十五岁，患下疳，书课过劳，即寒热头痛，形气殊倦，腿足疲软，左关脉洪数，左尺脉洪数而无力。余谓：此禀肝肾阴虚，兼饮食劳役之症也，宜先调补胃气以滋化源。不信，或以为阴虚湿热下流，恪服四苓、四物之类，诸症益甚。余曰：阴虚，谓脾经虚也。脾为至阴，以丁火为母，虚则宜补丁火以生己土；肾属水，以辛金为母，肾虚则宜补辛金，生癸水也。今因脾经阳弱而阴虚，反用沉寒之剂，复伤阳气，以绝化生之源，欲保其不危，难矣！果殁。

龙胆泻肝汤 治肝经湿热不利，下部生疮，两拗肿痛，或腹中作痛，小便涩滞等症。

龙胆草酒拌炒黄 泽泻 车前子炒

木通 生地黄酒拌 当归酒拌 山栀黄芩炒 甘草各等份

上水煎，食前服。

加味小柴胡汤 即小柴胡加山栀、牡丹皮 治肝胆经有热，下部湿疮，寒热晡热潮热等症。方见热毒瘰疬。

六味丸 治肝肾阴虚，下部生疮；或发热作渴，小便频数；或肾水不足，而不能生肝木，致血燥筋挛，颔项肢节等处结核；或溃而不能收敛；或肝肾虚弱，发热盗汗，肢体消瘦，小便赤涩，尿血下血；或大小便牵痛，气短痰嗽，吐血眩晕，耳聋口燥，齿痛失音，腰腿疲软，此皆禀不足也。方见作渴不止

敷药必效散 治下疳腐溃作痛。

黄连 黄柏 龙胆草各一两 轻粉五分

上为末，油调搽，入片脑更效，若用当归膏调敷尤佳。

如圣散 治下疳腐久不愈。

五倍子二钱 片脑一钱 黄连五分芦甘石煅，三分

上各为末，干敷，毒未尽者加黄连末三分。

九味芦荟丸 方见喉痹

加味清胃散 方见热毒口疮

圣愈汤 方见出血不止

补中益气汤 方见肌肉不生

八珍汤 方见发热不止

加味归脾汤 方见胁痛

四君子汤 方见腹痛

仙方活命饮

托里消毒散 二方见热毒疮疡

便痈 *附谓两拗小腹*
两边拘中患之

便痈因肝火肝疳，或禀肝经热毒。若初起肿硬作痛者，先用龙胆泻肝汤一二剂，肿痛不减，用仙方活命饮二剂。五七日不减肿尚硬，亦用前二药各一剂，如不消或更痛，欲成脓也，用活命饮一剂，却用托里消毒散加柴胡、山栀一二剂。若脓已成而不溃者，血气虚也，用托里消毒一二剂。脓已溃而痛不止者，毒气不解也，用活命饮一剂。若脓已出而反痛者，气益虚也，用内补黄芪汤。脓已溃而发热烦躁者，气虚血脱也，用当归补血汤。脓已溃而恶寒发热者，血气俱虚也，用十全大补汤。脓已溃而恶寒者，元气虚也，用补中益气汤。脓已溃而不生肌者，脾气虚也，用六君子汤。若禀赋怯弱，或因饮食劳倦而为患者，但用补中益气汤加射干，自消。设使不分经络，不别虚实，概行攻伐，亏损气血，则轻者难治，重者必变瘵症，甚至不起。

一小儿肿痛色赤，寒热似疟，小便不通，此肝经湿热，用龙胆泻肝汤一剂，小便清利，寒热顿除，又用加味逍遥散加龙胆草二剂，肿痛悉退而愈。

一小儿患此，肿硬作痛，小便涩滞，先用龙胆泻肝汤，小便顿利，又用活命饮一剂而消。后腹肿赤作痛，此欲作脓也，先用活命饮二剂，杀其大势，却用托里消毒散加柴胡、山栀三剂，以指按之，肿随指复起，此脓已成也，用托里散一剂，翌日针之，肿出肿消，再用托

里散而愈。

一小儿患此，服大黄等药，泻而肠鸣，腹肿硬痛少食，此脾胃复伤而变症也，用五味异功散加升麻、柴胡、木香，饮食渐进，乃去木香，加黄芪、当归，数剂而脓成；又用托里散加皂角刺而脓溃，乃去皂角刺，倍用参、芪而愈。

一小儿疮势已成，用消毒之药，其肿散漫，自汗发热，恶寒少食，此气血虚甚也，用大补汤四剂，针之脓出肿消，却用托里散、八珍汤，间服而愈。

一小儿脓成不溃，误用大黄之类以下脓，泄泻不止，肿硬色白，腹痛欲呕，手足并冷，此脾气虚而复伤也，用异功散加升麻、姜、桂四剂，乃去姜、桂加归、芪二十余剂，脓溃而愈。

一小儿溃后咬牙呵欠，寻衣捻物，此肝经气血虚也，先用八珍汤加钩藤钩、五味子，诸症顿愈，又用托里散及八珍汤而痊。

一小儿溃后惊悸发搐，呵欠咬牙。此心肝二经气血俱虚也，先用补心汤、安神丸，虚症寻愈；再用八珍汤、托里散，肌肉渐生；却用地黄丸而疮口敛。

一小儿患此久不愈，头重胸满，饮食少思，此禀脾胃虚弱也，先用补中益气汤加蔓荆子，诸症寻愈，次用八珍汤佐以五味异功散，月余疮口渐敛，仍用十全大补汤而痊。

一小儿十五岁，禀赋虚弱，因劳役过度患此，寒热如疟，用补中益气汤将愈。惑于人言，误服大黄之药，吐泻大作，手足厥冷，寒热尤甚。余用六君子加姜、桂，诸症稍愈，但赤肿不消，此欲作脓也，又数剂后，朝用益气汤，夕

用大补汤，五十余剂而痊。

一小儿溃后肿硬，肌肉不生，疮口不敛，余欲滋其化源以生肝血。不从，仍伐肝清热，以致元气日虚，恶症蜂起而殁。夫肺者肾之母，脾者肺之母，今既不滋肺肾以生肝木，又伤脾土以绝肺肾之化源，其不死者鲜矣！

一小儿十四岁，每饮食劳倦，则恶寒发热，两拗患肿，余用益气汤而愈。彼惑于人言，乃服大黄之类，发搐口噤，手足并冷，良久少苏。余用大料益气汤数剂而安，又用二十余剂而愈。

一小儿两拗痛肿，小便澄白，肢体消瘦，发热眼札，此禀肝火之症，用龙胆泻肝汤为主，四味肥儿丸为佐，又各数服将愈，及用地黄丸而痊。

一小儿两拗肿痛，小便不利，或赤白浊，此系肝火炽而脾气伤也，朝用补中益气汤，夕用地黄丸各数剂而愈。后因过劳，盗汗发热，两拗仍肿。用前药，佐以地黄丸而愈。

一小儿每劳则两拗肿痛，小便白浊，夜间发热。此禀肝火脾虚而元气下陷也，用补中益气汤、清心莲子饮。后患下疳，用四味肥儿丸，加逍遥散而愈。

一小儿两拗肿痛，小便赤涩，或兼澄白。此肝脾疳症，先用九味芦荟丸数服，诸症渐退；次用四味肥儿丸二十余服而愈。

一女子两拗肿痛，小腹作痒，小便赤涩，发热晡热，月经不调，先用加味小柴胡汤四剂肿渐消，次用加味逍遥散诸症渐愈，佐以四味肥儿丸而愈。

一小儿十四岁，每饮食劳倦，随患寒热，两拗肿痛，服大黄之类，发搐口噤，手足并冷，良久少苏。余用大剂补中益气汤数剂而安，又二十余剂而肿痛愈。

一小儿患此，肿硬色白，形气俱虚，余谓常补脾胃则肿硬自消，不信，乃以铜器压之，及敷山药，内服伐肝之药，遂致不起。夫铜金也，山药属金，金能制木，肝经有余之症当用之。今不足之症，宜滋肾水而反克之，不起宜矣！治者不可不察。

一小儿患此，肿硬作痛，自汗盗汗，体倦少食，此禀虚弱也，非补元气不能化腐成脓；非补脾胃不能生肌敛口。彼嫌迟缓，另用万金散，毒从大便出，而内消一服，咽下连泻数次皆饮食，再服泻下鲜血，遍身皆青。余曰：此阴阳二络俱伤也，辞不治。经云：阳络伤则血外溢，阴络伤则血内溢。信然。

一小儿十四岁，功课过度，梦遗恶寒，拗间肿痛，余用大剂益气汤而愈，彼误用攻毒之剂，患便痈，肿硬作痛，肉色不变，余用益气汤及大补汤而愈。毕姻后复患此，服穿山甲、大黄之类，元气益虚，肿硬如石，外敷大黄、朴硝，虚症蜂起，余用葱熨法、豆豉饼及前二剂，虽愈，终以不谨，变瘵症而殁。

清心莲子饮　治心肾虚热，患便痈，发热口干，小便白浊，夜则安，昼则发。

黄芩炒　麦门冬　地骨皮　车前子炒　甘草各三钱半　石莲肉　茯苓　黄芪炒　柴胡　人参各二钱

上每服五钱，水煎。

秘旨安神丸　治禀心脾气血虚弱，发热不安，疮不生肌，睡中则惊悸。

人参　半夏汤泡　酸枣仁　茯神各

一钱　当归酒洗　橘红　赤芍药❶　五味子五粒，杵　甘草炙，三分

上为末，姜汁糊丸芡实大。每服一丸，姜汤下。

补中益气汤　治禀元气虚弱，因劳而拗中作痛，或患便痈，寒热口干作渴，宜此汤加射干主之。如寒热已退，而肿不消，此欲作脓也，宜用十全大补汤。方见肌肉不生

十全大补汤　治禀元气虚弱，因劳患便痈，或拗中作痛，服补中益气汤，寒热退而肿不消散，此血气虚而不能成脓也，宜服此汤。已成而不能溃，或已溃而不能生肌，寒热不止，自汗盗汗，脓清不敛者，但服此药，则元气自复，诸症自愈。

白茯苓　人参　当归　白术炒　黄芪炒　川芎　肉桂去皮　白芍药炒　熟地黄自制　甘草炒，各等份

上每服三五钱，姜枣水煎服。

内补黄芪汤　方见发热不止
龙胆泻肝汤　方见下疳疮
九味芦荟丸　方见喉痹
四味肥儿丸　方见贴骨痈
补心汤　方见胎毒疮疡
六味地黄丸　方见作渴不止
加味小柴胡汤　方见热毒瘰疬

囊痈　谓阴囊患痈

囊痈属肝经湿热，或禀胎肝热所致。初起肿痛，小便赤涩者，湿热壅滞也，先用龙胆泻肝汤，如不消，用仙方活命饮。若肿痛数日不止，欲作脓也，用托里消毒散。若肿未溃而小便不利者，毒气壅滞也，当分利之。脓已成而小便不利，毒气未解也，当针泄之。脓出而反痛者，气血虚也，当补益之。若元气无亏，虽阴囊悉溃，睾丸悬露，亦不为害。若乳母恚怒，令儿患此者，加味逍遥散。肝经气血虚者，八珍散加味，柴胡、山栀，俱加漏芦，子母并服。

一小儿小便涩滞，肿痛寒热，此肝经湿热也，用龙胆泻肝汤而消。但内热倦怠，此兼脾气虚弱也，用四君子加柴胡、山栀、芎、归而愈。

一小儿肿痛寒热，用克伐之药，不能成脓；用托里清肝散而脓溃；用托里散而疮敛。后寒热如疟，小便闭塞，用小柴胡汤加山栀、龙胆草、车前子而愈。

一小儿患此，大溃痛甚，烦躁饮冷，此余毒尚在，与活命饮二剂，肿痛顿退；又用四君、柴胡、山栀四剂，诸症悉退，及托里散而痊。

一小儿阴囊赤肿作痛，针而脓出顿安，忽发热作渴，此邪气去而真气虚也，用圣愈汤及八味、柴胡、山栀，将愈。因乳母恚怒复作，用加味逍遥散加漏芦与母服，其儿顿愈。

一小儿阴囊每患赤肿，必因其母恚怒及饮酒而发，余审其因怒，用加味逍遥散加漏芦。饮酒，用加味清胃散加干葛、神曲，与母服之，其儿随愈。

一小儿阴肿，小便赤涩，此禀肝经有热也，用加味小柴胡加漏芦与母服，子日饮数滴，四剂而愈。

一小儿患此，肿硬不消，发热作痛，大便不实，饮食无味，此消导过多而脾

---

❶　橘红、赤芍药两味药剂量原脱。

胃伤也，先用异功散数剂，元气渐复；又用托里散加柴胡、山栀而脓成，针之脓出，发热恶寒，此血气俱虚也；用大补汤加柴胡、山栀，寒热顿止，又数剂而渐愈。后因劳，发热肿痛，用益气汤、托里散，疮口渐敛而愈。

一小儿十六岁患此，脓清晡热，遗精盗汗，此禀元气虚甚也，用大补汤、地黄丸料各二十余剂，元气稍复，又各三十余剂，汗止热退。犯房事患处顿黯，昏愦吃逆，手足并冷，此脾气虚寒之恶症，用独参汤四剂而苏，用大补汤加干姜四分，阳气渐复，乃去干姜，又二十余剂而痊。

一小儿患此，溃而肿硬不消，服败毒散，敷寒凉药，肌肉不生，疮口开张，脓清色黯，自汗，余谓非补脾则肌肉不生。彼欲速效，乃外用生肌散反助其邪，致生瘀肉，填塞疮口，半载不愈。余用异功散加当归、黄芪三十余剂，又用托里散、隔蒜灸而愈。

一小儿囊痈出血，久不愈，左颊色青赤，此心肝二经风热而血不归经也，先用加味逍遥散、六味地黄丸，清肝热、滋肾水而血止，用托里散而疮愈。

一小儿患前症，脓清发热，久而不敛，左颊青、两颐赤。余谓禀肝肾阴虚而两位青赤，脾胃气虚而脓清不敛，当补足三阴为善。不悟，泛用杂药，后果殁。

一小儿患前症久不愈，面色㿠白，左颊为甚。余谓：前症属肝木，面白属肺金，左颊属肝经，乃金来克木为贼邪，况小便如淋，乃肝肾二经气绝也，辞不治。后果殁于金旺之日。盖肝为肾之子，肾为肝之母，设预为调补肾水，必不致

于危也。

托里清肝散

人参　黄芪炒　当归　川芎　芍药炒　白术　茯苓　金银花　白芷炒　甘草炒　连翘　柴胡各七分　山栀四分

上每服二三钱，水煎。

钱氏蚯蚓散　治肾子肿硬，先用葱椒汤煎洗，次以干蚯蚓粪，津唾调敷，须避风冷湿地。

世传治小儿阴囊肿大，用甘草煎浓汁，调蚯蚓粪涂之，立效。

山药膏　治两拗及小腹肿痛或痒，用山药研烂频敷患处，干则易之。

补中益气汤　方见肌肉不生

异功散　方见用败毒之药

八珍汤

加味逍遥散　二方见发热不止

活命饮

托里散　二方见热毒疮疡

加味小柴胡汤　方见热毒瘰疬

圣愈汤　方见出血不止

十全大补汤　方见便痈

加味清胃散

四君子汤　二方见腹痈

地黄丸　方见作渴不止

足指冻疮　附耳冻疮

足指冻疮，因受禀虚怯，故寒邪易乘，气血凝滞，久而不愈则溃烂成疮。治法须壮脾胃温气血，则死肉自溃，良肉自生。若骨脱筋连者，宜急剪去，否则毒延脚面而死。盖肢末之处，气血难到，又为外邪遏绝，则气血不能营运。若用汤荡、火烘，其肉即死而不仁，至

春必溃腐脱落。元气无亏，虽患无害，如外敷寒药，内服消毒之剂，则元气受伤，必成败症。凡初冻时，热手频熨之为妙。北方冻耳，若误以手触之，其耳即落。大寒能裂肤堕指然，信矣。

一女子数岁，值严寒北上，因失所恃，而足受冷，侍婢用热汤泡之，至春月房中秽气，其父觉之，脱袜方见十指俱烂，但未堕耳，余用托里之剂助其阳气，溃脱以保其生。

一小儿仲冬严寒，两耳受冻，不知痛痒。令人以热手徐徐频熨，内用温补脾气之剂，及敷白蔹散而愈。

一小儿七岁，冬间足指冻痛用烧汤浸洗，至春溃脱，疮口不敛，足跗肿痛，余谓此元气虚弱，须补胃气以生肌肉。不信，乃用寒凉消毒之剂，肿消黑色，自以为愈。余曰：此脾胃虚极，元气不能运及患处也。后两腿羸细而殁。

一少儿扑伤足跗少许，遂成冻疮，作痛不止，用火烘之肉死，至春足脱，脓水淋漓，不能收敛而殁。此症若能调养脾胃，使元气不伤，则肌肉自生，岂至于死哉！

白蔹散

白蔹一两　黄柏炒黑，五钱

上为末，干搽患处。

汤火疮

汤火之症，若发热作渴，小便赤涩者，内热也，用四物加山栀、连翘、甘草。若肉未死而作痛者，热毒也，用四君加芎、归、山栀、连翘。若肉已死而不溃者，气血虚也，用四君加当归、黄芪；外敷当归膏，或柏叶末蜡油调搽，至白色其肉自生。若因烟熏将死者，以生萝卜汁灌之即苏。若饮食后被汤火所伤，发热腹胀，恶食发搐，变症者，当参食积惊搐门治之。

一小儿火伤，两臂焮痛，大便不利，小便赤涩，此火毒蓄于下焦也，用生地黄、当归、芍药、木通、山栀、赤茯苓、生甘草，一剂二便调和而痛止；更以四物加山栀、参、芪、白芷、甘草，而坏肉腐，又数剂而新肉生。

一小儿火伤足胫，专用败毒之剂，脓水淋漓，日晡肿胀，此脾虚下陷也，用补中益气汤及八珍汤而愈。

一女子沸汤伤胸，两月不敛，脉洪大而虚，发热作渴，此阴虚火毒所乘，用四物加柴胡、丹皮，热渴顿止，用加味逍遥散，腐肉去而新肉生。

一女子被烟熏，痰气上壅，不省人事，用萝卜汁灌之而苏，但体倦欲睡，仍令噙萝卜汁，乃服六君子汤加桔梗、山栀而安。伤轻者萝卜捣汁，饮之亦可。

一小儿火伤臀间，误用生肌散，阴囊溃脱，久而不愈，此助其药毒而然也，余用当归膏及四君子加芎、归，旬余肉生而痊。

一小儿火伤其足，用冷水浸之，肿痛益甚，服败毒药，肉死不溃，此脾胃气伤而血滞也，用六君子加芎、归而愈。后因劳役寒热，以八珍散加升麻、柴胡、白芷而痊。

一小儿火伤腿，用寒凉之药，久不愈，腿细筋挛，食少晡热，此因生肌药助其邪，寒凉损其胃也，用益气汤、当归膏，不月而敛。

一小儿热汤伤足，久不愈，脓水清稀，口干足热，患处肿黯，晡热盗汗，肢体骨立，此禀肾气虚弱，寒药伤脾而然，用益气汤、地黄丸三月余，佐以托里散、如圣饼而愈。

一小儿沸汤伤腿，搽药结痂，难于屈伸，痛不可忍，用四物加白术、茯苓，及当归膏而愈。

一小儿沸汤所伤，胸腹皆溃，久而不愈，喜脉弱按之而有力，盖脾主肌肉，当调补脾胃为主，外敷之药当缓。不信，恪用敷贴之而殁。

一小儿汤伤胫溃而色赤如赭，日晡热甚，右关脉浮而数，按之则弦，此肝木乘脾土血虚而然耳，乃外敷内服，皆于攻毒后果殁。

神效当归膏 治汤火等疮，不问已溃未溃，肉虽伤而未坏者，用之自愈，肉已死者，用之自溃，新肉易生，搽至肉色渐白，其毒始尽，生肌最速。盖当归、生地黄、麻油、二蜡，皆主生肌止痛，补血续筋，与新肉相宜。此方余已刊行，治者多验。

当归 生地黄各一两 麻油四两黄蜡一两，如白者止用五钱

上先将当归、地黄入油煎枯，去粗，将蜡熔化，候冷搅匀即成膏矣。用涂患处，将细纸盖之。发背痈疽，杖疮溃烂，用之尤效。凡死肉溃烂将脱，止有些须相连者，宜用利刀剪去。盖死肉有毒，去迟则伤新肉矣，死肉去尽，尤宜速贴。盖新肉最畏风寒，不可忽也。

乳香定痛散 治伤损及一切疮疡，溃烂疼痛。

乳香 没药各五钱 滑石一两 冰片一钱

上为细末，搽患处痛即止，甚效。

猪蹄汤 治一切痈疽，杖疮溃烂，消肿毒，去恶肉，润疮口。

白芷 黄芩 当归 羌活 赤芍药蜂房多蜂儿者为佳 生甘草各五钱

上用猪蹄一只，水四五碗煮熟，去油粗取清汤，入前药煎数沸，去粗温洗，随用膏药贴之。

四物汤 方见胁痛

六君子汤 方见腹痛

如圣饼 方见流注

翻花疮

翻花之症，由疮疡溃后，风寒袭于患处，或肝火血燥生风，或乳母肝火生风，必致疮口胬肉突出如菌，或如指，大小长短不同。如风邪乘袭者，先用补中益气汤加防风、天麻。风寒凝滞者，先用十宣散加羌活、天麻。儿肝火生风者，先用加味逍遥散加羌活、天麻。母肝火生风者，先用加味小柴胡汤，次用加味逍遥散加漏芦、天麻。其风邪所乘，外用豆豉饼。风寒所凝，外用葱熨法，更用太乙膏护疮口。突肉不消，更以藜芦膏涂之。如疮口不敛而恶寒发热者，元气虚也，用补中益气汤。晡热内热者，气血俱虚也，用八珍汤，倍加参、芪。食少难化者，脾气虚也，用五味异功散。若饮食少思，大便不调，或肌肉消瘦，小便澄白者，此兼肝脾疳症也，用九味芦荟丸，以清肝火；用五味异功散，以补脾气。外仍用熨治之法。

一小儿腿外廉患痈，疮口陷而色黑，

翻出如菌，久而不食，此元气虚弱，寒邪滞于患处，用十宣散加羌活、天麻，及附子饼，患处渐赤，改用葱熨法而渐白，此寒邪去而元气虚，真气发见也，用补中益气汤及藜芦膏而痊。

一小儿臂患痈，疮口色白肉突翻，或如菌，或如指，用追蚀之药去而复作。余谓肝肺气虚，先用益气汤，再用托里散、藜芦膏而愈。

一女子胁间患痈，疮口色赤翻出，肉如菌，寒热如疟，此肝经血燥生风所致，先用加味逍遥散，后用加味小柴胡汤及藜芦膏而愈。

一小儿患此，疮口色赤肿痛，时出血脓，此肝经血分有热，用加味逍遥散加生地黄四剂，却以生地易熟地，月余血热渐退；又用八珍汤、藜芦膏而突肉减；用十全大补汤而元气复；又用托里散而疮瘥。

一小儿患天蛇毒，脓出后指肿大色黯，疮口胬肉，手背漫肿而不赤，饮食少思，大便不实，憎寒发热，惟用败毒行气之药，余谓此脾胃虚弱，不能消化饮食、生长肌肉、外御风邪，非疮毒使然也。朝用益气汤，夕用异功散，两月余诸症渐愈。后因饮食过度吐泻，患处不红活，出清水，用异功散、葱熨法、藜芦膏而愈。

一女子臂痈，溃后疮口突肉如菌，用毒药蚀之，突肉益甚，面青寒热，经候不调，此肝经血燥而生风，脾气虚而不能生肌耳，先用加味逍遥散、五味异功散两月余，却用地黄丸、托里散而愈。

一小儿患前症，用药腐去疮口不敛，朝恶寒，暮发热，余谓因气血俱虚而然

也，法当调补脾胃，则气血自生，疮口自敛。不悟，仍攻其疮而殁。

一女子十五岁患前症，腐去而复生，面色青而或赤，余谓此肝胆二经风火妄动，盖肝血为阴为水，肝气为阳为火，宜生肾水、滋肝血使火自息，而风自灭。不信，乃用祛风之剂，致血燥妄行，疮口出血不止而死。

藜芦膏 治疮口胬肉凸起，或出二三寸肉者。

藜芦不拘多少

上为末，以生猪脂擂和搽凸胬肉上。

八珍汤

加味逍遥散 二方见发热不止

补中益气汤 方见肌肉不生

托里散 方见热毒疮疡

十全大补汤 方见便痈

五味异功散 方见败毒之药

地黄丸 方见作渴不止

豆豉饼

葱熨法 二方见流注

多骨疽

多骨疽由疮疡久溃，脾胃亏损，气血不能营于患处，邪气陷袭，久而筋烂骨腐，故骨脱出，非禀胎所有也。当补脾胃壮元气，内用大补汤、地黄丸，外以附子饼、葱熨法，祛散寒邪，补接元气，则骨自脱疮自敛。若用克伐之剂，复伤真气，鲜有不危。婴儿患之，当调补乳母，外用葱熨，以岁月除之，尤不可用追蚀之药。

一小儿足内患之，日流清脓，恶寒发热，大便去而不了，皆元气虚而下陷

也，先用补中益气汤加干姜、肉桂，诸症渐复，乃用十全大补汤及如圣饼，出碎骨而愈。

一小儿臂患之，时出清脓，恶寒发热，此元气虚也，朝用补中益气汤，夕用四君、归，半载常出细骨一块，又用六味丸而愈。

一小儿患之目睛白多，饮食难化，手足并冷，此禀命门火衰而脾胃虚寒也，先用八味丸、异功散、如圣饼出碎骨，乃用六味丸、大补汤而愈。若攻疮邪不固元气，必不活矣。

一小儿十四岁，闪足腕间，用败毒之剂，肿硬色黑，余谓此元气虚而外寒凝滞也，用回阳膏、六君、肉桂十余剂，肿黯渐消；又用冲和膏、托里散，余毒渐软；又佐以大补汤，针之出清脓甚多，即恶寒发热，此阳随阴散而气虚也，用六君加肉桂、参、各二钱，寒热顿止；却用八珍汤、托里散、豆豉饼而愈。

一小儿足跗肿硬，肉色不变，形气倦怠，外敷内服皆败毒耗气之药。余谓：经云形伤痛，气伤肿。乃禀赋足三阴虚羸之症也，当滋补元气，若行攻伐，虚虚之祸不免矣。彼以为迂，仍用前药，足跗变黯肿至脚腕，余用大补汤、异功散各五十剂，以调补脾胃；及葱熨患处，祛散寒邪，补接阳气，漫肿渐消，疮肉赤色，旬日而溃，此元气渐复之善症也。然固元气充实，瘀肉可腐，新肉可生。又惑于速效之说，敷追蚀生肌之药，患处复黯，七恶并臻而殁。

十全大补汤　方见腹痛

补中益气汤　方见肌肉不生

八珍汤　方见发热不止

托里散　方见热毒疮疡

如圣饼

葱熨法

豆豉饼　三方见流注

冲和膏　一名阴阳散，方见寒凉之药

八味丸　即六味地黄丸加肉桂、附子各一两，方见作渴

漏疮

漏疮之症，因禀气血不足，或久病血气虚弱，或儿肝脾食积内热，不能生肌，或乳母七情不和，脾气不能收敛。当审其所因，调补元气，佐以如圣饼、葱熨之类为善。若用流气破血追蚀等药，反为败症矣。余当参各门主之。

一小儿患在臂间，肿硬不消，面色萎黄，脓水清稀，此元气亏损之症，用八珍汤为主，六君子汤为佐，渐愈。因饮食失节，恶寒发热，用六君子加升麻、柴胡而安，用益气汤加异功散而敛。

一小儿腿内侧患之，寒热发渴，此肝脾二经气血虚症也，盖胃为五脏之本，先用五味异功散加升麻、柴胡，月余胃气始复；乃用地黄丸补肾水以生肝血而愈。

一小儿臂间漫肿，按之至肉方痛，肉色不变，形体消瘦，面目多白，余谓此禀肾经虚症，当补脾肺以滋化源。反用寒凉克伐之药，脾气大虚，患处肉死；又用追蚀之药，死肉虽去，疮口不敛而殁。

一小儿四岁，尚解颅，余用地黄丸而颅阖，至十六颐间肿硬，发热唾痰，

余谓属肾经气不足，水泛而为痰，气伤而为肿。不信，反用火针败毒，破而出水。余曰：肾主骨，骨而为痛，元气亏败，余何能为？后果殁。惜哉！

一小儿患在臂外侧，疮口开张，肿硬色黯，发热恶寒，手足时冷，此少阳经阳气虚寒，不能生肌收敛也，当助胃气。不信，仍行攻疮而殁。

一小儿十五岁，足跟患之，二年不愈，日出清脓数滴，余谓禀肾气虚弱也。不信，毕姻后，肿硬寒热，仍用攻伐之药，而殁。

如圣饼

葱熨法 二方见流注

八珍汤 方见发热不止

六君子汤 方见肠痈

补中益气汤 方见肌肉不生

六味地黄丸 方见作渴不止

五 瘤

经云：肝主筋，心主血，脾主肉，肺主气，肾主骨。故云：肝为筋瘤，心为血瘤，脾为肉瘤，肺为气瘤，肾为骨瘤。小儿患之，多因禀赋不足，乳母七情起居，饮食失调，致儿五脏不和，内火沸腾，血凝气滞也。夫瘤者留也。随气凝滞，脏腑受伤，气血不和所致。五瘤之外，更有脂瘤、粉瘤、虱瘤、虫瘤之类。若行气破血，或敷寒凉追蚀之药，或用蛛丝缠芫花线等法，以治其外则误矣。

一小儿因乳母郁怒，臂前臁肿硬，皮色如常，日出脓水，乃脾肺之虚症也，用加味归脾汤、如圣饼，三月余肿渐消。后因母怒发热，儿患处复肿，用加味逍遥散，母服二十余剂，儿日服杯许，赤肿渐退，仍以前药久服而愈。

一小儿头后患之，久不敛，目睛多白，此禀肾虚之症，母子并服六味丸、补中汤，外以六味丸料加鹿茸作饼，热熨患处，每日一次而敛。

一女子腿外臁一瘤寸许，色赤，破而血逆漂甚多，发热作渴，先用当归补血汤，渴热渐愈；又用加味逍遥散，疮口寻愈。

一小儿落草，大腿外股如指尖一块，肉色如常，按之不痛，至数月误触破，出如粉浆，内股焮痛，寒热如疟，手足抽搐如急惊状，此脓水出多，气血虚而内生风也，先用异功散加钩藤钩二剂，又用八珍汤加钩藤钩而安，用托里散而痊。

一小儿二岁，项间自分娩有一核。余谓但调治乳母其儿自愈。彼欲速效，外涂牡蛎、硝黄之类，内服海藻、蓬术之类，脾胃复伤而殁。

一小儿九岁，项间患之，余谓禀肾肝血燥所致，当滋水生木。不信，另用药破之，脓水淋漓，仍服散坚之药而殁。

一女子腿前肿一小瘤作痒，搔破出虫，如蚊而飞去，寒热如疟，乃肝经之症，即虱瘤之类，用加味逍遥散而愈。又有一种发瘤，破开有发，属肾经之症也。

加味归脾汤 方见腹痛

地黄丸 方见作渴不止

加味逍遥散

八珍汤 二方见发热不止

托里散 方见热毒疮疡

补中益气汤 方见肌肉不生

五味异功散 方见败毒之药

如圣饼 方见流注

作痛不止

疮疡作痛，当审邪之所在，症之所因。如寒热而痛，邪在表也，用人参败毒散。便秘而痛，邪在里也，用内疏黄连汤。肿㿠而痛，血凝滞也，用仙方活命饮。作脓而痛者，用托里消毒散排之。脓胀而痛者，针之。脓溃而痛者，补之。气虚而痛，则用四君、归、芪。血虚而痛，则用四物、参、芪。大抵形伤痛，气伤肿，不知此数者，徒以乳香没药为止痛之方，则非所以为法矣。仍审五脏相胜相兼之症而治之，后仿此。

一小儿腿痛，溃而作痛，服败毒之药，肿势益甚，更呕腹痛。余谓脓出而反痛，攻毒而反呕，其属胃气虚弱明矣，急宜补之，或谓痛无补法，仍用前药，诸症蜂起。余用六君、干姜、木香，胃气渐复，再用益气汤、托里散而愈。东垣、丹溪云：脓出而反痛，此为虚也，宜补之；秽气所触，和解之；风冷所逼者，温养之。信矣。

一小儿臂疮溃而作痛，脉洪数而有力，缘乳母食浓味，胃经积热所致，母服清胃散，子服泻黄散，痛止；又母子服加味逍遥散而愈。

一小儿项患疮，㿠肿作痛，左颊色赤，此胆经热毒，母用仙方活命饮，末

一服痛止；再服而溃，又用加味小柴胡汤、加味逍遥散，母子俱服而敛。

一小儿左胁肿痛，赤色而硬，此禀胆经热毒所致也，子服活命饮，母服加味小柴胡汤而软，又子服三味解毒散，母服加味逍遥散而溃。复恶寒不食，腹胀吐酸，此脾气弱而饮食停滞也，用六君子汤，脾气渐健，用托里散，肌肉渐生。又呕吐寒热，面色青白，此脾气虚而肝邪所侮也。用异功散加柴胡、升麻而安，又用异功散加当归、黄芪而愈。

一小儿臂患疮，赤肿作痛，服大黄药，敷铁箍散，肿痛顿消。余曰：此脾气虚疮内陷不知痛耳，非毒退而内消也。遂朝用益气汤，夕用异功散各数剂，色微赤微肿，又用葱熨法及托里散而疮消。设或再用前药，则患处得寒而愈滞，胃气得寒而不生，多致不起矣。

一小儿臂疮溃而作痛，疮口色白，面赤饮汤，此禀肾膀胱阴虚也，朝用八珍汤，夕用加减八味丸，诸症渐退，面色顿白，此热退而真虚之色见也，用托里散、异功散而愈。

一小儿胸患疮，作痛发热，大小便秘，此邪在里也，先用大连翘饮一服，热痛顿止，更以五味异功散加升麻、白芷而愈。

一小儿面患疮，㿠肿，发热恶寒，此邪在表也，先用荆防败毒散解其表邪；

次用七味白术散固其胃气而愈。

一小儿背患疮，掀肿大痛，发热饮冷，服败毒之药，其痛益甚，此膀胱经热毒炽盛也，用活命饮加麻黄、羌活一剂，诸症顿退；乃去麻黄、羌活，又二剂而脓溃；再用清热消毒饮而疮痊。次年腹患痈，掀肿作痛，大便不通，其热虽剧，悉属形病俱实，用活命饮加硝、黄一剂，大便即通，肿痛顿止；又用清热消毒散而痊。

一小儿腿痈溃而脓清脉弱，面色萎黄，自汗有痰，余谓当补脾肺，彼以为缓，遂降火败毒，呕吐喘嗽，余曰：脾肺气绝。不信，后果殁。

一小儿臂痈，溃而面黄痰喘，余谓禀脾肾气虚，不信，乃服四物、黄柏、知母而殁。余治此症，用地黄丸、补中汤滋其化源，多有生者。若用四物、黄柏之类，益伤脾肺，乃速其危也。

神效解毒散 治一切疮疡作痛不止，凡初起肿者，服之即消，已溃仍肿者，服之即退，已溃不解者，服之即愈。婴儿母亦服。自制

金银花一钱 甘草节五分 黄芪炒皂角刺炒 当归各三钱 乳香 没药各二钱

上为末，每服三钱，酒煎。为末温酒调服亦可。如疮已溃，肿痛已止者，去乳、没、金银花，倍加黄芪。

黄连解毒汤 治疮疡，烦躁饮冷，脉洪数，或发狂言。

黄芩 黄柏 黄连俱炒 山栀各一钱五分

上每用一二钱，水煎热服。

内疏黄连汤 治疮疡发热而呕，大便秘结，脉洪而实。

黄连炒 芍药炒 当归各二钱 槟榔 木香各五分 黄芩炒 栀子炒 薄荷 桔梗炒 甘草 连翘 大黄炒，各一钱

上每服一二钱，姜水煎。

乳香定痛散 治疮疡，溃烂疼痛。

乳香 没药各五钱 滑石 寒水石煅。各一两 冰片一钱

上为细末，干敷患处。

小柴胡汤 加山栀、牡丹皮，即加味小柴胡汤 治肝胆经部分疮疡作痛，或身热恶寒，颈项强直，胸胁作痛，方见胁痈。

三味解毒汤 方见出血不止

加减八味丸 方见作渴不止

五味异功散 方见败毒之药

清胃散

四物汤

四君子汤 三方见腹痛

大连翘饮 方见臂痈

荆防败毒散 即人参败毒散加荆芥、防风，方见发瘕

葱熨法 方见流注

清热消毒散 方见热毒口疮

仙方活命饮

托里消毒散

托里散 三方见热毒疮疡

七味白术散

八珍汤

加味逍遥散 三方见发热不止

泻黄散 方见头面疮

作呕不止

丹溪先生云：肿疡时呕，当作毒气

攻心治之，溃疡时呕，当作阴虚补之。此论其常耳。窃谓前症，如肿赤焮痛而呕者，热毒甚也，用仙方活命饮。作脓而呕者，胃气虚也，用五味异功散。脓胀而呕者，血气虚也，用六君子加归、芪。便秘而呕者，热在脏也，用内疏黄连汤。寒药服多而呕者，胃气伤也，用托里健中汤。食少胃寒而呕者，托里益中汤。中虚寒淫而呕者，托里温中汤。肝气乘脾而呕者，托里抑青汤。胃虚停痰而呕者，托里清中汤。胃虚自病而呕者，托里益黄汤。郁结伤脾而呕者，托里越鞠汤。徐阮令云：治痈疽不可一日无托里药。确哉是言也。盖毒气者热有余也，阴虚者脾不足也，皆因脾气虚弱以致之，但宜调补中气，则正气复而邪气自去矣。婴童当兼治其母。

一小儿臂患疮，服消毒之剂，作呕少食，肿硬不消，面色萎黄，此脾胃气虚而药复伤也，用六君、木香、干姜，更增腹痛，此虚甚也，以前药入附子一片，诸症顿退。后饮食停滞，作呕不食，先用保和丸一服，次用异功散而愈。

一小儿腿痛，脓清作呕，疮口不敛，肝肾二脉洪数，此因禀肾水不足，而肝火为患，用六味地黄丸以补肾，九味芦荟丸以清肝而愈。

一小儿手患疮，作呕流涎，面色萎黄，余谓脾气虚寒，遂用六君、干姜、木香而呕止；又用补中益气汤而涎止，不数剂而疮愈。

一小儿疮痛作呕，手足并冷，此因痛而胃气复伤也，用六君、干姜、藿香，痛呕顿止，又用异功散加升麻、柴胡而疮亦消。

一小儿面患疮作呕，手足并冷，面赤作痛，此胃经热毒所致，先用仙方活命饮而痛止，又用清热消毒散而疮愈。

一小儿腹患疮，作呕便秘，发热饮冷，蓄热也，用内疏黄连汤而便通呕止；又用清热消毒散而疮内消。

一小儿腿患疮，用护心散，呕吐不食，手足并冷。余曰：此非毒气内攻，乃胃虚耳，宜用异功散补之。彼反见疑，仍索前药，余以异功散为末，作护心散与服，呕止食进；又用托里散，脓溃而愈。后语其故，犹不信其效至此也。

一小儿臂患疮，服护心散，呕吐腹胀，余曰：此脾胃复伤耳。不信，仍复攻毒，益加泄泻，余先用托里温中汤一剂，次用六君、姜、桂，又用五味异功散而愈。

一小儿项患疮作呕，面黄发热饮汤，余谓胃气虚热，不信，反清热败毒，更加吐泻而殁。

一小儿面患疮作呕，发热作渴饮汤，余谓胃气虚而作呕，不能化生津液而作渴。不信，另用杂药攻毒，致吐泻吃逆而殁。

托里益黄汤 治疮疡因脾胃虚弱，寒水反侮土，饮食少思，呕吐泄泻等症。自制。

人参 白术炒。各七分 陈皮 茯苓 半夏 炮姜 丁香 炙甘草各三分
上姜水煎服。

托里越鞠丸 治乳母郁怒，肝脾内热，致儿患疮疡，母子并服。自制

人参五分 白术炒，一钱 陈皮四分 川芎 半夏 山栀炒 苍术各三分
炙甘草二分

上姜枣水煎，婴儿乳母并服。

托里健中汤 治疮疡，阳气虚寒，肠鸣切痛，大便溏泄，呕逆昏愦，此寒变而内陷也，急用此药，缓则不救。

溃疡误服寒剂多患之。自制

羌活三分　木香　附子炮　益智　丁香　沉香各三分　茴香五分　陈皮　炙甘草五分

上姜水煎，徐徐服之。

托里清中汤 治疮疡，脾胃虚弱，痰气不清，饮食少思等症。自制

人参　白术炒　陈皮　茯苓各五分　半夏三分　桔梗二分　甘草炒　柴胡各二分

上姜枣，水煎服。

托里温中汤 治疮疡，元气虚弱，或因凉药所伤，饮食少思，呕吐泄泻等症。自制

人参　白术　茯苓各一钱　半夏　炮姜各四分　甘草炒　肉桂　黄芪炒，各一钱五分

上每服三五钱，姜枣水煎。

托里益中汤 治疮疡，中气虚弱，饮食少思，或溃而不敛，或肿而不消。自制

人参　白术炒　陈皮炒　茯苓　半夏　炮姜各五分　木香　甘草炒，各三分

上姜枣，水煎。

托里益青汤 治疮疡，脾土虚弱，肝木所侮，以致饮食少思，或胸膈不利。自制

人参　白术炒，各五分　陈皮炒　茯苓　半夏各三分　芍药炒，一分　柴胡二分

上姜枣，水煎服。

保和丸

六味丸 二方见发热不止

九味芦荟丸 方见腮痛

六君子汤 方见腋痈

补中益气汤 方见肌肉不生

五味异功散 方见用败毒之药

清热消毒散 方见热毒口疮

仙方活命饮

托里消毒散

托里散 三方见热毒疮疡

内疏黄连汤 方见作痛不止

出血不止

疮口出血，有因五脏相胜，阴阳不调，而血不止者；有因乳母六淫七情之气不平，而血妄行者。若因肝火内动，用四物、山栀、牡丹皮。肝经血虚，用六味地黄丸。心虚不能统血，用四物、参、术、丹皮、酸枣仁。脾虚不能统血，用四君、山栀、牡丹皮。脾气郁滞，用归脾汤。脾肺气虚，用补中益气汤。气血俱虚，用十全大补汤。肾阴不足而肝火内动，用六味地黄丸、柴胡栀子散加五味子。大凡失血过多，而见烦热发渴等症，勿论其脉，不问其症，急用独参汤以补其气。经云：血生于气。苟非参、芪、归、术，甘温之药，决不能愈。若发热脉大者，多不治。

一小儿十一岁，眉间一核似赤小豆许，出血如注，发热倦怠，食少体倦，此肝经血热，脾经气虚也，用柴芍参苓散、九味芦荟丸而痊。

一小儿流注出血，吃逆腹痛，手足

并冷，用六君子及独参汤而益甚，此阳气虚寒之甚，药力未能骤及也，遂连服数剂，诸症渐退，用月许将愈。因饮食失宜，寒热发搐血出，此脾气虚肝火所乘也，用异功散加升麻、柴胡而安，又用八珍、四君而愈。后因劳心发热头痛，另服清热之剂，汗退场门噤，良久方省，服大补汤数剂而安，又用八珍汤而愈。

一女子臂患疮出血，余谓血虚，用圣愈汤而愈。后因怒，复作如前，先用圣愈汤，又用加味逍遥散将愈。因惑于人言，别服降火之剂，吐泻腹痛，余用异功散、圣愈汤而愈。

一小儿头疮出血，睡中发搐，审其母素有郁怒发热，用加味逍遥散、加味归脾汤，母服之而子自愈。

一小儿头面生疮出血，右腮赤色，口干饮冷，此胃热有热，先用清胃散渐愈；又用加味解毒散而愈。

一小儿臂疮出血，脉浮大，按之无力，右寸关为甚，此脾肺气虚，不能摄血归元，先用补中益气汤而血止，又用托里散而疮愈。

一小儿头面生疮，出血作痛，发热饮冷，此胃经热甚而血妄行也，先用仙方活命饮，诸症顿愈；又用清热消毒散，疮口渐敛。

一女子十四岁，患瘰疬，不时出血，面青善怒，余谓肝胆经气虚，而血不能归经也，欲滋肾水以生肝木。不信，反清热败毒，血不止而殁。

一小儿患骨疽内溃，脓出甚多，后疮口出血，恶寒体倦，脉之如无，余谓阳随阴散而气脱，用独参汤补之。不信而殁。

东垣圣愈汤 治诸疮脓血出多，心烦不安，不得眠睡。

熟地黄 生地黄各二分 当归 川芎三分 黄芪炒，五分 人参三分

上水煎服。

归脾汤 治疮疡，脾气虚不能摄血归经，而疮口出血，或乳母脾经郁热，致儿患疮，发热出血，或疮口不敛。方见胁痛。

独参汤 治疮疡溃后，气血俱虚，疮口出血，或发热恶寒，作渴烦躁，宜用此药以补气，则血自生而归经，此阳生阴长之理。用人参一两、姜十片、枣十枚，水煎服。

三味解毒散 治疮疡热毒出血，或禀热毒、金石毒者，尤宜用之。

自制金银花一两 甘草五分 牛黄一钱，量人用之。

上为末，每服五分，白汤调下。

四物汤 方见腋痈

柴胡栀子散 方见胁痛，即栀子清肝散

柴芍参苏饮 方见热毒瘰疬

六味地黄丸 方见作渴不止

加味逍遥散

当归补血汤 二方见发热不止

补中益气汤 方见肌肉不生

十全大补汤 方见便痈

九味芦荟丸 方见喉痈

四君子汤

清胃散

六君子汤 三方见腹痛

异功散 方见用败毒之药

托里散

仙方活命饮 二方见热毒疮疡

清热消毒散 方见热毒口疮

肌肉不生

肌肉乃脾胃所生，收敛皆气血所主，二者相济以成者也。若肌肉不生而色赤，血热也，用四物、山栀、牡丹皮。晡热内热者，血虚也，用四君、归、地、牡丹皮。脓水清稀者，气血俱虚也，用十全大补汤。食少体倦者，脾气虚也，用补中益气汤。烦热作渴，起居如常者，胃热也，用竹叶黄芪汤。烦热作渴，小便频数者，肾虚也，用六味地黄丸。肉腐而不溃者，用乌金膏。若肉溃而不敛者，用六君子汤。秽臭，脉洪大而作渴，乃真气虚而邪气实也，此为难治。大凡疮疡久而不愈者，皆元气不足，或因邪气凝滞于患处。苟能调补脾胃，则元气自足，元气既足，则邪气自消，死肉自溃，新肉自生而疮自敛矣。使不保其本而概敷生肌之剂，是反助其邪，后更溃烂耳。

一小儿臂痈久不敛，日晡倦怠，敷追蚀之药，腐坏而不敛，余谓因脾气虚而不能生长肌肉。朝用益气汤，夕用异功散，月余而痊。

一小儿腿痈色赤，久不生肌，日晡发热，此脾经血虚也，用四君、归、芎、柴胡、牡丹皮，热渐止而肌渐生。后因停食吐泻疮色变，此脾气虚弱，用益气汤、异功散而痊。

一小儿臀疮久不生肌，余曰：臀属膀胱乃气血难到之所，此禀肾虚而患者，当调补脾气，滋养阴血。遂用五味异功散、地黄丸而痊。

一小儿臀痈，溃而不敛，发热作渴，小便频便，仍欲降火，余谓此禀肾经阴虚而火动耳，用补中益气汤、加减八味丸而愈。毕姻后，臀复患痈，欲速效，服败毒散，溃而发热，脉洪数而无力，肾部为甚，仍用益气汤、八味丸为主，佐以八珍汤、异功散而愈。

一小儿腿疮，久不生肌，肿痛色赤，此脾胃虚而湿热也，用益气汤加黄柏、防己渐愈；又用四君、柴胡、升麻而痊。

一小儿臀疮，腐而作痛不止，肌肉不生，口干作渴，右关脉洪数，此胃经火盛之恶症，先用竹叶黄芪汤二剂而痛止，又以四君加升麻、白芷而愈。

一小儿臀间肿硬，色不变，面目皎白，余谓禀肾不足，反行败毒，日出清脓而殁。

一小儿颈间肿硬，余谓禀肝肾不足，不信，乃用杂药，后颐间、胸胁、膝骨皆肿，各用火针出水，疮口开张而殁。

补中益气汤 治小儿禀赋不足，荣卫之气短促，寒薄腠理，闭郁而为疮疡；或因疮疡服克伐之剂，气血亏损而不能消散；或因已溃气血亏损而不能生肌，或恶寒发热，烦躁倦怠，饮食少思等症。

人参 黄芪炒 白术炒 甘草炒 当归 陈皮各五分 柴胡 升麻各三分

上姜枣，水煎服。

神效乌金膏 治疮疡肉死不腐，涂之即腐，未死涂之即生。若初起肿痛搽点数处，其毒顿消。若患顽疮，元气无亏，久不收敛，内有毒根者，以纸捻蘸纴之即敛。其方用巴豆仁一味炒黑，研如膏，点于患处，临用修合，庶不干耳。此方虽不出千方书，余制而用之，良有奇验，故并籍焉。

五味异功散　方见用败毒之药

四君子汤　方见腹痛

加减八味丸　即六味丸加五味子四钱，肉桂一钱

四物汤　方见腋痈

十全大补汤　方见便痈

竹叶黄芪汤

六味地黄丸　二方见作渴不止

保和丸　方见发热不止

发热不止

疮疡发热，初患乃毒气所燃，已成乃内燃作脓，已溃乃血气亏损，不可概行败毒，以伤元气。盖未成者当分邪之在表在里，将成者当分邪之可攻可补，已成者当分脓之作与未作，脓已成者，当分脓之浅深高漫，脓已溃者，当分痛之止与不止。若作痛而发热者，用仙方活命饮。作脓而发热者，用托里消毒散。脓胀而发热者，用加味托里散。脓出而发热，用八珍、黄芪。午前发热者，阳气虚也，用补中益气汤。午后发热者，阴血虚也。用四物汤加参芪。日晡恶寒发热者，阳气下陷于阴分也，用补中益气汤。发热作渴，小便频数者，肾气虚弱也，加减八味丸。脓血多而热者，阳无所附也，十全大补汤。日将晡而热者，气血虚也，八珍汤。若无寐而热者，内补黄芪汤。烦躁者，血脱也，当归补血汤。自汗而热者，胃气虚也，四君子汤。恶寒发热者，肺气虚也，补中益气汤，或四君、黄芪、当归主之。亦有五脏相胜，夹食夹惊，或乳母六淫七情所致者，

不能备述，治者临症详之。

一小儿腿痈，发热肿痛，肉色不赤，此形气虚而病气实也，先用活命饮二剂，随用益气汤二剂，外用葱熨法而愈。

一小儿十五岁，眉患痈，敷、服者皆败毒之药，腹痛肿硬，此脾胃复伤而然也，朝用异功散，夕用大补汤，两月余而愈。

一小儿十一岁，腿内侧患痈，漫肿坚硬，肉色不变，自汗盗汗，此禀肝脾虚羸也，用大补汤、异功散，元气渐复，脓溃针之，仍服前药而愈。

一小儿腿内股患疮，发热不愈，诊乳母肝脾血虚有热，用异功散加柴胡、升麻，及加味逍遥散与乳母服，儿日服数匙，两月余而愈。

一小儿臂痈肿痛色白，余用托里之剂，不从，反内外用败毒之剂，发热不食，手足并冷，仍欲败毒。余曰：此脾胃复伤而变症耳，若再行攻毒，则胃气益损，五脏皆虚，诸症蜂起矣。乃用益气汤，佐以异功散而渐安。

一小儿溃后发热，饮乳不歇，面目或赤，此胃气虚热，津液不足而作渴也，用白术散末以乳调服而愈。后发热作呕，吐酸腹胀，此乳食停滞，先用保和丸、异功散各末一服；又用托里散、八珍汤而疮敛。

一小儿溃后发热懒食，日晡益甚，此脾气虚弱也，先用四君、升麻、归、芪，饮食渐进；次用八珍、牡丹皮，发热渐止，后用托里散而痊。

一小儿腹痈溃后，发热作渴，手足并冷，余谓脾胃阳虚，用六君、姜、桂治之。不信，反清热败毒，果吃逆腹痛

215

而殁。

一小儿臀痈，溃而发热，面色青白，服败毒药益甚，余谓脾气虚寒而隔阳于外，非热也，用人参理中汤。不信，后吐泻，手足并冷而殁。

加味托里消毒散 治溃疡余毒，发热作痛。

人参 黄芪炒 当归酒拌，各一钱 川芎 芍药 白芷 茯苓各五分 金银花 甘草 连翘 乳香 没药各三分

上作三剂，水煎服。

八珍汤 治溃疡气血俱虚者，用此方主之。若因脾气虚弱而不能生血者，宜用异功散。

当归一钱 川芎五分 芍药炒，七分 熟地黄酒拌 人参 白术 茯苓各一钱 甘草炙，五分

上每服三五钱，姜枣水煎。

加味逍遥散 治因乳母肝脾血虚发热，致儿患疮，或儿肝脾有热，致疮不愈。

当归 甘草炙 芍药酒拌 茯苓 白术炒，各一钱 柴胡 牡丹皮 山栀炒，各七分

上作四剂，水煎服。若乳母肝脾血虚内热，或寒热遍身，瘙痒等症，尤宜用之。

七味白术散 治胃气虚弱，或因克伐，或因吐泻，口干作渴，饮食少思。作渴饮冷者去木香。

藿香 白术 木香 白茯苓 甘草炒 人参 干葛各等份

上每二钱水煎服。

保和丸 治饮食停滞发热者，不可多服。

神曲炒 山楂 半夏 茯苓 陈皮各一两 连翘 萝卜子各五钱

上为末糊丸，小桐子大。每服二三十丸，白汤送下，化服亦可。加白术名大安丸

当归补血汤 治疮疡血气亏损，或妄服峻剂，致血气俱虚，肌热大渴，喜饮，目赤面红，昼夜不息，其脉洪大而虚，重按全无，其症似宜服白虎汤，但脉不长实为可验耳。若服白虎汤必死。

黄芪炙，一两 当归二钱

上水煎，徐徐服。

内补黄芪汤 治溃疡脓水出多，或过服败毒之剂，致气虚血弱，发热无寐，或兼盗汗内热，或不生肌。自制

黄芪炒，二钱 人参 白术炒 茯苓 陈皮 当归各一钱半 酸枣仁炒，一钱 五味杵 甘草炒，各五分

上水煎，徐徐服。

十全大补汤 方见便痈
葱熨法 方见流注
补中益气汤 方见肌肉不生
四君子汤
六君子汤 二方见腹痛
仙方活命饮
五味异功散
托里散
托里消毒散 四方见热毒疮疡
加减八味丸 方见作渴不止

大便不通

疮疡大便不通，初起则审所致之因，所见之症，而内联疏外表之法，已溃则分血气虚实传变之症，而用托里滋补之

法，不可泛用苦寒疏导之剂，恐复伤真气，则肿者不能消散，成脓溃者，不能生肌收敛。故丹溪先生云：肿疡内外皆壅，宜托里表散为主，溃疡内外皆虚，宜托补接为主。治者审之。

一小儿胸患痈肿痛热渴，大便不通，脉沉数而有力，此形病俱实而邪在内也，用凉膈散，大便随通而痛顿减；又用活命饮，焮痛随散，疮头出脓；又用托里消毒散而愈。

一小儿腹痈肿痛，大便不通，脉洪数而有力，两寸关为甚，此表里俱有邪也，用大连翘饮去大黄一剂，大便顿通；再用活命饮一剂，诸症顿退，又用清热消毒散而消。

一小儿臂痈肿痛，大便干涩，用泻黄散，但面色萎黄，此脾经气血虚也，先用补中益气汤加熟地黄，两月余大便渐利，恶寒发热，此邪气去而真气虚也，用托里散、八珍汤而痊。

一小儿臀痈，溃而作渴烦热，大便不通，脉洪大而虚，用当归补血汤及四物加黄芪各二剂而便通；又用八珍汤、托里散而疮敛。

一女子患流注，大便不通，干涩色赤或黄，头晕恶寒，此脾肾气虚而血弱也，用补中益气汤加桃仁、杏仁、麻子仁而大便润，去三仁加蔓荆子而头晕愈，又用托里散而疮痊。

一女子患瘰疬，便结面赤，口干晡热，此肝肾阴虚而内热也，先用加减八味丸、八珍汤，两月余大便渐通；又用加味逍遥散，佐以五味异功散而大便通，用九味芦荟丸而疮愈。

一小儿十五岁，瘰疬二年矣，余谓

禀肾肝阴虚燥热，用地黄丸之类而愈。后大便结燥，用通幽汤为主，佐以八珍汤之类，两月余而渐愈。彼欲速效，另服碑记黑丸子，通而不止，虚症并臻，余仍用前法，半载而愈。

一小儿流注愈而大便秘结，发热作渴，两颊赤色。余谓：肾肝阴虚，用地黄丸、通幽汤而愈。次年毕姻后，大便仍秘，用润肠丸。余曰：东垣云，少阴不得大便，以辛润之，以苦泄之。不信，仍用前药，后果殁。

一小儿腹痈，溃而大便涩滞，面赤作渴，余谓肾开窍于二阴，乃禀肾阴不足。不信，反用疏导之药，泄泻不止而殁。

一小儿臂痈，溃而大便不利，或利而后重，或虚坐努力。余谓脾气亏损，用补中益气汤。不悟，仍用下利之药，吃逆腹痛而殁。

凉膈散 治实热大便不通，或咽肿作痛，口舌生疮，或便溺赤涩，发热谵语，睡卧不安妥。

大黄 朴硝 甘草 连翘 山栀 黄芩 薄荷叶各等份

上为末，每服少许，蜜汤调服。

大连翘饮 方见臂痈

清热消毒饮 方见热毒口疮

加味逍遥散

当归补血汤 二方见发热不止

补中益气汤 方见肌肉不生

活命饮

托里散 二方见热毒疮疡

九味芦荟丸 方见喉痹

217

大便不止

疮疡泄泻不止，或因脓血出多，脾气有伤；或命门火衰不能生土；或脾气虚寒，不能司摄；或禀肾虚不能禁固；或乳母脾胃亏损，元气下陷，致儿为患。若泻而烦热无寐，脾气虚也，用东垣圣愈汤。泻而口干饮汤，胃气虚也，用钱氏白术散。泻而烦渴饮水，胃经有热也，用东垣泻黄散。泻而色黄，饮食不化，或腹中作痛，脾气虚弱也，用六君加木香。泻而色黄，小腹重坠；或大便去而不了，脾气下陷也，用补中益气汤。泻而色青，饮食少思，腹中作痛，肝木侮土也，用六君、木香、升麻、柴胡。东垣先生云：诊右关脉弦，风邪伤脾也，用芍药甘草汤之类。右关脉洪，热邪伤脾也，用三黄丸之类。右关脉缓，本经湿热伤脾也，用平胃散之类。右关脉涩，燥邪伤脾也，用异功散加当归；或四君子汤加熟地黄之类。右关脉沉细，寒邪伤脾也，用益黄散、理中丸之类，寒甚加附子。大凡饮沸汤而不知热者，阳气虚寒之症也，急用四君、桂、附。饮冰水而不知寒者，阳气亢热之症也，急用清凉饮之类。又法以手足并冷者为虚寒，用五味异功散加姜、桂，不应，急加附子。手足不热者，为虚热，用五味异功散、七味白术散。手足并热者为实热，用泻黄散。多有更生者。

一小儿臂痛久溃，饮食后即泄泻，小腹重坠，面色或萎黄，或皎白，两寸脉短不及本位，按之若无，此脾气虚寒下陷，不能升化而然，用八味丸补命门

火，佐以益气汤以倍胃气，月余渐愈，更佐以二神丸，两月余而疮愈。

一小儿腿痛溃后泄泻，饮食少思，手足并冷，多在侵晨夜间，此变脾肾虚寒也，用四神丸、六君、姜、桂渐愈，以益气汤间服而愈。

一小儿便痈久不愈，泄泻面黄，手足时冷，小腹重坠，此脾气虚弱下陷之恶症也，朝用益气汤，内人参五钱、白术二钱；夕用异功散、内人参三钱、白术二钱，更以人参二两煎汤代茶，两月余而愈。至十七岁毕姻后，患便痈泄泻，手足并冷几危，余谓命门火衰，用八味丸、益气汤而愈。

一小儿流注，溃后作泻，饮食难化，余谓脾气虚弱，用六君子汤而愈。后因停食泄泻，手足并冷，用六君、姜、桂，不应，用人参一两、附子一钱数剂，诸症始退，却用独参汤，月许而愈。

一小儿瘰疬泄泻，面青腹胀。审乳母乳头、乳房作痛，盖乳房属胃经，乳头属肝经，乃肝木胜脾土而然耳，儿病正属是经，乃母子同病也，朝用益气汤，夕用六君、升麻、柴胡为主，佐以肥儿丸，母子同服并愈。

一小儿瘰疬泄泻，服分利之剂，小便不利，面黄少食，余谓因脾肺气虚，不能分布诸脏，朝用益气汤，夕用异功散，诸症悉愈。

一小儿瘰疬作泻，面青腹胀，此脾虚而肝侮也，用异功散为主，以四味肥儿丸为佐，诸症渐愈；却用肥儿丸为主，异功散为佐而愈。

一小儿臀痛久不愈，大便泄泻，小便不调，发热作渴，余谓肾开窍于二阴，

故二便不调，此禀肾气虚热而然也。用地黄丸、益气汤之类，诸症渐退，肌肉渐生，疮口自愈。

一小儿瘰疬兼泻，形气骨立，此肝脾疳症，用异功散三剂，却用蚵蟆丸一服，月余而愈。

一小儿十五岁，已近女色，患此，服十宣散，久不愈，余谓当大补元气。不信，致恶寒发热，或作渴唾痰，或头目眩晕，或手足发热，去后大小便牵痛，形体骨立，余谓此精血未满而亏损所致，用补中益气汤、加减八味丸，日以人参二两煎汤代茶，三月余而愈。

一小儿十五岁，腿痛将愈而作泻，余用补中益气汤，及六君子汤而愈。后因功课劳神，饮食失节，或时复泻，余谓胃气未复，仍用前药。不信，另服消导之药，泄泻不止而殁。夫胃气和平，饮食入胃，精气则输于脾土，归于肺，行于百脉，而成荣卫。若饮食一伤，起居不时，损其胃气，则上升精华之气，反下降而飧泄，非升阳补气，决不能愈。

八味地黄丸　治诸疮因命门火衰，不能生脾土，致血气虚弱，不能生肌，而疮口不合，或变诸败症。又诸疮愈后，小便频数，大便作泄，饮食不入，作渴发热，肌肉不生之圣药。但世人未经试验而不信用，惜哉！

熟地黄用生地黄酒浸透，砂器内九蒸九晒，仍晒干，八两　山茱萸酒拌取肉　山药各四两　牡丹皮　白茯苓　泽泻各三两　炮附子一两　肉桂用浓者括去外皮净一两

上以地黄酒拌湿杵膏，各味为末和匀，再入酒糊丸少许，量大小白汤送下。

四神丸　治疮疡，脾虚胃弱，大便不实，饮食少思，或泄泻腹痛。又治肾虚五更初泻。

肉豆蔻二两　补骨子四两　五味子二两　吴茱萸一两

上为细末，用红枣六十五枚，生姜六两，水二钟煮干，取枣肉，丸桐子大。每服二三十丸，白汤送下，或化服。

二神丸　治疮疡，因脾肾阴虚泄泻。

补骨脂四两　肉豆蔻二两生用

上为末，用红枣四十九枚，生姜四两，水一盏，煮干，取枣肉，丸桐子大。每服二三十丸，白滚汤下。

补中益气汤　方见肌肉不生

五味异功散　方见用败毒之药

六味地黄丸　方见作渴不止

六君子汤　方见腋痛

独参汤　方见出血不止

四味肥儿丸　方见贴骨痈

蚵蟆汤　方见诸疳口疮，即蟾蜍丸

小便不通

疮疡小便不通者，其因不一，当分经络虚实而药之。若心小肠热而不通者，用黄连导赤散。心经气虚，用养心汤。肝经实热，用龙胆泻肝汤。肝经虚热，用地黄丸。脾经实热，用泻黄散。脾经虚热，用四君子汤。肺经实热，用黄芩清肺饮。肺经虚弱，用补中益气汤。肾经燥热，用滋肾丸。肾经虚热，用地黄丸。设若溃而恶寒发热，气血虚也，用八珍汤。手足并冷，阳气虚寒也，用四君子汤加干姜、升麻。手足不冷，乃脾气虚弱也，用四君、柴胡、升麻、半夏。

寒热往来，气血虚也，用十全大补汤。大便了而不了，脾气虚而下陷也，用补中益气汤。切不可轻用疏导之剂，复伤元气，致肿者不能起发腐溃，溃者不能生肌收敛，须临症制宜而治，庶无误矣。

一小儿头患疮，小便不利，胸满少食，此脾肺气虚也，先用益气汤，饮食顿进。又用八珍汤加五味子，小便顿利，末用托里散而痊。

一小儿患腹痛，小便不利，大便干实，此形病俱实，先用八正散二剂，二便随通；又用加味清胃散二剂，再用仙方活命饮一剂而痊。

一小儿两胁胸间，或两腿内侧患疮疡，小便不利，或作或辍，诊乳母肝脾脉洪数，母服加味逍遥散，子服栀子仁散加柴胡而痊。

一小儿臂疮，服败毒之药，小便不利，腹胀作呕，此胃气复伤，阳气虚弱而然耳，先用六君、姜、桂，一剂呕胀顿止，再用异功散，小便如常，后用托里散而疮愈。

一小儿患流注，小便不利，面白口干，手足时冷，悉因脾肺气虚之所致也，用益气汤加山药、五味子，诸症渐愈，又用托里散而疮愈。

一女子臂疮，饮食少思，小便不利，余谓脾肺气虚不能生化，先用四君、黄芪、当归，小便寻利；又用五味异功散、托里散而疮愈。

一小儿患便痈，误服败毒之剂，亏损元气，不能成脓，余用托里之药溃之而愈。后小便不利，面色萎黄，四肢时冷，余谓脾肺气虚，不能下输膀胱，用补中益气汤。不信，另服渗利之药，呕吐腹痛，手足并冷，余先用四君、姜、桂；再用补中益气汤之类，元气渐复，小便渐利。

一小儿患腹痈，溃而脓清不敛，面色青黄，余谓肝木侮脾土，用六君、柴胡、升麻，及补中益气汤之类而愈，后小便频数而少，服木通、车前之类，乃纯阴淡渗之味，善伤阳气，经曰：无阳则阴无以生，无阴则阳无以化。非纯补气之药不救。不信，后果殁。

一小儿腹痛，溃而脓水清稀，烦躁时嗽，小便如淋，仍欲分利，余曰：此脾肺气虚之恶症，分利导损真阴之所致也，急补脾肺，脾肺气旺，则小便自调，诸症自愈。奈何不悟余言，仍服前药，以致不起，惜哉！

栀子仁散 治小便不通，或兼见血，或脐腹胀闷，烦躁不安。

栀子仁炒，五分　茅根　冬葵子各三分　甘草二分

上水煎或为末服亦可。

八正散 治疮疡，内蕴热毒，大小便不利。

大黄炒，三分　山栀炒　萹蓄　车前子炒，二分　滑石　瞿麦　木通各二分

上水煎服。

海金沙散 治下焦湿热，不施化而小便不利。

海金沙　郁金　滑石　甘草各等份

上各为末，每服四五分，白汤调下。

清心莲子饮 治发热口干，小便不利或兼白浊，夜则安静，昼则发热。

黄芩炒　麦门冬　地骨皮　车前子炒　甘草各三钱半　石莲肉捣碎　茯苓

黄芪炒　柴胡　人参各二钱五分

上每服二钱，水煎。

黄芩清肺散　治肺燥而小便不调。

黄芩炒，一钱　山栀一个杵

上水煎服。

滋肾丸　治肾热而小便不调。

黄柏酒拌炒黑，三两　知母炒，三两　肉桂三钱

上为末，水糊丸麻子大。每服三五十丸，白汤下，水调服亦可。

导赤散　方见臂痛

内疏黄连汤　方见作痛不止

八珍汤　方见发热不止

补中益气汤　方见肌肉不生

活命饮

托里散　二方见热毒疮疡

六君子汤　方见腹痛

小便不止

疮疡小便不止，有膀胱气虚而不能禁止者，有膀胱虚热而自遗者，有肺经传热遗于膀胱而然者，有肺虚不能生肾而然者，有禀肾虚早近女色而然者。治法：膀胱气虚，用六味丸、六一散。膀胱有热，用六味丸、滋肾丸。肺经遗热，用清肺散、六味丸。肺气虚，用益气汤、六味丸。早近女色，而小便不止，或大小便牵痛者，乃肾肝亏损所致，作渴饮冷，属虚热，用六味丸、补中益气汤；作渴饮热，属虚寒，用八味丸、补中汤。《精血篇》云：男子精未满而御女色，以通其精，五脏有不满之处，异日有难状之疾。老人阴已痿而思色，以降其精，则精不出而内败，小便涩痛如淋，愈痛

则愈便，愈便则愈痛。若不条分缕析而泛投杂药则误矣。

一小儿项腋结核，溃而体瘦发热，小便不止，此禀肝胆之精血气虚热而然也，先用加味逍遥散、五味异功散为主，以地黄丸为佐；月余以地黄丸为主，五味异功散加当归、柴胡为佐，诸症渐愈；又以四味肥儿丸，间服而愈。

一小儿阴囊时肿，余谓胎禀肝火。不信，后患便痛，溃后，小便淋沥，或时澄白，此肝火为患，溃久肝气虚弱，而小便如斯也。盖虚则补其母，肾为肝之母，用地黄丸滋肾水以补肝，渐愈。因功课劳心兼怒，不时寒热，小便如淋，用加味逍遥散而寒热止，却用地黄丸为主，佐以四味肥儿丸而愈。

一小儿流注久溃，面白时咳，脓水清稀，小便短少，或如淋不止，余谓脾肺气虚不能生肝肾而然，用补中益气汤、六味地黄丸为主，佐以托里散而渐愈，又间用豆豉饼而敛。

一小儿鹤膝风久溃，小便频数，后淋沥不止，面色黑或皎白，饮食少思，四肢倦怠，此肾之脾胃虚也，朝用补中益气汤，夕用五味异功散，饮食渐加，肢体渐健，却用地黄丸而愈。

一小儿早近女色，患胁痛溃而小便如淋，服分利之剂，更加腹胀，小便不止，茎中作痛，大便自遗，余谓禀肾阴虚也，当急补脾肺以滋化源。不信，仍服分利之药而殁。

黄芩清肺饮

滋肾丸　二方见小便不通

加味逍遥散　方见发热不止

四味肥儿丸　方见贴骨痛

豆豉饼 方见流注

八味丸 方见大便不止

五味异功散 方见败毒之药

作渴不止

疮疡作渴，当分经络所属，及血气虚实而治。若焮痛发热便利调和者，邪在腑也，用清热消毒散。肿痛发热，大便秘涩者，邪在脏也，先用泻黄散，如未应，用凉膈散。焮痛炽盛，邪在经络也，用仙方活命饮。右关脉洪数有力者，胃火消烁津液也，用竹叶石膏汤。右关脉数而无力者，胃虚津液短少也，用补中益气汤。饮食失度，胃气内伤而亡津液者，用钱氏白术散。脓血出多，而气血虚弱者，用八珍汤加五味子。禀肾不足，而津液短少者，用加减八味丸。其余当临症制宜。

一小儿右颊患疮，作渴饮冷，目黄唇裂，此脾胃实热也，用泻黄散而愈。后伤食作渴，遍身皆黄，少用泻黄散，黄退而渴益甚，此热退而真气虚也，用白术散而痊。

一女子臂痈，口干饮汤，小便频数，此脾肺气虚，用四君、黄芪、干姜及益气汤而愈。

一小儿腹痛溃后，作渴饮汤，此脾胃气虚，用六君、黄芪、当归而渴止，用异功散而疮敛。

一女子面疮，作渴饮汤面赤，此脾气虚热也，先用异功散，又用益气汤而愈。

一小儿素食膏粱，口舌生疮，作渴饮冷，手足常热，此胃经积热，先用竹

叶石膏汤二剂，又用竹叶黄芪汤二剂渐愈，再用白术散去木香而愈。又一小儿所患同前，先用清肺散，再用凉膈散而愈。

一小儿患瘰疬，面赤作渴，余谓肝肾虚热，用加减八味丸、补中益气汤、六味地黄丸，月余诸症顿愈，佐以九味芦荟丸而愈。

一小儿口干作渴，发冷泄泻，诸药不效，皆谓不起，右关脉弦数，按之沉伏，寻揣腹中隐伏一块鸡卵大，此肝脾疳也，用蟾蜍丸，三月而消，兼服地黄丸，三月诸症渐退；却以白术散为主，四味肥儿丸为佐而痊。

一小儿臀疽将愈而作渴，小便频数，面色常赤，脉洪数，按之无力，尺脉为甚，余谓禀父肾虚。不信，乃降火生津，更作呕腹痛而殁。

一小儿十五岁，面患疮，两足发热作渴，余谓肾经虚热，泛服杂药，小便如淋而殁。

竹叶石膏汤 治胃经气虚内热，患疮作渴。

竹叶 石膏各三钱 甘草 人参各二钱 麦门冬五钱

上每服二钱，姜水煎，婴儿母同服。

竹叶黄芪汤 治脾胃经热毒疮疡作渴，神效。

淡竹叶 黄芩炒 麦门冬 当归川芎 甘草 黄芪 芍药 人参 半夏石膏煅，各一钱 生地黄二钱

上每服二钱，水煎。

黄芪六一汤 治疮疡气虚作渴，愈后复渴尤宜服之。

黄芪炙，六钱 甘草炙，一钱

上水煎服。

六味地黄丸 加肉桂一两，五味子四两，名加减八味丸

熟地黄八两杵膏　山茱萸肉　干山药各四两　泽泻　牡丹皮　白茯苓各三两

上为末，入地黄膏量加米糊丸桐子大。每服数丸，温水空心送下。行迟鹤膝加鹿茸、牛膝、五加皮。若因肾肝血虚，发热作渴，小便淋秘，痰气上壅；或风客淫气，瘰疬结核；或四肢发搐，眼目瞤动；或咳嗽吐血，头目眩晕；或咽喉燥痛，口舌破裂；或自汗盗汗，便血诸血；或禀肾气不足，肢体形弱，筋挛骨肿；或解颅失音，畏明下窜；或早近女色，精血亏耗，五脏齐损之症。并宜服之。

泻黄散 治脾胃经实热患疮，口渴饮冷。

藿香叶七叶　石膏，五钱　甘草防风　山栀仁炒，各一两

上为末，每服二钱，水煎，入蜜少许，婴儿乳母服之。

东垣圣愈汤 方见出血不止
五味异功散 方见用败毒之药
补中益气汤 方见肌肉不生
七味白术散 方见发热不止
清热消毒散 方见热毒口疮
仙方活命饮 方见热毒疮疡
清胃散 方见腹痛

敷寒凉药

疮疡敷药，当分阴阳虚实，而用内治之法，不可概敷寒凉之药。若肿痛热渴，脉滑数而有力者，其症为纯阳，宜服济阴汤，外敷抑阳散，则热毒自消，瘀滞自散。若似肿非肿，似痛非痛，似赤非赤，似溃非溃，脉洪数而无力者，其症属半阴半阳，宜内服冲和散，外敷阴阳散，则荣逆自从，血郁自散。若微肿微痛，色黯坚硬，肉色如故，久而不溃，脉按之沉细，举指虚浮者，其症属纯阴，宜内服回阳汤，外敷抑阴散，则寒气自解，阳气自复。凡阳气虚寒，不能消散腐溃，或溃而肿不消，口不敛者，必内外温补，庶可保全。若阴寒之症，而用寒凉之药，则腠理迷塞，气血凝滞，毒气益深，良肉反死，疮口不敛，恶症蜂起，不可复救矣。盖胃气得寒则不能营运；瘀血得寒则不能消散；死肉得寒则不能腐溃；新肉得寒则不能化生。治者不可不察也。

一小儿面疮，敷寒凉之药，患处坚实，头面俱肿，此脾胃受寒，血气凝滞，而不能行耳，先用冲和汤、阴阳散，患处和软；次用托里消毒散，坚硬顿消；又用托里散，疮溃而愈。

一小儿腹痛，敷寒凉之药，腹胀吃逆，手足并冷，此脾胃复伤而虚寒也，用回阳汤、抑阴散，诸症渐退；用托里散而溃，八珍汤而愈。

一小儿溃疡，敷寒凉之药，肌肉不生，脓水不止，余谓脾气亏损而然，用异功散加升麻、白芷渐愈，又用托里散而痊。

一小儿臂痈，敷服皆寒凉之药，更加肿硬，余谓当助脾胃以解凝寒，乃用益气汤加茯苓、半夏、薄、桂及如圣饼熨之而愈。大凡疮疡久而不愈，不问已

溃未溃，皆因阳气虚不能营运耳，用如圣饼或葱熨法为善。

一小儿两足胫内外赤肿，㿠连膝上，因痘愈之后，或谓痘毒，欲用寒剂；或谓丹毒，欲砭出血。余曰：非也，此足三阳经热毒壅肿耳，况痘愈之后，元气未复，设若砭剂出血，则患处愈伤；敷贴凉药，则荣气愈滞；服败毒之药，则元气愈虚，瘀血愈凝。不信，竟用前法，果两胫溃而色黯，疮口不敛，大便去后如痢，欲用治痢之药。余曰：此因误用前法，元气复伤而下陷也，非痢非毒。遂用补中益气汤之类而愈。

一小儿大腿漫肿不赤，服败毒之药，手足并冷，吐泻不食。余曰：元气虚而半阴半阳之症也。用阴阳散、冲和汤，肿起色赤，此变纯阳之吉症也，仍用前药，佐以活命饮而消。

一小儿臂痈，面色萎黄，饮食少思，脉洪数，按之软弱，余谓真气虚而邪气凝滞也，用白芷升麻汤，以清胃经热毒，用五味异功散，以补胃经元气。不信，反用寒凉之剂，外敷内服，肿硬至手，肉色如故，腹中作痛，脉浮大，按之沉细，此脾胃之气复伤，而变虚寒之症也，当祛散寒邪，温补脾气。仍不信，又与败毒，吃逆不食，手足并冷，此寒气逼阳于外，无根之火泛行耳，果死。手足俱青，患处皆黑。

一小儿足胫肿硬一块，年余而溃，时出清脓，其肿益坚，肉色青黯，发热烦躁，余谓真气虚而邪气实，当先调脾胃，或以为热毒凝滞，敷寒凉之药，肿硬至膝，肉溃腹胀，吐泻而死。

托里冲和汤 治疮疡，属半阴半阳，似溃非溃，似肿非肿，因元气虚弱，失于补托所致。自制

人参二钱　黄芪三钱　白术炒　陈皮　当归各一钱　甘草炒，五分

上水煎，徐徐服，手足冷者加姜、桂；其热已退而未消溃，用仙方活命饮。可内消者，再用托里消毒散。可作脓者，再用托里散。

阴阳散 即冲和膏　治疮疡，元气虚弱，似肿非肿，似痛不痛，似热不热，属半阴半阳之症。用此以和阴阳，内服冲和汤或托里散，以助元气。

紫荆皮炒，五两　独活炒，三两　赤芍药炒　白芷　石菖蒲各二两

上为末，用葱酒调服。

托里回阳汤 治疮疡属纯阴，不肿痛，不㿠赤，不腐溃，或腹痛泄泻，呕吐逆冷，阳气既陷，急用之多有生者。自制

干姜　附子重一两四钱者　当归　陈皮　白术　黄芪　人参　甘草炒，各二钱　柴胡　升麻各三分

上水煎，徐徐服之，如不应，倍加姜、附，外敷抑阴散一方名回阳上龙膏。

抑阴散 治疮疡，元气虚寒，不能消散，或腹痛泄泻，呕吐不食，手足或冷或不溃敛，筋挛骨痛，属纯阴之症。

以此助阳行阴，内服回阳汤，以回阳气。

草乌炒，二两　南星　白芷各一两　肉桂五钱　赤芍药炒，一两

上各为末，葱汤调涂，热酒亦可。

解毒济阴汤 治疮疽臖肿作痛，属纯阴者，用以此解毒。其热未退，用仙方活命饮。自制

连翘　山栀炒　黄芩炒　黄连炒。
各一钱　赤芍药一钱五分　金银花三钱
甘草一两

上每服二三钱，水煎，大便秘结者，
量加炒大黄，外敷抑阳散。

抑阳散　即洪宝丹　治疮疡属纯
阳者。

天花粉三两　姜黄　白芷　赤芍药
各一两

上为末，茶汤搽调患处。

五味异功散　方见败毒之药

仙方活命饮

托里消毒散

托里散　三方见热毒疮疡

补中益气汤　方见肌肉不生

八珍汤　方见发热不止

如圣饼

葱熨法　二方见流注

服败毒药

小儿疮疡，多由胎禀遗热，或乳哺
积热，或乳母七情致热。经云：五脏不
和，九窍不通。六腑不和，留结为痈。
又云：气主嘘之，血主濡之。治者当察
其经络所因，表里虚实而调和，以固其
本。假如肿痛热渴，大便秘结者，邪在
内也，宜疏通之。肿焮作痛，寒热头疼
者，邪在表也，宜发散之。焮肿痛甚者，
邪在经络也，宜和解之。漫肿微痛而不
溃者，血气虚弱也，宜补托之。色黯微
痛而不溃，或溃而不敛者，阳气虚寒也，
宜温补之。如是，则五脏自和，六腑自
调，气血自生，疮毒自解，此即败毒之
法也。若概用寒凉之剂，复损脾胃，则

肿者不能消散，溃者不能收敛，诸恶蜂
起，多致不救矣。

一小儿臂痛，肿硬色白，寒热倦怠，
此因血气虚耳，先用五味异功散加木香、
干姜，诸症渐减，去二味，又佐以托里
散、如圣饼，脓溃而愈。

一小儿臂痛，服败毒药，肿硬不消，
汗出不止，此脾肺气虚也，用异功散加
五味子而汗止，佐以葱熨而脓成；用托
里散而疮愈。

一小儿腿痛，脓水清稀，手足时冷，
余谓脾胃虚寒，先用益气汤加干姜而手
足温；用异功散、葱熨法而脓稠；用八
珍汤、附子饼而疮愈。

一小儿面生疮，寒热头痛，服大黄
等药，连泻数度，手足并冷，疮黯吃逆。
余曰：此邪在表，误攻其里，下多而亡
阴也。后果殁。

一小儿腿痛，服麻黄等药，汗出喘
急，手足并冷，余谓此阴虚误汗而亡阳
也，后果殁。

五味异功散　治禀赋元气虚弱，肌
肉消薄，荣卫短促而患疮疡，不能消散；
或脾肺气虚，不能生肌收口。大凡诸症，
因脾气虚而不能愈者，皆宜服之，调补
元气，则自愈矣。

人参　茯苓　白术炒　甘草炒　陈
皮各等份

上为末，每服二三钱，姜枣水煎。

托里散　方见热毒疮疡

葱熨法

如圣饼　二方见流注

八珍汤　方见发热不止

十全大补汤　方见便痈

补中益气汤　方见肌肉不生

附子饼 方见贴骨痈

用刀针法

小儿疮疡用针法，比之大人，尤宜慎重。当审经络表里之虚实，部分肌肉之浓薄而施之。夫肿高而软者，发于血脉也；肿硬而坚者，发于肌肉也，肉色不变者，发于骨也。疮未成者，解散以消其毒。已成者托里以速其脓。脓已成者，当验其生熟浅深而后针之。以指轻按便痛者，脓浅也。重按方痛者，脓深也。按之不起者，脓未成也。按之即起者，脓已成也。若脓初生而即针，则泄其气血而脓反难成。若脓已熟而不针，则腐溃益深，而不能收敛。若疮深而针浅，则内溃不出，外血反伤。若疮浅而针深，则其脓虽出，良肉亦伤。盖疮疡之症，气血已伤，肌肉已坏，当随决其毒不可拘泥人神部分，其脓一出，诸症自退。若脓出反痛，或烦躁呕逆者，皆由胃气亏损，急宜托里调补。凡脓已成者，宜急刺去以纸捻蘸由纤疮内，以膏药贴之，儿安不必服药。如疮反复未瘥，多是乳母食浓味，或七情火动而然，当审所因而调治其母，俱药中加漏芦，令母服之，乳中药过，而疮自愈。

一小儿患疮肿硬，或用针出血，寒热呕吐，乃胃气虚而复伤也，用异功散而呕止，用八珍汤而血止，用托里散而疮愈。

一小儿项间患毒，脓成未溃，欲急刺之，不从，至胀痛始针出脓，用托里散而安。若及时用针不用药亦可也。

一小儿项间患毒，脓内溃胀痛，此脾肺气虚，而不能外溃也，用大补汤四剂，针之，清脓滴沥，发热恶寒，用独参汤四剂，脓涌泄，乃用大补汤、托里散而愈。东垣先生云：气血壮实，脓自涌出。信矣。

一小儿臂痈，用针过深出血不止，恶寒口噤，脉微细，尚可救，乃用独参汤灌之，良久咽下，半晌而苏，再剂而能言，四剂而脓出；又用托里散、异功散而愈。

一小儿项疮脓成不出，两腮皆白，余曰：此肝胆经之症，腮白乃肺经之色，金能克木。当急用针，并补脾气。不信，竟殁。

五味异功散 方见用败毒之药
八珍汤 方见发热不止
托里散 方见热毒疮疡
十全大补汤 方见便痈

五善七恶

疮疡之症，齐氏、陈氏有五善七恶之论。又云：五善见三则瘥，七恶见四则危。窃谓前症各有所属之经，各有所主之方。盖五善属六腑，气血无亏，人能调摄，不治自愈。七恶乃五脏亏损，失于滋补所致，非疮疡自有也，调治失宜，必致不起。如动息自宁，饮食知味，乃胃气和平，一善也。便利调匀，乃肠胃调和，二善也。脓溃肿消，水鲜不臭，乃邪气去，而胃气平复，三善也。神彩精明，语言清亮，乃心肺气血无亏，四善也。体气平和，脾胃无亏，五善也。作渴发热，或泄泻淋闭者，属胃火内淫，一恶也，竹叶黄芪汤；气血俱虚，八珍加黄芪、麦门冬、山茱萸；未应，佐以加减八味丸料。溃而肿痛尤甚，脓色臭败者，属胃虚火炽，二恶也，人参黄芪汤；未应，十全大补汤加麦门冬、五味子。目视不正，黑睛紧小，白睛青赤，瞳子上视者，属肝肾虚火，三恶也，六味丸料加山栀、麦门冬、五味子；未应，八珍汤加山栀、麦门冬、五味子。喘粗气短，恍惚嗜卧者，属脾肺虚火，四恶也，六君子加姜枣；未应，用补中益气汤加麦门、五味；若心火刑肺，人参平肺散；阴火伤肺，六味丸料加五味子煎服。溃后肩背不便，四肢沉重者，属脾胃亏损，五恶也，补中益气汤加山茱萸、山药、五味子；如不应，用十全大补汤加山茱萸、山药、五味子。食不下咽，服药而呕，食不知味者，属胃气虚弱，六恶也，六君子汤加木香、砂仁；未应，加附子。声嘶色败，唇鼻青赤，面目浮肿者，脾肺俱虚，七恶也，用补中益气汤加姜、枣；未应，加附子。若腹痛泄泻，咳逆昏溃者，阳气虚寒之恶症也，用托里温中汤；次以六君子汤加附子、姜、桂。若溃后发热，恶寒作渴，怔忡惊悸，寤寐不宁，牙关紧急；或头痛目赤，自汗盗汗，寒战咬牙，手撒身热，脉洪大，按之微细，厚衣仍寒，此气血虚极传变之恶症也。若手足逆冷，肚腹疼痛，泄泻肠鸣，饮食不入，吃逆呕吐者，此阳气虚寒之恶症也。若无汗恶寒，口噤足冷，腰背反张，项颈强直，此血气虚极，传变之恶症也，急用参、芪、归、术、附子救之。夫小儿患之，因胃气虚弱；或脓血出多，虚邪内作；或乳母失调，血气不和，致儿为患，能审其

所致之因而主之，亦有复生者，若更与攻毒，乃促其亡也。

一小儿臂疮，肉腐色紫，焮痛作痛，右关脉洪数，此胃火炽盛之恶症，用竹叶黄芪汤而痛止，用四君、升麻、连翘、白芷、金银花而愈。

一小儿流注，吐泻吃逆腹痛，手足并冷，余谓阳气虚寒之恶症，用六君子、独参汤益甚，遂以人参五钱、附子五分，连服数剂，诸症渐退，用独参汤月余稍愈；后饮食失宜，寒热发搐，用五味异功散加升麻、柴胡而安。又因劳发热，脉大而虚，面赤作渴，用当归补血汤、十全大补汤而安，用八珍汤、附子饼而愈。

一小儿腹痛，溃而肿痛益甚，饮食少思，此脾胃复伤之恶症，先用五味益功散加木香，诸症渐愈。乃用异功散加当归、黄芪，元气渐复，又用八珍汤、托里散而愈。次年毕姻后，寒热往来，患处作痒，用大补汤、地黄丸而愈。

一小儿胁肿一块，敷寒凉之药，益加肿硬，腹中阴冷，余谓肌肉受寒而患处肿硬，脾气受寒而腹中阴冷，当急温补脾气。不信，仍服前药，加腹痛泄泻，手足并冷，余曰：变阳气虚寒之恶症。用五味异功散加姜、桂二剂，诸症渐愈，乃去二味服之，外用葱熨之法，患处微肿色赤，此阴气散而阳气至，遂朝用补中益气汤，夕用异功散而消。

一女子股间结一核，不作痛，不变色，服散坚之剂，患处肿硬，更头晕吐痰，其脉弦数而无力，心脾俱虚。不信，仍用攻伐，果吐泻腹痛，发搐吃逆，余谓变脾土虚寒之恶症也，先用五味异功

散加干姜、肉桂，脾气稍复，乃用异功散、八珍汤而愈。

一小儿腿痈溃后，作渴饮汤，泻利无度，此脾胃气虚之恶症也，用益气汤、八珍汤而愈。后功课用心，口干作渴，小便频数，用益气汤加五味及黄芪六一汤，各五十余剂而痊。

一小儿腿痈内溃，泄泻自汗，腹痛气喘，余谓脾胃俱虚之恶症，用独参汤，喘汗渐止，用大补汤诸症悉退。后伤食吐泻，用五味异功散加干姜而愈。次年毕姻后，患腹痛，脓清不敛，朝寒暮热，用益气汤、八珍汤各百余剂而愈。

一小儿患瘰疬，服追毒之药，更恶寒发热，手足并冷，右寸脉浮，按之而虚，用益气汤百余剂而稍愈。彼欲速效，另服石膏之类，吐泻昏愦，脉浮大，按之微细，乃变阳气虚寒之恶症也，用人参二两、附子一钱，二剂而苏，数剂而安；更以五味异功散，月余而愈。

一女子十五岁，瘰疬发热晡热，左颊赤甚，余谓肝火血虚，用加味逍遥散、五味异功散、九味芦荟丸而痊。后服斑蝥等药，恶症蜂起，手足并冷，用参附汤二剂、六君、姜、桂四剂，乃朝用益气汤，夕用异功散而愈。

一女子患臁疮，肿痛发热，脉洪大而虚，此血虚之恶症也，用当归补血汤，烦热悉止；用补中益气汤，佐以加味逍遥散及葱熨法而痊。

一女子胁间患痈，色白漫肿，寒热不溃，余谓禀肝脾虚羸之恶症，用补托之药而愈。后因经事过期，误服行血之剂，发热烦躁，先用当归补血汤，次用逍遥散、八珍汤而愈。

一小儿十五岁，胁痛脓清，晡热盗汗遗精，此元气虚甚之恶症也，用大补汤、地黄丸料，元气渐复。因犯色欲，患处色黯，昏愦吃逆，手足并冷，用独参汤四剂而苏，用大补汤加干姜六剂，阳气渐复，乃去姜，又二十余剂而痊。

一小儿十四岁，面目多白，足跟肿硬寸许，肉色如常，遇劳肿硬宛若一栗，口干面赤，余谓禀足三阴经虚症。不信，外敷内服皆败毒之剂，翻如熟榴，烦躁时嗽，腹痛泄泻，小便如淋。余曰：此脾肺气虚之恶症也。不信，仍服败毒，更黑睛紧小，白睛青赤，瞳子上看，此肝肾亏损之恶症并矣。余欲救其胃气以滋五脏，又为人所阻，用千金消毒散，更加喘短气恍惚。余曰：恶症并臻，其何能为！或问：恶症既甚，勿乃攻毒之晚耶？余曰：邪正不并立，一胜一负，理之自然，胃气虚则邪气实也，其失在于不预补正气，邪气胜则恶症集耳。东垣先生云：但见肿痛，参之脉症虚弱，便与滋补，气血无亏，可保终吉。信斯言也。

一小儿臀间肿硬，肉色如故，小便短赤，而频服分利之剂，膝胫骨肿。余曰：肾主骨，此禀肾虚所致，前药导损肾阴而骨肿耳，当调补脾肺以生肾水，其骨自消。不信，仍用前药而殁。

一小儿腹痛久不敛，余欲滋其化源，反清热败毒，恶症蜂起而殁。夫肺者肾之母，脾者肺之母，前症既不滋肾以生肝木，又用寒凉之药复伤胃气，以绝肺肾之化源，不死鲜矣。

一小儿贴骨痈作泻，余欲施调补，不信，反服分利，两手撮空，肝气败也；

泄泻无度，肾气败也；痰涎上壅，脾气败也；喘嗽不止，肺气败也；额间汗出，心气败也；辞不治，果殁。

一小儿腿痛肿痛，自汗盗汗，体倦食少。余用托里之药而脓成，欲针之。或用大黄之类，令脓从大便出，致大泻腹痛。余谓：脾胃虚脱之恶症，急服大补之剂。不信，又服前药而死。

一女子十五岁，外股肿硬，连及内股，肉色不变，右关脉缓弱，按之弦数，此脾虚而肝乘之，气血虚而色不变也，当补脾土为主。不信，另用流气饮、冰黄散，泄泻腹痛，疮口开张而殁。

参附汤

人参一两　附子制，三钱

上姜枣水煎，不拘时服。

余方见各症。

卷 十 六

跌仆外伤

伤损之症，若色赤肿痛而血出不止者，肝心内热也，用柴胡栀子散。色白不痛而血出不止者，脾肺气虚也，用补中益气汤。漫肿不消者，元气虚弱也，用五味异功散。黯肿不散者，瘀血凝滞也，用加味逍遥散。肌肉作痛出血多而烦热者，血脱发躁也，用独参汤。因亡血而烦躁不安者，营卫俱伤也，用八珍汤加柴胡、牡丹皮。久痛不止者，欲作脓也，用托里散。以指按肿而复起者，脓已成也，宜刺泄之。脓出而反痛者，气血内虚也，用十全大补汤。若骨髂接而复脱者，肝肾虚弱也，用地黄丸。如兼余症，当参各门治之。

一小儿伤臂出血作痛，面色青赤，此因惊而肝火动也，先用柴胡清肝散，血止痛减，次用托里消毒散，患处渐溃；又用托里散而愈。后因其母多食膏粱之味，又恶寒发热，肿痛色赤，误服败毒之药，口噤流涎，手足并冷，余谓脾胃复伤而虚寒也，先用六君子汤加姜、桂数剂，而元气渐复；又用五味异功散，月余而疮口敛愈。

一小儿伤指出血过多，遂至昏愦，口噤手撒时搐，此气虚血脱也，用独参汤数剂而安；又用五味异功散及托里散

而愈。

一小儿伤足溃腐，肉白不敛。此脾胃亏损而血气不能达于患也，先用五味异功散助其胃，次用十全大补汤益其营，月余而愈。

一小儿伤足，内溃成脓，食少恶心，此脾胃气虚而成脓也。用六君子汤，饮食顿进，脓亦外泄，但体倦晡热，朝用补中益气汤，夕用五味异功散，及间服八珍汤而垂愈。后因饮食失宜，发热，患处大溃出脓，口噤振颤，或瘛疭流涎，余谓胃气虚肝火内动，外用独参汤四剂，仍如前，朝服补中益气汤，夕服五味异功散加柴胡、升麻，元气渐复，佐以托里散而疮敛。

一小儿伤指敷凉药肿至手背，脓出清稀，饮食少思，此血气虚弱故也，朝用异功散，夕用托里散，脓水渐稠，患处红活，又用八珍汤而愈。

一小儿伤臁，青肿不消，面色萎黄，仍欲行气破血，余谓此因脾气复伤，血滞而不行也。不信，乃服破血之剂，饮食不进，寒热如疟，余朝用补中益气汤，夕用八珍汤及葱熨法而愈。

一小儿臂伤，溃而寒热，用八珍汤渐愈。后因饮食所伤，吐泻不止，摇头咬牙，此脾气虚而肝邪内侮也，用六君、升麻、柴胡而安，又用十全大补汤、六君子汤而愈。

一小儿闪足肿痛而肉色不变，此阳气虚弱，伤在骨也，频用葱熨法，五更用和血定痛丸，日间用八珍汤，数日后佐以六味地黄丸，三月余而瘥。

一小儿臂骨出䯊接入，肿痛发热，用葱熨法及异功散加柴胡、续断、骨碎补四剂，又用补中益气汤而瘥。

一小儿闪足骨痛，肉色如故，频用炒葱熨之，五更用和血定痛丸，日间用四君、芎、归数剂，后用地黄丸，三月余而瘥。盖肾主骨，故用地黄丸以补肾也。

一小儿折臂出血过多，发躁作渴，面目色赤，脉洪大而数，按之无力，此血脱发躁也，服当归补血汤而安。遂令正体科续接，服接骨丹，翌日睡而惊动，此血尚虚也，盖血生于气，乃用五味异功散加柴胡、升麻、当归而安。后手足微搐，眉唇微动，此血虚而肝火内动也，用四君、芎、归、钩藤钩、柴胡渐愈，却用托里散、八珍汤而瘥愈。血脱发躁，若用四物之类，复伤脾气，多致不救，误设白虎汤，其危尤速。

一小儿跌伤臂骨出䯊，翌日接入，肿痛发热不食，用葱熨法其痛即止；又用六君、黄芪、柴胡、桔梗、续断、骨碎补，而食进肿消；又用补中益气汤加麦门、五味，数剂热退而愈。

一小儿十五岁，伤腿内溃，针出秽脓，虚症悉俱，用大补之剂渐愈。后因劳动，手撒眼闭，汗出如雨，急炒热艾频熨脐腹及气海穴，更用人参四两、炮附子五钱，作一剂水煎，徐徐灌服，良久臂能少动，再剂眼开而能言，惟气不接续，乃用参、芪、归、术四味共八两、

附子三钱水煎，连进二服，气少复，乃减附子，又三剂元气渐复，后用独参汤，多服而瘥。

一女子闪右臂，寅卯时发热作痛，余决其胆经血虚而火盛，先以四物合小柴胡汤四剂而热退；更以四物汤加香附、陈皮、白术、茯苓各一剂；山栀五分，芩、连、甘草各三分，二十余剂，肿消而愈。

一小儿闪臂肿痛，发热恶寒，饮食少思，余谓脾胃气虚而壅肿也，朝用补中益气汤，夕用五味异功散，间服八珍汤，三月形气渐充而愈。

一小儿因跌伤胫，漫肿作痛，肉色如故，服破血流气之药，反增腹痛，以手按之则痛少止，余谓此因脾胃虚弱，误服破血流气之剂而然，非瘀血也。未几，患处肿消色黯，饮食不入，腹痛尤甚，手足厥冷，余用人参一两、附子一钱数剂，脾胃渐复，饮食渐进，患处肿痛，肉色变赤。盖始因元气不足，不能运及，故肿消而色黯，服药之后，元气渐充，故胫肿而色赤也。次用大补汤、托里散，三月余而愈。

一小儿闪臂肿痛，面目夭白，恪服流气饮之类，益加肿痛，余曰：此形病俱虚之症也，前药所当深戒者。彼谓：肿痛为气滞血凝，非流气饮不能疏导经络，非破血药不能消散壅逆。余言聱牙而前症益甚，发热烦躁，始请治余。余曰：元气虚惫，七恶蜂生，虽卢扁亦不能起矣。遂殁。

一小儿伤臂肿痛，内服外敷，皆寒凉止痛之药，半载后溃而肿痛，余谓此非托里温中不能生也，不悟，确守前药，

以致血气沥尽而亡。

一小儿跌腿青肿，所服皆行气破血之药，后骨骱内溃，青肿益深，朝寒暮热，余戒之曰：此气血俱虚甚矣，须调补脾胃，不可不信。

一小儿闪腰作痛，服流气等药，外肿不赤。余曰：此儿虽经闪腰，然亦禀赋肾气不足而使之者，延久益虚，恐后不治。彼以迁缓视之，后果不起。

消肿定痛散 治跌扑肿痛。

无名异炒 木耳炒 大黄炒，各五分

上为末，蜜水调涂肿处。内有瘀血者砭去敷之患处，溃者用当归膏敷之尤效。

经验方 治跌扑瘀血不散，肿痛不止，或筋骨伤损疼痛。

黄柏一两 半夏五钱

上各另为末，用姜汁调涂患处，以纸贴之，如干再用姜汁润之，日易新药。

神效太乙膏 治一切疮疽溃烂。

玄参 白芷 当归 肉桂 赤芍药大黄 生地黄各一两

上㕮咀，用麻油四十两，入铜锅内煎至药黑，滤去粗，徐入净黄丹一斤再煎，滴水中捻软得中，即成膏矣。

回阳玉龙膏 又名抑阴散 治跌扑损伤，因敷凉药；或人元气虚寒，肿坚不散，溃腐不敛，及痛肿肉色不变；或肿而不溃，溃而不敛，筋挛骨痛，一切冷症。方见敷寒凉之药

乳香定痛散 治杖疮、金疮，一切疮疡溃烂疼痛。方见作痛不止

猪蹄汤 治一切痈疽杖疮溃烂，消肿毒，祛恶肉，润疮口。

白芷 黄芩 当归 羌活 赤芍药露蜂房孔多者佳 生甘草各五钱

上用猪蹄一只，水四五碗煮熟，去油粗，取清汤入前药，煎数沸温洗，随用膏药贴之。

跌仆内伤

伤损之症，若腹中作痛，按之痛甚者，瘀血在内也，用加味承气汤下之。下后按之仍痛者，瘀血未尽也，用加味四物汤调之。按之不痛者，血气伤也，用四物加参、芪、白术。下后发热，胸胁作痛者，肝血伤也，用四君加川芎、当归。下后恶寒者，阳气虚也，用四君加炮干姜。下后发热者，阴血伤也，用四物加参、术、牡丹皮。下后寒热间作者，气血俱伤也，用八珍汤加柴胡。欲呕作呕者，胃气伤也，用六君加当归、半夏。有因乘怒跳跃，而胸腹闷痛，喜手按摸者，肝火伤脾也，用四君加柴胡、山栀；畏手按摸者，肝血内滞也，用四物加桃仁、红花。胸胁作痛，饮食少思者，肝脾气伤也，用四君加柴胡、丹皮。若胸腹胀满，饮食不思者，脾肝气滞也，用六君加柴胡、枳壳。咬牙发搐者，肝盛脾虚也，用异功散加川芎、山栀、钩藤钩、天麻。若用风药，则阴血益伤，肝火益盛；或饮糖酒，则肾水益虚，肝火愈炽。若用大黄等药，内伤阴络，反致下血，壮实者或成痼疾，虚弱者多致不起。凡伤损之症，有瘀血停滞于内者，虽裸体亦以手护腹胁。盖畏物触之而痛也，世俗概以内伤阴虚腹痛，不辨虚实，专用破血之剂以速其危，其得不死者，

亦幸矣。

一小儿跌扑腹痛，作呕恶心，气口脉大，此饮食停滞也，用保和丸二服，吐出酸食，恶寒发热，倦怠不食，此脾胃伤也，先用六君子汤，次用补中益气汤，间服而愈。

一小儿坠楼，良久方苏，呻吟不绝，自以手护其腹，此内伤瘀血停滞也，用当归导滞散二钱，熟酒调下，而呻吟顿止，次用四物加柴胡、牡丹皮而安。

一小儿跌仆瘀血腹痛，用导滞散下之瘀血甚多，随作烦躁面赤，作渴欲饮，此血脱也，用独参汤而安，又用四君、当归、黄芪及五味异功散而愈。

一小儿因怒跳跃，胁胸作痛，或以为内伤瘀血，服大黄之药，纯下鲜血，其痛益甚，按之则痛止，此肝脾气血俱伤也，用四君加芎、归，四剂而痛止；又以异功散加升麻、柴胡，而饮食进，元气渐复，病亦随愈。

一女子因怒捶胸，腹痛，经行如崩，作呕不食，面色青赤，两关脉大而虚，此肝经火动，脾经血伤也，用加味逍遥散，二剂血止；次用异功散加柴胡、升麻而愈。后因复怒，腹痛作泻面青，此肝木乘脾也，用六君、柴胡、升麻而痊。

一小儿因跌伤臂出血，腹痛恶食呕吐，发搐咬牙，此因惊骇停食，肝火内动，而侮于脾也，先用保和丸二服，呕吐腹痛悉止；又用异功散加柴胡、山栀，发搐咬牙亦愈；却用托里散，患处溃而悉痊。

一小儿跌仆发搐吞酸，腹痛恶心，寸口脉大，余谓此饮食内伤也。不信，服当归导滞散，连泻五次，目直咬牙，

手足厥冷，此脾胃之气复伤，而木火内动也，用五味异功散加干姜一剂，稍缓又二剂，乃去干姜加柴胡，再服而痊愈。

一小儿跌仆，因服大黄之药，下血发热，腹痛呕吐，按其腹却不痛，用五味异功散加当归、升麻二剂，腹痛顿止，又二剂而血止，又二剂而热止，又二剂而元气复。

没药丸 治打扑伤损作痛等症。筋骨疼痛，或气逆血滞，肚腹胸胁胀闷。

没药 乳香 川芎 川椒 芍药 当归 红花 桃仁 血竭各一两 自然铜四钱，火煅醋淬七次

上为末，用黄蜡四两，熔化入前药，急搅匀，丸弹子大。每服一丸，酒一钟，煎化服。

复原通气散 治打扑伤损及乳痈便毒初起，或气滞作痛尤效。

木香 茴香炒 青皮 穿山甲酥炙 陈皮 白芷 甘草 漏芦 贝母各等份

上为细末，每服一二钱，温酒调，徐徐服。

加味芎劳汤 治打扑仆坠，筋骨疼痛，血瘀皮肤不破，入胃作呕，或为呕血。

川芎 当归 百合水浸半日 白芍药炒 荆芥穗各二钱

上作二三剂，酒水煎服。

当归导滞散 治跌扑瘀血在内，胸腹胀满，或大便不通，作喘吐血。

大黄 当归各等份

上为末，每服一二钱，温酒调，徐徐服。

黑丸子 一名和血定痛丸 治跌扑仆坠，筋骨疼痛，瘀血不散，壅肿作痛，

或风寒所伤，肢体疼痛。若流注。

鹤膝风初起，服之自消。如溃而脓清发热者，与补气血之药自敛。方见流注。

舌断唇伤

凡舌断者，须乘热接上，急用鸡子轻击周遭，去硬壳，取膜套舌上，以洪宝丹敷膜上，自然接续。若良久舌已冷，不必用接，但以洪宝丹敷之，其舌自生，所断唇舌，鸡子膜含护，恐风寒伤之。外症若寒热作痛，用四物加柴胡。晡热作痛，加地骨皮。倦怠少食，用四君加芎、归、柴胡。恶寒少食，用托里散加参、芪。若烦渴发热，用当归补血汤，如不作痛，但用四君之类以健脾则肌肉自生，旬余可愈。不宜用辛热之剂，恐助火而益其痛也。

一小儿舌断半寸许，敷洪宝丹，服四物加柴胡，痛定血止，次服四君加柴胡、山栀，月余而舌自完。

一小儿十四岁，疫病愈后，啮舌出血，先君谓肾虚则啮舌，用地黄丸而愈。后唾血咳血，发热痰盛，仍用前丸而瘥。

一小儿唇伤出血不止，以药止之，唇面肿大，揭去其药，出血甚多，肿亦顿消，用托里之剂及当归膏，患处溃而愈。

一小儿唇伤，肿痛发热，服清热止痛之剂，连泻二次，眉目搐动，服祛风等药，手指俱冷，手足搐动，余谓脾土被肝木所侮，用异功散加升麻、柴胡、半夏，手温而搐止，仍用前药，佐以托里散而愈。

一小儿跌伤，唇口发搐，咬牙惊哭腹痛，此出血过多，肝火内动所致也，用四物加柴胡、山栀而安。但焮痛至面，此患处欲作脓耳，用托里散四剂，头目肿痛，其脉滑数，此脓已成，气虚而不能溃出也，又用托里散二剂，脓出肿消。若初伤时，不遽用收敛疮口之药，则无此患也。

一小儿伤唇出血，发搐目直，用柴胡栀子散一剂，其搐稍定，但伤处焮痛，外敷洪宝丹，内服逍遥散而愈。

一小儿跌伤面肿，连唇颊出血，焮痛发热，以花蕊石散敷之，血止痛定，次用当归补血汤，而发热顿止；又用加味逍遥散、八珍汤而溃，托里散而敛。

洪宝丹 一名济阴丹 治伤损焮痛并接断。

天花粉二两 姜黄 白芷 赤石药各一两

上为末，汤调搽患处。

一方：用乱发烧灰，敷舌上接之。又治：擦落耳鼻，乘热蘸之，接上即愈。亦须口含，以防其冷。

当归补血汤 治杖疮、金疮，血气损伤；或妄服峻剂，致血气俱虚，肌热大渴引饮，目赤面红，昼夜不息，其脉洪大而虚重，按之全无。经曰：脉虚血虚，脉实血实。盖血虚发热是也，证似白虎汤，惟脉不长实为辨耳。若误服白虎汤必死。此病多得于饥饱劳役者。方见发热不止

四物汤 治一切血虚发热；或因失血太多；或克伐太过；或溃后发热，烦躁不安，并宜服之。方见腋痈

柴胡栀子散 方见胁痛

花蕊石散　方见后

八珍汤

加味逍遥散　二方见发热不止

托里散　方见热毒疮疡

脑骨伤损

脑骨伤损者，用轻手搏令端正，剪去其发。若皮不破，敷黑龙散或葱熨法。皮破则填乳石散，以绢帛包之。不可见风着水，更用葱杵烂炒热，频罨患处为佳。

一小儿伤脑出血过多，发热烦躁，肉眴筋惕，殊类风症，欲作风治。余曰：无风可祛，无汗可发，法当峻补其血。遂用圣愈汤二剂而安，又用养血之剂而愈。

一小儿伤脑肿痛出血。外敷花蕊石散，内服八珍汤而安。后揭疮痂出血碗许，手足发搐，寒热痰盛。此血虚兼惊，肝火内动而生风也，令服地黄丸及加味逍遥散而愈。

一小儿伤胫骨出血肿痛，恶寒少食，睡中发搐，先用异功散，饮食渐进；又用逍遥散，发搐顿止；再用归脾汤，母子并服而愈。

一小儿被伤，手足发搐，顿闷咬牙，饮食不思，此肝经血虚，火动生风，脾土受侮而然耳，用地黄丸、异功散，诸症渐退；用八珍汤、托里散疮渐愈。

一小儿被伤，面青懒食，时作腹痛，以手按腹却不痛，余以为脾气内伤而然。不信，妄服攻血之药，果吐泻作呕，手足并冷。余先用六君加柴胡、升麻、生姜，又用托里散、异功散而愈。

一小儿脑侧近耳被伤，寒热作痛，溃后不敛，恪服止痛清热之剂。余曰：寒热作痛，因肝经气血虚也，溃而不生肌肉，脾经气血虚。遂用地黄丸、异功散加归、芪，诸症渐愈，又用托里散而敛。

谦甫花蕊石散　治一切金刃箭镞打扑伤损，或死者急搽伤处。其血如入脏，二便不通，用童便和水煎，入酒少许，调服立效。若腹破肠出，急宜内入以桑白皮为线缝合，掺围疮上，如疮干以津润之。

硫黄明净者四两　花蕊石一斤

上为末拌匀，入瓦罐内，用纸筋和泥固济，候泥干，渐添火煅至通红，经宿取出细研，瓷器盛用。

加味逍遥散　治伤损血虚，内热发热或遍身瘙痒寒热；或肢体作痛，头目昏重；或怔忡颊赤，口燥咽干；或发热盗汗，食少不寐；或口舌生疮，耳内作痛；或胸乳腹胀，小便不利。方见发热不止。

圣愈汤　治杖疮、金疮、痈疽，脓血出多，热躁不安，或晡热作渴等症。方见出血不止

十全大补汤　治杖疮瘀秽已出，气血俱虚，肿痛不消，或腐而不溃，溃而不敛；或恶寒发热，自汗盗汗，饮食少思，肢体倦怠。若怯弱之人，患处青肿，肌肉不坏者，服之自愈。若有瘀血，砭刺早者，服之自消；或溃而脓水清稀，肌肉不生；或口干作渴，而欲饮汤；或砭后发热恶寒，头痛目晕，口干作渴，有似中风之症，皆属气血虚也。并宜服之。即四君、四物加肉桂、黄芪。

八珍汤 一名八物汤 治伤损等症，失血过多，或误服克伐之剂，血气耗损，恶寒发热，烦躁作渴；或疮疡因气虚，肿痛不消，不能溃敛；或溃疡，恶寒发热，脓水清稀，久而不愈。即四君、四物。

黑龙散 治跌扑伤损，筋骨碎断，先端正其骨，以纸摊贴，若骨折，更以薄木片，疏排夹贴，却将小绳紧缚三日，再用前法，勿去夹板，恐摇动患处，至骨紧牢，方不用板。若被刀箭虫伤成疮，并用姜汁和水调贴，如口破以玉珍散填涂。

枇杷叶去毛入半两，一云山枇杷根 穿山甲六两，炒黄或炼存性。

上为末，姜汁水调，或研地黄汁调亦好。

地黄丸 方见作渴不止

腹破肠出

腹破肠出者，急复纳入，以麻缕缝合，外敷花蕊石散。如脂已出，急以手取去而缝之，如已出而复推入，则内溃害命矣。若肠出干燥者，煮大麦粥取汁洗湿推入，不时少以米粥研烂饮之。二十日外，始可薄粥，百日后乃瘥。切勿令惊，惊则杀人矣。用桑皮线尤佳

一小儿持碗跌仆，腹破肠出，即纳入以麻线缝完，敷花蕊石散而愈。

一小儿持刀而戏，仆地刀入腹，肠屎并出，不救。因肠破故不救也。

一小儿伤腹，发热作呕㽲痛。外敷内服皆止痛清热之剂，日晡益甚，余谓脾经气血益虚，朝用补中益气汤，夕用

四物、参、芪、归、术，诸症渐愈，乃用托里散，疮口自敛。

一小儿胁伤成疮，脓清不敛，寒热作渴，余朝用补中益气汤培益脾气，夕用六味地黄丸滋补肝血渐愈，却用托里散、异功散，而肌肉自生。

一小儿伤腹出血，发热烦躁，先用当归补血汤而安，却用圣愈汤，患处顿愈；又用托里散、八珍汤而痊愈。

花蕊石散 方见前
益气汤 方见肌肉不生
托里散 方见热毒疮疡
地黄丸 方见作渴不止
当归补血汤 方见发热不止
圣愈汤 方见出血不止

阴囊被伤

阴囊皮破出血作痛者，敷当归膏。初伤出血，不可骤止之，血瘀于内则作脓；或伤口原小，血出不尽而内溃，甚至睾丸露出；或阴囊尽溃者，内服托里之剂，外敷当归膏，则囊自生矣。其外伤腐溃，及内伤瘀血作脓者皆同囊痈治之。惟睾丸碎者不治。

一小儿伤阴茎，出血作痛，寒热发搐，咬牙顿闷，唇口牵动，手足时冷，欲用破伤风药，余谓：出血诸症，肝经主之；唇动诸症，肝木侮脾土也。遂用异功散加升麻、柴胡、天麻，治之顿愈。

一小儿阴囊被伤，肿痛不愈，朝寒暮热，饮食少思，余谓脾胃复伤之症，当用参、术、归、芪等药治之。不信，别用清热之药，果作泻欲呕，手足并冷，余先用六君加柴胡、升麻而渐愈，又用

异功散加柴胡、升麻而痊愈。

一小儿持碗仆地误伤阴囊，睾丸露出，血出不止，寒热时搐，此肝经血虚而火动耳，随敷当归膏，服柴胡清肝散加熟地、黄芪，及六味丸而愈。

一小儿被竹篾伤破阴囊，出血甚多，腹痛发搐，咬牙流涎七日矣，气口脉大于人迎二三倍，此因惊停食也，切忌风药，余用五味异功散加柴胡、钩藤钩而安。凡伤损之症，小儿患之，多有夹惊夹食者，夹食则气口脉大于人迎，或作呕吐吞酸腹痛泻秽等症。夹惊则左关弦洪而软，或作顿闷咬牙目直项急等症。日久不治，若成破伤风疾，则祸在反掌之间矣。

一小儿阴茎被伤断而皮相连，寒热作痛，血出不止，余谓急当剪去，调补肝肾二经，则热自安，痛自止矣。遂用补中益气汤加麦门、五味子而愈。

一小子因跌，小腹皮破，服破血之剂，阴囊胀肿，作痛发热，按其腹却不痛，余谓当用补血之药，不信，遂致不起。

补中益气汤 治跌扑等症，伤损元气，或过用克伐，恶寒发热，肢体倦怠；或溃后血气虚弱，不能生肌收敛；或兼饮食劳役，头痛身热，烦躁作渴，脉洪大弦虚；或微细濡弱，自汗，饮食少思，尤疮疡虚损之圣药也。方见肌肉不生

柴胡清肝散 方见胁痛

地黄丸 方见作渴不止

金木所伤

伤损之症，皆肝经主之。若青肿不痛，或肿不消者，气血虚弱也，用十全大补汤。血出肿痛，或作寒热者，血伤而肝火内动也，用四物、柴胡、山栀。血出不止，或发寒热者，气虚而肝火内动也，用四君、芎、归、柴胡。寒热而内痛益甚者，此欲溃脓也，用参芪内补散。若脓出而反痛者，气血虚也，用八珍汤。疮口赤而肉突者，血虚而肝火生风也，用柴胡栀子散。若脓出不止，疮口白而肉突者，气虚而寒邪外凝也，用补中益气汤。若脓溃而仍痛，或溃而不敛，皆脾胃虚弱也，用六君子汤。若不固元气，或敷服寒凉，则肉黯不溃，或溃而不敛，多成败症矣。可不戒哉！

一小儿伤手肿不消，日出脓水少许，饮食不思，发热恶寒，面色萎黄，此脾胃气虚也，朝用补中益气汤，夕用五味异功散加升麻，月余渐愈。因饮食停滞，服克伐之剂，患处漫肿，更作呕恶寒，余谓脾胃复伤，用六君子汤加升麻、柴胡治之而愈。

一女子因怒作，复伤患处出血，经行不止，臂面青赤，右关脉弦数，此肝脾二经火动，不能统摄其血也，先用小柴胡汤二剂，又用加味逍遥散二剂，血止而安。

一小儿伤内朦成疮，色黯久而不愈，此肝脾气血虚也，先用补中益气汤，后用八珍汤加柴胡、升麻渐愈，再用地黄丸而痊愈。

一小儿伤臂成疮，久而不愈，寒热作渴，疮口青白不合，脓水时流，先用参、芪、归、术，寒热渐愈；又用托里散，患处色和；再用十全大补汤而愈。

一小儿伤足成疮，外敷寒凉药，内

服败毒散，久不溃腐，余谓：至阴之处，血气罕到，又服克伐之剂，所以难腐也，虽腐而不能敛也。遂用托里散加肉桂数剂，稍知痛而色渐赤，减桂又数剂而溃。因饮食过多，连泻二日，乃用五味异功散加升麻、柴胡而泻止，仍用托里散而愈。

一女子十五岁，伤手成疮，日出清脓少许，日晡发热，此元气虚也，先用五味异功散加当归、升麻，月余元气渐复，乃用加味逍遥散及八珍汤、异功散而愈。

一女子十四岁，修指甲误伤燃痛，妄敷寒凉及服败毒之药，遂肿至手背，肉色不变，余先用内消托里散，手背渐消，次以托里散为主，八珍汤为佐，服两月余而愈。其时有同患，误伤成疮，不固元气，专攻其伤者，俱致不起。

没药降圣丹 治伤损筋骨疼痛，或不能屈伸，及外邪内伤，筋骨缓纵，皮内刺痛，肩背拘急，身体倦怠，四肢无力。

没药另研 当归酒洗炒 白芍药 生地黄 骨碎补挦去皮 川乌去皮脐 川芎各一两半 自然铜火煅醋淬十二次，研末，水飞净，一两

上为细末，以生姜自然汁与炼蜜和丸，每一两作十丸。每服一丸，捶碎，用水、酒各半盏，入苏木少许，煎至八分，去苏木，空心服。

万金膏 治伤损筋骨疼痛。

龙骨 鳖甲炙 苦参 乌贼鱼骨 黄柏 黄芩 黄连 白芨 猪牙皂角 白敛 厚朴 草乌 川芎 木鳖子仁 当归 白芷 没药另研 乳香另研，各

半两 槐枝 柳枝各四寸长，二十一条 清油四斤 黄丹一斤半，炒过净

上除乳、没、黄丹外、将诸药于油内慢火煎黑色去粗，每油一斤入丹半斤，不住手搅，令黑色，滴水中不粘手，乃下乳、没再搅，如硬入油些少，以不粘手为度。

接骨散 治骨折碎，或骨出臼，先整端正，却服此药。飞禽六畜所伤，亦能治之。

鹏砂一钱五分 水粉 当归各一钱

上为末，每服二钱，煎苏木汤调服。后但饮苏木汤立效。

又方 皮破筋断，以胶香涂之，或以金佛草汁频涂，自然相续。

生葱切断，一方生姜 荆芥 土当归

上煎汤温洗，或止用葱一味煎洗亦可。

洁古没药散 止血住痛。

定粉 风化灰各一钱 枯白矾三钱另研 乳香半钱，另研 没药一字另研

上为末搽之。

塞上治扑损，瘀血在内烦闷，以热酒调服蒲黄二钱。

胜金丹 治肌肤伤损青肿，用茄子通黄极大者，切如指浓，新瓦上焙干为末，临卧，酒调服二钱，一夜消尽，无痕迹也。

肘后治骨节伤损，瘀血不出。生铁一斤，酒三升，煎服一升饮之。若肝经实热血瘀，则肝木自甚，或兼口眼牵掣，手足抽搐者，宜用生铁借其金气制之。若血虚肝燥生风，宜用四物、柴胡、钩藤钩，补而清之。若肝气本虚，金来克

木，宜用泻白散以清肺，六味丸以补肝。若肾虚不能生肝，亦用地黄丸以滋肾水生肝木。不可概用。

本事内消散 治打扑伤损，及一切痛肿未破。

生地黄研如泥 木香各等份

上以地黄膏，随肿大小摊纸上，掺木香一层。又根据前摊地黄贴肿上三五度，即愈。

治金疮出血不止，以五倍子为末，干贴即止，神效。

又方 用石灰、韭菜、石榴、寄奴、五倍之类，乃涩滞收敛止血之剂。气血未耗，内无火者，用亦有效。若血虚内热，宜犀角地黄汤之类。凡金疮出血不止，素怯弱者，当补气。素有热者，当清血。有怒气者，当平肝。烦热作渴，昏愦不宁者，当补脾气。筋挛搐搦者，当养肝血，不应，用地黄丸以滋肾水，自愈。

治针入肉不出 用腊蟑螂捶烂涂上。或硫黄中末以纸覆之，觉痒时其针即出。用双杏仁捣烂，以车脂调敷，以纸贴之，二日一换三五次。或鸟翎三五枚，炙焦为末，醋调涂之。或用白梅入水研烂调象牙末敷之。或以象牙和敷之，其针皆即出。

治鱼刺入肉 嚼吴茱萸封之，自烂出。

丹溪治破伤风、血凝心、针入肉游走三症 用生寒水石为末调涂之，其痛立止。

补中益气汤 治跌扑等症，损伤元气，或过用克伐，恶寒发热，肢体倦怠；或溃后血气虚弱，不能生肌收敛；或兼饮食劳倦，头痛身热，烦躁作渴，脉洪大弦虚或微细濡弱，自汗，饮食少思，疮疡气血损之圣药也。方见肌肉不生

神应葱熨法 治跌扑伤损肿痛。用葱头细切杵烂炒热敷患处，如冷易之再熨，肿痛即止，其效如神。

二味参苏饮 治出血过多，瘀血入肺，面黑喘促。

人参一两 苏木二两

上每服五钱，水煎服。

桃仁承气汤 加当归即归承汤 治伤损血滞作痛，或发热发狂等症。

桃仁研 芒硝 甘草炙，各一钱 大黄酒蒸二钱

上作二剂，水煎，更量虚实用之。

复元活血汤 治从高坠下，恶血流于胁肋，疼痛不已。

柴胡五钱 当归三钱 甘草二钱 穿山甲 大黄酒浸，一两 桃仁去皮尖五十个研烂 红花一钱 瓜蒌仁二钱

上每服二三钱，水酒煎五分热服，以利为度。利后痛或不止，服乳香神应散。

消毒定痛散 治跌扑肿痛。

无名异炒 木耳炒 大黄炒，各五分

上为末蜜水调涂，如内有瘀血，砭去敷之腐处，更用当归膏，敷之尤好。

药蛆方 治伤损成疮，溃烂成蛆，用皂矾煅过为末，干掺其内，蛆即死。

参芪内补散

人参 黄芪 当归 白术各一钱 白芷 防风四分 川芎六分 肉桂 甘草炒，各五分

上水煎，作二三服。

八珍汤 方见发热不止

十全大补汤 方见便痈

葱熨法 方见流注

四物汤 方见胁痛

六君子汤

四君子汤 二方见腹痛

柴胡栀子散

小柴胡汤 二方见胁痛

逍遥散 方见发热不止

地黄丸 方见作渴不止

托里散 方见热毒疮疡

五味异功散 方见用败毒之药

漆疮

夫漆属木，木生火而能克土，惟脾虚之人多染之。若遍身浮肿或呕吐者，用小柴胡汤加白术、陈皮、茯苓。若遍身或面目作痒者，用前胡汤加连翘、山栀。若脓水淋漓，或痒或痛者，用柴胡山栀散。若呕吐不食，或泄泻腹满者，用四君、升麻。其外治之法，当用铁锈末调搽，或蟹黄涂之；或用麻油，或浸芒硝淋塌患处；或矾石末、紫苏末擦之；或人乳汁润之，或无名异末水调敷；或用好花椒煎汤洗之；或生姜汁敷之；或干荷叶浓煎汤洗之，并效。

风犬伤 附蛇虫痈伤

《丹溪衍义》云：犬属阳其性热。大抵热极生风，风热相搏，则为癫狂惊骇之状，此物理之自然者。今人治风犬咬伤，反以巴豆、斑蝥等燥热之剂泻毒，从小便出，如犬之形状，殊不知以热济热，血被伤而然，非犬之毒也，切宜慎之。余见吴中凡被犬伤或出血发热者，辄服斑蝥、巴豆等药，或至发搐咬牙，即以为毒甚，服之益坚，遂至殒丧。殊不知凡被伤受惊之症，皆肝经所主，肝属木，木生火，火生风，故发搐咬牙之疾，被犬惊伤所致为多，不必风犬为然也。若为风邪所袭，牙关紧急，腰背反张，宜用定风散，童便调服；更以漱口水洗净伤处搽之。若出血不止，用灯草贴之。其有他症，从破伤风法治。丹溪之戒，不可不知。若真为猘犬所伤，则巴豆、斑蝥之药，亦当暂用。盖以毒攻毒，理势自然，毒既内中，非此不去，但病去即止，便与调补，可保无虞，不宜确服耳。大凡猘犬之状，必吐舌流涎，尾垂眼赤，诚为易辨，其被伤病甚之时，必作犬吠，亦自不同，不可一概施治也。

一小儿犬吠出血，抽搐痰盛，敷玉珍散、服抱龙丸而愈。

一小儿素怯弱，犬吠出血，恶寒发热，过服斑蝥之药，殊类破伤风，与玉珍散敷之，服十全大补汤，倍加钩藤钩而愈。

一小儿被犬伤，面青发搐咬牙，此因惊所致，或谓风犬致伤，用斑蝥等药而殁。

一小儿犬伤，牙关紧急，兼热发搐，余以为急惊风，不信，乃服斑蝥等药而殁。

一方治风犬咬，用斑蝥七个，去头翅足，将糯米一撮同炒，米黄色为度，为末空心水调服。

又法：用朱砂、雄黄各五钱为末，空心，香菜油调下。

玉珍散 一名夺命丹 治伤损，伤风头痛，角弓反张。

天南星炮 防风去芦根各等份

上为末，凡破伤风病，用药敷贴疮口，即以温酒调下一钱服之。如牙关紧急，童便调服二钱。垂死心头温者，急服三钱，用童便一盏，煎服。

治蛇蝎蜈蚣等恶虫所伤 用大蒜切片置痛，以艾壮于灸之，毒气顿解，痛即止。

又方 用白矾于灯上烧汁，滴于痛处，或用贝母末，酒调服之，神效。或用南星末，醋调上擦之。或黄蜡烧滴患处亦妙。

治蛇入人窍 用艾灸蛇尾即出。

又法：以刀破蛇尾少许，入花椒自出，即用雄黄、朱砂为末，煎人参汤调灌之，内毒即解，用白芷末或贝母末，酒服尤效。

治蛇缠人身不解 以热汤淋之，或就以身卧倒滚转，亦可解。

治蛇骨刺人 毒气作痛，烧鼠屎为末敷之，或食热酒大蒜亦效。

治蜈蚣入咽中被咬未死 杀鸡血灌之，更灌以香油探吐，血虫并出。

治误吞水蛭 用田中干泥一块，小死鱼三四个，去头骨，和巴豆十粒去壳，研烂入泥为丸，绿豆大。用田中冷水吞下十丸，小儿三五丸，须臾泻出。却以四物汤加黄芪煎服，以生血气自愈。

治蠼螋尿射人生疮如粟粒 四围赤中有白汁，令人恶寒壮热匝身，即磨犀角汁涂之，或燕窠中土猪脂苦酒敷之立效。盐汤浸洗亦可。

治蜘蛛咬一身生癞 羊乳一味饮之。

治蚯蚓呵阴囊肿胀，及咬人甚者如

大风状 眉髯脱落，夜闻蚯蚓之声鸣于身，浓煎盐汤浸洗即安。

治蝼蛄咬 用石灰，醋和涂之。

治毒蚁螫人 用雄黄一钱，麝香五分，研细，生麻油调涂之。

治蛇虫刺人 用猪牙中垢涂患处。

治蝎蜥啮人 用青麻心，以手按解，取汁涂之。

治诸虫入耳 用猪肉炙香置耳边，虫闻香即出，如虫死在耳中，用细芦筒或鹅翎管，令人吸出之。

疮疡发痓

疮疡发痓，因气血亏损，外邪所搏，或内虚郁火所致。其症牙关紧急，四肢劲强，腰背反张，肢体抽搐，有汗不恶寒者，名曰柔痓，风伤卫故有汗也。无汗而恶寒者，名曰刚痓，寒伤荣故无汗也。皆因亡血过多，筋无所养，伤寒汗下过多，及溃疡产后者多患之，此乃败症也。若大补气血，多有复生，如作风治，速其危矣。治在婴儿尤难调理，宜审其禀赋，及乳母所致者而治之。

一小儿疮溃后患此，形气殊倦，用十全大补汤二剂稍缓，佐以补中益气汤数剂而痊。

一小儿患瘰疬变痓，面青或赤，此脾经血虚而有热也，用八珍汤加柴胡、牡丹皮，热汗渐止；又用十全大补汤，寒热渐止；又用托里散、附子饼而愈。后伤食，服克伐药仍发痓，手足如冰，余用人参理中丸、五味异功散而愈。

一小儿感冒发散变痓，汗出不止，手足并冷，用补中益气汤加肉桂，四剂

241

而愈。

一小儿金刃伤脚面，出血过多，口噤目直，此出血过多，肝火内动而变症，用四物、参、术、钩藤钩，四剂其势稍定；又用五味异功散加当归、柴胡变症悉愈；又用托里散、八珍汤，患处溃而痊。

一小儿伤手，出血烦躁，口噤昏愦，气息奄奄，先用东垣圣愈汤而安；又用托里散而溃，佐以八珍汤而敛。

一女子十五岁，伤手指出血，口噤如痉，脉浮数，肝脾为甚，先用加味归脾汤四剂稍缓，又数剂渐苏，却佐以加味逍遥散，月余而苏，却用归脾汤为主，八珍汤为佐而愈。此等症候，用祛风化痰之药而死者，不可枚举。

十全大补汤　　方见便痈

补中益气汤　　方见肌肉不生

人参理中汤❶

五味异功散　　方见用败毒之药

附子饼　　方见贴骨痈

托里散　　方见热毒疮疡

归脾汤　　方见胁痛

八珍汤

加味逍遥散　　二方见发热不止

破伤风

洁古云：风症者善行而数变，入脏甚速，死生反掌之间耳。急宜分表里虚实而治之，邪在表者，宜羌活防风汤。半表半里者，头有汗而身无汗，宜羌活汤。传入者，甚则舌强口噤，项背反张，筋惕搐搦，痰涎涌盛，胸腹满闷，或便溺赤闭，时或汗出，其脉洪数而弦者，

宜大芎黄汤。然其汗初出者，由风热郁甚于里，故表热稍解，腠理疏而汗出也，宜除热散结。若热已退，脏腑已和，而汗仍出者，表虚也，以白术防风汤实其表。牙关紧急者，须撬开口灌之，更不时灌以粥饭。然小儿患之，多因夹惊肝火内热生风所致。夫肝主五色属木生风，察其面色，入肝为青，入心为赤，入脾为黄，入肺为白，入肾为黑。肝经者，用柴胡清肝散。心经者，用栀子清肝散加黄连。肾经者，用地黄丸加柴胡。脾经者，用六君加山栀、柴胡为主，而佐以大补脾胃之药为善。

一小儿十四岁患瘰疬，因劳心功课，头痛发热，自以为伤风，用姜葱发汗，忽腰背反张，口噤不语，脉浮大，按之如无，此气血虚极而变痉，非破伤风也，灌十全大补汤一剂，良久方苏，又数剂而愈。后又伤复厥冷，汗出如注，良久不省，用前汤加附子五分，一剂而苏，乃去附子，服至三十余剂而愈。

一小儿患流注，面色萎黄，忽舌强口噤，脉洪大而虚，按之如无，此脾肺气虚而变症也，先用补中益气汤四剂，稍缓，又用十全大补汤数剂而痊。

一小儿臀痈，久不收敛，因惊发搐口噤，用托里散内参、术各用三钱、柴胡五分、钩藤钩一钱五分，四剂而安。后停食惊骇，目直发搐，口噤流涎，手指逆冷，用五味异功散，此肝木旺脾土受侮，饮食内作而然，用五味异功散加钩藤钩、木香、干姜而苏。

一小儿溃疡变痉如前，面色青赤，

此心肝二经血虚而有热也，先用八珍汤加柴胡、牡丹皮，又用加味逍遥散加五味子渐愈；又用八珍汤而安。

一小儿溃疡，忽汗出不止，手足并冷，先用补中益气汤加肉桂、五味子数剂，诸症渐愈。又因饮食过多，口噤作呕，用异功散加升麻四剂而安。

一小儿十六岁，病疮久不敛，因过劳口噤目直，脉洪数，左关脉弦而无力，余谓肝经气血虚而火内动也，用地黄丸料四剂而安；却用补中益气汤，以补脾肺；用地黄丸以补肾肝为主，佐以九味芦荟丸以治肝疳而病疮愈。

一小儿十六岁，流注久不愈，因劳兼怒，忽仆地昏愦，殊类破伤风，面色㿠白，无气以动。用补中益气汤，内用人参五钱，加肉桂一钱，不应，加干姜一钱，又不应，此阳气虚甚，药力不能胜之也，急加附子一钱，稍定，乃去附子服十余剂，而元气渐复，却佐以八珍汤、豆豉饼，半载而痊。毕姻后因入试场，劳伤元气，前症复发，亦类破伤风，脉浮大，按之如无，用参附汤四剂而苏，八珍汤地黄丸料各百余剂而痊。

羌活防风汤 治破伤风，初病邪在表者，急服此药以解之。

羌活 防风 甘草炙 川芎 藁本当归 芍药各四两 地榆 细辛各二两
上每服五钱，水煎热服。

防风汤 治破伤风表症未传入里，急服此。

防风 羌活 独活 川芎各等份
上每服五钱，水煎调蜈蚣散大效。

蜈蚣散

蜈蚣一对 鳔三钱

上为末，用防风汤调下。

羌活汤 治破伤风半表半里者，急宜服此。

羌活 菊花 麻黄 川芎 石膏煨防风 前胡 黄芩 细辛 甘草 枳壳白茯苓 蔓荆子各一两 薄荷 白芷各五分
上每服五钱，生姜水煎，日二三服。

地榆防风散 治破伤风在半表半里，头微汗，身无汗，不可发汗，表里兼治。

地榆 防风 地丁草 马齿苋各等份
上为末，每服三钱，温米汤调服。

大芎黄汤 治破伤风在内，急宜服此汤疏导之。

川芎 羌活 黄芩 大黄各一两
上每服五钱，水煎温服，以脏腑通和为度。

白术防风汤 治表药过多，有自汗者。

白术 黄芪各一两 防风二两
上每服五七钱，水煎温服无时，脏腑和而自汗者，可服此药。若脏腑秘，小便赤，自汗者，宜速下之，用大芎黄汤。

白术汤 治破伤风汗不止，筋挛搐搦。

白术 葛根各二两 升麻 黄芩芍药 甘草二钱五分
上每服五钱，水煎服无时。

玉真散 治破伤风。方见风犬伤

白丸子 治一切风痰壅盛，手足顽麻，或牙关紧急，口眼㖞斜，半身不遂等症。

半夏七两，生用 川乌去皮脐生用，

五钱 南星二两

上为末，用生姜汁调糊丸桐子大。每服一丸，空心姜汤下。余承乏留都，各局用此丸及阿胶俱自制，但要药味真正白丸子。如急备用不及，浸内乌头以火略炮，用之亦效。

瘛疭

瘛者，筋脉急也。疭者，筋脉缓也。急则引而缩，缓则疭而申，或缩或申，动而不正是也，俗又谓之发搐。凡癫痫风痉破伤风三症，皆能瘛疭，则有疮口溃腐出血。然溃疡伤损者多患之。若血气虚肝火内动生风者，用八珍、黄芪、钩藤钩，佐以地黄丸料，如未应，专补胃气。肝经血燥生风者，用羚羊角散加钩藤钩、山栀。若肝火血燥，用加味逍遥散加钩藤钩，未应，须兼服六味丸以补肾水而生肝木。若因乳母有郁怒肝火，致儿为患者，须调治其母，仍参五脏相胜而治之。

一女子瘰疬瘛疭，服镇惊之药，面色黄赤，呵欠咬牙，余谓肝经气虚血弱，而火动生风，用五味异功散加柴胡、升麻而愈。后因怒复作，面赤目直，大叫项强，关脉洪数。先用抑肝散，次用地黄丸而愈。

一小儿十四岁患此，兼呵欠咬牙，手欲寻衣，所服皆祛风之药，余谓肝经之血复伤矣，当用地黄丸以滋肾水而生肝木。不信，专于祛风化痰，虚症蜂起，昏愦如醉，此胃气太虚，五脏无所资而然也，以四君子汤内用人参一两，一日并进三剂，虽苏而无气以动，至十三剂，

却佐以地黄丸料，每剂加黄芪五钱，又二十余剂乃愈。次年毕姻，不月而复发，亦用前药而瘥。

一小儿溃疡后瘛疭，因服牛黄丸，反加四肢无力，项强目直，唇白流涎，手足厥冷，求治于余。余曰：经云，脾之荣在唇口。又云：脾主四肢。又云：脾主涎。此因前药妄下，胃气复伤，肝木侮土，以致前症也，当先救胃气以养五脏。因众议不一，尚未用药。翌早果咬牙呵欠，困卧惊悸，哽气短气，面色㿠白，始信余言，遂先用五味异功散，次用补中益气汤而愈。

一女子瘰疬将愈，因勤于女红，忽作瘛疭，此胃气未实，而劳伤筋脉耳，用补中益气汤及五味异功散，俱加钩藤钩而愈。后劳役怒气，经行颤振，用加味逍遥散及补中益气汤，俱加钩藤钩而愈。

一小儿仆伤，溃后患前症，面青或赤，服风痰之药，咬牙目直，仍欲治风。余曰：凡伤损之症，皆肝主之，故面色青而瘛疭，咬牙目直，皆属肝经血气亏损，风木翕合，火动而生风也，无风可祛，无痰可逐。遂用地黄丸及补中益气汤而愈。

一小儿跌伤臁出血，误服大黄等药，患前症，或时烦躁自汗，手欲撮空，此因肝经血虚，肝火炽盛耳。用地黄丸、补中益气汤而愈。方见前各症

颤振

颤振与瘛疭相类。瘛疭则手足牵引，或伸或屈，颤振则但颤动而不伸屈也。

《内经》云：因胃气不实，诸脉空虚。行阴用不复因其所在补肉分间。然小儿疮疡溃腐，或损伤，脓血出多，属脾胃气虚血弱，用补中益气汤、五味异功散加白术、当归、升麻主之。肝经虚热，用六味丸。脾血虚弱，用四君子加芎、归。胃气虚弱，用补中益气汤。

一小儿腿痈，内溃出脓碗许，实时颤振，面白汗出。此阳气虚脱，非大补不可也，遂用人参一两煎服之，汗愈甚，手足并冷，再用人参二两、干姜二钱煎服，良久汗乃稍止，再剂诸症顿愈，却用补中益气汤加人参五钱，数剂而愈。

一小儿臂痈溃后，颤振少气，脉浮数，按之不鼓，此元气虚弱也，朝用补中益气汤，夕用异功散各二十余剂，未见效，因虚甚而功力未能及耳，又用前药各二十余剂，颤渐愈。后佐以托里散，而疮亦痊。

一小儿十六岁，臂痈溃而颤振、遂用大补中气之药而颤止。因劳发热，痈内溃而复颤，脉浮数，按之不鼓，两寸脉短小不及本位，或欲祛风。余曰：长则气治，短则气病，此由胃气虚甚故也，先用独参汤数剂愈，乃佐以补中益气汤各五十余剂而愈。若加附子一片，数剂亦可愈矣。

一女子十六岁，臂肿一块，肉色不变，按之则痛，服败毒流气之剂，更加发颤，时孟春面戴阳光，手不畏寒，脉浮数，按之不鼓而短，彼欲攻毒，余曰：

此荣卫虚弱，外寒所搏而为患也，又加败毒，胃气亏损，岂不加颤耳！遂用人参五钱，黄芪三钱，当归、熟地各三钱，升麻、柴胡各五分，二十余剂而颤稍缓。乃佐以补中益气汤，内用人参五钱，又二十余剂，兼葱熨法，而肿亦愈。

一女子患瘰疬，因怒两手颤振，面色或青或赤，此肝经血虚火盛而生风也，用四物加山栀、钩藤钩、龙胆草、甘草，而颤振渐愈，乃去胆草，与地黄丸间服而痊。后因劳心发热，两手复振，用补中益气汤、地黄丸而愈。

一小儿患臂痈，面色或黄或赤，先用补中益气汤、地黄丸寻愈。后因怒气颤振，先用补中益气汤加钩藤钩、炒山栀；又用加味逍遥散加钩藤钩而愈。又因饮食停滞，吐泻酸臭，更加发搐，用五味异功散加钩藤钩而愈。

一女子患流注，发热而颤，此肝脾气血不足，经水过期，虚火生风之症也，先用补中益气汤加钩藤钩渐愈，又用加味地黄丸而痊愈。

一女子不得继母之心，久而郁怒，遂患颤振，面赤发热，先用加味小柴胡汤，次用加味归脾汤及加味逍遥散，前后间服而寻愈。但面色时青，又用地黄丸、逍遥散而安。

一女子腹痛患此，手足或急或纵，先用四物加柴胡、山栀、丹皮、钩藤钩，以养血清肝火；又用地黄丸以滋肾生肝血而愈。方见前各症。

卷 十 七

痘疹受病之由

痘疹之由，因儿在胎，食母五脏血秽，伏于命门，或至天行时气，或惊骇跌扑，或饮食所伤，因而发之，状类伤寒。其症面燥腮赤，目胞亦赤，呵欠顿闷，乍凉乍热，咳嗽嚏喷，足稍冷，耳冷尻冷，多睡睡惊，耳后有红丝赤脉，此其候也。五脏各具一证，肝藏水疱，肺藏脓疱，心藏癍，脾藏疹，归肾变黑。盖以太阳起于右肾之下，煎熬左肾，足太阳膀胱寒水夹脊上流，上头下额，逆手太阳，丙火不得传道，逆于面上，故显是诸症。盖壬癸寒水克丙丁热火故也。凡疮疹初起，一发便出尽者必重。疮夹疹者，半轻半重。稀少者轻，里外微红者轻，外黑里赤者微重，外白里黑者太重，疮端里黑点如针孔者势剧也。青干紫陷，睡昏汗出不止，烦躁热渴，腹胀啼喘，大小便不通者，困也。

痘疹正状

痘疹正病，蒸热一日稍凉现癍，一日至三日足心齐，渐大如珠结成脓窠饱满，渐至苍蜡色。自初红为始，计七日当成靥结痂，此则言其大略也。人有虚实之不同，病有浅深之各异，脾胃充实，血气调和，皆根据期而愈。若调治失宜，

亏损脾胃；或寒暄失度，必致迁延。大抵情势既正，而无他症，不必用药，此先哲之格言也。郑氏云：凡疮痘欲出，先发热，轻者三日，次五日，远者不过七日，此约法也。一日太阳传膀胱，二日阳明传胃，三日少阳传胆，四日太阴传脾，五日太阴传肾，六日厥阴传肝，七日还经，五脏六腑传遍，故七日而止也。又有因伤寒至七日以后，或已汗、或未汗，或吐下后热不除，此毒气盛而未发，热毒入胃，发于皮肤。成癍者，状如蚊虫所啮，赤者十生一死，黑者十死一生。及有胃热发黄者，状如橘色，下利者死。又有成隐疹者，或白泡者，此皆伤寒热毒不除，多变此疾。故发癍不可用表汗药也。

痘疮轻重

轻者作两三次出，大小不等，头面稀少，胸前、眼中皆无，根窠红活，肥满光泽，形似水珠，不渴泻，不烦躁。

重者一齐出，密如蚕种，顶陷如茱萸样，或平头灰白色，渴泻烦躁，头温足冷，身热不除。治之如法，十全八九。

轻变重所犯者七：不忌口味，不慎饮食，致伤脾胃。先曾泄泻里虚，毒气不能发出。冒风寒，所谓春夏之气为顺，秋冬之气为逆，大忌感冒风寒损表。犯房室。饵凉药，宜用滋补血气壮脾之药，不宜清

246

凉宣利之剂，里寒则毒气不能攻出。秽气相触血气，闻香则顺，闻臭则逆，顺则易出易靥，逆则难愈。生人辄至，恐外人由生产房室，或临丧而来，或带醉、或食腥气，因此秽恶之触，皆为害也。

重变轻所慎者五：谨避风寒，及房内有风亦宜避之，惟夏不忌，如遇狂风辄寒，亦宜避之。常和暖，寒则添衣，热则减去，务得中和，毋令太过不及。节饮食，忌柿、橘、西瓜、菱角、水蜜等冷物，恐内伤胃气；尤忌肥肉油腻，恐泄泻；忌咸物，恐作渴；忌酒、葱、蒜、鱼、羊等腥物恐致疮痒。务使脾胃充实，其疮易出易靥也。大便稠，饮食调和，不致泄泻。一日二日一次为调，日行二三次为利，三四日不行为秘。根据方调理，避风寒，节饮食，详证用药，庶不致轻变为重矣。

不治五症

咳嗽声哑，饮食挫喉。腹胀气促，闷乱不宁。渴泻不止，咬牙寒战。疮嫩易破，痒塌不止。紫黑灰色，顶陷喘渴。

红癍标现之图

一日：一日先退热放标者必轻，又放标后一日身凉稀密已定，仍热烦躁尚未尽，有两三次出热方定，红现者吉，或隐或现者凶。

二日：二日如粟米大，稀而红满者吉。二日顶陷，灰白色者次之。

三日：三日尖满如珠者吉，灰白色者次之。三日必出定，已后身反发热，闷乱烦渴者凶。

标疮绽灌浓之图

初发：有两三次出大小不一等，先出者先灌浆，后出者后灌浆，如水珠光泽。根窠红活者吉。

如珠：不渴泻闷烦者，不必服药。微渴微痒不泻者不妨，亦不须服药。

根活：若一齐并出稠密灰白色，顶陷烦躁渴泻者，急宜治之。

疮已饱满如脓窠将收，渐至苍蜡色，有等无脓有黄白色。自放标一日为始，至七日收靥，至十日收完，此为正病。有迁延八九日方靥，至十四五日方完亦有之。但不泻渴闷乱，其疮饱满无陷，手按之坚硬皆好。将收时渐退红肿或疮中收靥，觉有黄蜡色，或外面先靥根下皱皮。男从面收至头背，女从面收至胸腹，收后离肉不黏易脱俱好。有微渴痒痛，有身收完足收迟亦不妨，身微热不能食者亦有之，只怕疮嫩易破，闷乱痒塌者凶。

靥后余症

痘疹收靥之后，预宜调理。就有出外，不避风寒，不节饮食，偏无病者，莫非胃物理壮，亦宜仔细。病初痊，脏腑初安，脾胃尚弱，动止饮食过度复病，喘咳腹胀必凶。又血气尚弱，动止太早，病复皆凶。况肌肉娇嫩，冒风易得感寒，头痛身热，则难治矣。

腹胀气促根窠不赤之症

陈文宿先生云：痘疮已出未愈之间，或泻渴腹胀气促，其疮不光泽，不起发，根窠不红，谓之表虚也。先与十一味木香散，以和五脏之气，后与十二味异功散送七味肉豆蔻丸，以助脏腑之气。窃谓痘疮既出，不光泽，不起发，不红活，或泄泻作渴，或肚腹作胀，或气促作喘，寒战咬牙，或手足指冷，肢体挛缩，作渴饮汤，阳气亏损，内虚寒而外假热也，用十二味异功散。若作渴饮汤，手足不冷者，脾胃虚弱也，用五味异功散。凡痘疮先出不如式，后出而红活，或成片，色赤而秽气者俱无妨。

一小儿出痘，四日腹胀泻渴，脾胃虚寒也，用十二味异功散一剂，又用参芪内托散，贯脓靥而忽寒热咬牙，此脓贯而阳气亏损也，用参附汤、独参汤而愈。

一小儿痘，四日腹胀泻渴，气促体倦，此脾气虚也，用人参白术散加木香煎送四神丸一服，诸症顿止。但脓迟作渴，此表里血气俱虚，用参芪四圣散、大补汤而愈。

一小儿痘疮作渴腹胀，小便不利，此邪气壅滞也，用木通芍药汤一剂，诸症稍愈；用参芪四圣散，其浆渐贯，用参芪内托散，结靥而愈。

一小儿痘疮将愈，腹胀，手足或冷或热，此阳气虚寒也，先用十二味异功散，手足不冷，此阳气渐复也，乃用五味异功散加木香而愈。

一小儿痘疮，大便利而小便秘，腹胀作喘，手足并冷，此脾气虚也，先用葶苈、木香一剂，又用五味异功散加木香二剂而愈。后腹胀不食，口角流涎，仍用五味异功散而痊。

一小儿痘疮将愈，忽腹胀泄泻，侵晨为甚，饮食不化，余谓脾胃虚弱，朝用人参白术散，夕用二神丸而泻止；又用参芪内托散兼托里散而靥。

一小儿痘疮腹胀泄泻，饮食不化，此脾肾气虚，用人参白术散、豆蔻丸而愈。

参芪内托散 治里虚发痒，疮不溃，倒靥。

人参　黄芪炒　当归　川芎　厚朴姜制　防风各五分　桔梗　白芷　官桂各三分　紫草五分　木香　甘草各三分

上入糯米一撮，水煎量服之。寒战咬牙，饮水泻渴，亦宜服之。

参芪四圣散 治痘疮已出六七日，不能长，不生脓，或痒塌。

当归　芍药炒　黄芪　川芎各五分白术　茯苓　紫草如无，红花代之　木通　防风各三分　糯米二百粒

上水煎，母同服。

葶苈木香散 治大便自利，小便涩滞，喘嗽腹胀，不能食。多服为妙。

猪苓　泽泻　茯苓　白术　官桂各五分　滑石二钱　葶苈　木通　木香甘草各五分

上水煎，量大小服之。

木通芍药汤 治痘疮作渴腹胀，小便不利。

木通　芍药　白术各五分　川芎陈皮　干葛各三分　甘草二分

上水煎服。

十全大补汤

当归　川芎　白芍药炒　熟地黄人参　白术　白茯苓　甘草炒　黄芪炒官桂各等份

上水煎，量儿大小服。

参附汤 治痘疹阳气虚寒，咬牙寒战，手足并冷，或吐泻不食，饮沸汤不知热。用独参汤加好真附炮如法者，每

剂先加一钱，未应多加之，更不应，加至四五钱，或等份亦不妨。但用之以运其阳气。如已脱者不治。

独参汤 治阳气虚弱，痘疮不起发，不红活，或脓清不满，或结痂迟缓，或痘痕色白，或嫩软不固，或脓水不干，或时作痒，或畏风寒。用好人参一两、生姜五片、大枣五枚，水二盅，煎八分，徐徐温服。婴儿乳母亦服。

胡荽酒

用胡荽一把，以好酒二盅煎一两沸，令乳母含喷儿遍儿头面，并房中须烧胡荽香，能辟除秽气，使痘疹出快。若痘疹已出而饮食少思，宜用枣子燃炙，儿闻枣香尤能开胃、进饮食、解毒气。若因饮食停滞，未及消导者，不宜用。

托里消毒散

托里散 二方见痘痈

七味白术散 即人参白术散，方见痘疮属阴属阳

十一味木香散

十二味异功散 二方见痘灰白色

五味异功散 方见痘寒战咬牙

肉豆蔻

二神丸

四神丸 三方见泻渴咬牙

发热口渴烦躁不止之症

陈文宿先生云：疮疹始出一日至十日，浑身壮热，大便黄稠，是表里俱实，其疮必光泽起发，必肥满，必易靥，而不致损伤也。又云：痘疮发热口渴，烦躁不止者，切不可与冷水、蜂蜜、柿子、西瓜等生物，及清凉饮、清毒散等药，

恐内损脾胃，以致腹胀喘满，寒战咬牙则难治。窃谓前症若二便自调，饮食温和，口渴饮汤，手足不热，是为虚热，不可食生冷之物。若二便秘结，饮食喜冷，口渴饮水，手足并热，是为实热，可与冷水饮之。凡痘出而热未止者，既出尽则热自止。

一小儿腹胀发热，密而根颗不明，色不红活，浆不满，先君谓脾气虚而毒未尽也，用参芪四圣散，痘果复出，热止，红活分明，又用参芪内托散而靥。

一小儿腹胀作渴，发热成片，先君谓脾气虚弱，痘毒未尽，用参芪四圣散二剂，先出者贯浆，后出者秽气而愈。

一小儿痘腹胀二便自利，手足并冷，先君云脾胃虚寒。用十二味异功散一服，又用五味异功散加木香二剂，却去木香，又一服而痊。

一小儿痘疮发热作渴，此痘出未尽，脾胃虚而热也，用人参麦门冬散一剂，痘复出而热渴止，用人参白术散而饮食进，用参芪四圣散而浆溃，用托里散而疮靥。

一小儿痘腹胀足冷，内热作渴，此胃气虚而津液不足也，余先用五味异功散二剂，又用参芪四圣散而脓贯，用人参白术散而靥。

一产妇出痘，寒战咬牙，腹胀作渴，足冷身热，此脾胃内虚寒而外假热，先用十全大补汤加桂附四剂，乃去附易干姜又四剂，却用参芪四圣散、五味异功散加归而靥。

一妊妇出痘发热，足冷腹胀，此脾胃虚弱而毒未发也，用紫草木香散，及用八珍散而贯脓，倍加参芪，又数剂

而愈。

人参麦门冬散 一名麦门冬散 治痘疮发渴。

麦门冬一两 人参 甘草 陈皮 白术 厚朴姜制，各半两

上每服三钱，水煎量儿大小加减。

按：前方若因热毒作渴宜用之。若因中气虚弱作渴，当用人参白术散。

紫草木香散 治痘疮里虚痒塌，黑陷发热。

紫草 茯苓 甘草 白术 木香 人参各等份 糯米

上每服三钱，水煎。

清凉散 方见大便不通

人参白术散 方见发热属阴属阳

托里散 方见痘痈

十全大补汤 方见腹胀气促

十一味木香散

十二味异功散 二方见痘灰白色

参芪四圣散 方见腹胀气促

八珍汤 方见顶陷灰白色

痘疮出迟属各经所主

陈文宿先生云：痘疮出不快，误言毒气壅盛，用药宣利解散，致脏腑受冷，荣卫涩滞，则血气不能充实，其疮不起发，不光泽，不充满，不结实，不能成痂，多致痒塌烦躁，喘渴而死。窃谓海藏云：痘疮出不快，如身后出不快者，足太阳经也，用荆芥甘草防风汤。如身前出不快者，足阳明经也，用升麻葛根汤。身侧出不快者，足少阳经也，用防风芍药甘草汤。若便利调和而出不快者，热在表也，宜葛根汤微发之。又有上中下三部，先上部，次中部，又次下部，才出齐而自愈。又有作三次而出者。钱氏云：三日不快不出，用消毒之药，仍不出，脉平静者本稀也，不必服药。大凡五六日间，当解毒补托，以尽发于表。七八日间毒气不能尽出，而反入于内，必用药驱出之。《痘疹方》云：疮起迟而小便涩滞，咳嗽有痰，用仙圣散。出而不长，隐于肌肤，用人参透肌散。色赤而出不快，用紫草透肌散。出而不匀，用升均汤。出而不长不贯，用参芪四圣散。出而色不红活，用紫草快斑汤。出而小便赤涩，用紫草木通汤。出而浆不回，用参芪内托散。若色赤而兼痒者，属血虚有热，用四物、牡丹皮。色白而兼痒者，属气虚有热，用五味异功散加当归、木香。若发热大便秘者，用犀角消毒散。发热大便调和者，用人参麦门冬饮。寒战渴泻，饮沸汤口不知热，用十二味异功散。作渴饮冰雪，口不知寒，用四顺饮、地黄丸。手足不冷，饮汤温和者，用五味异功散，或托里散。

一小儿发热痘出身凉，根颗红活。余谓表里血气皆实，而不用药，后果然。凡三四日前先发热而痘出，或热一次，凉一次而痘出者，毒势轻也，皆不必用药。其血气实而托里，血气虚而宣毒者，多致有误。

一小儿痘出不快，色次红活，此血气虚弱，用参芪四圣散，出而色赤，再剂，色红活起发，又用透肌散而靥。

一小儿第九日痘将靥而热不止，脉滑而数，皆为不治，先君谓痘未尽耳，非败症。遂用快癍汤一剂，果出一番，至十七日而痂落。

一男子发热咳嗽，嚏喷面燥，腮颊目胞皆赤，遍身赤瘭，余谓此心脏痘疹之状也。彼因疑惑而未用药饵，旬余赤瘭皆为脓疱，且红活起发，余谓痘疹明矣，既红活起发，不必服药。至十七日大便下脓血，疮痂而痊。

紫草透肌散　治痘疮色赤不快或痒塌。

紫草　蝉蜕　木通　芍药　甘草炙，各等份

上每服三钱，水煎。

人参透肌散　治痘疮虚而有热，虽能出快而不齐整，隐于肌肤间者。

人参　紫草如无，红花代之　白术　茯苓　当归　芍药　木通　蝉腿　甘草　糯米各等份

上每服三钱，水一盏半，煎半盏，徐徐服。

紫草木通散　治痘疹出不快，小便赤涩。

紫草　木通　人参　茯苓　糯米各等份　甘草减半

上每服二钱，水煎。

防风芍药甘草汤

防风　芍药　甘草

上每服一二钱，水煎。

荆芥甘草防风汤

荆芥　甘草　防风各等份

上每服一钱，水煎。

升均汤　治痘疮已出不均，或吐泻热渴。

升麻　干葛　芍药　人参　白术　茯苓　甘草　紫草茸如无，红花代之

上每服三五钱，姜水煎，量服之。

四物汤　治痘疮血虚发热，或烦躁不寐，作痒色赤。

当归　熟地黄各二钱　芍药炒　川芎各一钱

上水煎服。

仙圣散　治痘出不快，小便赤涩，咳嗽有痰。

紫草　枳壳　黄芪　甘草　木通各等份

上每服二钱，水煎。

十二味异功散　方见痘灰白色

葛根汤

参芪内托散　二方见腹胀气促

升麻葛根汤　方见水痘麻痘

紫草快癍汤　方见大便不通

四物汤　方见痘疮出迟

人参麦门冬散　方见前

参芪四圣散　方见腹胀气促

五味异功散　方见寒战咬牙

犀角消毒散　方见发癍

清凉散　方见大便不通

地黄丸　方见痘疮发热属阴属阳

泄泻咬牙作渴之症

陈文秀先生云：痘疮泻水谷，或白色、或淡黄者，宜服十一味木香散，送肉豆蔻丸。若泻多津液内耗，血气不荣，其疮虽起发，亦不能结靥。如身温腹胀，咬牙喘渴者难治，缘津液枯耗，而饮水不止，荡散真气，故多死也，速与十一味木香散救之，如不愈，急用十二味异功散。窃谓豆蔻丸治阳气虚寒滑泻之涩剂。盖肾主大便，若因肾气不固而致前症者，宜用十一味木香散，或六君子汤送四神丸。若欲泻不泻，脾气虚而下陷

251

也，用补中益气汤加肉豆蔻。饮食不化，手足并冷，脾气虚寒也，用四君子汤加附子。

一小儿出痘泄泻，腹胀烦渴，饮沸汤而不知热，先君谓阳气虚寒，用十一味木香散二剂，泄泻顿止，饮汤嫌热，此阳气复也，乃用六君、干姜、木香、归、芪而瘥。

一小儿痘疮愈后泄泻，饮食不化，此脾肾气虚，用六君、补骨脂、肉豆蔻，泻止，用参芪四圣散，接补元气而瘥。

一小儿发热饮冷，唇舌皱烈，泻粪秽臭。先君以为内蕴，用前胡枳壳散一剂稍愈；又用竹叶石膏汤加漏芦，乳母服之，其儿顿安。

一小儿痘后作泻久不愈，而肌体骨立，此脾肾虚弱也，用二神丸、五味异功散渐愈，因停食吞酸作泻，肚腹重坠，此脾气下陷也，先用补中益气汤为主，佐以五味异功散渐愈；又用参芪四圣散、托里散，治其疮而瘥。

一小儿出痘，发热燥渴，色黯出血，足热腰痛，此脾肾虚热，用圣济犀角地黄汤一剂，却用地黄丸料数剂而贯，又用参芪内托散而瘥。

一小儿痘疮将愈，侵晨泄泻，饮食不化，余以为肾泻，朝用补中益气汤，夕用二神丸而愈。

四神丸　治脾肾虚弱，大便不化，饮食不思，或泄泻腹疼等症。

肉豆蔻二两　补骨脂四两　五味子二两　吴茱萸浸炒，一两

上为末，用水一盏，生姜八两，红枣一百枚，煮熟取枣肉，丸小豆大。每服二三十丸，食前白汤下。去五味子、吴茱萸，名二神丸。

二神丸　治疮疡因脾肾阴虚泄泻。

补骨脂四两　肉豆蔻二两生用

上为末，用红枣四十九枚，生姜四两，水一盏，煮干取枣肉，丸桐子大。每服二三十丸，白滚汤下。

肉豆蔻丸　治泻水谷，或白或淡黄不能止者。

木香　缩砂仁各二钱　白龙骨煅诃子肉半两　赤石脂七钱半　枯白矾七钱半　肉豆蔻半两

上为末，糊丸黍米大。一周岁每服三五十丸，三岁儿服百丸，米饮下。泻甚者煎木香散或异功散送下。

竹叶石膏汤　治痘疮胸中烦热，小便赤涩，口干作渴，兼有赤癜者，亦宜服犀角散。方见顶陷心烦。

七味白术散　即人参白术散，方见后

六君子汤

四君子汤

十一味木香散

十二味异功散　四方见痘灰白色

托里散　方见痘痈

五味异功散　方见寒战咬牙

前胡枳壳散　方见涕唾稠黏

痘疮发热属阴属阳之异

陈文宿先生云：痘疮之症，有阳盛阴虚，有阴盛阳虚。阳盛者饮冰雪而不知寒；阴盛者饮沸汤而不知热。阳盛则补阴，用木香散加丁香、官桂；阴盛则补阳，用异功散加木香、当归。窃谓：经云大寒而甚，热之不热，是无火也，

当益火之源以消阴翳；大热而甚，寒之不寒，是无水也，当壮水之主以镇阳光。若前症发热作渴，手足并冷，大便自利，喜饮热汤，此阴盛也，宜用十二味异功散、八味丸。若发热作渴，大便秘结，手足并热，喜饮冷水，此阳盛也，宜用四顺散、六味丸。若烦热作渴，面赤睛白，此为肾经虚热，宜用地黄丸之类，治之及时，亦有生者。京师小儿出痘或作渴，喜饮冷水者，恣与饮之，再不服药，如期而愈，亦无痘毒之患。盖北方人卧火炕，饮烧酒，有热与水相构而然也。小儿面色目睛多白者，乃禀肾气虚也，出痘必作渴，用地黄丸煎与恣饮，多有生者。

一小儿痘寒战咬牙，泻渴腹胀，手足并冷，时当仲夏，饮沸汤而不知热，此脾胃虚寒之热也，先用十二味异功散一剂顿安，又用六君、附子一剂，后用五味异功散而愈。

一男子出痘，色紫作渴饮水，腰痛足热耳聋，此禀肾气不足，用加减八味丸料煎与恣饮，热渴顿止，佐以补中益气汤加五味子、麦门冬，滋其化源而愈。

一小儿十四岁，出痘色黯，两足及腰热痛，便秘咽干、口渴引饮，先君谓禀肾不足，用加减八味丸料作大剂，煎与恣饮，至二斤，诸症悉退，又佐以益气汤及八珍汤，各十余剂而痊。

一小儿痘疮发热作渴，腹胀寒战咬牙，饮冰雪而不知寒，悉似火症，但两足并冷，此阳气虚寒也，先用十二味异功散一剂，随用五味异功散加姜、桂渐愈，乃去桂，又二剂而痊。

六味地黄丸 治肾虚痘疮发热作渴等症。

熟地黄八两杵膏 干山药 山茱萸肉，各四两 泽泻 白茯苓 牡丹皮各三两

上为末，入地黄膏量加米糊丸如小豆大，煎服尤好。

七味白术散 一名人参白术散 治胃气虚弱，或因克伐，或因吐泻，口干作渴，饮食少思。如饮冷者去木香。

藿香 白术 木香 白茯苓 甘草炒 人参 干葛

上每服五钱，水煎，徐徐服。

八珍汤

十一味木香散

十二味异功散 三方见痘灰白色

补中益气汤

五味异功散 二方见寒战咬牙

加减八味丸 即六味地黄丸加五味子、肉桂

清凉饮 方见大便不通

痘疮大便不通之症

陈文宿先生云：痘疹四五日不大便，以肥猪膦白水煮熟，切豆大五七块与食之，滋润脏腑，疮痂易落，切不可妄投宣利之药，恐真气内虚，疮毒入里。如六七日身壮热不大便，其脉紧盛，与三味消毒饮微利之。窃谓：前症若毒在肌肉而未能尽发，脉浮而紧者，最宜此药疏解其毒。若脉沉而紧者，宜用前胡枳壳散疏通毒气，以绝其源。若口舌咽喉肿痛，疮毒甚也，用射干鼠粘子汤。若大便既通，作渴饮汤，脾胃气虚也，用人参白术散。凡燥粪在直肠不能下者，

宜用猪胆汁导之，忌用疏利之剂，恐复伤胃气，则疮未出者不能发出，已出者不能贯靥。大抵分辨虚实，当以手足冷热，或饮水饮汤验之。

一小儿大便不通，痘赤作痛，发热作渴，手足并热，此余毒内作，用前胡枳壳散一剂，大便随通，诸症顿退；又与六味活血散而愈。

一小儿痘疮发热作渴，焮赤胀痛，大便秘结，此热毒在内，先用清凉饮一剂，诸症稍退；又用鼠粘子汤一剂，诸症全退；再用紫草快癍汤而贯脓，更用消毒饮而痘靥。

一小儿痘赤狂喘，大便不利，此胃经有热，先君治以犀角地黄汤芹莱汁而痊。

四顺清凉饮　治积热颊赤作渴，四肢惊掣，大便秘涩。

赤芍药　当归　甘草　大黄各等份

上每服一钱，水煎。

按：清凉饮乃苦甘疏泻内热之剂。若热毒在内，大便不通，表无他症，宜用之。连翘饮乃苦寒发表内疏之剂，若表里实热，烦渴饮冷，大便不通，小便秘结者宜用之，不可过剂。恐妄发则成烂，妄下则成虚脱也。

消毒饮

荆芥二钱　防风　牛蒡子各一钱五分　甘草一钱

上水煎，量服之。

射干鼠粘子汤　方见痘咽痛

三味消毒饮

人参白术散　二方见靥发热

前胡枳壳散　方见涕唾稠黏

六味活血散　方见痘痈

紫草快癍汤

清凉饮

消毒饮　三方见大便不通

犀角地黄汤　方见顶陷心烦

欲靥不靥欲落不落之症

陈文宿先生云：痘疮自始出至十三日当忌外人。恐有卒暴风寒秽恶或狐臭之气触之，父母仍忌房事。若痘欲靥不靥，其痂欲落不落，若腹胀烦躁，忌食水蜜生冷之物，若食之，转渴而死，急与木香散救之。如身热烦渴者，宜服人参麦门冬散。身热大渴，人参白术散，如不愈，仍服木香散。窃谓前症乃脾胃气虚，津液不足所致，非实热为患也。如身热烦躁，手足发热，脾胃有热也，用人参麦门冬散。身热作渴，手足微冷者，脾胃气虚也，用人参白术散。腹胀泄泻，或寒战咬牙，脾胃虚寒也，用十一味木香散。泄泻气促，手足并冷，脾气脱陷也，用十二味异功散。凡疮结痂作靥，皆由元气充实而内融也。若审见虚弱，便与滋补，血气无亏，可保终吉。若见不靥而投补剂，恐不及而误矣。

一小儿十二岁，出痘不靥，腹胀泄泻不食，手足并冷。先君谓脾气虚寒。用十一味木香散一剂，诸症顿愈，再剂不时索食，但恶寒，此脾气犹虚也，用五味异功散加木香及六君子汤，而诸症愈；又用参芪内托散而痂脱。

一男子三十岁，遍身发热作痛，有赤颗旬余，始知为痘，用参芪四圣散、托里散各四剂，欲靥不靥，用十全大补汤数剂而痂脱。

一妊妇出痘月余，欲靥不靥，面赤晡热，此肝脾血虚而有热也，先用加味逍遥散热退，又用八珍、牡丹皮而热止。但气血皆虚，用十全大补汤而痂脱。

一小儿出痘，贯脓不靥，症如实热，余谓血气虚甚之假热也，用十全大补汤数剂渐愈，忽又恶寒，余又曰此邪气退而真气遂见虚象也，仍用前药内参、芪各五钱，数剂而愈。

十全大补汤 治禀赋不足，寒热自汗，食少体瘦，发热作渴，头痛眩晕。方见气促。

逍遥散 即加味逍遥散去牡丹皮、山栀 治乳母肝脾有热，致痘疮欲靥不靥，欲落不落。

当归 甘草炙 芍药酒炒 茯苓 白术炒 柴胡各一钱

上水煎，母子同服。

十一味木香散

十二味异功散 二方见痘灰白色

六君子汤 方见痘灰白色

五味异功散 方见寒战咬牙

人参麦门冬散 方见发热口渴烦躁不止

人参白术散 方见靥发热

参芪托里散

托里散 二方见痘痈

涕唾稠黏大便坚实之症

陈文宿先生云：痘疮涕唾稠粘，身热鼻干，大便如常，小便黄赤，用人参清膈散。如痰实壮热，胸中烦闷，大便坚实，卧则喘息，用前胡枳壳散。窃谓前症若肺胃实热，气郁痰滞，或大便秘结，小便赤涩，烦渴饮冷，宜用人参清膈散，表散外邪，疏通内热，使邪不壅滞。若毒蕴脏腑，大便秘结，用前胡枳壳散，疏导其里，调和荣卫，使邪自解散。若痰嗽涕唾，鼻塞不利，宜用惺惺散或参苏饮，发散外邪，庶元气不伤，痘疮轻而易愈。

一小儿痘疮涕唾稠黏，鼻塞不利，此风邪所伤肺，用参苏散一剂稍愈，又用惺惺散而痊。

一小儿痘赤壮热痰甚，烦躁饮冷，此脾肺实热，用人参清膈散顿退，又用芹菜汁而靥。

一小儿痘疮作渴饮冷，痰涎不利，此上焦热毒所致，先君用人参清膈散、犀角地黄汤各一剂，热退痰清；又用四圣散而痘起浆贯，用参芪四圣散浆回痂脱。

一小儿涕唾稠黏，大便黑屎，此胃经热毒，先君用圣济犀角地黄汤、芹菜汁而痊。

一小儿痘愈后，涕唾口干，饮汤腹胀。此胃气虚热而津液不足也，先用人参白术散二剂，后用五味异功散而愈；又用参芪四圣散、参芪内托散而痊。

一小儿涕唾稠黏，痰喘作渴，大便不利，此热毒蕴于内，用前胡枳壳散一剂，诸症顿退，又用济生犀角地黄汤二剂而愈。

前胡枳壳散 治涕唾稠涎，痰实壮热，胸中烦闷，大便坚实，卧则喘急。

前胡 枳壳麸炒 赤茯苓 大黄炒 甘草炙，各等份

上每服三钱，水煎，如身温脉微并泻者不可服。

按：前方若肺实胃热，气郁痰滞，大便秘结，小便赤涩，烦渴饮冷脉数，宜用此方。以表散外邪，疏通五内，使邪气不壅滞，且痘疮轻而易愈。

紫草四圣散 治痘疮出迟倒靥，或小便赤涩发热。

紫草 木通 甘草炒 黄芪炒，各等份

上每服二三钱，水煎服。加款冬花、桔梗等份，名仙圣散。

参苏饮 治时气伤风，发热恶寒咳嗽，未明痘疹，疑似之间，此药甚为稳当。

前胡 人参 紫苏叶 干葛 半夏茯苓各三分 枳壳 陈皮 甘草炙 桔梗各二分

上水煎服。

人参白术散 治胃气虚弱，涕唾稠涎，或因克伐吐泻，口干作渴，饮食少思。方见属阴属阳，即七味白术散。

五味异功散 方见寒战咬牙

人参清膈散 即十六味清膈散

犀角地黄汤 二方见顶陷心烦

四圣散 方见发热属阴属阳

参芪四圣散

参芪内托散 二方见腹胀气促

惺惺散 方见瘛症

顶陷灰白泻渴之症

陈文宿先生云：痘疮出二三日，始出如粟米状，或绿豆大，似水珠光泽明净，根窠红者，不须服药。若四五日大小不等，根窠光泽明净者，亦不须服药。如陷顶灰白泻渴者，服木香散。丹溪先

生云：痘疮灰白色，静者、怯者作寒看，躁者、勇者、烋发者作热看。若初出之时色白者，便须大补气血，参、芪、芎、归、术、芍、甘草、升麻、木香、丁香；泻者加诃子、肉豆蔻。若白色将靥如豆壳者，盖因初起，饮水过多，其靥不齐，俗呼倒靥，不妨，但须实表之剂自愈。如毒郁于里，大小便秘者，随通利之。

窃谓：前症不起发，不红活者，此因脾胃气虚，用参芪四圣散。顶陷灰白泻渴者，脾肺虚寒，用木香散、异功散。若灰白色或痒而脓不贯，用紫草、四君、木香。色赤或痒而脓不贯，用紫草木通汤。贯而脓清稀，用参芪内托散；不应，加附子，缓则不救。已出危症，如出赠痘，多有生者。

一小儿色淡白痒塌，此脾肺气虚血弱也，用紫草快癍汤、参、术各三钱二剂，稍应，又二剂，红活起发；又用托里散、参、术各三钱，贯脓而愈。

一小儿九岁，痘色白，手足冷，此脾胃虚弱，用六君子汤加木香、当归、紫草四剂，又用参芪四圣散加参、芪各三钱而靥。至十七日发热烦渴，脉洪大而虚，用八珍汤而愈。

一小儿十六岁，痘色白，脉虚浮，按之甚微而短，形气倦怠，饮食少思，此血气虚弱，用紫草木香散，内人参五钱十剂，色微赤；又用独参汤而贯。乃用十全大补汤、补中益气汤，共享参二斤余而靥。随入科举毕，发热痕痒淡赤，昏倦不食，急灌以独参汤而苏，又用斤余，却用十全大补汤、补中益气汤而安。

一小儿痘疮七日，变灰白色，手足并冷，腹痛泻渴，先君谓阳气虚寒，用

十二味异功散。不信，已而饮沸汤不知热，始投前药二剂，阳气顿复，却用独参汤、参芪四圣散而愈。

一小儿十五岁，因科举劳伤元气，出痘色白，贯脓不靥，眼闭昏愦，饮食与之则食，手指轻捏不冷，重按良久则冷，其脉轻诊而浮，重按如无，不及两寸，此阳气虚弱而无邪耳。用人参一两，干姜一钱，枣五枚，二日进四剂，结靥眼开。又二剂其眼常开，呻吟不绝。再剂却佐以补中益气汤，二十一日始言，但气短，云遍身痛如锥，索食，月余而靥。始末悉用前二汤，更无他饵。

一孕妇发热坠胎昏愦，遍身见痘灰白色，饮食药饵，到口即作呕，惟灌热汤则饮之，乃择壮年妇乳灌之不辍，日灌数碗，旬余省索食，云胸腹胀满，此脾气虚而乳食壅滞，令细呷浓茶半盏，胸满即宽，四十余日而靥。后因劳心发热如炙，用四君、参、芪、炮姜而痊。

一男子年三十，发热头痛，四肢拘急。服解表之药热益甚，遍身红点，渐成脓，窠已灰白，此痘疮因气虚耳。用参芪四圣散、托里散，色赤脓贯而靥。

一小儿第十日不红活，浆不满，先君谓气血虚弱，用参芪托里散数剂出赠痘，红活起发，又用十全大补汤而愈。

十一味木香散

木香　大腹皮　人参　桂心　赤茯苓　青皮　前胡　诃黎勒去核　半夏　丁香　甘草炙，各三钱

上每服三钱，生姜三片，水煎，量大小服。

十二味异功散

木香　官桂各三钱，去粗皮　当归

三钱半　人参　茯苓　陈皮　厚朴　白术各二钱　半夏　丁香　肉豆蔻二钱半　附子炮，去皮，一钱

上每服三五钱，姜五片，枣三枚，水煎，量大小服。此药家传五世，累经效验。

愚尝治痈疽阴症，凡杂症阳气脱陷，与寒气逼阳于外者，发热烦躁，口干作渴，投以姜、桂、附子之类，津液顿生，烦热顿退，其应如响。人但不习而察之耳。

八珍汤　治痘疮气血俱虚者，此方主之。若因脾气虚弱而不能生血者，宜用异功散。

当归一钱　川芎五分　芍药炒，七分　熟地黄酒拌　人参　白术炒　茯苓各一钱　甘草炙，五分

上每服二三钱，姜枣水煎。

豆蔻丸　方见咬牙

内托散　即托里散，方见痘痈

紫草快癍汤　方见大便不通

四君子汤

六君子汤　二方见不靥

参芪内托散　方见腹胀气促

紫草木香散　方见大便不通

补中益气汤　方见寒战咬牙

四圣散　方见痘出不快

参芪四圣散

十全大补汤

独参汤　三方见腹胀气促

紫草木通汤　方见痘出迟

寒战咬牙饮水泻渴之症

陈文宿先生云：痘疮六日至七日，

肥满红活光泽，八日至九日，肥满苍蜡色者，皆不须服药。如身温气促，口干肚胀，足冷寒战咬牙，饮水泻渴者，急用木香散加官桂、丁香服之，如不愈，服异功散。盖咬牙者，齿槁也。窃谓：前症若手足并冷，渴饮热汤，大便泄泻者，阳气虚寒也，宜热补之。手足不冷，大便不利，渴饮温汤者，脾气虚热也，宜调补之。手足不热，大便不利，渴饮热汤者，脾胃虚弱也，宜温补之。治者审焉！

一小儿出痘，寒战咬牙，四肢蜷缩，大便自利，手足并冷，喜饮热汤，此阳气虚寒也，用十二味异功散末二钱；诸症顿退；又用人参白术散、参芪四圣散而靥。

一小儿十四岁，面色忽赤忽黑，出痘寒战咬牙，作渴烦热，喜饮热汤，此阳气虚寒也，用十全大补汤散，烦渴顿止，乃以八珍倍加参芪，至脓贯又作渴面赤，此脓成而血气虚也。用当归补血汤、八珍汤而靥，至月余面赤烦渴，或时昏愦，痘痕如赭，或时作痒，脉洪大，按之如无，此血脱也，用大剂当归补血汤而安。

一小儿痘疮，寒战咬牙，内热作渴，形气倦怠，虽起发而欠红活，此阳气虚弱也，用参芪四圣散而结痂，忽作泻发热，此脾气虚也，用人参白术散、参芪内托散而靥。

一小儿痘疮，咬牙面黄饮汤，此阳气虚弱也，用五味异功散加木香而愈。后仍咬牙面赤作渴，至夜为甚，此脾肾阴虚也，用地黄丸、大补汤而愈。

一小儿脓不贯，兼寒战咬牙腹胀，属脾胃虚弱，用四君、肉桂、归、芪、肉豆蔻，又用参芪四圣散而痊，后用托里散、四君子汤而靥。

一小儿痒塌寒战咬牙，喜饮温汤，手足不热，属阳气虚弱也，用参芪四圣散，诸症已退，用参芪托里散，其浆渐贯，用十全大补汤，其痂顿靥。

一小儿十四岁，痘将愈忽寒战，手足并冷，脉微细而不及两寸，乃脾气虚热，用五味异功散、独参汤、十全大补汤而愈。

一妇人愈后寒战，脉浮大，按之微细，此血气虚也，用十全大补汤三十余剂而愈。后因劳，寒热往来，寒时手足如冰，热时手足如炙，脉浮大，重按则细，此阳气虚甚也，朝用补中益气汤加桂、附各一钱；夕用八味丸料，倍加桂、附，各五十余剂而安。

一小儿咬牙作渴，面色忽白忽赤，脉洪数按之无力，左关尺为甚，此属肾虚也，用地黄丸、补中益气汤寻愈。后因惊面青目赤，呵欠咬牙，手寻衣领，此肝经虚热，用加减八味丸料，煎与恣饮，顿安，又用补中益气汤而痊。

一小儿咬牙，作渴饮冷，大便微秘，寒战痘赤，多在身侧，此属胆经虚热也，用小柴胡汤、柴胡麦门散各一剂，又用加味四物汤而痊。

当归补血汤 治痘疮血气亏损，或妄服峻剂，致血气俱虚，肌热大渴喜饮，目赤面红，昼夜不息，其脉洪大而虚，重按全无。其症似宜服白虎汤，但脉不长实为可验耳，若服白虎汤必死。

黄芪炙，一两　当归二钱
上水煎，徐徐服。

补中益气汤

人参　黄芪炒　白术　甘草　当归　陈皮各一钱　柴胡　升麻各二分

上姜枣水煎，徐徐服。

五味异功散

人参　茯苓　白术炒　甘草　陈皮

上每服二三钱，姜枣水煎。为末调服亦可。

加减八味丸　即六味丸加五味子四两、肉桂一两　治肾经阴虚，虚火上炎，作渴咬牙，或口舌生疮，或痰涎涌盛。

六味地黄丸　加肉桂、附子各一两，名八味丸。二方见发热属阴属阳

独参汤　方见腹胀气促

小柴胡汤　方见癥症

十一味木香散

十二味异功散　二方见痘灰白色

十全大补汤　方见腹胀气促

八珍汤

柴胡麦门冬散　二方见顶陷灰白

参芪四圣散　方见顶陷心烦

七味白术散　方见痘发热，即人参白术散

卷 十 八

不靥闷乱哽气腹胀之症

陈文宿先生云：痘疮十一日至十二日，当靥不靥，身热闷乱不宁，卧则哽气，腹胀泄泻，寒战咬牙，急用异功散加木香、当归，以救阴阳表里助其收靥。窃谓：前症若手足并冷，属脾胃虚寒，宜用十二味异功散。手足微冷，属脾胃虚弱，宜用五味异功散加木香。若手足热，大便秘，属脾胃实热，宜用清凉饮，救其阴，以抑其阳。

一小儿痘，寒战咬牙，泻渴腹胀，手足冷，时仲夏，饮沸汤口不知热，先君谓脾气虚寒，用十二味异功散，一剂顿安；又用五味异功散，调补而愈；再用参芪四圣散而痊。

一小儿痘不结痂，发热饮汤，哽气腹胀，此脾气虚弱，用五味异功散、参芪四圣散而愈。后噫气下气，欲服枳壳之类。余谓：噫气属心火虚，下气属脾气虚。朝用六君子汤加姜、桂，夕用补中益气汤而愈。

一小儿哽气喘咳，腹胀下气，手足不冷不热，此脾虚不能摄气而腹胀下气，肺虚不能摄气而哽气喘咳，用五味异功散加升麻而愈。

一小儿痘将愈，足冷哽气腹痛，手冷至肾，唇青面白，属脾胃虚寒也，用

五味异功散加附子二剂，足稍温；又用六君、姜、桂一剂，诸症渐退，乃去姜、桂，服之而痊。

一小儿痘不结痂，作渴饮冷，大便秘结，此肠胃有热也，先用清凉饮末一钱，大便和而顿靥；又用人参麦门冬散、八珍汤而痊。

一小儿痘不结痂，用补中益气汤、地黄丸料煎服而愈。次年毕姻后，寒热作渴，头晕，脉洪数，按之微细，此脾肾虚火上炎也，以前药各加肉桂五分，引火归经而愈。

一小儿痘不靥发热，因乳母有肝火，用加味逍遥散、人参白术散，母子俱服而热止；又用柴胡麦门冬散而痊。

一小儿十五岁，久而结痂，寒热往来，脉洪数，按之无力，用十全大补汤而痊。后因劳寒热复发，用补中益气汤而安。

六君子汤 治脾气虚弱，或因克伐之剂，亏损中气，饮食少思，或痘疮不起发，灌浆结痂。

人参　白术炒　茯苓　陈皮炒　半夏汤洗　甘草炒，各等份

上三五钱，姜枣水煎，徐徐服。

四君子汤 即六君子汤去陈皮、半夏

四顺清凉饮 王海藏先生云：痘疹脓贯而不焦者，由治失清凉之法，内外

热毒，无以收敛。譬如五谷得阳气而成熟，得阴气而结实，用清凉饮子下之。方见大便不通

十二味异功散 方见顶陷灰白

人参麦门冬散 方见发热口渴

柴胡麦门冬散 方见作痒搔破

加味逍遥散 方见欲靥不靥

补中益气汤

五味异功散 二方见寒战咬牙

参芪四圣散

十全大补汤 二方见腹胀气促

人参白术散 即七味白术散

地黄丸 二方见发热属阴属阳

两目生翳痕黯凹凸之症

陈文宿先生云：痘疮十二日至十三日，疮痂渐落，其瘢犹黯，或凹或凸，肌肉尚嫩，不可澡洗，并忌五辛煎煿之物，恐热毒上熏肝膈，眼生障翳。或有是患，用谷精草散治之。窃谓前症：目为肝之窍，或肝经风热，或肝经血虚，或肝经风热相搏，或肝疳内热，或乳母肝经有热，或食膏粱浓味，故多犯其目。若失于早治，多成废疾。

一小儿出痘，两目不开，先君谓肝经有热。用消毒化瘢汤，母子服之而愈。

一小儿两目不开，先君谓肝经热毒。先用柴胡麦门冬散，又用四物汤加山栀而愈。

一小儿痘疮，目赤肿痛，此肝火为患，用柴胡麦门冬散、谷精散而愈。

一小儿痘将靥，目不开，脉浮而无力，右关按之缓弱，此脾气虚耳，用补中益气汤加蔓荆子二剂，去蔓荆子又数

剂而愈。后每劳役，目中作胀不能开合，朝用补中益气汤，夕用五味异功散而愈。

一小儿眼痛不开，属肝经风热，用柴胡麦门冬散、犀角地黄汤加柴胡各一剂，开而见赤翳迷漫，仍用前药加谷精草而愈。

一小儿出痘，目闭二十余日，用清肝解热之药，两目虽开其睛已伤，此失于早治也。

一小儿目中出痘作痛，肝脉弦洪有力，先用小柴胡加龙胆草、生地黄一剂，而痛稍止，乃用四物、柴胡、山栀一剂，痛全止，再用加味逍遥散、蝉菊散而愈。

一小儿目中出痘，肝脉弦数，此木火相搏，用四物、山栀、牡丹皮、柴胡二剂，再用加味逍遥散二剂，肝脉平和，又用四物、牡丹皮而靥。但目有青翳，用蛇蜕散、三味谷精草散而痊。

一小儿素食膏粱，目中出痘作痛，口渴、大便坚实，左右关洪数有力弦长，此形病脉俱实，先用柴胡栀子散、泻黄散各一服，又用柴胡栀子散、柴胡麦门冬散而痊。

一痘儿眼不开，肝脉数，按之有力，用柴胡栀子散，子母服之眼渐开。又因母劳怒仍闭，用加味逍遥散而愈。后复闭，用柴胡麦门冬散而痊。

一小儿目中生翳，诊其肝肾疳症，用九味芦荟丸、六味地黄丸及粉丹散，翳渐退，又用柴胡麦门冬散而痊。

羊肝散 治痘疮入眼，或无辜疳入目。

密蒙花 青箱子 决明子 车前子

上为末，用密蒙花末三钱，余药各一钱，以羊肝一叶，薄批掺上湿，用纸

261

裹煨熟。空心食之。

蛇蜕散 治痘毒目翳。

蛇蜕二钱，为末 瓜蒌仁五钱，研烂

上为末，用羊肝一片，批开入末二钱，用线扎紧，米泔煮熟，频与儿食，外用粉丹散。

三味谷精草散 治痘疹翳膜遮睛瘴瞳子。

谷精草一两 蛤粉 黑豆各二两

上为末，用雄猪肝一叶，竹刀批开，掺药在内，以麻线缚定，入砂罐内水煮熟，令儿食之。

蝉菊散 治斑痘入眼，或病后生翳障。

蝉蜕洗 白菊花各等份

上每服一钱，水煎入蜜少许，量儿服。

二味谷精草散 治痘疮已靥，目翳膜障，瞳神隐涩泪出，久而不退。

谷精草一两 生蛤粉二两

上为末，用 猪肝一叶，竹刀批片子掺药在内，以绵扎入砂器内，水煮。令儿熟食之。

粉丹散 即吹耳丹 治眼生翳膜。

轻粉 黄丹

上为末，竹筒吹耳内，左眼有翳吹右耳，右患吹左耳，即退。

通神散 治痘疮入目，内生翳障。

白菊花 绿豆末生用 谷精草各等份

上为末，每服一钱，干柿一个，米泔水一盏煮干末，不拘时但食柿饼五七次，至七日可见效。

黄柏膏 治痘疮初出就涂面，则痘疮不生于面目，用之若迟，虽出亦稀。

黄柏一两 绿豆 甘草各四两，生用

上为细末，清油调如膏，从耳前眼唇面并涂之，日三五度。

羊肝丸 治痘疮入目不能开。

羖羊肝一具生用 黄连炒，为末

上先将羊肝去筋膜，于石器内捣烂，入黄连末丸如桐子大。每服二三十丸，食后茶清送下。

蝉蜕散 治瘢疹入目，半年已过者，一月取效。

蝉蜕一两 猪悬蹄甲二两，瓦罐内用盐泥封，烧存性

上二味为末，入羚羊角末五钱，每服五分，白汤调下。

九味芦荟丸 治肝经积热，面目生翳，耳中出水，大便不调，肢体消瘦等症。方见疳蚀症

小柴胡汤 方见瘢症

柴胡麦门冬散 方见作痒搔破

四物汤 方见痘疮出迟

六味地黄丸 方见痘疮发热属阴属阳

泻黄散 方见靥后发热咽痛

消毒化汤 即消毒救苦汤，方见夹疹痘

加味逍遥散 方见欲靥不靥

柴胡栀子散 即柴胡清肝散，方见作痒搔破

补中益气汤

五味异功散 二方见寒战咬牙，一名小异功散

靥后发热咽痛不利之症

陈文宿先生云：痘疮收靥之后，浑身壮热，经日不除，别无他症，用柴胡麦门冬散，如不退，服人参白术散。若风热咳嗽，咽喉不利，用桔梗甘草防风汤。窃谓：前症有因热毒未解者，有因胃气虚热者，有因胃气实热者，其因不能枚举，当临症制宜而药之。

一小儿咽痛壮热，痘痕色赤，手微热，此余毒未解，用柴胡麦门冬散而安。七日之后复热，手指初捏似热，久捏则冷，此脾气虚也，用五味异功散而痊。

一小儿痘咽痛，大便不实，口渴饮汤，手足不热，此脾胃虚弱也，用人参白术散，而大便实。但不时寒热，用加味逍遥散而愈。

一小儿痘咽痛，发热作渴，面赤饮冷，此胃经实热也，用射干鼠粘子汤而愈。因食浓味复发，手足并热，用泻黄散一剂而痊。

一小儿痘咽痛，发热饮冷，大便黄色，手足指热，此脾胃实热也，用泻黄、清胃二散，各一剂而愈。后因乳母食浓味，儿口角流涎，不能吮乳，仍用前药治母而愈。

一小儿痘咽痛足热，余谓此禀足三阴虚而无根之火上炎也，古人有云，痘归肾经，必不可救，当用壮水之剂，亦有生者。奈彼不悟，翌日果腰痛咽哑，始信余言，乃用大剂地黄丸料加五味子，并补中益气汤而愈。

一男子出痘，上体甚热，两足俱冷，喉痛作渴，疮亦不起发，此禀肾经虚热也，以六味地黄丸料，煎与恣饮，渐愈，又与八珍汤而痊。

一小儿面色素白，出痘咽痛，发热面赤，作渴饮汤，手足指冷，此禀足三阴虚也，用大剂加减八味丸料，煎与恣饮，又以益气汤助其脾胃，以滋化源，痛止热退而愈。

射干鼠粘子汤　治痘疹咽喉作痛，及痘疹后痈疽疮毒。

鼠粘子即牛蒡子　甘草　升麻　射干各二钱

上水煎，量服之。

泻黄散　治脾胃实热患疮，口渴饮冷。

藿香叶七叶　石膏煅，五钱　甘草三钱　防风　山栀仁炒，各一两

上为末，每二钱水煎，入蜜少许。婴儿乳母服之。

六味地黄丸　方见痘疮发热属阳属阴

清胃散　方见痘不结痂
八珍汤　方见顶陷灰白
人参白术散　即七味白术散
柴胡麦门冬散　方见作痒抓破
加减八味丸　即六味丸加五味子、肉桂

加味逍遥散　方见欲靥不靥
五味异功散
补中益气汤　二方见寒战咬牙

顶陷心烦狂躁气喘之症

陈文宿先生云：痘紫色顶陷，心烦狂躁，气喘妄语，或如见鬼神，内热便秘者，宜用龙脑膏子、猪尾膏。如无内

263

热，大便不实，不可轻服。窃谓前症多因初起热盛之时，失于解利所致。亦有因痘毒未尽，有因胃经有热，有因肺胃有热，有因心脾有热。烦躁，痘裂出血，便血衄血，屎黑痕赤，详见各症。大凡作渴发热，手足指冷或大便秘结者，内有热也，切不可禁其饮水，观张子和述水中儿事，良可验矣。盖热极故得水而生也。

一小儿痘症狂喘，热渴饮冷，痰涎不利，先君用十六味清膈饮、犀角地黄汤而瘥。

一小儿痘紫发热，小便不利，手足发热，此肺经有热，用人参清肺饮小便随利，又用犀角地黄汤而厴。

一小儿痘紫作渴，手足并热，余谓胃经有热，用竹叶石膏汤一剂，诸症顿退而愈，用人参白术散而瘥。

一小儿痘紫作痛，又顶欲陷，发热饮冷，作渴痰喘，小便秘结。此肺胃有热，用十六味清膈散一剂，诸症顿减，又用葛根麦门冬散一剂而愈。

一小儿出痘发狂，作渴饮冷，此上焦热炽也，用黄连解毒汤、芹菜汁而止；又用紫草快癍汤将厴。因间药饵三日，色黑倒厴，用紫草散渴止，又用人参白术散而瘥。

一小儿出痘喘咳面赤，其脉洪数，右寸脉尤甚，此心火克肺金，用人参平肺散以清心肺，再用地黄丸以壮肾水，喘嗽顿止。

一小儿痘将愈，喘躁作渴面赤，此禀足三阴虚也，用地黄丸料数剂，诸症稍可，又佐以益气汤，诸症渐愈。后因沐浴出汗，仍喘咳烦躁面赤，脉洪大，

按之如无，此汗多亡阳也，用当归补血汤而愈。毕姻后，喘咳音哑，用地黄丸、益气汤各百余剂，得远帏幕而生。

一小儿痘愈后，时发狂兼喘，发过面色黄白，手足并冷，此脾胃虚弱也，余用补中、八珍二汤各三十余剂。或云当先降火邪而后补元气，乃服芩、连、朴硝之类，汗吐不止而殁。

十六味清膈散❶ 治涕唾稠黏，喘嗽痰盛，身热鼻干，大便如常，小便黄赤。

人参 柴胡 当归 芍药 知母 桑白皮 白术 黄芪 紫菀 地骨皮 茯苓 甘草 桔梗 黄芩炒，半两 石膏煅 滑石

上每服三钱，姜水煎，量儿服之。

葛根麦门冬汤 治痘疹胃经热甚，头疼闷烦，或痘后余毒。

麦门冬 干葛 人参 赤芍药 升麻 茯苓各二分 石膏末五分 甘草二分

上水煎服。

犀角地黄汤 治郁热不解，气血涌为衄血，或流入胃脘而吐血，或余血停滞，面色萎黄，大便色黑。

犀角 生地黄 白芍药 牡丹皮各一钱

上水煎，乳母同服。

人参平肺散 治心火克肺金，传为痈痿咳嗽喘呕，痰涎壅盛，胸膈痞满，咽嗌不利。

人参 陈皮 甘草 地骨皮 茯苓各一钱 知母 五味子各一钱 青皮四

————————
❶ 方中药味剂量多有脱失。

分　天门冬去心，四分　桑白皮❶

上水煎，徐徐服。

竹叶石膏汤　治痘疮胸中烦闷，小便赤涩，口干作渴，兼有赤瘢。又宜服犀角散方见泄泻咬牙

龙脑膏子　治时气踠痘疮及赤疹子未透，心烦狂躁，气喘妄语，或见鬼神，或已发而陷伏。宜速治，否则毒入脏必死。

生龙脑

上研细，滴雄猪心血，丸绿豆大，每服一丸。心烦狂躁，紫草汤下。疮陷伏，温酒化下。一方加辰砂五分尤妙。服后少时，心神清爽，得睡，疮疹发透。

猪尾膏　治痘疮黑陷倒靥。

用小猪尾尖，刺血两三点，入脑子少许，辰砂末一钱，同研膏，以木香汤化下。

紫草快瘢汤　治痘疹下血不止，不能发出，血气不足，色不红活等症。即紫草汤

紫草　人参　白术　茯苓　当归川芎　芍药　木通　甘草　糯米

上每服二钱，水煎。

人参清肺散　方见痘喘

八珍汤　方见顶陷灰白泻渴

黄连解毒汤　方见瘢症

地黄丸　即六味地黄丸

人参白术散　即七味白术散，二方见发热属阴属阳

补中益气汤

当归补血汤　二方见寒战咬牙

作痒抓破脓水淋漓之症

陈文宿先生云：痘疮作痒，抓破成

疮，脓水淋漓者，由气血衰肌肉虚也，宜用木香散加丁香、肉桂及败草散。切忌用牛粪灰。窃谓前症皆因气血虚弱所致，预为调护，使气血和平，庶无此患。又必察其外症色白者，用四君之类，色赤者，用四物之类。若因咸味，宜用蝉蜕散之类。

一小儿口干作渴，脉浮而数，此血气虚而有热也，用参芪四圣散加蝉蜕而痒止，用托里散加蝉蜕而脓贯，又用托里散将靥，忽发热作渴而痒，此血虚也，用八珍汤、当归补血汤而愈。

一小儿痘赤作痒，脉弦，按之则数，此乃肝火血燥生风，先用柴胡麦门冬散加蝉蜕而痒止，又用托里散而痂脱。后仍痒痕，用八珍汤倍加参芪而愈。

一小儿痘疮作痒色赤，心肝二脉数而弦，此风热相搏而血热也，用四物、黄连、柴胡、丹皮而痒止；用八珍汤、当归补血汤而疮愈。

一小儿痘后作痒，夜甚不寐，此脾经气血俱虚，用四君、归、芪数剂而止。后伤食作泻，复痒不寐，仍用前药及五味异功散而愈。

一小儿痘疮愈后，身痒脓水淋漓，内热口干，用四君、归、芪，及补中益气汤，并六味地黄丸而痊。

一小儿痘痕作痒，服祛风药，遍身皆痒，脓水淋漓，口噤发搐，而面色㿠白，此气血俱虚，余用大补汤、参芪四圣散而愈。

一小儿痘疮已愈，而犯色欲，遍身作痒，痘痕赤色，气息奄奄，脉洪数无

---

❶ 桑白皮剂量原脱。

力，左尺为甚，先用大补汤，内用人参五钱，数剂形气稍复，佐以大剂加减八味丸料，又五十余剂而痊。

一小儿痘将靥，身痒，脉浮数，按之无力，此真气不能荣于腠理，用补中益气汤渐愈，因功课劳心自汗，用六味汤而愈。后烦躁面赤，自汗如雨，用当归补血、十全大补二汤而愈。

一小儿汗出如雨，手足发热，作渴饮冷，右关洪数有力，此胃经实热也，用清胃散一剂顿退。因食膏粱复痒，发热饮冷，用泻黄散末一钱渴止；又用白术散去木香而痊。

一女子靥后身痒，脉浮大。此脾肺气虚也，朝用补中益气汤，夕用黄芪六一汤而愈。经行复痒发热，用加味逍遥、八珍汤而痊。

一男子痘愈而入房，身痒昏愦，脉大而无伦次，按之如无，用独参汤十五剂而苏，又大补汤二十余剂脉敛，又二十余剂脉微细而畏寒，此火归经，又五十余剂而痊。

一妇人痘方愈，因劳发痒，服消风散，口噤流涎，余谓此日元气复伤，不信，乃服前药，更四肢发搐，余用十全大补、加味逍遥而愈。

一小儿痘愈后作痒，服消风散，四肢发搐，口噤流涎，余谓脾土亏损，而肝木所克，果殁。

一小儿痘脓未满，面赤作痒，余谓气血虚而有热，欲行温补。不信，乃服清热之药而殁。

柴胡麦门冬散 治肝胆经有热，靥后不解。

柴胡 麦门冬各一钱 人参 玄参

龙胆草各五分 甘草炒❶

上水煎，量儿大小服。

参芪四圣散 治痘疮不能长满生脓，或色白作痒。方见腹胀气促

五味异功散 治痘疮元气虚弱，肌肉消薄，荣卫短促而患疮疡，不能消散；或脾肺气虚，不能生肌收口。大凡诸症，因脾气虚而不能愈者，皆宜服之，调补元气则自愈矣。方见寒战咬牙

黄芪六一汤 治疮疡后气虚作渴，愈后作渴，尤宜服之。

黄芪炙，六钱 甘草炙，一钱

上水煎服。

柴胡栀子散 治肝胆经有热，疮毒不愈，或发热不止。

柴胡 山栀 牡丹皮各一钱 川芎 芍药 茯苓各七分 白术炒 甘草各五分 当归 牛蒡子炒，各七分

上水煎，母子同服。

十全大补汤

独参汤

参芪四圣散 治痘疮不起，不能长满生脓；或作痒。方见腹胀气促

补中益气汤 治痘疮中气虚弱；或因克伐，以致身痒，恶寒发热，烦渴体倦，饮食少思，或不能结痂作痒者。

当归补血汤 二方见寒战咬牙

加味逍遥散 方见欲靥不靥

四君子汤 方见不靥闷乱

六味地黄丸 方见痘疮发热属阴阳

四物汤 方见痘疮出迟

泻黄散 方见靥后发热咽痛

托里散 方见痘痈

---

❶ 甘草剂量原脱。

加减八味丸 即六味丸加用五味子、肉桂

八珍汤 即四君、四物二方相合

清胃散 方见痘痈

风邪搏于肌肉患疳蚀之症

陈文宿先生云：痘疹已靥未愈之间，五脏未实，肌肉尚虚，血气未定，忽被风邪搏于肌肉肤肌之间，则津液涩滞，故成疳蚀疮也。宜用雄黄散、绵茧散治之。久而不愈，则溃蚀筋蚀，以致杀人。窃谓雄黄散清肝杀虫解毒，绵茧散治脓水淋漓，皆治外之良方，内无余毒者，宜用此法。若因肝脾疳火上炎，或食甘肥而胃火内动，或手足阳明经蕴热，或肾经虚热，各有不同，皆元气不足，病气有余，乘虚而发也。嫩痛作肿，用仙方活命饮、大芜荑汤。疳热为患，用大芜荑汤、四味肥儿丸。肾经虚热，用地黄丸。当临制宜，分五脏相胜，审乳母之气何如，扶助胃气为善。

一女子患疳症，因浴热汤，发热如炎，体强如痉，此腠理间泄邪热乘虚而内作，用十全大补汤一剂顿安。同时亦有患此症，不用补剂者，甚至不救。

一小儿痘后，遍身津淫作痒，此兼因疳为患，用大芜荑汤及蟾蜍丸而愈。后作渴，口中作痛，用蟾蜍丸、人中白散而安。

一小儿痘后毒蚀腮，余谓肝脾有热助疳而患也，用大芜荑汤、大芦荟丸为主，以五味异功散为佐，月余渐愈，却以五味异功散，佐以大芜荑汤而痊。

一小儿臀间痘毒蚀烂，恪敷雄黄散益甚，余谓兼肝脾疳也，先用大芜荑汤、活命饮各二剂，又用九味芦荟丸为主，以五味异功散为佐，月余诸症渐愈。

一小儿患前症，发热作渴，两足晡热，余谓禀肾经阴虚，不信，恪服清热败毒而殁。

一小儿痘出甚密，先四肢患毒脓溃而愈，后口患疳延蚀牙龈，余先用大芜荑汤、活命饮各一剂，又用蟾蜍丸、人中白散而安。

一小儿痘毒蚀陷，敷雄黄散，服加味解毒散而愈。

一小儿脸患之作痛，用仙方活命饮，又敷雄黄散、大芜荑汤而愈。

韶粉散 治痘疮毒气未散，疮痂虽落，其瘢犹黯，或凹或凸，此药涂之。

韶粉一两　轻粉一两

上炼猪脂油拌匀如膏涂之。如痘痂欲落不落，当用后方。

羊蹄骨髓

上入轻粉研成膏涂之。如痘痒搔成疮及疮痂欲落不落，用上等白蜜涂之，其痂自落，亦无瘢痕，神效。

雄黄散 治痘毒牙龈生疳蚀疮。

雄黄一钱　铜绿二钱

上研细，量疮大小干掺。

绵茧散 治痘毒蚀疮，脓水不绝。

出蛾绵茧不拘多少

上用生矾末碎贯茧内，以炭灰烧矾汁干，取出为末，干贴之。

九味芦荟丸 治痘毒成疳，齿蚀烂龈，或透颊腮，或肝脾疳热结核，耳内生疮，两目生翳，耳中出水，或小便出津，拗中结核，或大便不调，肢体消瘦等症。

胡黄连　宣黄连炒　芦荟　木香　白芜荑炒　青皮　白雷丸　鹤虱草各一两　麝香三钱

上各另为末，糊丸麻子大。每服半钱，空心米汤下。仍量儿用之。

大芜荑汤　一名栀子茯苓汤　治痘疮上攻，口齿成疳，发热作渴，大便不调，发黄脱落，面黑便清，鼻下生疮，乳食呕吐等症。

山栀仁三分　黄柏　甘草炙。各二分　大芜荑五分　黄连　麻黄根一分　羌活二分　柴胡三分　防风一分　白术　茯苓各五分　当归四分

上水煎服。

导赤散

生地黄　木通　甘草各等份

上为末，每服一钱，淡竹叶水煎。

败草散　治痘疮挝搔成疮，脓血淋漓，用屋烂草，或盖墙烂茅，年远者佳，如无，旷野生者尤佳，为末搽之。如遍身患者，须多掺铺席上，令儿坐卧，其疮即愈。

丹粉散　治痘毒脓水淋漓。

轻粉　黄丹各一钱　黄连末三钱

上研匀搽患处。

立效散　治一切胎毒疮疥及风疹痛。

大黄　黄柏　山栀　寒水石煅，各等份

上为末，用清油烛调搽。若破而脓水淋漓，用当归膏。

大枫膏　治一切疮疥。

大枫子肉研膏　黄连各二两　真轻粉　枯矾　蛇床子各一两　地沥青六两

上各另为末，入大枫膏和匀，更入地沥青杵百余即成膏矣。每用少许涂患处。

加味小柴胡汤　方见瘢疹

加味逍遥散　方见欲靥不靥

人参平肺散

犀角地黄汤　二方见顶陷心烦

柴胡栀子散　方见作痒抓破

三黄散　方见痒烂

八珍散　方见顶陷灰白

地黄丸　方见发热属阴阳

十全大补汤　方见腹胀气促

补中益气汤

当归补血汤

五味异功散

竹叶石膏汤　四方见泄泻咬牙

四味肥儿丸

加味解毒散

人中白散

东垣消毒救苦汤　四方见夹疹痘

蟾蜍丸

清胃散

仙方活命饮　三方见痘痈

瘢　症

陈文宿先生云：瘢疹之症，俗言疹子。是肺胃有热，或时气所作。发于皮肤，遍体状如蚊蚤所咬。凡色赤者，十生一死，色黑者十无一生。钱氏云：瘢症初发类似伤寒，发热五六日或七八日而出，或乍凉乍热，或咳嗽，泄泻不食，面赤，眼光如水生眵，或喷嚏痰涎，或热渴干呕，或大便急而小便涩。余窃谓前症若身热烦渴者，用升麻汤。自汗烦渴者，化瘢汤。烦泻热泻，白虎苍术汤。热盛谵语，导赤散。咳嗽不已，生地黄

散。吐血衄血，或大小便血，犀角汤。喉间作痛，甘桔防风汤。咽喉肿痛，玄参升麻汤。乍凉乍热，小柴胡汤。喘嗽不已，柴胡五味子汤。小便不利，柴苓汤。热盛干呕，解毒汤。停食呕吐，或腹胀作泻，平胃散，大便不利加枳实。饮食已消，或仍作呕，四君子汤。大便秘或喘满者，先用前胡枳壳汤下之，乃用春泽汤。瘥后热毒不除，葛根黄连汤。余毒成疮，射干鼠粘子汤、消毒饮。又有夹痘而出者，其势最速，乃血乘其势而为患也。如大便硬，用清凉饮少许下之。瘥退，四君、归、芪，固其元气。肢体疼痛，用活命饮一服，杀其毒气，仍用托里散治之。

一小儿七日不消，头痛发热，防其内热，此表邪未解，用葛根麦门冬汤一剂顿解，再剂而痊。

一小儿恶寒发热，头痛拘急，先用人参羌活散一剂，外邪顿散，又用五味异功散而安。

一小儿月余不消，增寒壮热，头痛拘急，此表邪未解也，用人参败毒散一剂而表邪退，再用惺惺散而痊。

一儒者年逾二旬患前症，烦渴饮冷，用竹叶石膏汤、化瘢汤各一剂，热渴顿愈，用快瘢汤，痘疮顿起，用八珍汤而痊。

一产妇患此，乃风热所致，用惺惺散而风热散，用六味活血汤而疮起发，用八珍汤而痊。

一小儿患此，鼻塞声重，发热身痒，用人参消风散而表症愈，后发热搔破脓水淋漓，脉浮大按之无力，此脾胃气虚，不能荣于腠理，朝用补中益气汤，夕用

黄芪六一汤而愈。后因感冒服表散之剂，烦躁发热，面目俱赤，脉大而虚，用当归补血汤而痊。

一小儿发热作渴，二便秘涩，用大连翘饮，二便随通，但呕吐痰涎，腹痛不食，此邪气去而真气复伤也，用五味异功散而痊。

惺惺散 治风热时气疮疹，头疼壮热，目涩多睡，咳嗽喘粗。

桔梗　真细辛　人参　甘草　白茯苓　川芎　白术各五分　薄荷

上水一盏，姜三片，煎服。

黄连解毒汤 治疹毒吐血干呕。

黄连　黄柏　黄芩　栀子各三钱

上水煎，量大小服。

柴胡五味子汤 治瘢疹喘嗽。即小柴胡汤内加五味子

小柴胡汤 治瘢疹乍凉乍热，似疟喘嗽❶。

柴胡三钱　人参　黄芩各二钱　半夏一钱　甘草

上生姜三片，水一盏煎至六分，温服。

柴苓汤 治痘疹小便不利。

柴胡　黄芩　猪苓　泽泻　茯苓白术各一钱五分

上姜水煎，量大小服。

人参消风散 治瘢疹等症。

人参三钱　荆芥穗　甘草炙　陈皮各五钱　白僵蚕　茯苓　防风　芎劳藿香　蝉蜕各三钱　厚朴姜制，三钱羌活二钱

---

❶ 明·元历 11 年赵氏福建刻本在此之后有"加山栀、牡丹皮名加味小柴胡汤。"

上每服一钱，水煎服。

人参败毒散 治瘛疹发热恶寒，咳嗽等症。

人参 茯苓 川芎 羌活 独活 前胡 柴胡 枳壳麸皮炒 桔梗 甘草炒，各等份

上每服二三钱，水煎。

生地黄散 治痘疹烦热咳嗽。

生地黄 麦门冬各一钱半 杏仁 陈皮各一钱 甘草五分

上水煎服。忌酒醋盐酸之物。

白虎苍术汤 治痘疹瘛症。

玄参升麻汤

化瘛汤 三方见水痘麻痘

升麻葛根汤 方见后

干葛麦门冬汤

犀角汤 二方见顶陷心狂

快瘛汤 方见顶陷心烦

六味活血散

活命饮 二方见痘痈

大连翘饮

春泽汤

人参羌活散

葛根黄连汤 四方见夹疹痘

五味异功散

当归补血汤

补中益气汤 三方见寒战咬牙

黄芪六一汤 方见作痒抓破

竹叶石膏汤 方见泄泻咬牙

射干鼠粘子汤 方见靥后发热

甘桔防风汤 方见痘寒战

前胡枳壳汤 方见痘涕唾稠黏

四君子汤 方见不靥闷乱

四顺清凉饮 方见大便不通

水痘麻痘

陈文宿先生云：水痘之症，身热二三日而止，或咳嗽面赤，眼光如水，或喷嚏咳唾稠黏。与痘不同，易出易靥，不能为害。汤民望先生云：麻痘乃天行时气，热积于胃，胃主肌肉，故发于遍身，状如蚊子所啮。色赤者十生一死，色黑者十死一生。此症亦与瘛不同。其瘛症如锦纹，而但空缺处如云路之状。麻症乃遍身而无空处，但以疏密之不同耳。麻痘初出，咳嗽烦闷，呕逆清水，眼赤咽喉口舌生疮，用黄连杏仁汤。若催出而成瘛，烂如锦纹，或脓水腥臭，心胸咳闷，呕吐清水，不时身热，用黄芩知母汤。初起发热，疑似之间，可服升麻汤。然麻症始终宜用麻黄汤表之，痘症表与下皆不可。大抵发热烦渴，用升麻葛根汤。发热咳嗽，人参麦门冬汤。发热烦躁，小便不通，大连翘饮。冬寒腠理闭塞，葛根橘皮汤。

一小儿患之，发热作渴，遍身作痛，大小便干涩。此热毒郁滞于内，用葛根麦门冬汤一剂顿安，又用解毒汤而愈。

一小儿患此，身痛发热烦躁，此风邪搏于表也，用玄参升麻汤，诸症顿解。但倦怠发搐，此脾虚为肝所侮也，用和肝补脾汤而安。

一小儿患此，腹痛烦渴，面赤咳嗽痰涎。用升麻汤一剂，遍身如锦，用化瘛汤一剂而安，又用人参麦门冬散而愈。

一小儿疹隐于肉里而不现，烦渴躁热，衄血吐血或便血，用解毒汤、犀角汤，各一剂而血止，又用导赤散而愈。

一小儿患此，寒热干呕，先用小柴胡汤加生地黄而寒热止，用解毒汤而发，用生料四物汤而痊愈。

一小儿患此，五日不消，发热烦躁，右关脉洪数而有力，此胃经实热，先用化癍汤一剂，又用参滑散而愈。

三豆饮 治天行痘疮，始觉即服之，多者必少，少者不出。

小赤豆 黑豆 绿豆各一百粒 甘草节五钱

上水煮熟任食之，七日自不发。

参滑散 治水痘。

地骨皮 麻黄去节，一分 人参 滑石 大黄煨，一分 知母 羌活 甜葶苈炒，一分 甘草炙，半分

上为末，每服半钱，水一小盏，小麦七粒，煎数沸，每服三五匙，不可多服。

按：前方发表散邪，疏通内热之峻剂。若遍身作痛，壮热烦躁，作渴饮冷，大便秘结，小便涩滞，喘嗽等症，宜用此方。然水痘多属表邪，或发热引饮，小便赤涩者，当用升麻葛根汤。知无他症，不必用药。

和肝补脾汤 治风热疮疹，脾土不及，肝木太过。

人参 陈皮 川芎各五分 白术 茯苓 芍药各七分 柴胡 甘草炙，各三分 山栀炒，四分

上作二剂，水煎服。

白虎苍术汤

石膏四钱 苍术一钱五分 知母一钱 甘草五分 粳米一撮

上水煎服。

黄连杏仁汤 治麻痘渐出，咳嗽烦闷，呕逆清水，眼赤咽喉口舌生疮，作泻。

黄连一两 陈皮 麻黄去节 杏仁去皮尖，麸炒 枳壳炒 葛根各五钱

上每服二钱，作泻者加厚朴、甘草。

黄芩知母汤 治麻症癍烂，隐疹如锦纹，或脓腥臭，心胸闭闷，呕吐清水，温壮不时。

葛根 知母洗 黄芩 麻黄去节 陈皮 杏仁去皮尖 甘草各等份

上每服二钱，若不呕逆，去陈皮加芍药，如吐则用之。

升麻葛根汤 治疮疹初起，发热咳嗽，似伤寒未辨麻疹。

白芍药 川升麻 甘草 干葛各等份

上水煎，每服三钱。

化癍汤 治癍疹渴热最良。

人参 知母各一钱 甘草五分 石膏末四钱

上加粳米一撮，水煎量服之。

葛根橘皮汤 治发癍烦闷，呕吐清汁，兼治麻痘等症。

葛根 陈皮 杏仁去皮尖 麻黄去节 知母炒 甘草 黄芩各半两

上每服二三钱，水煎。

玄参升麻汤 治癍疹已发未发，或身如锦纹，甚则语言烦躁，喉闭肿痛。

玄参 升麻 甘草炙，各等份

上每服二三钱，水煎服。

乌梅丸

乌梅三十个，酒浸肉研烂 细辛 干姜 附子泡，各一两 蜀椒四两 黄连一两 当归四两

上为末，乌梅肉与米饭和丸，桐子

大。每服数丸，白汤下。

羌活散 即人参败毒散加天麻、地骨皮

葛根麦门冬汤 方见顶陷心狂

升麻葛根汤 方见痘寒战

解毒汤

小柴胡汤 二方见瘢症

人参麦门冬汤 一名麦门冬散，方见发热口渴

犀角汤 方见顶陷心狂

大连翘饮 方见夹疹痘

四物汤 方见瘢痘出迟

导赤散 方见疳蚀之症

痘疮生痈毒之症

陈文宿先生云：痘疹首尾不宜与水吃。若误与之，疮靥之后，其痂迟落，或生痈，针之而成疳蚀，以致难愈。盖脾胃外主肌肉，饮水过多，湿损脾胃，搏于肌肤，则津液衰少，气血不能周流，凝结不散，故疮痂迟落而身生痈肿也。张洁古先生云：痈肿发于身前，手阳明经也，发于四肢，足阳明经也。丹溪先生云：痘痈多是余毒血热所致，当分上下用药，而以凉血为主，大便燥实加大黄，如不应，当分经络所属，血气虚实，其脓成否。窃谓前症初起未成脓者，用活命饮、隔蒜灸治而消之。欲成脓者，用活命饮解而溃之。气血虚者，八珍汤实而溃之。虚而不能敛者，托里散补而敛之。大凡发热肿痛，大便不结，用仙方活命饮及隔蒜灸法。大便秘结，用仙方活命饮加大黄。大便已通，肿痛未退，再用活命饮一服，用托里散补其元气。

若发热倦怠，大便调和，用补中益气汤；未应，亦用隔蒜灸。若溃而发热口干，肢体倦怠，用东垣圣愈汤。脓水淋漓，不时发热，用四君、参、芪。若因乳母肝经血虚发热，用加味小柴胡汤。肝脾郁怒发热，用加味归脾汤。膏粱浓味积热，用加味清胃散。如专与凉血，用败毒等药，复伤元气，必致成者不能溃，溃者不能敛矣。

一小儿腿内侧患之，痛甚作渴，大便不通，小腹作胀。此表里俱有毒未尽，用活命饮加硝黄一服，诸症顿退，却去硝黄再剂而痊。

一小儿左胁近腹患之甚痛，恶寒发热，肢体亦痛，此余毒兼外邪也，用活命饮加麻黄一服，外邪悉退，疮毒亦减，仍用前剂去麻黄及圣愈汤而痊。

一小儿赤肿作痛，内服外敷皆寒凉之药，用活命饮一服，痛顿止而肿未消，此凉药血凝而然也，用六味活血散及隔蒜灸而痊。

一小儿痘出甚密，先四肢患肿，余谓脾经热毒，用活命饮之类而愈。后患口疳流涎，牙龈蚀伤，用大芜荑、活命饮各二剂，却用蟾蜍丸搽人中白散而愈。

一小儿臂患肿痛色赤，此欲作脓也，用托里消毒散二剂而脓成，又二剂而脓溃，用托里散将愈，而发热恶寒，用十全大补汤而愈。

一小儿两腿臂膝俱肿，不能举动而痛，用黄豆末热水调敷，服活命饮而消。

一小儿痘毒溃而肿不消，烦躁作渴，小便如淋，手数寻空，此肝脾虚热也，用八珍汤、加减八味丸料各二剂而安，又用大补汤而愈。

一小儿痘毒腿膝肿，此脾肾虚而毒流注也，用如圣饼及活命饮四剂，肿痛顿减，再用益气汤、地黄丸而痊。

一小儿腿膝肿溃，脓水不止，晡热体倦，先君谓元气复伤，阴虚所致。用补阴八珍汤、地黄丸而愈。

一小儿痘毒，敷寒凉药内溃不愈，清脓甚多，此元气虚也，朝用益气汤，夕用八珍汤各五十余剂，佐以豆豉饼而愈。

一小儿腮患毒，用活命饮肿痛已退，肢体甚倦，此邪气去而元气虚也，用圣愈汤元气少复，用托里散而痊。

一小儿左耳下连项赤肿作痛，此少阳胆经火症，用栀子清肝汤治其母，用活命饮治其子而痊。后复作，误服败毒散，溃而不敛，疮口色白，余用托里散而痊。

一小儿出痘七日，寒热作渴，两胁及臂外患痘疔，此属胆经也，挑出黑血，以小柴胡汤加生地黄一剂，热渴顿止，又用活命饮而痊。

一小儿患此，面肿肉色如故，脉浮而大，按之微细，余谓此元气虚而邪从之也，当补元气为善。不信，乃服犀角丸、化毒丸而殁。

神效隔蒜灸法　治痘痈大痛或麻木，痛者灸至不痛，不痛者灸至痛，其毒随火散。用大蒜头切三分浓，安上，用小艾炷于蒜上灸之，每五壮易蒜再灸，痛不止尤宜多灸。小儿须将蒜切片着肉，一面略剜小空灼艾燃蒜，先置大人臂上试其冷热得宜，然后着疮上。又别灼如前法试之，以待相易勿令歇。

仙方活命饮　治痘疔痘毒，及一切疮毒，未成即消，已成即溃。此消毒败脓止痛之圣药。

金银花　陈皮各三钱　皂角刺炒穿山甲用蛤粉炒　乳香　没药　白芷防风　当归各一钱　贝母　天花粉　甘草节各七分

上每服五钱，酒煎。婴儿、母同服。为末酒调服亦可。若势甚而邪在表者，加麻黄散之。而毒在内者，加大黄下之。当临症制宜，此解毒回生起死之剂，但元气脱者不治。

六味活血散　治痈疽疮痛初起，红肿不散。

当归　川芎　赤芍药　生地黄　红花　苏木各等份

上水煎，量服之。

托里散　治痘毒，元气虚弱，不能溃散，未成用之自消，已成用之自溃。

人参　黄芪炒，各二钱　当归酒洗白术　陈皮　熟地黄　茯苓　芍药炒，各一钱五分　甘草炙，五分

上三五钱，水煎服。

托里消毒散　治痘毒气血虚弱不起发，腐溃收敛，或发寒热，肌肉不生。

黄芪　人参　当归酒洗　川芎　芍药炒　白术　陈皮　茯苓各一钱　金银花　连翘　白芷各七分　甘草五分

上每服三五钱，水煎。

东垣圣愈汤　治脓溃心烦无寐，体倦少食。

熟地黄自制者佳　生地黄各二分人参　川芎各二分　当归　黄芪各五分

上水煎服。

济生归脾汤　治脾血虚损，健忘惊悸，或心气虚不能摄血归元，以致妄行，

或吐血下血，或因乳母心脾二经有热，疮不结痂，或疮痕赤色。加柴胡、山栀即加味归脾汤。

人参　白茯苓　黄芪　白术　龙眼肉　当归　远志　酸枣仁炒，各二钱　木香一钱　甘草五分　当归身一钱

上姜枣水煎，母子同服。

东垣清胃散　治胃经有热，齿牙作痛，或饮冷作渴，口舌生疮；或唇口肿痛，燃连头面；或重舌马牙，吐舌流涎。若因服克伐之剂，脾胃虚热，口舌生疮；或弄舌流涎，或呕吐困睡，大便不实者，用五味异功散。

升麻五分　生地黄四分　黄连　牡丹皮各三分　当归梢四分

上水煎服，婴儿母亦服。

替针丸　治痘痈脓已成不溃。

陈坏米一钱　砂五钱　雄雀粪四十九粒，真雄雀粪直者是也

上为末，米粥丸如麦粒大，每用一粒，粘疮头上以膏药贴之半晌，其脓自出。若疮头透而脓不出，或出而愈痛，或发热，血气虚也，用托里散。或作呕吐痰，食少体倦，脾气虚也，用六君子汤。

神效太乙膏　治一切疮疽溃烂。

玄参　白芷　当归　肉桂　赤芍药　大黄　生地黄各一两

上㕮咀，用麻油四十两，入铜锅内煎至药黑，滤去粗，徐入净黄丹一斤再煎，滴水成珠，捻软硬得中，即成膏矣。

神效当归膏　治痘毒津淫，或汤火等症，及疮腐不能生肌收敛者。

当归　黄蜡　生地黄各一两　麻油六两

先将当归、地黄入油煎去粗，入蜡溶化，候温搅匀，即成膏矣。

豆豉饼　治疮疡肿痛，或硬而不溃，及溃而不敛。并一切顽毒毒疖，用江西豆豉为末，唾津和成饼，大如铜钱厚，三四钱置患处，以艾铺饼上灸之。未成者即消，已成者祛逐余毒。间有不效者，乃气血虚败之症。参疗疮论灸法用之。

神功散　治疮疡初起肿痛者，用之可消，加血竭更效。

黄柏炒为末，二钱　草乌生为末，二钱

上用漱口水调敷，常以漱水润之。

飞龙夺命丹　治痘疔、痘毒、痘痈；或麻木呕吐，重者昏愦咬牙。

真蟾酥干者酒化　轻粉各一钱　枯白矾　寒水石　铜绿　乳香　没药　麝香各二钱　朱砂六钱　蜗牛四十二个另研，如无亦可

上各为末，入蟾酥、蜗牛，或加酒少许，糊丸绿豆大。每服一丸，温酒或葱汤送下。重者外用隔蒜灸法，甚者多灸，或着肉灸。

五福化毒丹　治痘毒实热肿痛。

生地黄　熟地黄　天门冬去心　麦门冬去心　玄参各二两　甘草　甜硝各三两　青黛一两五钱

上为末，蜜丸芡实大。每服一丸，白汤化下。

犀角消毒丸　治痘疹余毒，及一切疮毒。

生地黄　荆芥　当归　犀角屑　防风　牛蒡子杵炒　赤芍药　连翘　桔梗

各七钱　薄荷　黄芩　甘草各五钱❶

上为末，蜜丸芡实大。每服一丸，白汤化下。

按：化毒丹降火凉血解毒寒中之剂。消毒丸，清热解毒破血之剂。盖小儿脏腑脆嫩，元气易伤，况痘后气血皆虚，岂能胜当此剂。若胃气一伤，则未成者不能消散，已成者不能腐溃，已溃者不能生肌。殊不知痘疮乃脏腑所发，遍身之血皆化为脓。况此方愈而患此，乃脾胃虚怯，肌肉消弱，荣卫短涩所致。治者审之！

蟾蜍丸

蟾蜍一枚，夏月沟渠中腹大不跳不鸣身多癞瘟者

上取粪蛆一杓置桶中，以尿浸之，桶上要干，不令虫走出，却将蟾蜍扑死投蛆中，食一昼夜，以布袋盛置，浸急流水中一宿取出，瓦上焙为末，入麝一字，粳米饭丸麻子大，每服二十丸，米饮下。

八珍汤　方见顶陷灰白

小柴胡汤　方见癜症，加生地黄、山栀，即加味小柴胡汤

栀子清肝散　即柴胡栀子散，方见作痒搔破

十全大补汤　方见腹胀气喘

当归补血汤

补中益气汤　二方见寒战咬牙

六味地黄丸　加五味子、肉桂，名加减八味丸

四君子汤　方见痘不靥闷乱

加味逍遥散　方见欲靥不靥

加味归脾汤　方见痘疳

加味清胃散　方见痘不结痂

大芦荟丸　方见风邪搏于肌肤

人中白散

如圣饼

补阴八珍汤　三方见夹疹痘

痘疔

痘疔又谓之贼痘，或三五枚，或五七枚，间杂于诸症之间，其色紫黯作痛不宁，以致诸症蜂起，不能贯脓，甚至不救，乃热毒势甚并结也，用仙方活命饮，如二便秘涩量加大黄，遍身拘急加麻黄。外必用线针挑破出黑血，或吮出毒血，以泄其毒，余痘才得贯脓，否则其毒无从而解，必致不起。如未应，急用隔蒜灸。若毒气甚者，或不知痛者，不用蒜隔，就着肉灼艾灸之。若灸后疮头红肿发焮，用针挑破出毒血，灼艾尤好。虽此法未出方书，余屡用屡验者，世多用至宝丹之类，亦不可恃。

一小儿有疔二枚，诸痘焮赤作痒而不贯，先君以针挑破隔蒜灸，至五十余炷而贯，又十余壮而痛止。用活命饮末二钱，热血调服，出紫血，又二服，疔毒悉退，痘浆悉贯，更用犀角消毒散而愈。

一小儿患痘疔，挑出毒血，服活命饮而痘愈。但疔处或痒或痛，用活命饮、隔蒜灸而愈。用参芪四圣散而靥。

一小儿痘内有疔数枚，虽挑出毒血，余毒不解，先君用仙方活命饮一剂，徐徐灌之，毒解浆贯而愈。

---

❶ "各五钱"原脱，据本书卷十一"胎毒疮疡"补入。

一小儿患痘疔，遍身焮如丹毒，内紫色者三枚。用活命饮、隔蒜灸，其势渐退；又用活命饮末二钱，浆渐贯；更用四圣散、犀角消毒散而愈。

一小儿出痘第七日寒热作渴，两胁及臂外侧胆经各患痘疔，先用针挑出黑血，乃用小柴胡汤加生地黄一剂，热渴顿止；又用活命饮一剂而痊。

一小儿出痘稠密，痛甚色赤，翌日变黑，索水饮之，神思稍清，先用活命饮末冷酒调服三钱，痛虽稍缓，其痘如指，色赤肿高；又用夺命丹一粒，肿痛十减六七；又用活命饮末一服温酒调，又得减三四，再服而浆贯，却用四圣散而痊。

犀角消毒散 治瘀疹丹毒，发热痛痒，及疮疹等症。

牛蒡子 甘草 荆芥 防风各五分 犀角镑，三分 金银花三分

上水煎热入犀角倾出服。

仙方活命饮

飞龙夺命丹

隔蒜灸法 三方见痘痛

四圣散 方见腹胀气促

小柴胡汤 方见瘀症

夹疹痘

夫疹乃风邪外患，痘为胎毒内发，二症并作，脏腑俱病也。二者相杂，赤晕发焮，痘疮愈盛，误谓痘出大密，多不可救。然此乃疹夹痘也，当治以人参羌活散，疹毒即解，痘势亦退，其元气亏损，不能结痂，当补脾胃为急也。

人参羌活散 治时气痘疹，兼于发表。

人参 羌活 独活 柴胡 前胡 桔梗 茯苓 枳壳 川芎 天麻 甘草 地骨皮各三分

上入薄荷五叶，姜水煎服。

东垣消毒救苦汤 治瘀疹悉自消化，使令不出，已出稀者再不生瘀。十一月立此方，随四时加减。通造化明药性者能之。

麻黄根 羌活 防风 升麻各五分 柴胡 川芎 藁本 葛根 酒黄芩 生地黄各二分 细辛 生黄芩各一分 黄连 酒黄柏 红花少许 苏木 当归身 吴茱萸五分 白术 苍术二分 生甘草一分 橘皮 连翘半分，初出减，出大盛者加之

上每服三五钱，水煎热服。

人中白散

人中白煅一两 黄柏炒黑，二钱

上为末搽口内。

如圣饼 治一切疮疡硬肿，不能消散，或毒不能解散。

乳香 没药 木香 血竭 当归等份 麝香少许

上各另为末，酒糊和为饼炙热，频熨患处，恶疮加蟾酥等份。

四味肥儿丸 一名小肥儿丸 治食积脾疳，目生云翳，口舌生疮，牙疳腐烂，发热瘦怯，遍身生疮等症。或症后患之。

黄连炒 芜荑炒 神曲炒 麦芽炒，等份

上为末，水糊丸，桐子大。每服二三十丸，空心白汤下。

加味解毒散 治瘀疹痒痛，寒热甚

者，烦躁谵语，并痘毒发热咽干。

犀角镑，五钱　连翘炒，二钱　牛蒡子炒，二钱　薄荷一钱　甘草五分

上为末，每服一二钱，滚汤调下。

补阴八珍汤　即八珍汤加黄柏、知母炒黑

葛根黄连汤　治疹后身热不除。

葛根五钱　黄连三钱　黄芩二钱甘草一钱半

上水煎服。

独参汤　人参一两，姜枣同煎

春泽汤

人参　白术　茯苓　泽泻　猪苓

上水煎服。

大连翘饮

连翘　黄芩　瞿麦　木通　滑石柴胡　防风　荆芥　甘草　蝉蜕　山栀赤芍药

上每服三四钱，水煎服。

卷 十 九

痘稠密

张洁古先生云：一发稠密，如针头者，情势重也。轻其表而凉其内，连翘升麻汤主之。然稠密之处，各有经络部分所属，额主心，面主胃，腹与四肢主脾，胁主肝，两腋主肺，下部主肾，肩背主膀胱，当随见症治之。若面色黄，大便黑，烦躁喘渴，或腹胀者，瘀血在内也，用犀角地黄汤、或抱龙丸、生犀角汁，但根窠分明肥满者，无妨。窃谓前症若属心经，用导赤散之类。胃经用犀角散之类。肝经用柴胡汤之类。大凡稠密者，热毒炽盛也，若密而不痛，用东垣消毒散。若密而作痛，用仙方活命饮。若密而小便不通，用八正散。若密而大便不通，用承气汤。若密而恶寒发热，用麻黄甘草汤。

一小儿十三岁，痘疮稠密而痛，脉洪数而有力，先君用仙方活命饮二剂，先出者痛顿止，后出者隐于肉里，用东垣消毒散二剂，隐者悉消，又用活命饮一剂，脉静身安而痊。

一小儿出痘稠密，身侧尤甚，焮赤呻吟，饮乳不彻，先君谓肝胆之火助邪为患，故身侧尤多，乃乳母肝火传变也，用柴胡栀子散治其母，子饮数滴而瘥。

一小儿痘疮甚密，身侧尤甚，贯脓不满，不红活。或云：当殁于十二日。余以为气血虚弱，用八珍汤加糯米百粒数剂，至十五日而愈。

一小儿痘密而灰白色，始末悉用补托之药，安后饮食过多，呕吐，面青白，唇目牵动，先君以为慢脾风症之渐。不信，翌日手足时搐，用五味异功散加木香、干姜而愈。

一小儿痘稠密色赤，先君以为热毒，用东垣消毒散一剂，初出者顿起，后出者悉没，再剂如期而靥。

一小儿稠密色黑，烦躁喜冷，手足并热，先君谓火极似水。令恣饮芹汁，烦热顿止，先用犀角地黄汤，次用地黄丸料，服之而愈。

一小儿稠密出迟，用四圣散而起发，用参芪内托散而靥，后发热恶寒，用八珍汤而愈。

一小儿痘密而痛，用东垣救苦汤一剂，痛顿止，用紫草木通汤而愈。

一小儿痘密，身痛如刺，用活命饮一剂，其痛即止，又用犀角消毒散而愈。

一小儿痘初出密痛。用东垣救苦汤，痛顿止；又用四圣散而发，用犀角消毒而愈。

麻黄甘草汤　治表实痘毒，焮盛稠密。

麻黄　生甘草

上水煎服。

278

柴胡栀子散　方见作痒抓破

柴胡甘草枳壳汤　方见痘喘

甘桔防风汤　方见痘咳嗽

东垣消毒散　一名救苦汤，方见痘身痛

紫草木通汤　方见小便不利

仙方活命饮　方见痘痛

六味地黄丸　方见痘疮发热属阴阳

四圣散　方见痘腹胀气促

小柴胡汤　方见癫症

柴胡清肝散　即柴胡栀子散，一方见痘潮热

紫草散　方见顶陷心烦

抱龙丸　方见痘痫搐

犀角消毒散　方见痘疔

痘吐泻

《痘疹方》云：痘疹吐泻，盖因脾胃不和，饮食不调，烦渴，呕吐泄泻，并用白术散。然疮疹皆赖脾土，脾土实则易出易靥，万物得土气，温暖而生，吐泻则伤脾土，遂有更变之症。夏月中暑烦渴泻，或腹痛，或欠筋，用五苓散加藿香。伤食吐泻，用小异功散。手足并冷者，用益黄散、豆蔻丸。顶陷灰白，用木香散。疮正出而吐泻者，或见血者，俱为逆症，难治。窃谓前症虽因脾胃不和，然邪实上焦则宜吐，邪实下焦则宜泻。如吐泻嗳腐吞酸，皆宜宣发，但微甚不同耳。张翼之云：若痘疹吐泻少食为里虚，陷伏倒靥灰白为表虚，二者俱见为表里俱虚，合用十二味异功散救之，甚至姜、附、灵砂亦可用。若止里虚，去官桂。止表虚，减肉豆蔻。若能食便秘倒靥为里实，忌补，当用钱氏及丹溪法下之。皆为能食为里实，里实而补，则结痈毒。红活绽凸为表实，表实而补，则溃烂不结痂。凡痘见癫，便忌葛根汤，恐发表虚也。如有更变，当随症治之。

一小儿痘初出，忽吐泻，饮乳不歇，属脾胃虚弱，用人参白术散，作大剂，母子并服；又用五味异功散为末，时以乳调服，吐泻止而靥。

一小儿出痘作泻，手足并冷，用十二味异功散稍愈；又用五味异功散加姜、桂一剂而止，又去姜加木香一剂；再用参芪四圣散而靥。

一小儿痘疮愈而作泻不食，此脾气内虚，先用五味异功散而泻止，食进后又伤食吐泻发搐，仍以五味异功散加天麻、柴胡而愈。

一小儿痘后作泻，腹中疼痛，手足并冷，此脾气虚也，用五味异功散加干姜一剂，乃去姜，又数剂而痛止；又用六君子汤加柴胡而泻止。

益黄散　治疮疹，因烦渴饮水过多，而伤脾胃吐泻。

丁香　诃子煨　青皮　陈皮　木香各等份

上为末，每服一钱，水煎。

橘皮汤　治呕吐不止，饮食不入。

陈皮　生姜各一钱　人参五分

上水煎，作三四次服之。

生气散　治脾胃气虚吐泻，肚腹膨胀，饮食不化，或腹痛不止。

丁香　甘草各五分　白术　青皮　木香　人参各七分

上水煎，徐徐服。

五苓散　方见小便不利

五味异功散　方见寒战咬牙

对金饮　治饮食吐泻方见不靥闷乱

豆蔻丸　方见泄泻咬牙

十一味木香散

十二味异功散　二方见顶陷灰白

人参白术散　方见发热属阴阳

参芪四圣散　方见腹胀气促

六君子汤　方见不靥闷乱

自　汗

《痘疹方》云：初起时，自汗不妨，盖湿热熏蒸而然也。窃谓前症因邪在经络，自能发散，使邪气外泄，若见此症，不当用芪、桂之属，以实腠理，且自汗则痘热已轻，升麻葛根之类，在所当禁，恐发泄太甚，则津液内耗，阴随阳散，难以收靥。靥后最宜审治，若血虚者，用当归补血汤。气虚者，用四君子加黄芪。气血不足者，十全大补汤。若饮食自汗者，异功散。杨氏云：痘疮一见红点，升麻、葛根，便不可用。此语甚是。但此为表虚，及无表症者而论。若或邪在表，痘赤绽焮者，又当用麻黄甘草汤。汗之肿焮作痛者，用活命饮加麻黄散之。盖自汗、盗汗，为病不同。自汗者，汗无时而自出也，属阳虚。盗汗者，睡则汗出，寐则汗收也，属阴虚。汗者，血之所化，阴气不能闭藏，所以睡则汗出也。痘家当以补血为主。若当归补血汤、六味地黄丸、八珍汤、人参养荣汤之类，皆可因症施治。又有胃虚者，宜用四君及浮麦散。食积内热者，宜用四君、曲、蘖。未靥之际，恐致气血虚而不能结痂，既靥之后，尤防血脱阴虚，阳无所附矣。

一小儿痘将出，自汗作渴发搐，此心肝二经热甚，用柴胡麦门冬散，而热症退；用紫草快癍汤，痘悉见；又用四圣散而结靥。

一小儿痘出，自汗发搐流涎，此木火侮土，先用五味异功散加钩藤钩，诸症顿减；次以五味异功散加柴胡而安。

一女子出痘，色赤自汗，发搐作呕，此肝火侮土，先用五味异功散加柴胡、钩藤钩，热搐悉愈；又用托里散，浆贯而愈。

一小儿痘出自汗，面赤作渴，手足并热，大便干黄。此肠胃皆热，用泻黄散末，一服诸症顿退；又用托里散、异功散加山栀、麦门冬而痊。

人参养荣汤　治气血俱虚，发热恶寒，肢体倦怠，食少作泻，或久病虚损，口干咳而下痢惊热，自汗盗汗。

白芍药炒，一钱半　人参　陈皮　黄芪炒　桂心　当归　白术炒　甘草炙。各一钱　熟地黄自制，七分　五味子杵卅，七分　远志五分

上每服二三钱，姜、枣水煎。

麻黄甘草汤

麻黄　甘草等份

上每服一钱，水煎。

浮麦汤

浮麦不拘多少炒香

上每服三五钱，水煎。

当归六黄汤　治血气不足，虚火内动，烦躁，自汗盗汗不止。方见烦躁

痒　塌

陈文宿先生云：痘疮痒塌，若脏腑

调和，血气充实，外常温暖，内无冷气，必无此症。设服宣利之药所致，宜用异功散治之。丹溪云：痘疹痒塌者，于形色脉上分之，实则脉有力，气壮；虚则脉无力，气怯。虚痒则实之，更加凉血药；实痒则大便秘结，以凉药下之。窃谓前症若色赤而有痒者，属血虚有热，用四物、牡丹皮。色白而兼痒者，属气虚有热，用四君加芎、归。若发热大便秘结者，用犀角消毒散。发热大便调和者，用麦门冬饮。寒战渴泻，喘嗽声哑气急，先用十一味木香散，如未应，急用十二味异功散，外用败草散敷之。若寒战咬牙，烦热喘渴足冷，灰白内陷，腹胀渴泻者，皆不治。

一小儿出痘六日，痒塌寒战，钱密菴谓血气虚寒。用十一味木香散二剂而浆贯；用参芪托里散，而靥脱。后痕作痒，用大补汤而痊。

一小儿第七日，痒塌少食，手足俱冷，发热恶寒。先君谓阳气虚寒。用十二味异功散，一剂而痒止，又用托里散加肉桂，四剂而浆贯，用十全大补汤而结靥。后痕赤作痒，此血气虚热，用八珍汤二十余剂而愈。

一妇人出痘，热数日而发见，用紫草快癍汤，虽红活而痒塌，询其素勤劳，元气颇不充实，用八珍汤，烦热渐止，又用托里散而靥。

一小儿十六岁，第九日痘塌口干，发痒手冷腹胀。先君谓脾胃血气虚弱，用五味异功散加归、芪、姜、桂，四剂痒渐止；又用十全大补汤，六剂浆贯；用八珍汤数剂而靥。后遍身不时作痒，或痘痕色赤，用补中益气汤而痊。

一小儿痘浆不满，面赤作痒。余谓血气虚而有热，欲与温补。不信，服清热之药，至十三日，疮痕色赤，烦渴腹胀不食，手足逆冷而殁。

五味异功散 治痘疮，脾胃气虚痒塌。方见寒战咬牙

四物汤 方见痘疮出迟

四君子汤 即六君子汤去陈皮、半夏，方见不靥闷乱

托里散

犀角消毒散 二方见痘痈

十全大补汤 方见腹胀

八珍汤

十一木香散

十二味异功散 三方见顶陷灰白

紫草快癍汤 方见顶陷心烦

倒靥

丹溪先生云：痘疮倒陷，因真气虚，而毒气不能尽出者，用黄芪、人参、紫草酒制治之。若将成就之际，却淡色者，属血虚，用当归、川芎之类，或加红花、紫草。属热毒者，用升麻、芩、连、梗、翘之类，甚者用犀角屑，大解痘毒。窃谓前症若热毒方出，忽被风寒闭塞，肌窍血脉不行，身体作痛，或四肢微厥，癍点不长，或变青紫黑色者，此为倒靥。

若胃气虚弱，不能补接荣卫，出而复没者，谓之陷伏。误用解毒之药，必致陷塌。若喜热饮食，手足并冷者，乃脾胃亏损，阳气虚寒之症，宜用辛热之剂补之。喜冷冻饮料食，手足并热，乃阳气实热之症，宜用苦寒之剂泻之。外感风寒者，温散之。毒入腹者，分利之。

阳气虚者，温补之。外寒触犯者，熏解之。陈宿州先生用十二味异功散，以预保脾土于未败之先，实发前人之未发，开万世之蒙聩也。

一小儿痘将愈，忽黑陷，余谓气血虚。用紫草散加人参、当归，又用参芪托里散而愈。

一小儿将愈而倒靥，咬牙寒战，手足并冷，饮沸汤而不知热，用十二味异功散，一剂诸症顿退，却用五味异功散，倍用参术数剂而愈。

一小儿痘，饮食多而作吐，服枳术丸，色黑将陷，用五味异功散加干姜，二剂贯浆而靥。

一男子发热昏愦，数日发红点，用快癍汤、托里散，贯浆将靥，忽发热恶寒，疮黑倒靥，手足并冷，口渴饮汤，此阳气虚寒也，用独参汤四剂，诸症渐愈而靥。

一小儿兼呕，手足并冷，余谓脾气虚寒，欲用十二味异功散，不信，另用杂药而殁。

成都方士禹太和，治痘疮黑陷垂死者，用壁间喜蛛，如黄豆大者一枚，擂烂。一岁儿用雄黄一分；二岁，二分；十岁者用一钱，入蜘蛛内研匀，用好烧酒调服。愚意此即木香散、异功散之类也。若因阳气虚寒，不能荣运周身，以致四肢逆冷，腹胀唇青黑陷者，宜用烧酒。若因元气虚弱，色白隐于肌肤，而不能起发者，宜用陈酒，亦不可拘泥于烧酒也。若小儿未及周岁，或儿大者。宜酌量与之，不可拘于杯许也。又有一等症，气血俱虚者，或色淡红，不光泽，不起发，或惊悸咬牙者，加紫草、红花

以用之。

七味白术散　方见发热属阴阳

十一味木香散

十二味异功散　二方见痘灰白色

癍 烂

闻人氏云：痘癍烂之症，因当发散而不发散，则毒气闭塞，以致喘促闷乱。不当发散而误发散，则毒随阳气暴出于外，遍身皮肤溃烂。治宜调脾胃进饮食，大便调和，荣卫健旺，毒气自解，而无目赤咽痛，口疮吐衄等症。窃谓前症若发表过甚，大便自利，急用理中丸、豆蔻丸，以救其里。亦有痘疹，如蚊所啮而色黑，乃危症也。若大小便秘结烦躁，用山栀子汤，猿猪尾血调脑子治之，自利不食者不可用。盖毒发于表而妄汗之，则腠理开泄，荣卫益虚，转增疮烂，由是风邪乘虚变症者有之。若毒根于里而妄下之，则内气愈虚，毒不能出，而反入焉。由是土不胜水，变黑归肾，身体振寒，两耳尻冷，眼合肚胀，其疮黑陷，十无一生，治者审之。

一小儿患此，发热作渴，手足并冷，此脾经热毒，先用泻黄散五分，又用七味白术散而愈。

一小儿患此，但恶寒发热、体倦头痛，人迎脉大于寸口二三倍，此风邪外伤，用补中益气汤加川芎、蔓荆子，愈而自靥。

一小儿患此，口舌生疮，手足并冷，余谓此中气虚而内热耳，用五味异功散，议论不一，犹豫未服。翌日，腹痛口噤，余用前药，更加干姜，一剂诸症稍缓，

再剂而愈。

一小儿患此，或痒或痛，发热口渴，先用白术散，次用补中汤而愈。后因作课劳心，发热头痛，痘痕燃赤。用补中汤加蔓荆子，及八珍汤而愈。

一小儿患此作痛，喜饮热汤，发热恶寒，手足并冷，余谓此中气虚而外假热也，用补中汤加参、芪，各三剂四剂而愈。

一小儿患之，多在两胁，时发寒热，此肝经之症，用加味逍遥散而寒热退，又二剂而胁痛止，及立效散而痊。

一小儿患之，作渴发热，额间为甚。此心经有热，先用导赤散，母服渐愈；又用柴胡栀子散，敷三黄散而痊。

一小儿患之，发热作渴，面目多白，尺脉数而无力，此禀足三阴虚也，用地黄丸、补中汤寻愈。毕姻后，患瘵症，服黄柏、知母等药几危，余仍用前药而痊。

一小儿患此，体倦恶寒，此脾胃气虚也，用补中益气汤，数剂愈。后因饮食停滞，发热而痘痕复赤，先用陈皮、参、术、神曲、山楂消食，仍用补中益气汤，调补脾胃而愈。若误用败毒之剂，决不起矣。

一小儿痘愈后因劳，痘痕作痒，搔破脓水淋漓，面色㿠白，脉浮大按之如无，余用补中益气汤渐愈。或云：先攻其邪，而后补之。乃用消风散，变痉，汗出口噤而死。惜哉！

山栀子汤 治痘疹及瘢毒状如蚊蚤啮毒盛黑色者。

栀子仁一两　白鲜皮　赤芍药　升麻各一两　寒水石　甘草炙，各五钱

上为末，每服一钱，水八分，入柴草。

三黄散 治痈热生疮，脓水浸淫，脓流处便湿烂。

松香　五倍子　黄连　黄丹　海螵蛸各一钱　轻粉　雄黄

上为末，用莹肌散煎洗，渗之干者，香油敷。

豆蔻丸 方见泄泻咬牙

柴胡栀子散 即柴胡清肝散

五味异功散

补中益气汤 二方见寒战咬牙

加味逍遥散 方见欲靥不靥

地黄丸 即六味地黄丸

七味白术散 二方见发热属阴阳

泻黄散 方见靥后发咽痛

导赤散

立效散 二方见风邪搏于肌肤

痘痫搐

钱氏云：痘疹痫搐，由内相胜也，惟心癫、脾疹能作搐。盖疹为脾所主，脾虚而不胜土，风热相搏，而动于心神。心喜热，神气不安，因搐成痫。癫为心所生，心主热，热生风，风属于肝，二藏相搏，风火相争，故发搐。当泻心肝。若凉惊用凉惊丸，温惊用粉红丸。海藏云：诸痛痒疮疡，皆属心火，无论虚实，皆属心火。上说脾虚则肝气乘之，与心火相合耳。若脾土实，心火旺而逆乘，以致痫者，此实邪也。便结者泻青丸，便软者泻心汤。洁古云：未出而发搐者，是外感风邪之寒，内发心火之热所作也，当用解毒丸、犀角地黄丸主之。世传云：

疮疹欲出，身热烦躁，忽发惊搐，宜用驱风膏、小如圣饮。小便不通，八正散。痰涎壅盛，利惊丸、抱龙丸。丹溪云：欲发疮疹，先身热惊跳搐搦，此非惊风，宜用发散之药。窃谓前症痘疹未见而先发搐者，乃毒气自心经出也，若病势轻缓，或形气虚弱者，不宜用峻厉之剂，恐元气内损，则毒气内陷，而疮不能起发也。或外感风寒之邪，内因疮疹之热而相搏；或肝血虚火动而内生风，当补元气为主，佐以见症之剂。然前方多峻厉之剂，审有是症，方可用，须察其色赤白，而以脾胃为主。虚则用温补，实则用解毒。若先发搐而后发疮，多有生意。疮已瘥而发搐，或吐泻者难治。

一小儿痘痂脱尽，因其秽气，用葱椒煎汤浴之，发热痰喘，用八珍加白僵蚕、蝉蜕，一剂痰喘顿止；又用四君、芎、归、钩藤钩而搐止。

一小儿痘疮色赤，四肢发搐，眉唇牵动，此心肝二经热甚，乘脾所致也，用四君、防风、钩藤钩而痊。

一小儿痘后，四肢发搐，眉棱尤动，小便频数，脸目青赤，此肝经风热，用四物、柴胡、山栀少愈，但四肢倦怠，饮食少思，大便不实，此脾气受伤而未复也，用四君、升麻、当归而痊。

一小儿痘后，寅卯申酉时热甚或兼搐，余谓寅卯时发热，此肝火本症，申酉时发搐，乃肝木侮金。先以四物、白术、茯苓、钩藤钩，煎送柴胡二连丸而愈，夕用地黄丸，朝用四君、山栀、柴胡及四君子加当归而痊。

一小儿痘疮色赤，发搐痰盛，服抱龙丸而顿愈。又因母大怒，儿仍搐，母

服柴胡栀子散、加味逍遥散，母子并愈。

一小儿痘愈后发搐，左额青赤，唇口牵动，余谓肝心二经风热所致，先用柴胡栀子散加钩藤钩，后用加味逍遥散，而搐止，再用五味异功散而痘愈。

一小儿痘将愈，发搐痰涌，头目不清，脾虚气弱，肝木侮之，先用五味异功散加柴胡、钩藤钩，搐愈而靥。

柴胡二连丸 治肝经实火。

柴胡　宣黄连　胡黄连

各末糊丸，桐子大。每服二三十丸，白汤下。

补中益气汤 方见寒战咬牙

六君子汤 方见不靥闷乱

四神丸 方见泄泻咬牙

十一味木香散 方见顶陷灰白

痘风

丹溪先生曰：痘风分气血虚实，虚则黄芪生血之剂主之，佐以风药。实则白芍、黄芩为君，连翘、白芷、断续之颣为佐。窃谓前症更当发，痘疮已出未出，已靥未靥，外邪所伤，内虚火动。若未出而搐搦，热毒内蕴也，紫草快癍汤加钩藤钩。已出红绽而搐搦，热毒作痛也，东垣消毒散加钩藤钩。贯脓而搐搦，血气虚也，参芪四圣散加钩藤钩。若靥后而搐搦，血气尤虚也，八珍汤加钩藤钩。或目眴，或直视者，风火相搏也，柴胡栀子散，或六味地黄丸加柴胡、山栀或口角流涎者，木乘土也，五味异功散加升麻、柴胡、钩藤钩。或目赤眵泪者，肝血虚而生风也，四物汤加柴胡、钩藤钩。或角弓反张者，水不生木也，

六味地黄丸加柴胡、当归，随用补中益气汤，加天麻、钩藤钩，不可直用治风之药。盖风药能燥血散气，必验其手足冷热温和三症，而用补泻调理之法，庶无误矣。如婴儿，当审乳母而治之。

一小儿痘疮将愈发搐，服牛黄清心丸，更口噤流涎，此脾胃复伤，肝木所侮，而涎不能归经耳，先用五味异功散加钩藤钩，诸症顿减，次以五味异功散加柴胡而安。

一妇人出痘，因怒发搐，痘痕赤色，发躁作渴，面目皆赤，此汗多亡阳血脱而然也，先用当归补血汤二剂，躁渴顿止；又用八珍、柴胡、牡丹皮、钩藤钩，热搐悉愈；又用八珍汤而痊。

一妇人痘疮将愈，因怒发搐口噤，头痛如裂，痘痕皎白，用补中益气汤加蔓荆子、钩藤钩顿愈。又因怒发搐，头晕不食，先用补中益气汤加天麻，又六君、柴胡而安。

当归补血汤 治痘疮，血气亏损，发搐热渴喜饮，脉洪大而虚，重按如无者。方见寒战咬牙

抱龙丸 治痘疮风热发搐，或痰甚者。

胆星四两　天竺黄一两　雄黄　朱砂各五钱　麝香少许

上为细末，用甘草一斤煎膏为丸，每一两作二十丸，用薄荷或灯心汤化下。

按：前方肝经清热豁痰利气祛风之药，过剂则脾肺复伤而反甚。或更加胸腹作胀，食少作呕者，宜用人参白术散，倍补中气。

造牛胆南星法 腊月，南星中大者为末，用黄牛胆汁拌匀，仍入胆壳内，

以线扎口，悬挂当风处，阴干隔年方可用，重制二三次者尤妙。

小柴胡汤 方见瘛疭
柴胡二连丸 方见前
六味地黄丸 方见发热属阴阳
四物汤 方见痘疮出迟
十全大补汤 方见腹胀气促

痘潮热

张洁古先生云：痘疹未有不因潮热而出者。观其热之时，知自何脏发出，寅卯辰时属肝，出水泡；巳午未时属心，出瘢疮；申酉戌时属肺，为脓泡；亥子丑时属脾，出疹子。惟肾独居腑下，不受秽浊，故无症耳。窃谓前症当察其虚实，若壮热饮水，便秘，属实热也，少用清凉饮下之。发热饮冷，大便不秘，属虚热也，宜人参白术散补之。若下而发热愈甚，此阴虚而阳无所附也，用四物、参、芪之类补之。若下而潮热面赤者，血气发躁也，用当归补血汤补之。若见发搐等症，乃肝虚而内生风也，用四物、天麻、钩藤钩补之。用发散之剂，而热愈甚，此表虚而外热也，用四君、当归、黄芪补之。

一小儿先潮热，午前甚，面青痘赤，出而热不止，或时发搐，手足不热不冷，此阳明胃经症，为肝木所侮，先用补中益气汤加钩藤钩，四剂而热止；痘色红活，乃去钩藤钩，又四剂而贯浆，又用八珍汤而痊。

一小儿痘红活，寅卯时潮热作渴，此肝经风热症，用柴胡栀子散末，三服热止浆贯，又用八珍汤、山栀、丹皮

而靥。

一小儿靥后潮热，手足发冷，余谓胃气虚弱，用五味异功散，佐以补中益气汤而愈。因饮食过度，前症复作，更腹胀，大便不实，小便重坠，此脾虚也，用补中益气汤而痊。

一小儿痘后，不时寒热噫气，饮食吞酸，服二陈、枳实、黄连，更寒热如疟，腹坠下气，此中气复伤而下陷也，朝用补中益气汤，夕用五味异功散，各加干姜、木香而愈。

一儒者先潮热出痘，面青胁痛，此肝经之症，用四君、柴胡、当归、山栀，二剂胁痛稍缓，又佐以加味逍遥散而痛止，却用托里散，浆贯而靥。后又潮热，用地黄丸而愈。

一妇人患此，误服寒凉之剂，烦躁作渴，饮沸汤而不知热，脉洪数，按之微细，此血气俱虚，用大剂十全大补汤加姜、桂四剂，更恶寒咬牙，此虚极而药力未能及也，于前药内，更加附子一片，二剂诸症顿退，乃去附子，又二剂将安，去姜、桂常服而痊。

一小儿痘愈后，潮热，饮食少思，面色萎黄，久治不愈，热后面与手足如冰，余谓脾气虚寒，当用六君、姜、桂，不信而死，手足皆黑。惜哉！

柴胡栀子散　治痘疮肝经有热，寅卯时发热，或寒热往来，或发热惊搐，或咬牙不止，四肢劲强。方见脓水淋漓

　加味逍遥散　即逍遥散加牡丹皮、山栀治因乳母肝脾血虚发热，致儿发潮热，疮不能愈者。方见欲靥不靥

　人参白术散

　六味地黄丸　二方见发热属阴阳

八珍汤　方见顶陷灰白

清凉饮　方见大便不通

托里散　方见痘痈

十全大补汤　方见腹胀气促

四君子汤　方见不靥闷乱

当归补血汤

补中益气汤

五味异功散　三方见寒战咬牙

四物汤　方见痘出迟

痘吐逆

世传方云：痘疮吐逆无痰，益黄散。有痰，二陈汤或橘皮汤、半夏汤，不止加丁香。若吐而泻者，亦宜益黄散，及陈氏木香散、异功散。吐而身热烦渴，腹满气促，大小便涩而赤者，当利小便。窃谓前症若手足并冷，渴饮热汤，或腹作痛，中气虚寒也，宜用益黄散。手足不冷，吐逆痰涎，中气虚弱也，宜用橘皮半夏汤。手足并热，热毒壅滞也，宜用导赤散。口干饮乳不彻，胃经气热也，宜用竹茹汤。吐逆不乳，或吐乳酸秽，此脾气虚而乳食停滞也，宜用枳术丸。

一小儿痘不红活，手足微冷，此阳气虚弱也，先用五味异功散加干姜、肉桂二剂，乃去干姜，加木香，又二剂而愈。

一小儿十一岁出痘，第九日吐逆不食，手足并冷，此阳气虚寒之极也，用十二味异功散，一剂顿愈，用五味异功散而安，用参芪四圣散而靥。

一小儿吐逆作渴，手足并热，此胃经有热也，用竹茹汤而热稍止；用人参胃爱汤而吐亦止；用化毒汤而贯脓；四

圣散而结靥。

一小儿吐逆作泻，腹胀烦渴，痘出不快，手指微冷，用七味白术散，而诸症退；用四圣散，而诸痘出；用人参蝉蜕散，而诸痘靥。

一小儿吐逆腹胀，发热作渴，大便干臭，此因肠胃实热，用竹茹汤加黄连、枳壳，诸症稍退，用紫草快癍汤，疮势顿发，如期而靥。

一小儿痘出甚密，呕逆饮冷，手足并热，此胃经热甚，先用葛根麦门冬散，一剂热症顿退；又用泻黄散末一钱，用米饭调服而安；用白术散而痊。

人参胃爱散 治痘疮已发未发，吐泻不止，不思饮食，或吐逆等症。

人参 藿香 紫苏 甘草炒 丁香 茯苓 木瓜各等份 糯米

上每服三钱，姜、枣水煎。

葛根麦门冬散 治热毒癍疹，头痛壮热，心神烦闷，乱吐逆者。方见顶陷心烦

按：此阳明胃经之药也，外除表邪，内清胃火，兼补元气。若非发热作渴，表里俱实者，不可用。若表里俱虚而发热作渴，宜用人参麦门冬散。

七味竹茹汤

橘红 半夏各等份 白茯苓二分 甘草 竹茹 黄连姜炒 葛根各二分

上姜水煎服。

人参蝉蜕散 治小便不利，痘疮不发，烦躁作渴，咬牙喘满。

人参 蝉蜕 白芍药 木通 赤芍药 甘草 紫草茸

上每服三四钱，水煎。

橘皮半夏汤

橘皮 半夏等份

上每服三钱，姜、枣水煎。

化癍汤 方见水痘麻痘

紫草快癍汤 方见痘陷心烦

六君子汤 方见痘腹胀

导赤散 方见风邪搏于肌肉

十一味木香散

十二味异功散 二方见痘灰白色

六味地黄丸

七味白术散 二方见发热属阴阳

四圣散 方见涕唾稠黏

五味异功散 方见寒战咬牙

痘咳嗽

《痘疹方》云：痘疮未出之先咳嗽，升麻汤。头疼身热，恶寒咳嗽，参苏饮。呕吐痰涎，白术汤。时气头疼咳嗽，或靥后余毒咳嗽，惺惺散。疮不起发，升麻汤。感寒头痛，闷乱咳嗽，木香散。发热嗽甚，别无他症，生地黄散。风热咳嗽，五味子汤。咽喉不利，甘桔防风汤。窃谓前症未出欲出之际，乃热毒上熏清道，肺气不宁，宜用惺惺散。若已出之后，则属元气虚弱，不能固卫腠理，风邪乘虚而袭，宜用五味异功散加桔梗、五味子，以补脾肺。

一男子咳嗽嚏喷，腮颊赤白，胞皆赤，遍身赤瘰，余谓此心脏痘疹，彼疑惑而未用药，旬余皆红活起发。余谓既红活起发，不必服药。至十七日，大便下血，脓疮痂而痊。

一小儿痘赤壮热，咳嗽痰甚，烦热作渴，用人参清膈散一剂，诸症顿退，日用芹菜汁，旬余而靥。

一小儿痘渐愈，咳嗽，肺脉大而无

力，用参苏饮，咳嗽渐愈。因母饮酒，又复咳，用五味异功散加桑白皮、杏仁、山栀，母子并服而愈。

一小儿痘疮，十二日患咳嗽唾痰，胸中隐痛，肺脉数滑。余曰：此兼患肺痈也，当用桔梗汤。不信，翌日果吐脓血，用桔梗汤而愈。

一小儿十四岁，痘愈后，咳嗽，脉数而无力，朝用补中益气汤，夕用六味丸料，各数剂渐愈。毕姻后，咳嗽发热，仍用前药及八珍等药而痊。

一小儿痘将愈，咳嗽面色黄白，嗽甚则赤，用五味异功散，调补而愈。

生地黄散　治小儿瘢疹，身热口干，咳嗽心烦等症。

生地黄半两　麦门冬去心，七分　杏仁　款冬花　陈皮各三钱　甘草炙，二钱半

上每服三五钱，水煎，徐徐服，儿大加之。若痰气痘热内作，宜用桔梗甘草防风汤。若痰上壅者，佐以抱龙丸。

桔梗汤　治久嗽肺气伤，而吐痰有血痰或腥秽，或咳吐脓血，肺痈等症。

桔梗炒　贝母去心　知母　桑白皮枳壳各一钱　地骨皮　瓜蒌仁　薏苡仁杏仁各五分　当归　黄芪微炒，各一钱五味子　百合炒，各一钱五分　防己一钱　葶苈炒，五分

上每服三五钱，水煎服。

桔梗防风汤　治痘症余毒，疮毒咽痛。

桔梗　甘草　防风
上水煎服。

六味地黄丸

七味白术散　二方见发热属阴阳

五味异功散

补中益气汤

当归补血汤　三方见寒战咬牙

十六味清膈散　即人参清膈散，方见顶陷心烦

惺惺散　方见瘢症

五味子汤　即小柴胡汤加五味子

参苏饮　方见涕唾稠黏

痘喘症

《痘疹方》若云：痘疮已出未靥之间，喘渴，白术散；甚者木香散。收靥后，腹胀喘渴，大便利，小便涩，葶苈木香散。喘嗽，五味子汤。喘渴靥后，余毒不除，大便坚实，前胡枳壳散。头疼身热，恶寒微喘，是有表邪也，用参苏饮。窃谓前症若因脾肺虚弱，宜用白术散。脾肺虚寒，宜用木香散。热毒内蕴，紫草甘草枳壳汤。风邪外感，用参苏饮。内外壅滞，人参清膈散。大便自利，小便涩滞，葶苈木香散。大便坚实，前胡枳壳散。

一小儿痰喘，痘赤作痛，热渴喜饮冷水，大便不利，此胃经实热，先用前胡枳壳散，诸症渐退，又用犀角地黄汤而靥。

一小儿面赤有痰，口干作渴，右寸口脉洪数，此心火刑肺金，用人参平肺散一剂，又用地黄丸料，四剂而痊。

一小儿痘赤而痛，喘嗽作渴，脉洪数，左尺右寸为甚，此肾火上炎，乘肺为患，用地黄丸料，煎与恣饮，如期而靥。

一小儿十四岁，痘方愈而喘促咳嗽，

余谓脾肺气虚，用五味子汤而愈。后停食发热喘嗽，用五味异功散而安，用补中益气汤而痊。

一男子出痘，愈而喘嗽面赤，服参苏饮，面色痘痕皆白，此脾肺气虚而复伤也，用补中益气、五味异功散而痊。

一小儿喘渴面白，手足时冷，此脾肺气虚，用人参白术散、五味异功散而愈。

一小儿痘将愈，喘渴腹胀，大便不结，小便涩，此脾肺气虚而然也，先用葶苈木香散，又用人参白术散而愈。

一小儿痘出气喘，大便秘结，手足并热，作渴饮冷，用前胡枳壳散而安，但饮食少面白，此邪气去而真气虚也，用补中益气汤、五味异功散而愈。

一小儿十四岁，痘方愈而喘，手足不热，余谓脾肺气虚，用补中益气汤而愈。后停食发热，手足不冷，余谓脾气虚热而喘嗽，用五味异功散，二剂而热退；又用补中益气汤而痊。

一小儿痘疮，狂喘躁热，作渴饮冷，痰涎不利，先君谓热毒壅滞，用人参清膈散、犀角地黄汤，各一剂顿愈；又用当归补血汤而愈。

一男子痘愈，而喘嗽面赤。服发表之剂，喘嗽益甚，面色痘痕皆白，手足并冷，余谓脾肺之气复伤而虚寒也，用补中益气汤加干姜一剂，元气渐复，却佐以八珍汤而痊。

一男子痘愈，而患喘发热恶寒，余用十全大补汤。不信，反服清热之剂，汗出如雨，身热如炎，面目、痘痕如赭赤。余曰：汗多亡阳而虚热也。后果殁。

六味凉血消毒散

犀角如无，用升麻　牡丹皮　当归生地黄　赤芍药　生甘草等份

上每服三五钱，水煎。

紫草甘草枳壳汤

紫草　甘草　枳壳各等份

上每服一二钱，水煎。

五味子汤

参苏饮

前胡枳壳散　三方见涕唾稠黏

六味地黄丸

人参白术散　一名七味白术散，二方见发热属阴阳

圣济犀角地黄汤　方见顶陷心烦

人参清膈散　即十六味清膈散，方见顶陷心烦

十一味木香散　方见痘灰白色

葶苈木香散　方见腹胀气促

卷 二 十

小便不利

《痘疹方》云：痘疹未出之先，热盛，恐欲起惊，小便不利，导赤散微解之。热入膀胱，如有血淋，犀角汤。初出不快，小便赤色，生圣散。已出未愈之间，白术散或五苓散加木通。收靥之后，小便不利，烦热而渴，猪苓汤。窃谓前症当分所因，若小肠热结，用导赤散。肝经热，用柴胡麦门冬汤。脾经热，用犀角汤。肺经热，用生地黄汤。肾经热，地黄丸。靥后气血虚弱，用八珍汤。中气虚弱，用五味异功散。

一小儿小便不利，口舌生疮，干渴，用导赤散、加味四物汤而脓贯；又用白术散去木香，治之而愈。

一小儿小便不通，口舌如靡，作渴面赤，左尺脉数，此膀胱热结，先用五淋散，而小便利；又用地黄清肺饮、参芪四圣散而愈。

一小儿小便数而欠利，面赤口渴，两足发热，此禀阴虚也，地黄、滋肾二丸煎服，用四剂而愈；又用地黄丸料加黄芪、当归而痊愈。

一小儿痘将愈，小便不利，服五苓散之类，小便愈少，喘咳唾痰，此脾肺复伤也，先用补中益气汤二剂送滋肾丸，却用补中益气、五味异功二药而痊。

八正散 治下焦积热，大小便不通，或小便淋涩，脉症俱实者。

大黄酒炒 车前子炒 瞿麦 萹蓄 山栀炒 木通各一钱 甘草一钱 滑石煨，二钱

上每服二钱，水煎。

滋肾丸

黄柏炒黑 知母炒黑，各二两 肉桂二钱

上为末，水糊丸。

益元散 治痘疹初起，烦躁作渴，小便不通。

滑石六钱 甘草一钱

每服五六分，白汤调下。

导赤散 治小肠实热，生疮作渴发热，小便秘赤，或小便不利者。方见作痒搔破

柴苓汤 治疹泻，小便不利。方见瘢症

五苓散

茯苓 猪苓 白术 泽泻各等份 肉桂减半

上为末，每服四分，白汤调下。

黄芩清肺饮

黄芩炒 山栀炒，等份

上每服二钱，水煎。

生地黄汤

生地黄五钱 杏仁去皮尖，二钱 麦门冬七钱 款冬花 陈皮各三钱 甘

草二钱五分

上每服二三钱，水煎。

紫草木通汤 治痘疹不快，小便不利。

紫草 人参 木通 茯苓 糯米各等份 甘草减半

柴胡麦门冬散 方见作痒抓破

犀角汤 方见顶陷心烦

生圣散 方见痘疮出迟

加味四物汤 方见痘入目

白术散 即七味白术散

六味地黄丸 二方见发热属阴阳

痘便血或黑屎

闻人氏云：痘疮大便下血或黑粪，若睡而不醒，是为恶候，乃内热盛也，用犀角地黄汤、抱龙丸、小柴胡汤加生地黄主之。窃谓前症若寒热作渴，小柴胡加生地黄。发热体倦，用五味异功散加当归。口干作渴，用人参白术散。大凡作渴引饮发热者，属实热；作渴饮汤，手足不热者，属虚热；手足逆冷者，属虚寒。治者审之。

一小儿出痘便血，痘赤痛如锥，或疮内出血，余谓肝火炽盛，用小柴胡汤加生地黄一剂，随用犀角地黄汤，一剂而痊。

一小儿痘疮下血，且不起发，先君谓气血不足，用紫草快癍汤加参、芪、归、术，血顿止，疮顿起，用八珍汤而愈。

一小儿痘疮下血，小便赤色，疮色如赭，发热饮冷，二便不利，先君谓心小肠实热，用八正散，后用解毒防风汤，

及饮芹菜汁而痊。

一小儿痘疹便血倦怠，作渴饮汤，余谓：倦怠便血，脾虚下陷也；少食作渴，津液枯涸也，用五味异功散加紫草而愈。

一小儿便血腹胀，困倦身热，口干饮汤，四肢逆冷，先君谓脾气虚寒不能摄血，用五味异功散加丁香、干姜，二剂血止，痘贯而靥。

一小儿痘将愈而便血，面白恶寒，大便欲去而不去，余谓此元气虚而下陷也，用益气汤，不信，服凉血之剂，致吐泻腹痛而殁。

一小儿痘将愈，患便血，面白恶寒，手足并冷，脉沉细如无，余谓阳气虚寒，欲用人参、姜、桂。不从，翌日而死，手足青黑。惜哉！

解毒防风汤 治痘疮，毒气炽盛便血。

防风 地骨皮 黄芪 荆芥 白芍药炒 牛蒡子各等份

上每服四钱，水煎。或为末，白汤调下。

紫草快癍汤 治痘疹下血，不能起发，出不快，色不红活等症。即紫草汤，方见顶陷心烦

圣济犀角地黄汤 治热毒内蕴，烦躁作渴，面色赤，大便黑屎，或神昏便血。方见顶陷心烦

小柴胡 治肝经有热，不能藏血而便血。方见痘身疼

五味异功散 治脾胃气虚，不能统血，而大便下血。方见寒战咬牙

八珍汤 治气虚不能慑血而便血。方见顶陷灰白

八正散 治心小肠有热，小便赤，并大便下血。方见痘小便不利

七味白术散 即人参白术散，方见痘发热

痘疮燉裂出血

闻人氏云：痘疮大便不通，小便如血，或结痈毒，身痘破裂，乃内火炽盛，失于解利，急用犀角地黄汤、小柴胡汤加生地黄，四顺饮之类治之。窃谓前症若心脾热盛，用犀角地黄汤。心肝热盛，用小柴胡汤加生地黄。若大便不通，先用四顺饮，次用犀角汤。若色赤燉痛，二便不通，急用活命饮加硝、黄。若色赤燉痛，恶寒发热，用活命饮加麻黄。若因乳母怒火，用加味逍遥散、加味归脾汤。

一小儿痘根赤色，寒热作痛，此肝经有热也，先用加味小柴胡汤二剂，诸症渐退；又用加味逍遥散，三剂而贯脓，末用八珍汤而愈。

一男子痘根赤痛，发热作渴，服紫草饮，痘裂出血，余谓心肝二经风火相搏，先用小柴胡汤加生地黄、犀角二剂，用圣济犀角地黄汤而愈。

一小儿患前症，大便不利，小便赤涩，作渴饮冷，先君谓肠胃实热，先用凉膈散，一剂渐愈；又用犀角地黄汤、芹菜汁而痊。

一小儿患此，诊乳母有郁火，用加味逍遥散、加味归脾汤而痊。同时患是痘而用杂药者，俱致不救。

凉膈散 治上焦实热，烦渴面赤，咽燥喉痛，便溺赤涩，狂言谵语，睡卧不安。

大黄　朴硝　甘草　连翘　山栀　黄芩　薄荷叶各等份

上为细末，每服少许，煎竹叶蜜汤调，乳母同服。

加味清胃饮 方见痘痈
加味逍遥散 方见痘潮热
犀角地黄汤 方见顶陷心烦
加味小柴胡汤 即小柴胡汤加山栀、地黄，方见痘身疼
八珍汤 方见顶陷灰白
圣济归脾汤 方见痘痈

痘衄血吐血

《痘疹方》云：若痘发之际，正宜微见，与发汗同体，然血与汗虽殊，其源其一。盖痘疹乃秽血所发，邪结肺胃，毒气自然上越也。若见此症，不可妄投以药，恐治失其宜，瘀蓄者不出而已，出者复伤，反生变症也。若作渴饮冷，手足并热，此毒气炽盛，而血上溢也，宜用圣济犀角地黄汤。若肺经热毒而鼻衄，用地黄清肺饮。胃经热毒而吐血，亦用圣济犀角地黄汤，若肠胃热毒而便血亦用之。作渴饮汤，手足不热者，肝肺气虚，不能摄血而妄行也，宜用五味异功散。若出血作渴烦躁，面赤色者，血脱也，宜用当归补血汤。

一小儿出痘三四日，大便下血，日有数滴，至八日不能止，疮不能起，御医钱春林谓其脾气虚寒，用木香散二剂加丁香十一粒、人参五钱，次日痘起有脓，由是血止，二十余日而愈。

一小儿痘疮红活，但不时作痒，口

渴便血面赤，先君谓肠胃有热，用圣济犀角地黄汤加柴胡一剂，诸症渐退；用四君加当归、红花而愈。

一小儿痘疮赤痛，烦热作渴，或便血衄血，先君用犀角地黄汤而血止，又用紫草快斑汤而痛愈。后疮痕色白，用四君、黄芪、当归而痊。

一小儿衄血，右寸脉数，此肺金有火也，用泻白散而血止，但四肢倦怠，用益气汤而愈。

一小儿痘痛赤色，吐血发热，此胃经热毒也，先用圣济犀角地黄汤，诸症渐愈，又用五味异功散而痊。

一小儿痘后衄吐，面色黄白，因脾肺气虚弱，用麦门冬散而愈。后因劳，衄血发热，痘痕赤色，用四君、归、芪而衄止，用五味异功散而热退。

一小儿痘后衄血，发热则痕赤，热止则痕白，此脾胃气虚也，朝用补中益气汤加干姜，夕用五味异功散加当归而愈。

一小儿痘后衄血头晕，唇白恶心，此中气虚，而清阳不能上升也，用补中益气汤加蔓荆子稍愈，去蔓荆子，又数剂而痊。

一小儿痘后，非衄血即便血，痘痕赤白靡定，手指冷热无常，余谓此元气虚，而无根之火倏往忽来也，朝用补中益气汤，夕用五味异功散，各二十余剂而愈。后因劳心复发，仍用前二药为主，佐以十全大补汤而愈。

泻白散

桑白皮炒　甘草　地骨皮

上每服二三钱，水煎。

人参竹叶汤　治虚烦不得寐，或兼自汗。

人参　竹叶　甘草各二钱　半夏二钱五分　小麦　麦门冬各一钱半

上每服二三钱，姜二片，粳米二撮，水煎服。

八珍汤

十一味木香散　二方见顶陷灰白

五味异功散

当归补血汤　二方见寒战咬牙

紫草快癍汤　方见便血屎黑

十全大补汤　方见腹胀气促

四君子汤　即六君子汤去陈皮、半夏，方见不靥闷乱

痘烦躁

东垣云：火入于心则烦，入于肾则躁，皆心火为之。盖火旺则金烁水亏，故心肾合而为躁也，宜用栀子豆豉汤。凡痘疮盛作之时，必令心火有所导引，苟或毒气出而未尽，遂生烦躁，以生黑豆煎汤，或生犀磨汁饮之亦可。若津液不足，虚烦不得卧者，活人酸枣仁汤。此症多因脾胃气虚，或服克伐之剂所致，但当调补中气为善。

一小儿患此，饮冷不止，或作胀痛，余谓胃火所致，用犀角地黄汤、芹菜汁而顿愈。

一小儿烦躁作渴，饮冷不止，先君谓脾胃热毒，用犀角地黄汤而愈。后复作，喜饮热汤，面目赤色，用当归补血汤而痊，惟倦怠少食，用白术散而愈。

一小儿贯脓之际，烦躁不宁，肝脾脉数，用圣济犀角地黄汤，一剂稍止，用八珍汤加牡丹皮而止，又二剂浆渐贯，

却用内托散，倍用参、芪、归、术而瘳。

一小儿痘将贯脓，烦躁面赤，脉数大而虚，此气血虚也，先用参芪四圣散，又用当归补血汤而愈。

一小儿出痘烦躁作渴，面赤口干，脉洪而大，按之无力，两尺为甚，此禀肾不足，阴虚而火动也，用大剂地黄丸料加五味子，煎与恣饮，诸症顿减，乃佐以补中益气汤，二剂痘齐，乃用参芪四圣散而瘳。

一小儿出痘烦躁，作渴饮汤，面目赤色，脉数无力，两尺为甚，此禀足三阴虚也，用益气汤及地黄丸料加五味子大剂，始末服而瘳。

一男子出痘，烦躁作渴，虚症不能悉举，先君用益气汤、地黄丸料加五味子，各三十余剂，更用人参五斤煎汤代茶，饮两月余而瘳；又用参、芪、归、术各数斤，半载始能步履，得元气充实，且慎调摄而痊。

一小儿十五岁，痘将愈而烦躁，脉数而无力，劳则益甚，且无寐，或惊悸，余用归脾、补中二汤渐愈。后因劳仍作，或用四物、化痰之剂，前症益甚，更发热恶寒头晕而殁。

一小儿痘愈后，烦躁面赤，脉洪大，按之如无，余谓血虚，朝用补中汤，夕用归脾汤将愈。因饮食过多，功课劳心，吐泻腹痛，头晕恶寒，反服藿香正气散，发热如炙，汗出如雨，手足并冷而殁。

活人酸枣仁汤 治痘疹虚烦，惊悸不得眠。

酸枣仁炒 甘草炙 知母炒 白茯苓 麦门冬去心 川芎 干姜炒，各三分

上水煎温服，儿大倍之。

栀子豆豉汤

山栀四个 豆豉半两

上水二盏，先煮栀子一盏，内豆豉煎至七分去滓，温服得快吐，即止后服。

当归六黄汤 治血气不足，虚火内动，或烦躁，盗汗不止。

熟地黄 当归 黄芪炒 黄柏以下俱炒黑 黄芩 黄连 生地黄

上每服三五钱，水煎。

八珍汤 治气血俱虚，或用克伐之剂，脾胃虚损，肌肉消瘦，发热恶寒，饮食少思等症。方见顶陷灰白

补中益气汤

当归补血汤 二方见寒战咬牙

六味地黄丸 方见痘发热属阴阳

圣济犀角地黄汤 方见顶陷心烦

内托散 即托里散，方见痘痛

七味白术散 方见痘发热属阴阳

痘腹痛

娄全善先生云：痘腹痛多是热毒为患，当临症消息之。又云：痘出腹痛，或身痛脉洪数者，用解毒凉药加芍药、甘草。窃谓前症若痘未出而发热烦躁，或作渴饮冷，大便坚实，此热毒壅滞也，用疏利之药。若痘已出而不热躁，不饮冷，大便不实，此元气虚弱也，用白术散之类补之。若嗳腐吞酸，大便秽臭，乳食停滞也，用保和丸消之。凡腹痛作渴饮冷，手足并热者，属实热；作渴饮汤，手足并冷者，属虚寒。虚寒者，当温补脾胃；虚弱者，当调补脾胃。

一小儿善食作渴，腹痛便秘，痘痕

赤色，先用加味四物汤而愈。后仍痛恶食，此脾胃受伤，用白术散而瘥。

一小儿痘将靥，腹胀发热面赤，午后益甚，按其腹不痛，余谓脾虚，用五味异功散而瘥。

一小儿出痘腹痛，大便似利，寒热往来，余以为脾气虚，用白术散而瘥。

一小儿出痘，腹痛作渴，饮食如常，光泽红活，此胃经实热，先用泻黄散，一剂顿安，又用白术散而瘥。

一小儿痘后，腹痛作渴，饮冷便秘，用清凉饮末五分顿安。后腹痛吐泻发搐，用白术散加钩藤钩而愈。

一小儿出痘腹痛，嗳腐吞酸，此饮食停滞，先用保和丸二服，续用五味异功散而痛止，又用托里散而靥。

人参理中汤　治脾胃虚寒，胸膈痞满，或心腹疼痛，痰逆呕吐少气；或霍乱吐利，手足厥冷，不喜饮水。加附子名附子理中汤

人参　白术　干姜炮，各等份　甘草炒，减半

上每服三钱，水煎。或研末，白汤调下。

一味异功散　治小儿诸般钓症，角弓反张，胸膈脐凸，以透明没药为末，姜汤调下。

桔梗枳壳汤　治气壅痞结，腹胁疼痛。

桔梗　枳壳炒，各二两　甘草炙，半两

上每服二三钱，姜水煎。

七味白术散　治肚腹作痛，和胃气，生津液。若脾胃气虚，作渴饮汤，或因吐泻，津液亏损，烦渴引饮；或脾胃气虚，腹胀泻渴，弄舌流涎，手足指冷，并宜服之，以温补脾气，化生津液。方见发热属阴阳

保和丸　治饮食停滞腹痛，或恶寒发热，不可多服。

神曲炒　山楂　半夏　茯苓　陈皮各一两　连翘　萝卜子各五钱

上为末，粥饭丸，小豆丸。每服二三十丸，白汤送下，化服亦可。加白术，名大安丸。

六君子汤　治脾胃气虚，肚腹作痛，或吐泻不食；或肺虚痰喘，气促恶寒；或肝虚惊搐，眩晕自汗诸症，并宜服。即四君子汤，加陈皮、半夏。方见不靥闷乱

泻黄散　方见痘泻渴

五味异功散　方见寒战咬牙

圣济犀角地黄汤　方见顶陷心烦

托里散　方见痘痈

四物汤　方见痘疮出迟

清凉饮　方见痘大便不通

痘腰痛

经曰：腰者肾之腑。若痘疮而见前症者，皆因肾经虚怯，相火内燥，真阴不能胜邪，故腰作痛也。急服地黄丸，以防变黑归肾，乃克有济。大抵此痘，因禀赋肾家精气不足，故目睛多白，俗谓之折腰痘是也。若平素面白，眼白睛多，行迟语迟者，出痘必归肾经。预为调补肾气，庶免此患。

一小儿十三岁，眼睛多白，或时面赤，常患颈痛，尺脉洪数，先君谓禀肾气虚，用地黄丸料，煎服而愈。至十五

295

岁出痘，先君云须多服前药，仍用地黄丸、益气汤，更加倦怠，乃以地黄丸大剂，煎与恣饮，又用大剂八珍汤，痘渐出，如式，恪服前药，至期岁，二药计十七斤余而愈。先君每见婴儿白睛多，面色白，或色赤，令其预补脾肾，以防出痘，但信者少耳。

一小儿出痘腰痛，足热发渴。此禀肾虚火动也，先君用大剂加减八味丸料，煎与恣饮，诸症渐退，佐以大剂八珍加紫草、糯米数剂，脓渐贯，仍以前药而结痂，用八珍汤而靥。

一小儿出痘将愈，因停食泄泻，作渴腰痛，此脾肾虚弱也，先君用加减八味丸料，及五味异功散，渴泻顿止；又与六味丸料及八珍汤而靥。

一小儿出痘，愈后腰足作痛，此禀足三阴虚也，用六味丸料煎服，及补中益气汤而愈。后又伤食，作泻腰痛，用四神丸、六味丸而愈。

一小儿面色常白，目睛多白，时常腰痛，两足时热，冬不衣绵，年九岁，先君谓禀肾虚，令每日服地黄丸，至十岁，出痘腰痛，发渴面赤饮冷，用地黄丸，每剂加肉桂半钱，煎与恣饮，数剂之后，热渴顿止，腰痛顿愈，却去肉桂，仍与服之，至五十余剂而靥。

一小儿痘愈后，腰痛口渴，两足生疮，饮水不绝，此禀足三阴虚，先君用地黄丸、益气汤。至毕姻后，不慎起居，复患瘰疬，以致不起。

一小儿面素白，发热作渴，或面生疮，先君谓肾虚，用加味地黄丸、补中益气汤而愈。后出痘腰痛，仍用前药而痊。次年毕姻，患肾痿而卒。

加味地黄丸

熟地黄　酒浸蒸丸晒干，八两，酒杵杵膏

山茱萸肉　干山药　五味子炒，各四两　泽泻　白茯苓　牡丹皮　鹿茸炙，各三两　肉桂厚者去皮取肉，一两，发热者以此加之，引虚火归肾经而热自止也。

上各另为末，入地黄和匀，量入米糊丸服，煎服更好。

六味地黄丸

五味异功散

补中益气汤

八珍汤　方见顶陷灰白

二神丸

四神丸　二方见痘作泻

八味丸　即六味丸加附子、肉桂，各一两，方见痘作渴

痘面青

闻人氏云：痘疹属火症，其面色赤者为顺，甚者为热。若肝木克制脾土，致面色青者，是为逆也。急用四君、升麻、柴胡，调补脾胃，色正才治。窃谓前症若伤食而呕吐搐搦，脾气受伤而泻利搐搦，或厥逆，皆慢脾风之渐也，用人参理中汤加柴胡、钩藤钩治之。或有少误，多致不起。若有痘毒，内外郁蒸发出，遇风寒相搏，凝滞于肌肉，遍身皮肤青色者，用透肌散。胃伤则生风呕吐，脾伤则生风厥逆，用五味异功散加天麻。若疮密热盛，便秘饮冷面赤者，用犀角解毒散。贯浆之后，发热烦躁，作渴面赤者，用当归补血汤。足热腰痛，

目睛赤者，地黄丸。皆要法也。

一小儿痘疮红活起发，因饮食过多，吐泻腰痛，唇面青色，手足并冷，此脾胃虚寒而受克也，先君用六君、姜、桂一剂，前病不退，痘色欠赤，再剂加附子二分，诸症顿退，翌日，用参芪四圣散，二剂将愈；更用八珍汤内参、芪各五钱，四剂而靥。

一小儿出痘，饮冷过多，腹痛面青，手足并冷，此寒邪伤脾而虚寒也，用附子理中汤，一剂而痛止，用人参一两、姜一钱，二剂而脓贯；又用人参煎汤代茶与饮，月余而靥。

一小儿出痘，面青腹痛，手足并冷，此脾气虚寒也，先用五味异功散加木香、肉桂；又用内托散、参芪四圣散，贯脓痂靥。

一小儿出痘，面青腹痛，手足并冷，此脾土虚寒也，先服益黄散末三钱，再用六君、木香而安。又伤食，作泻面青，用五味异功散而痊。

一小儿出痘，面色青，手足冷，此寒水侮土，非十二味异功散不能救，不信，乃服疏通之药，殁而遍身皆青，悔无及矣。

六君子汤

四君子汤　二方见不靥闷乱

人参理中汤　加附子，名附子理中汤，方见痘腹痛

五味异功散

当归补血汤　二方见寒战咬牙

内托散　即托里散，方见痘痈

十二味异功散　方见顶陷灰白

参芪四圣散　方见腹胀气促

六味地黄丸　方见发热属阴阳

犀角地黄汤　方见顶陷心烦

痘痕赤白

痘痕赤白，各有所因，治法亦异。凡痕赤而作痒，血虚而有热也，用五味、牡丹皮。赤而作痛，余热也，用四君、连翘、金银花。若发热而大便调和者，脾胃虚热也，用五味异功散。若发热而大便秘结者，肠胃内热也，用圣济犀角地黄汤。若母有肝火，用加味逍遥散。若母有郁怒，用加味归脾汤，佐以加味逍遥散治之。痕白者多属气虚而血衰也，宜固元气为本。痒而作渴者，气血俱虚也，十全大补汤之类。乳食减少，四肢倦怠者，中气虚也，五味异功散之类。气虚发热者，补中益气汤之类。血虚发热者，当归补血汤之类，须参兼变之症治之。此症若服药而渐红活者，可治；色不转者，不治，虽经年后，多患泻利而死。若妄投攻伐，祸在反掌。

一小儿痘疮，如期而愈，痕赤如赭，余谓此乳母有热也，诊之果有肝脾郁火，先用加味逍遥散四剂，与母服之，子各饮少许，而并愈。

一小儿痘痕色赤作痛，热渴喜冷，大便不利，先用前胡枳壳散，便利渴止，再用圣济犀角地黄汤而安，又用芹菜汁而靥。

一小儿痘痕色赤，大便不利，小便赤涩，作渴饮冷，此上焦实热也，先君用泻黄散，一剂顿愈；又用圣济犀角地黄汤及芹菜汁而痊。

一小儿痘愈而痕赤作痛，内热作渴，二便不利，先君谓胃经热毒，用济生犀

角地黄汤及芹菜汁而痊。

一小儿痘痕色白，时痛时痒，作渴饮汤，大便稀溏，此脾胃虚热也，用五味异功散加当归、黄芪而瘥。

一小儿十六岁，痘痕白，用独参汤数斤，色渐如旧，又用地黄丸、大补汤而安。

一小儿痘后，因母怒痕赤，时或作痛，先用加味小柴胡汤、加味逍遥散，治其母而愈。

一小儿因乳母食膏粱之味，痘痕色赤，用清胃散治其母，而儿自愈。

一小儿痘痕色白，作痒发热，大便不实，诸药不应，余用五味异功散，每剂用人参一两，四剂之后，其热稍退，仍用前药，兼服四神丸而愈。

一小儿痘痕白色，时或作痒，先君谓气血俱虚，不信，反服解毒之药，后变慢脾风而殁。

一男子患此，色白作痒，搔破脓水淋漓，恶寒体倦，余谓脾肺气虚，不信，反祛风败毒，果发搐而死。

一小儿患此，恶寒发热，或痒或痛，或白或赤，余谓气血俱虚，不悟，反降火祛风，发痓而死。

一小儿痘痕色白，服克伐之剂，致泻不止，余谓此脾气下陷也，不信，果殁，遍身如白敷粉，信气虚矣。

葛花解醒汤 治乳母酒醉后，乳儿遗热为患。

白豆蔻 砂仁 葛花各五钱 干生姜 白术炒 泽泻 神曲炒黄，各一钱 白茯苓 陈皮 人参 猪苓 木香各五分 青皮三分

上为末，每二钱，白汤调服。

四顺清凉饮 治血脉壅实，脏腑蓄热，颊赤作渴，五心烦热，睡卧不安，四肢惊掣，或头面生疮，目赤咽痛，痘疹余毒。方见大便不通

四君子汤 方见不靥闷乱

前胡枳壳汤 方见痘涕唾

加味逍遥散 方见痘潮热

泻黄散 方见痘渴泻

独参汤 方见腹胀气促

六味地黄丸 方见发热属阴阳

十全大补汤 方见腹胀气促

五味异功散 方见寒战咬牙

四物汤 方见痘出迟

圣济归脾汤 方见痘痛

犀角地黄汤 即圣济犀角地黄汤，方见顶陷心烦

清胃散 方见痘痛

痘瘖

王海藏先生云：痘疹初出后，声音洪亮，形病而气不病也。痘疹未发，声音不出，形不病而气病也。疮疹既发，声音不出，形气俱病也，宜用八风汤，或凉膈散去硝黄主之。窃谓前症若心火上炎，形烁肺金者，宜用人参平肺散。若津液不足，虚火熏蒸者，宜用六味地黄丸。凡小儿面素白善哭，足热腰痛，或解颅面白，黑睛淡者，出肾虚，痘面青善怒，或两头赤者，出肝脾虚也。盖邪之所凑，其气必虚，当预为调补。若在乳下，尤当补其母，及慎饮食起居为善。此余之亲验者也。

一小儿仲冬出痘，呻吟烦躁，焮痛作渴，音哑便实。先君谓心肺实热之症，

令急与水饮之，遂恣啜始定，大便稍和，更食梨子数枚得生。夫梨者利也，能令人作渴，今食之而安，乃内有实热而应用也。

一小儿痘愈，而声喑面赤，五心发热，小便赤少，先君谓肾经虚热，用地黄汤、益气汤而愈。其时患是症者，用清热解毒之药，俱致不起。

一小儿痘愈而声喑面白，两睛多白，两足发热，作泻饮汤，脉浮数，左尺更数而无力，余谓禀肾经阴虚，朝用益气汤，夕用地黄丸加五味子，两月余声渐出，又服两月余而效。

一小儿出痘声喑，脉息如前，余用前药治之，声渐复清。又饮食过多，泄泻复喑，朝用益气汤，夕用异功散、地黄丸，声始如旧。

一小儿痘后，声喑半载，以为废人，余询之，但云头晕，其声即喑，脉浮而缓，按之不及一寸，此中气虚不能上接清阳之气耳，用补中益气汤、地黄丸俱加五味子，不半载，声音渐复。

一男子痘后患喑，恶寒体倦，劳则头晕，余谓元气虚而不能上升，不信，乃服清痰降火之药而殁。

一小儿十四岁，痘后劳而喉喑头晕，脉洪数而无力，恶寒发热，大便欲去而不去，余谓元气下陷也，宜用益气汤，不悟，乃杂用疏导之药，泄泻不止而殁。

八风散 即八风汤

藿香半两，去土 白芷一两 前胡去芦，一两 黄芪二两 甘草炙，二两 人参二两 羌活二两 防风三两

上为末，每服入薄荷少许，煎汤调服。

凉膈散 方见痘疮㿠裂

人参平肺散 治心火克肺金而声喑。方见顶陷心烦

六味地黄丸 治肾虚声喑。方见发热属阴阳

补中益气汤 治中气不足，不能上接清阳之气而喑。

五味异功散 二方见寒战咬牙

痘疮痛

王海藏先生云：痘疮出而烦痛，用木香五物主之，更用芒硝为末，以猪胆汁调敷之。若身后痛，属膀胱经也，用羌活荆芥甘草汤。身前痛，属肺金也，用升麻葛根紫草汤。身侧痛，属胆经也，用连翘防风汤。四肢痛，属胃经也，用防风芍药甘草汤，以急止之。盖恐叫号伤气，忍痛伤血，而变症也。若热毒盛者，用东垣消毒散，或仙方活命饮。食鸡鱼葡萄酒物者，用东垣清胃散、生犀汁。若发热饮冷，大便调和，用四物、连翘、牡丹皮。若发热饮冷，大便秘结，脾胃实热也，用清凉饮。若发热作渴饮汤者，脾胃虚热也，用七味白术散。大凡痘切不可食毒物，恐作痛致伤元气，轻者反重，重者难治，大人亦然。

一小儿痘疮作痛，色赤饮冷，此热毒炽盛也，用活命饮末二服痛止，用东垣消毒散一服，诸症悉退而瘥。若非此药，必作疔毒之类。

一小儿痘㿠痛出血，诊其母有肝火，用小柴胡汤加山栀、生地，母子服之顿愈，又用加味逍遥散而瘥。

一小儿痘痛不止，色淡欲陷，此痛

伤元气也，先用仙方活命饮一剂而痛止，用八珍汤而靥。

一妇人时疫将愈，出痘发热，体倦痛甚，昏愦饮汤，脉洪数，按之如丝，用十全大补汤，调朱砂末一钱，二剂其痛顿止，食进体健，仍用前汤十余剂而愈。

一男子痘疮痛甚，先用仙方活命饮一剂，其痛顿止，又用东垣消毒散一剂，精神如常而靥。

一小儿痘疮痛甚，脉有力，此邪气实也，用活命饮末二钱，痛止起发。又用东垣消毒散而靥。

一小儿痘赤痛，用活命饮末二钱痛止，用当归、黄芪、金银花将愈，用四君、当归、芍药而靥。

一小儿痘赤痛，发热饮冷，大便不通，脉洪数而有力，用活命饮加大黄一服，痛亦顿减，更用东垣消毒散一服，如期而愈。

一小儿痘疮红活焮痛，作渴饮冷，手足并热，余谓此痘属形病俱实，非清热解毒不能杀其势，当用活命饮、化瘢汤。不信，另服鼠粘子汤，痘焮胀大，其色如赭，先用前药二剂，肿痛悉止，乃用鼠粘子汤而愈。

一小儿痘疮焮痛，服鼠粘子汤之类，患痘疔三枚甚苦，用隔蒜灸，服活命饮，痛止贯脓；又用东垣消毒散而靥。

一小儿遍身发热，两足犹甚，作渴饮汤，脉洪数而无力，此禀肾经虚热也，用地黄丸料加当归、黄芪，大剂煎与恣饮，三日服数剂，热渴全止，又数剂而愈。

一小儿痘疮热痛，服败毒药，四肢

患痘痈，寒热发渴，余谓当补元气，不信果殁。

木香五物汤 治出痘烦痛。

青木香四两　丁香一两　熏陆香白矾各一两　麝香一钱

上每服五钱，水煎。热盛加犀角一两。施银台常用此方，其效如神。

鼠粘子汤 治痘疮欲出未透，皮肤发热，眼赤心烦，咽痛不利等症。减地骨皮、防风，名消毒散。

鼠粘子四钱炒，杵　荆芥二钱　防风五分　地骨皮一钱

上为末，每服一二钱，白汤调下。

仙方活命饮 治痘疮焮痛，热盛者服之顿衰，势弱者服之顿愈，真圣药也。

东垣清胃散

托里消毒散 三方见痘痈

射干鼠粘子汤 方见痘咽痛

东垣消毒散 方见夹疹痘，一名救苦汤

羌活荆芥甘草汤 即此三味等份

柴胡山栀连翘防风汤 即此四味等份

连翘防风汤 方见痘疔

防风芍药甘草汤 即此二味等份

化瘢汤 方见水痘麻痘

清凉饮

消毒散 二方见大便不通

四圣散 方见痘出不快

犀角消毒饮

隔蒜灸法 二方见痘疔

痘身疼

经云：痒则为虚，痛则为实。内快

外痛为外实内虚，外快内痛为内实外虚。今痘疮身痛者，是肤厚理密，或外寒相搏，或热毒内作，或血虚不能荣养。若热毒而血瘀者，先用活命饮，次用东垣消毒散。血虚而瘀者，用四物汤之类，遍身啮而色黑者，毒气壅滞而血凝也，乃是危症。若二便秘结，喘急烦躁，用栀子仁汤，或猪尾膏、血调片脑，治之自利。不食者不治。

一小儿痘未发，遍身作痛，余谓热毒势盛，先用仙方活命饮一剂，痛缓痘出，用东垣消毒散一剂，末用四圣散而靥。

一小儿痘未出透，遍身作痛，此热毒郁滞，而未尽发于外也，先用活命饮，一剂而痛愈，用参芪四圣散而结靥。

一小儿痘疮，遍身作痛，用东垣消毒散而痛愈，用紫草快癍汤而脓贯，用托里散而愈。

一小儿痘痈，肢体作痛，发热恶寒，此气虚而寒邪客于表也，用人参羌活散而表解，用参芪四圣散而起发，用参芪内托散而脓溃。

一妊妇发热作渴，遍身疼痛，用活命饮，二剂诸症稍愈，形气甚倦，用紫草木香散，痘出少许，用白术散，贯脓而愈。

一男子出痘，根窠赤痛，发热作渴，痘裂出血，肝火炽也，用小柴胡汤加生地、犀角，诸症顿减，又用圣济犀角地黄汤而结痂。

黄芪六一汤　治痘疮，气虚作渴。愈后作渴，尤宜服之。

黄芪炙，六钱　甘草炙，一钱

水煎服。

参芪四圣散

参芪内托散　治痘疮疼痛，或里虚发痒，或不溃脓，或为倒靥等症。二方见寒战咬牙

小柴胡汤　加牡丹皮、生地黄，即加味小柴胡汤治发热恶风身痛；或四肢劲强，寒热往来。方见癍症

紫草癍汤　方见便出血或黑屎

七味白术散　方见发热属阴阳

四物汤　方见痘出迟

八珍汤

圣济犀角地黄汤　二方见顶陷心烦

仙方活命饮

托里散

东垣消毒散　三方见夹疹痘

五苓散　方见小便不利

制附子法　将附子重一两三四钱，有莲花瓣，头圆底平者，先备童便五六碗，将附子放在灶上热处，或炭火烘炙，乘热投童便中，浸五七日，候润透，揭去皮，切四块，用粗纸裹数层，埋灰火中煨，候热取出切片，如有白星，瓦上炙至无星为度。如急用切大片用热瓦炙熟亦可。